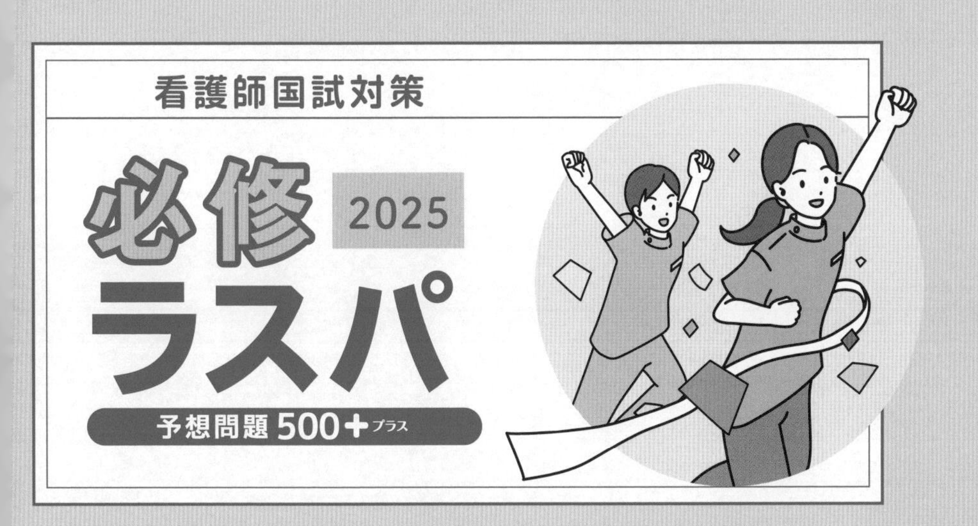

井上 大輔 編著

神奈川歯科大学特任教授
前 日本医科大学教授
元 順天堂大学医療看護学部大学院教授

長谷川 巖 編集協力

神奈川歯科大学教授

ラスパ編集委員会 編

M3 Education

必修ラスパで必修 50 問中 45 問的中 !!

2024 年は必修問題に新作問題が増えたためにやや合格率が下がったが，なんと『必修ラスパ 2024』では 90%的中していた。

最近では必修問題に限らず，一般問題でも単純想起型（短文）の基本的な問題が出題されるようになり，正答率は高い傾向にあったが，2024 年は必修問題の 80%の絶対基準に引っかかって泣いた受験生が多くなった。

必修ラスパの予想問題は，一般問題や状況設定問題も正解できるように，実際の国試の必修問題より難しくしてあるが，必修ラスパを徹底的に繰り返せば，必修問題は全問正解，一般問題も 9 割以上は正解できるはずである。

合格基準・ボーダーライン

問題の構成	配点	合格ライン
必修問題（50 問）	1 点/問（50 点満点）	正答率 80%（40 点/50 点）以上 絶対評価のため，確実に得点する必要がある
一般問題（130 問）	1 点/問（130 点満点）	相対評価のため，毎年変動する 難しい問題が多い年…合格ラインは低く調整される 易しい問題が多い年…合格ラインは高く調整される
状況設定問題（60 問）	2 点/問（120 点満点）	

合格には，「必修問題」と「一般問題＋状況設定問題」のそれぞれでボーダーラインを満たす必要がある。

最近の看護師国試のボーダーライン（正答率）と合格率

回数	実施年	正答率(%)	合格率(%)	回数	実施年	正答率(%)	合格率(%)
92	2003	60.0	92.6*	103	2014	66.5	89.6
93	2004	60.0	91.2	104	2015	64.1	90.0
94	2005	61.3	91.4	105	2016	61.1	89.4
95	2006	65.1	88.3	106	2017	57.3	88.5
96	2007	72.1	90.6	107	2018	62.3	91.0
97	2008	66.7	90.3	108	2019	62.0	89.3
98	2009	64.4	89.9	109	2020	62.0	89.2
99	2010	60.4	89.5	110	2021	63.6	90.4
100	2011	65.2	91.8	111	2022	66.8	91.3
101	2012	63.6	90.1	112	2023	61.0	90.8
102	2013	64.0	88.8	113	2024	63.2	87.8

※ 103 回は追加試験を含む。

・93 回から必修問題を導入。一般問題や状況設定問題でよい成績を取っていたのに，必修問題の 80%の絶対基準に引っかかった受験生が続出。

・98 回から 5 肢択 1，5 肢択 2，視覚問題を導入。必修問題が午前，午後に分割された。

・99 回から必修が 50 問に。5 肢択 1，5 肢択 2 が大幅増。必修問題に不適切 6 問。

* 92 回は合格率過去最高

・113 回は 6 問が採点除外等の取扱いで，そのうち 1 問が不適切問題。

必修ラスパの的中率90％

113 回国試必修問題の的中ページ（50 問中 45 問が的中！）

午前	『必修ラスパ 2024』のページ	午後	『必修ラスパ 2024』のページ
1	必修ポイント p.3/予想問題 p.177（8）/過去問.79（109A7）	1	必修ポイント p.6/予想問題 p.182（19）/過去問 p.1（97A2），p.23（101A1），p.34（102P1），p.38（103A2），p.54（105P1），p.82（109P1），p.102（112P1）
医師国試改変 2	予想問題 p.212（90）	*2	予想問題 p.310（272）
3	予想問題 p.329（311）	3	必修ポイント p.13，p.40/過去問 p.75（108P3）
4		4	
*5	過去問 p.31（102A4）	5	必修ポイント p.21/過去問 p.16（100A4），p.57（106A5）
6	必修ポイント p.10/過去問 p.54（105P2），p.82（109P2）	6	必修ポイント p.27
7	必修ポイント p.31/予想問題 p.204（74）	7	必修ポイント p.32/予想問題 p.205（75）/過去問 p.13（99P8），p.57（106A7）
8	必修ポイント p.68	8	過去問 p.7（98P5），p.65（107A8）
9	必修ポイント p.36	9	必修ポイント p.3
10	必修ポイント p.37/予想問題 p.210（86）/過去問 p.13（99P9），p.83（109P10）	10	必修ポイント p.4/予想問題 p.178（10）（11）/過去問 p.5（98A1），p.16（100A1），p.48（104P1）
11	予想問題 p.348（346）	*11	必修ポイント p.50
医師国試改変 12	必修ポイント p.44/予想問題 p.221（108），p.224（112）	12	必修ポイント p.63/予想問題 p.249（155）
13	必修ポイント p.54, 55, 57/予想問題 p.242（143）/過去問 p.2（97A11），p.46（104A10）	13	予想問題 p.266（185）（186）/過去問 p.51（105A6）
14	必修ポイント p.80/予想問題 p.279（215）/過去問 p.5（98A7），p.17（100A10），p.52（105A12）	14	
15	必修ポイント p.107	15	必修ポイント p.98，p.100
16	必修ポイント p.157/予想問題 p.329（311）	16 医師国試改変	予想問題 p.285（225）/過去問 p.3（97A22）
17	必修ポイント p.132/過去問 p.70（107P16）	17	必修ポイント p.134/予想問題 p.367（388）
18	過去問 p.67（107A19）	18	必修ポイント p.138
19		19	過去問 p.70（107P18）
20	必修ポイント p.149	20	必修ポイント p.144
21	必修ポイント p.165/過去問 p.33（102A19）	*21	必修ポイント p.145/予想問題 p.378（412）/過去問 p.6（98A13），p.40（103A17）
22		22	必修ポイント p.161/過去問 p.34（102A25），p.40（103A20），p.74（108A22），p.92（110P23）
医師国試改変 *23	必修ポイント p.169/予想問題 p.210（84），p.410（470），p.411（471）/過去問 p.78（108P22）	23	必修ポイント p.167, 168/予想問題 p.407（463）
24	過去問 p.50（104P25），p.81（109A19）	24	必修ポイント p.171
医師国試改変 *25	必修ポイント p.81，p.137/予想問題 p.281（220），p.305（259）	25	過去問 p.6（98A11），p.77（108P16）

医師国試改変 『必修ラスパ 2024』の医師改変予想問題が的中した 113 回国試問題　*：採点除外の問題

必修ラスパで「必修」と「一般」一緒にかたづけよう!

必修問題はいわばすべての科や領域のダイジェスト版（総まとめ）のため，全科の広範囲の領域をカバーしておく必要がある。逆に必修問題の対策が完璧なら，当然，一般問題や状況設定問題も合格圏に入る。

必修ラスパは的中する！

毎年，合格した「必修ラスパ」の読者から「的中した」とお礼を頂く。だがこれはヤマをかけているわけではなく，国試出題基準に沿ってできるだけ偏らないようにまんべんなく，予想問題を配置しているためである。

「必修ラスパで全問正解できました！」（某看護専門学校）　読者アンケートより

「国試会場で，『あっ，これ昨日必修ラスパで解いた！』っていう問題がいくつもありました。必修でないところにも。ありがとうございました。」（某看護大学）
読者アンケートより

〔第 113 回看護師国家試験午前問題 2〕
令和 3 年（2021 年）の人口動態統計における死亡場所で最も多いのはどれか。
1. 自　宅　　2. 病　院　　3. 老人ホーム　　4. 介護医療院・介護老人保健施設
正解：2

〈必修ラスパ 2024〉

難易度 ★★

90

令和 2 年（2020 年）の人口動態統計における死亡の場所別にみた割合を示す。

死亡の場所	（ア）	（イ）	（ウ）	（エ）	（オ）	その他
割合（%）	68.3	15.7	9.2	3.3	1.6	1.9

（イ）はどれか。
1．自宅　　2．病院　　3．診療所
4．老人ホーム　　5．介護医療院・介護老人保健施設

医師国試改変

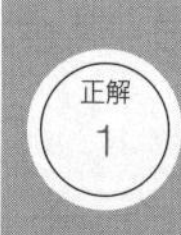
正解 1

〔第 113 回看護師国家試験午後問題 3〕
正期産となる出産時期はどれか。
1. 妊娠 35 週 0 日から 39 週 6 日　　2. 妊娠 36 週 0 日から 40 週 6 日
3. 妊娠 37 週 0 日から 41 週 6 日　　4. 妊娠 38 週 0 日から 42 週 6 日
正解：3

〈必修ラスパ 2024〉

難易度 ★

185

正期産はどれか。
1．妊娠 30 週以上，40 週未満
2．妊娠 36 週以上，40 週未満
3．妊娠 37 週以上，42 週未満
4．妊娠 40 週以上，44 週未満

医師国試改変

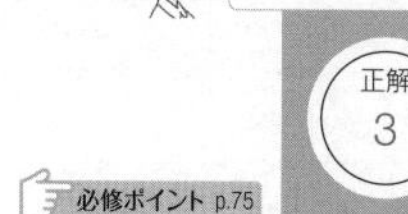

必修ポイント p.75

正解 3

必修ラスパなら勉強が好きになる！

過去問の答えを暗記するような，ただ「マル暗記」する勉強方法だと，少し問題を変えられただけですぐ降参となる。必修ラスパ2025では背景となる病態生理を「コラム」「覚え方」で簡潔に示してあり，丸暗記しないで楽しく覚えることができる。

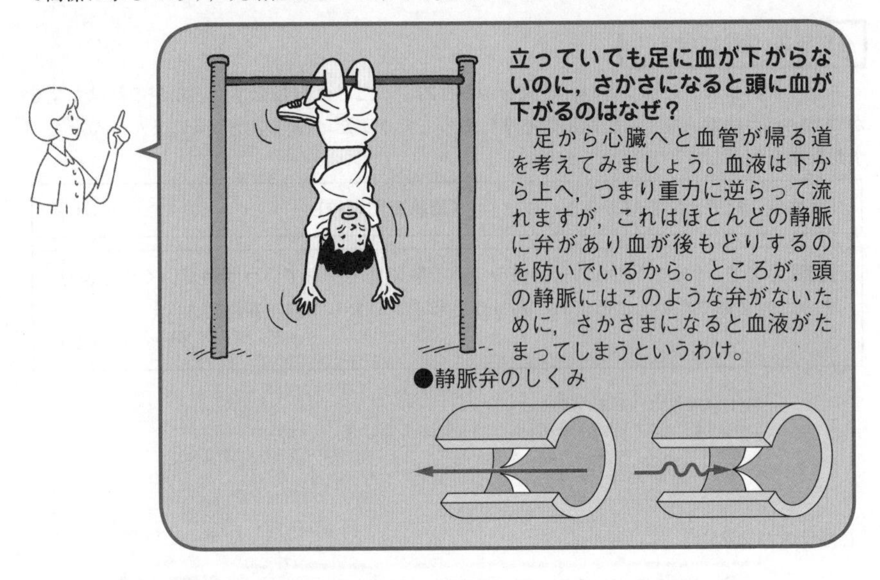
立っていても足に血が下がらないのに，さかさになると頭に血が下がるのはなぜ？
足から心臓へと血管が帰る道を考えてみましょう。血液は下から上へ，つまり重力に逆らって流れますが，これはほとんどの静脈に弁があり血が後もどりするのを防いでいるから。ところが，頭の静脈にはこのような弁がないために，さかさまになると血液がたまってしまうというわけ。
●静脈弁のしくみ

〈キューブラー・ロスの死の受容のプロセス〉

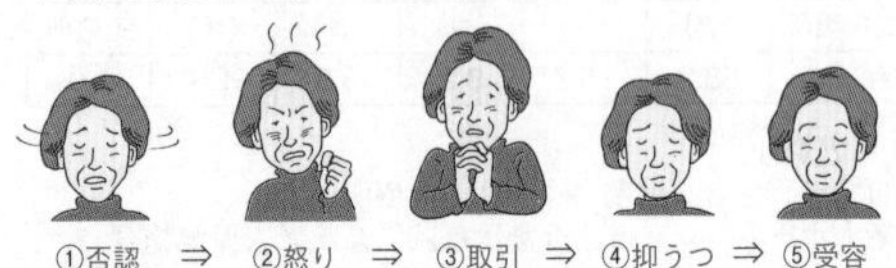
①否認 ⇒ ②怒り ⇒ ③取引 ⇒ ④抑うつ ⇒ ⑤受容

覚え方

ロス多い ❶ **ひ** ❷ **どい** ❸ **取引** ❹ **よく** ❺ **受けた** ❻

❶キューブラー・ロス
❷否認
❸怒り
❹取引
❺抑うつ
❻受容

めざせ合格！

必修ラスパの使い方

必修ラスパは，勉強しやすい三部構成！

「予想問題」から始めるのがオススメ！

…労働省が発表する…05年版看護師国家…出題基準(国試ガイ…イン)」に対応して…す。

該当する過去問題の回数・番号

キーワードは赤字になっています。重要な部分は繰り返し確認しましょう！

予想問題 …マークで，…応している…想問題を…認できます。

1．健康の定義と理解

健康の定義

★世界保健機関<WHO>の定義 予想問題 1 107-P1，111-P9

• 健康とは，病気でないとか，弱っていないということではなく，肉体的にも，精神的にも，そして社会的にも，すべてが満たされた状態にあることをいう（WHO 憲章）。

…ラインと最…試を参考に，…の問題も多…しました。

問題の難易度を3段階（★，★★，★★★）にふり分けた 難易度 マークを付けました。

新傾向 難易度 ★

132 右図の斜線部分のリンパ液が集まる脈管はどれか。
1．右リンパ本幹
2．胸管
3．右鎖骨下動脈
4．腹部大動脈
5．下大静脈

正解 2

医師国試改変

必修ポイント p.306

…国家試験を改変…問題も収載！…視点から作られ…リジナル問題で，…モレなく知識を…ーしましょう。

必修ポイント マークで，対応している「必修ポイント」の項目を確認できます。

選択肢考察 リンパ液の流れについて理解を聞いている。右上半身と左上半身＋下半身ではリンパ管の流れが異なる点にも注意。斜線部分の左上半身と下半身のリンパ液は胸管を経て，左静脈角へ合流する。一方，図のグレー色の部分の右上半身のリンパ液は，右リンパ本幹から右静脈角へ合流する。
1．× 右リンパ本幹は，右上半身のリンパ液が集まる。
2．○ 下半身と左上半身のリンパ液は腰リンパ本幹＋腸リンパ本幹→乳び槽→胸管

10．人体の構造と機能 必修ラスパ 65

…ための要点を…パクトにまとめ，…の末尾に掲載。

要点 下半身と左上半身のリンパ液は腰リンパ本幹＋腸リンパ本幹→乳び槽→胸管→左静脈角に合流する。

必修ラスパ式
試験当日の必勝テクニック

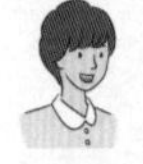

1．試験会場のトイレは「長蛇の列」を覚悟して！

休憩時間内にトイレに並び最後の知識の確認ができなかった受験生が多い。トイレに並ぶ時も本などを持って暗記できるように工夫しよう。

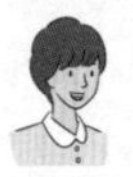

2．携帯電話は時計代わりでも使用できない！

国試当日の持参物チェック表

□ 受験票	絶対に忘れないこと（万が一に備え，受験番号を手帳などに控えておく。また，身分証明となる写真付きの学生証も持参）
□ HB の鉛筆	5～6 本（メーカー品のもの）＋鉛筆削り ・神社等の合格祈願鉛筆は黒鉛が少ない物もあるため，使用しない方が良い。シャープペンシル不可。
□ 消しゴム	プラスチック製２個 ・答案用紙を汚染する恐れのないもの。砂消しゴムは不可。
□ 時計	・電卓・通信・メモ機能付き時計は認められない。 ・携帯電話は時計代わりに使用できない。
□ 昼食と飲み物	必ず持参する。試験会場近くにお店などがない場合もある。 ・限られた昼食時間を有効に活用するためにも，昼食と水分は用意する。
□ 黒のボールペン	試験会場で，合格通知配布先を記載する。 ・試験会場で合格通知用の葉書配布，記載後回収
□ その他	コンパスの使用は認められない。 試験中に電源を切るか機内モードにするのを忘れずに。

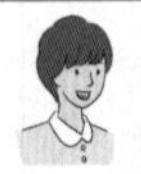

3．時間を余らせて最後に確認！
――解答欄の「1 コずらし」や「だぶりマーク」を避けるために

試験中にかなりよくできたと思っても，答案用紙を提出する前にマークセンスの解答欄を受験票で 1 行ずつ置いて下げていき，1 行に 2 つマークしていないかを必ず確認する。

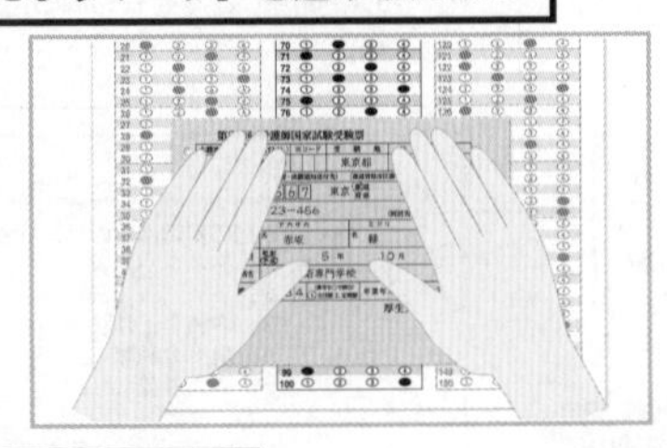

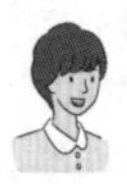

4．お茶やコーヒー（カフェイン）を飲みすぎない！

眠気覚ましのコーヒーに含まれるカフェインは利尿作用があるためトイレが近くなることもあるので注意。チョコレートや飴などが適量あるとリラックスできる。

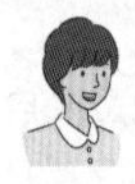

5．昼休みに友達と答え合わせしない！

「どうだった？」などと傷をなめ合うのはやめて，最後まで周りの友達には「話しかけるなオーラ」を出して復習に集中しよう。

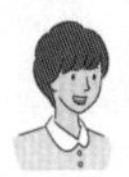

6．本番で難問を見てもあせらない！

例年，必修問題としてはやや難しい問題が出題されることがあり，試験中に動揺した学生もいたと聞く。

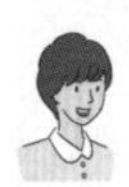

7．試験会場は寒い！

ストールやマフラーなどの防寒着やカイロがあると助かる。

コラム一覧

— 著者紹介 —

井上大輔

神奈川歯科大学特任教授，前 日本医科大学教授，元 順天堂大学医療看護学部大学院教授

【著書】

腫瘍学問題集（エムスリーエデュケーション），痛みを抑える薬（法研），がん患者の症状マネジメント（学研），痛み治療マニュアル（三輪書店），大安心健康の医学大事典（講談社），救急医学（国際医療福祉大学出版会），OSCE トレガイド（医学評論社），他多数

あとがき

学生さんから「国試の勉強の中で，この本のコラムが一番，楽しかった。」とのご意見を頂いた。著者冥利に尽きます。

本書籍の印税の一部は，聖路加国際大学，神奈川歯科大学短期大学部看護学科，函館厚生院看護専門学校，函館医師会看護・リハビリテーション学院に寄付いたしました。

井上大輔

記憶すべき基準値

以下の基準値は，記憶すべきものだけをpick upしたものです。
特に明示していないものはすべて成人の値。

●バイタルサイン●

呼吸数　15～20(/分)
　学　童 18～22
　新生児 40～50

脈　拍　60～80(/分)
　学　童　80～100
　幼　児　90～110
　乳　児 110～130
　新生児 120～160
頻脈≧100(/分)
徐脈≦60(/分)

●血液学検査●

血球検査

赤　沈	♂2～10 mm/時
	♀3～15 mm/時
赤血球(RBC)	♂410～610(万/μL)
	♀380～530(万/μL)
ヘモグロビン(Hb)	♂13～17(g/dL)
	♀11～16(g/dL)
ヘマトクリット(Ht)	♂40～54(%)
	♀36～42(%)

網赤血球(Ret)　0.5～1.5(%)
白血球(WBC)　4,000～8,000(/μL)
血小板(Plat)　13～35(万/μL)

動脈血ガス分析

$PaCO_2$	35～45(Torr)
PaO_2	80～100(Torr)
SaO_2	94～97(%)
pH	7.35～7.45
HCO_3^-	22～26(mEq/L)

●血液生化学検査●

糖

空腹時血糖　上限 110(mg/dL)
　　　　　　下限 50～70(mg/dL)

蛋　白

総蛋白(TP)　6.5～8.0(g/dL)
アルブミン(Alb) 4.5～5.5(g/dL)

含窒素成分

尿素窒素(UN)　9～20(mg/dL)
クレアチニン(Cr)
　♂0.7～1.2(mg/dL)
　♀0.5～0.9(mg/dL)
尿酸(UA)
　♂3.0～7.7(mg/dL)
　♀2.0～5.5(mg/dL)

脂　質

総コレステロール(TC)220 以下(mg/dL)
トリグリセリド(TG)30～135(mg/dL)

生体色素

総ビリルビン(T.Bill)　0.2～1.1(mg/dL)
直接ビリルビン(D.Bill) 0.5 以下(mg/dL)
間接ビリルビン(I.Bill)　0.8 以下(mg/dL)

酵　素

AST　10～35(IU/L)
ALT　5～40(IU/L)

電解質

ナトリウム(Na)	136～148	(mEq/L)
カリウム(K)	3.6～5.0	(mEq/L)
クロール(Cl)	96～108	(mEq/L)
カルシウム(Ca)	8.4～10.0	(mg/dL)
リン(P)	2.5～4.5	(mg/dL)

●免疫血清学検査●

感染免疫抗体

C反応性蛋白(CRP)　0.3 以下(mg/dL)

No. 1 （p.128, 予想問題 246）

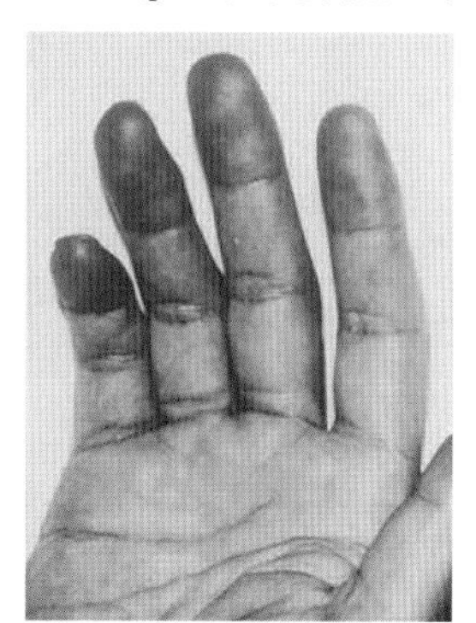

No. 2 （p.165, 予想問題 321）

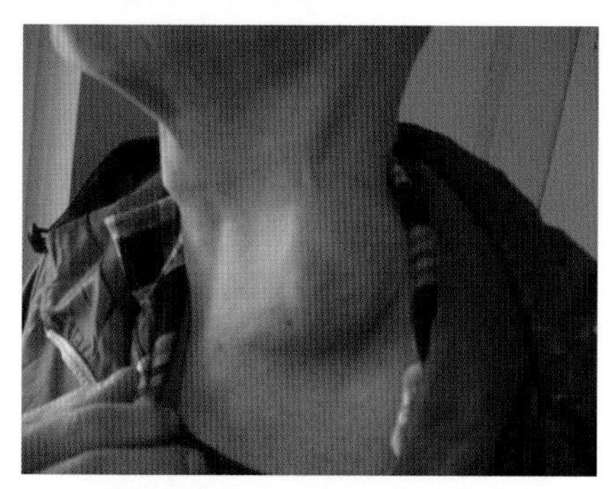

No. 3 （p.180, 予想問題 351）

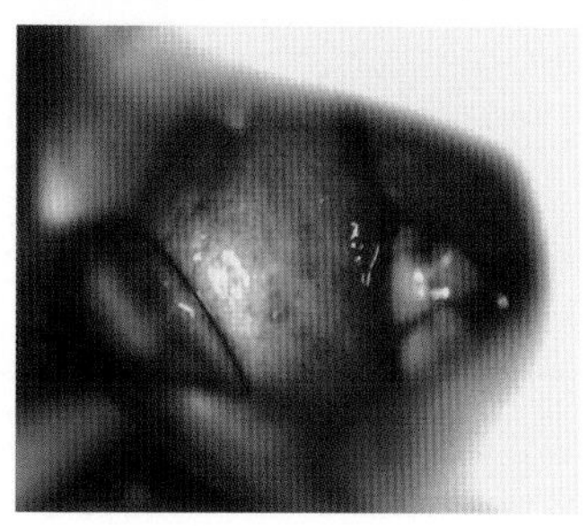

No. 4 （p.181，予想問題 353）

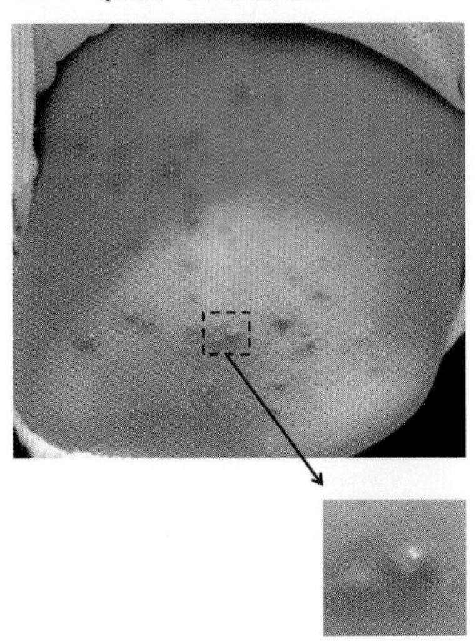

No. 5 （p.182，予想問題 354）

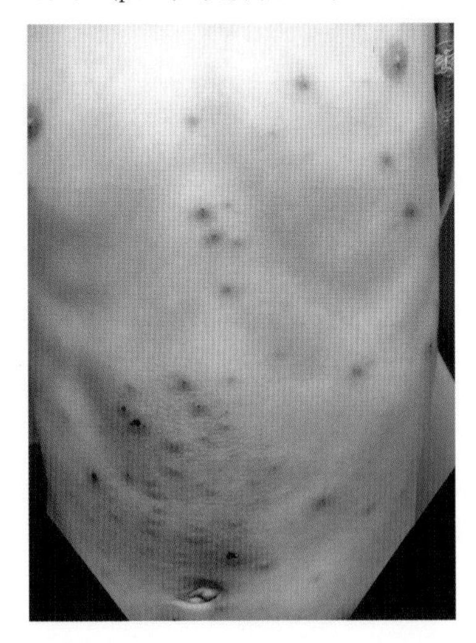

No. 6 （p.190, 予想問題 369）

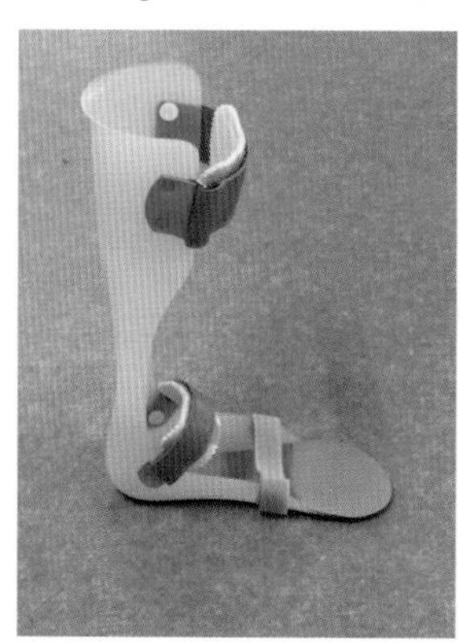

No. 7 （p.233, 予想問題 457）

①

②

③

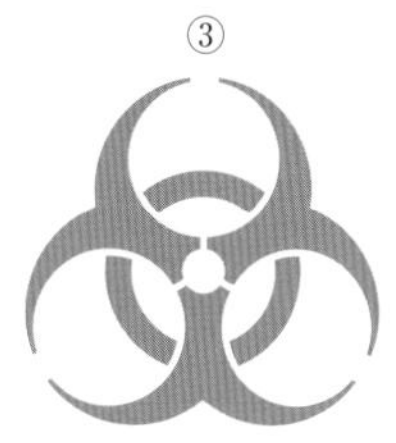

No. 8 （p.253, 予想問題 495）

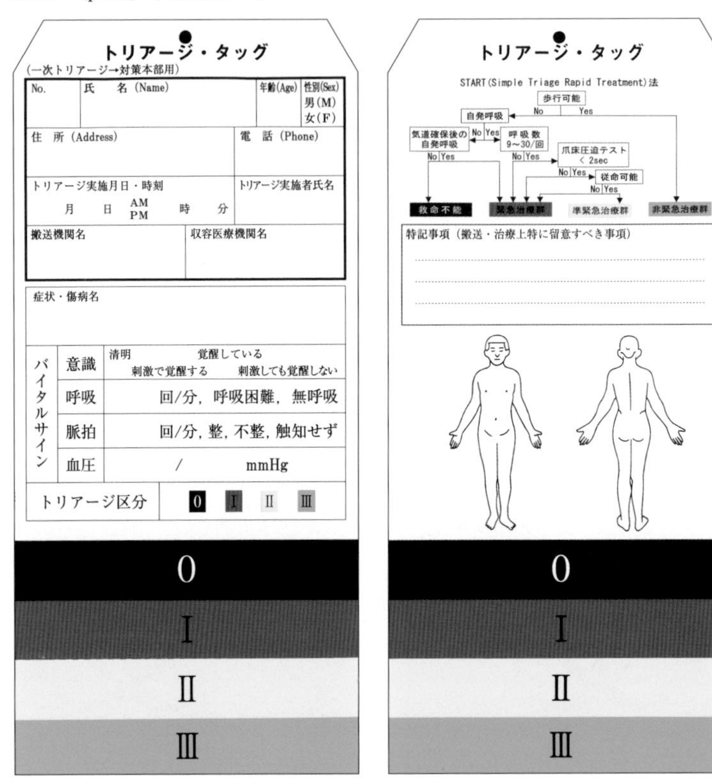

トリアージ・タッグ

（一次トリアージ→対策本部用）

No.	氏　名（Name）	年齢(Age)	性別(Sex) 男(M) 女(F)
住　所（Address）		電　話（Phone）	
トリアージ実施月日・時刻　月　日　AM PM　時　分		トリアージ実施者氏名	
搬送機関名		収容医療機関名	

症状・傷病名

バイタルサイン		
	意識	清明　覚醒している　刺激で覚醒する　刺激しても覚醒しない
	呼吸	回/分，呼吸困難，無呼吸
	脈拍	回/分，整，不整，触知せず
	血圧	/　mmHg
トリアージ区分		0　Ⅰ　Ⅱ　Ⅲ

0

Ⅰ

Ⅱ

Ⅲ

トリアージ・タッグ

START（Simple Triage Rapid Treatment）法

歩行可能 No / Yes

自発呼吸 No / Yes

気道確保後の自発呼吸 No / Yes

呼吸数 9～30/回 No / Yes

爪床圧迫テスト ＜ 2sec No / Yes

従命可能 No / Yes

救命不能　緊急治療群　準緊急治療群　非緊急治療群

特記事項（搬送・治療上特に留意すべき事項）

0

Ⅰ

Ⅱ

Ⅲ

トリアージとは，医療処置の緊急度や対象の重症度を見極めて，処置の優先順位を判断すること。判断したトリアージについて記録するカードをトリアージタッグといい，色で重症度を明示する。トリアージタッグは4色のマーカー付きカードで，不要な色の部分は切り取る（先端にある色で状態を表す）。

No. 9 （p.256，予想問題 500）

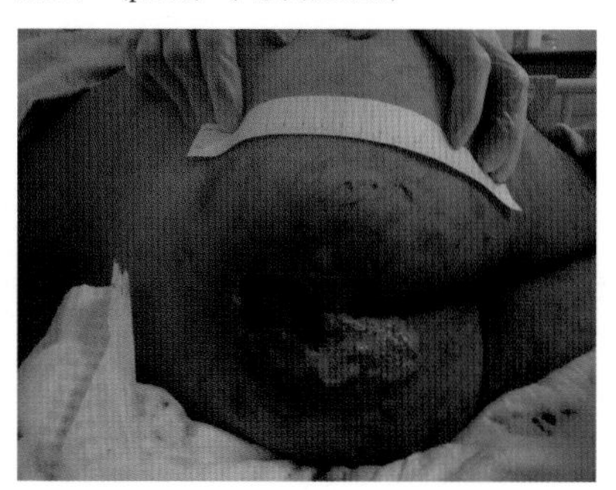

No. 10 （p.325）

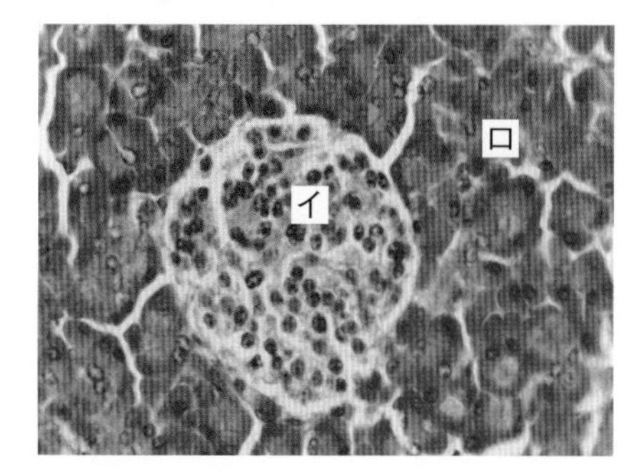

No. 11 （p.327）

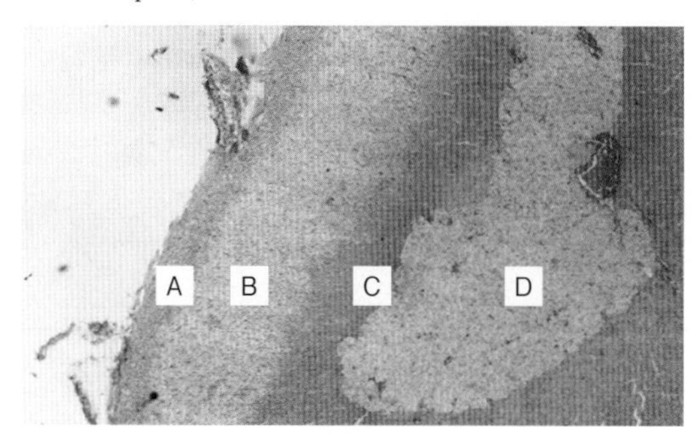

No. 12 （p.438，第 99 回午前問題 20）

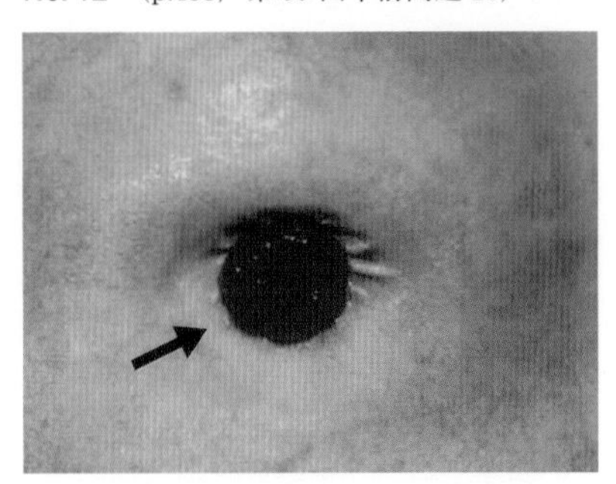

No. 13 （p.480，第 105 回午前問題 24）

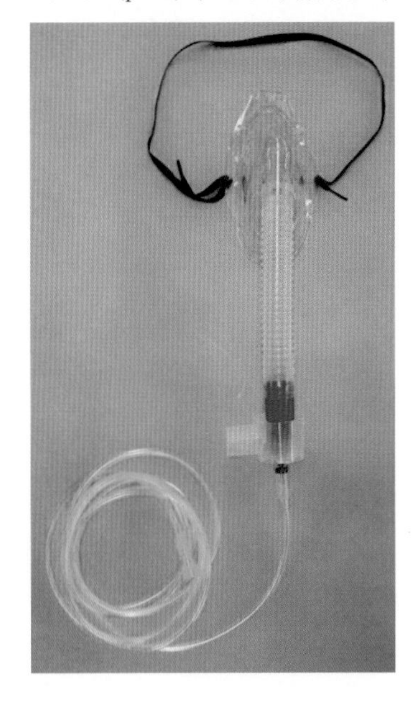

No. 14　(p.486, 第 106 回午前問題 17)

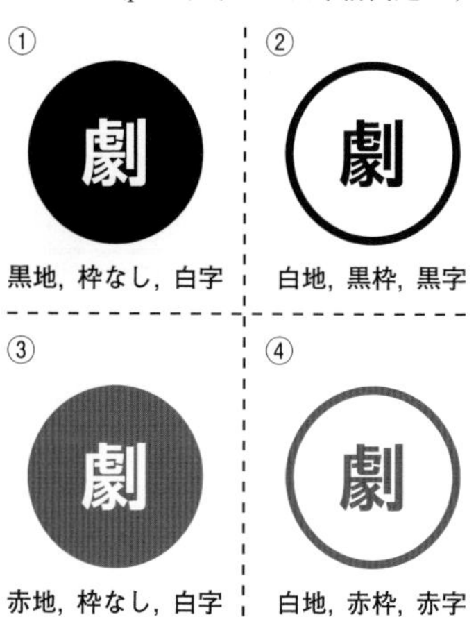
①
劇
黒地，枠なし，白字
②
劇
白地，黒枠，黒字
③
劇
赤地，枠なし，白字
④
劇
白地，赤枠，赤字

No. 15　(p.507, 第 109 回午前問題 14)

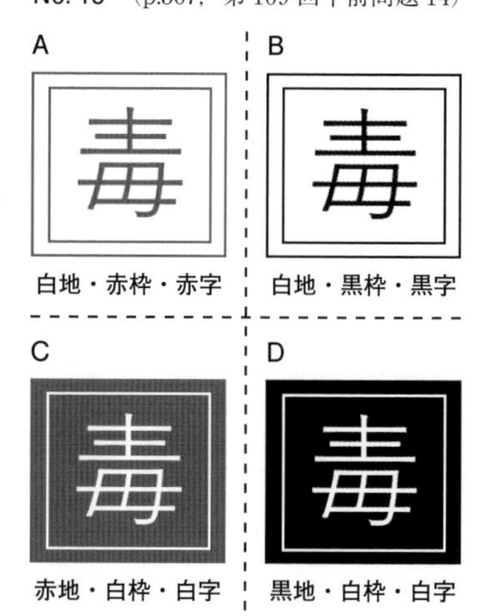

No. 16 （p.537，第 113 回午前問題 23）

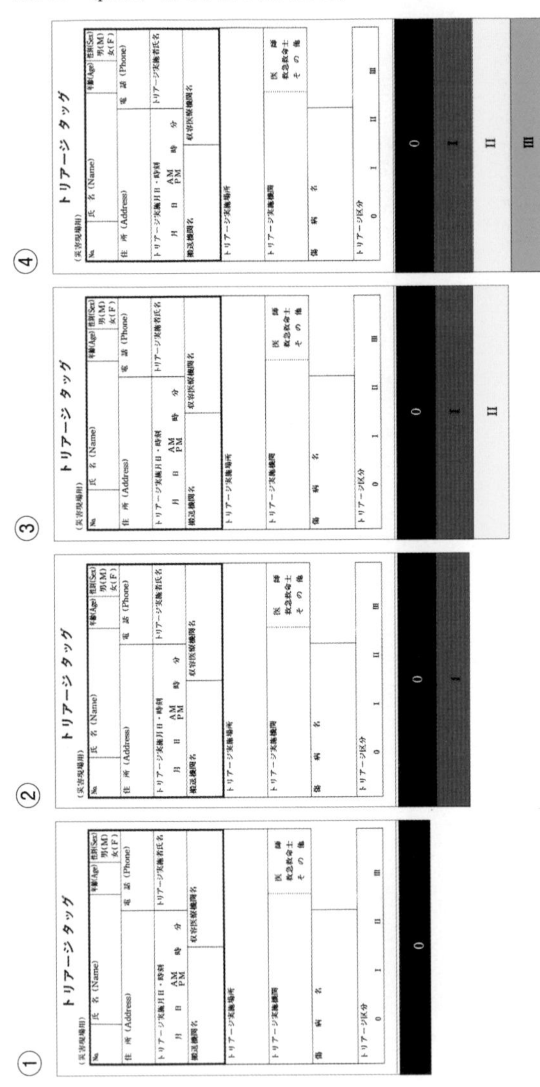

予想問題

set 1 No.1～25

1．健康の定義と理解

難易度 ★

1 □□□

WHO（世界保健機関）の役割でないのはどれか。

1．2国間の保健に関する業務を行う。
2．ICD（国際疾病分類）を作成している。
3．最高意思決定機関は世界保健総会である。
4．感染症対策を行う。

正解 1

必修ポイント p.258

選択肢考察

1．× 日本の場合，2国間の保健医療協力は独立行政法人国際協力機構（JICA）が担当している。
2．○ 疫学・統計サービスの確立と維持（国際疾病分類の作成）は，WHO（World Health Organization）の重要な任務である。現在，第10版（ICD-10）が利用されているが，ICD-11への改訂作業が進んでいる。
3．○ 加盟国（194か国）代表で構成される世界保健総会が，WHOの最高意思決定機関である。
4．○ 感染症対策事業（国際保健規則（IHR）の運用）は，WHOの主要な任務である。

要点 WHOは精神保健を含む，あらゆる保健医療について活動している。

難易度 ★★

新傾向

2 □□□

「健康日本21」の目標について正しいのはどれか。

1．感染症防止
2．健康寿命の延伸
3．障害者自立支援
4．児童虐待防止

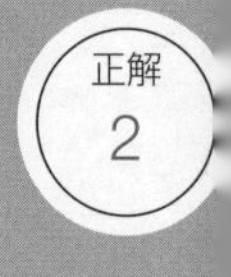
正解 2

必修ポイント p.258

選択肢考察

『21世紀における国民健康づくり運動（健康日本21）』は，21世紀の日本を，すべての国民が健やかで心豊かに生活できる活力ある社会とするため，壮年期死亡の減少，健康寿命の延伸および生活の質の向上を実現することを目的としている。

要点 「健康日本21」では健康寿命の延伸等を実現するため，具体的な目標等を提示している。

難易度 ★

3 □□□

日本の人口が初めて減少に転じたのはいつか。

1．平成17年（2005年）
2．平成15年（2003年）
3．平成12年（2000年）
4．平成 9年（1997年）

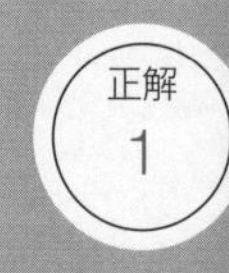
正解 1

必修ポイント p.258

選択肢考察

平成16年まで増加を続けていた日本の人口増減率は平成17年に減少に転じた。「日本の将来推計人口（令和5年推計）」によると，今後も長期にわたって減少し，令和38年（2056年）には1億人を割って9,965万人，令和50年（2069年）には8,882万人になると推計されている。

要点　日本の人口は平成 17 年に減少に転じた。

難易度 ★★

4

日本の将来推計人口で 2055 年の総人口に最も近いのはどれか。

1．8 千万人
2．1 億人
3．1 億 2 千万人
4．1 億 4 千万人

選択肢考察

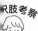

国立社会保障・人口問題研究所の将来推計人口（令和 5 年発表の中位推計）によると，日本の総人口が 1 億人を割り込むのは，2056 年からである。

1．× 上述の中位推計では，2070 年には総人口が約 8,700 万人になるとされている。
2．○ 同推計では，2055 年には約 1 億人になるとされている。
3．× 同推計では，2030 年には約 1 億 2 千万人になるとされている。
4．× 令和 4 年（2022 年）（10 月 1 日）現在の総人口は 1 億 2,494 万 7 千人であり，人口の増加は推測されていない。

要点　約 30 年後には日本の人口は 1 億人を割るとされる。

難易度 ★

5

人口ピラミッドを示す。
生産年齢人口割合が最も高いのはどれか。

1．①　2．②　3．③　4．④

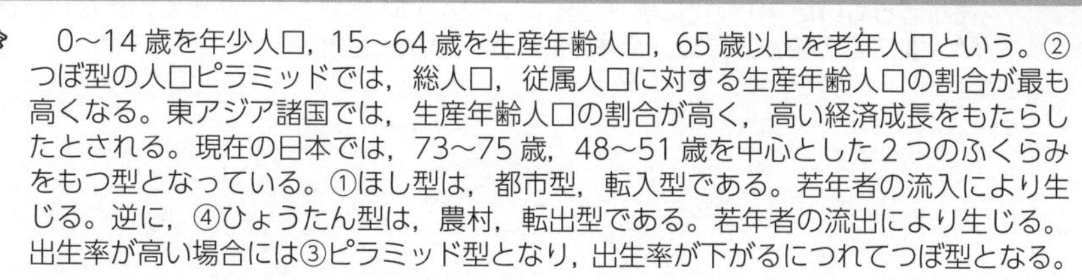

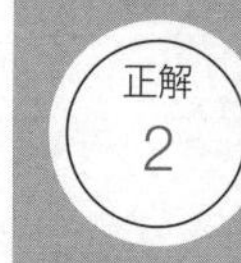

医師国試改変

必修ポイント p.258

選択肢考察

0〜14 歳を年少人口，15〜64 歳を生産年齢人口，65 歳以上を老年人口という。②つぼ型の人口ピラミッドでは，総人口，従属人口に対する生産年齢人口の割合が最も高くなる。東アジア諸国では，生産年齢人口の割合が高く，高い経済成長をもたらしたとされる。現在の日本では，73〜75 歳，48〜51 歳を中心とした 2 つのふくらみをもつ型となっている。①ほし型は，都市型，転入型である。若年者の流入により生じる。逆に，④ひょうたん型は，農村，転出型である。若年者の流出により生じる。出生率が高い場合には③ピラミッド型となり，出生率が下がるにつれてつぼ型となる。

要点　ほし型＝都市型，転入型/ひょうたん型＝農村型，転出型/つぼ型＝経済成長型/ピラミッド型＝多産多死，発展途上国型

難易度 ★★

6

□□□

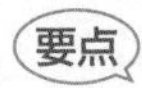

2010年以降の日本の人口構造について正しいのはどれか。

1．人口は男性の方が多い。
2．従属人口指数は減少傾向である。
3．年少人口の割合は減少傾向である。
4．老年人口の割合は40%を超えている。

必修ポイント p.258

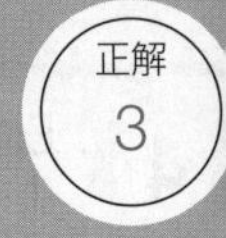

1．× 女性の方が寿命が長いため人口は多くなる。
2．× 従属人口指数＝（年少人口＋老年人口）×100÷生産年齢人口，である。生産年齢人口が↓傾向のため，この従属人口指数は増加傾向にある。
3．○ 年少人口は0から14歳までの人口のこと。減少傾向である。
4．× 老年人口は，令和4年（2022年）では29.0%。

要点 統計上，「年少」とは14歳までのこと。

難易度 ★★

7

□□□

日本の令和4年（2022年）における女性の年齢階級別労働力率を示すグラフの特徴はどれか。

1．30歳代と60歳代をピークとするM字型
2．20歳代と40歳代をピークとするM字型
3．40歳代をピークとする山型
4．20歳代をピークとする山型

必修ポイント p.259

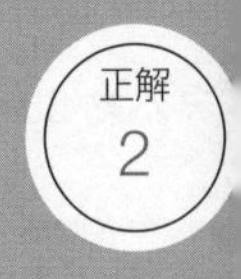

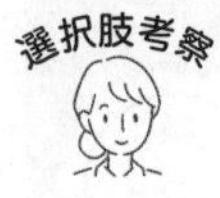

1．× 日本の高齢化は有名であるが，60歳代に労働力率が高いということはない。
2．○ 25〜29歳（87.7%）と45〜49歳（81.9%）の2つの山をもつM字カーブである。
3．× 40歳代は育児が落ち着いた時期で45〜49歳で81.9%のピークを作るが，ピークは1つではない。
4．× 25〜29歳に87.7%のピークを形成しているが，ピークは1つではない。

ポイント 労働力率とは15歳以上人口に占める労働力人口の割合である。女性の年齢階級別労働力率は，25〜29歳で1つの山を作り，結婚・出産期にあたる年代に一旦低下し，育児が落ち着いた40歳代に再び上昇するというM字型カーブを描く。ただし，近年はM字型の底の値が上昇し，全体の形はM字型から台形に近づきつつある。

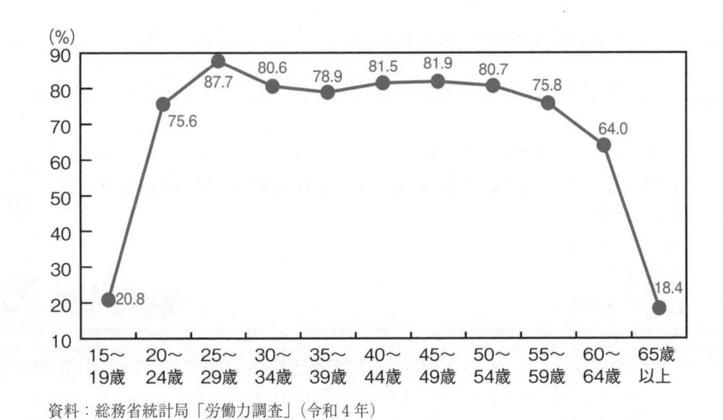

年齢階級別女性の労働力率

要点　女性の労働力率は 20 歳代と 40 歳代に高くなる。

難易度 ★

8 □□□

日本の世帯数の状況で正しいのはどれか。

1．単独世帯は減少している。
2．核家族世帯は減少している。
3．三世代世帯は増加している。
4．平均世帯人員は減少している。

必修ポイント p.259

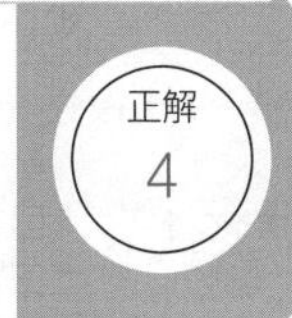

選択肢考察

1．×　令和 3 年の単独世帯は 1,529 万 2 千で増加傾向にある。
2．×　令和 3 年の核家族世帯は 3,067 万 9 千で増加傾向にある。
3．×　令和 3 年の三世代世帯は 256 万 3 千で減少傾向にある。
4．○　令和 3 年の平均世帯人員は 2.37 で年々減少している。

要点　単独世帯↑，核家族世帯↑，三世代世帯↓，平均世帯人員↓

難易度 ★

9 □□□

この約 30 年間の日本の老年人口の変化について正しいのはどれか。

1．老年人口はわずかに増加した。
2．前期老年人口の増加が著しい。
3．高齢者の１人暮らしが増加した。
4．男性の老年人口の増加が著しい。

必修ポイント p.259

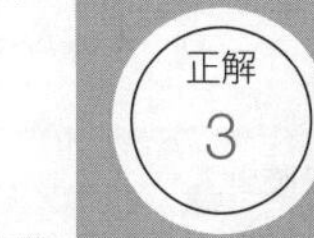

選択肢考察

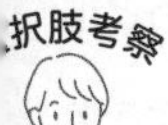

1．×　老年人口は平成 4 年 13.1%，令和 4 年 29.0%と著増している。
2．×　前期老年人口（65～74 歳）も後期老年人口（75 歳以上）もともに増加しているが，後期老年人口のほうが著しい。
3．○　令和 3 年の 65 歳以上の高齢者の単独世帯は 742 万 7 千世帯。全世帯に占める割合は 14.3%で，平成 4 年の 4.5%に比べて著増している。

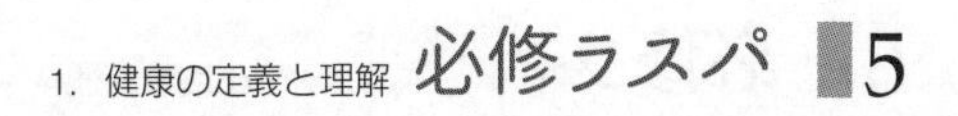

4．× 若干女性の増加率のほうが大きいが目立った差はない。

要点 この約 30 年間の日本の老年人口の変化について，高齢者の 1 人暮らしが増加した。

難易度 ★

10 1 人の女性が一生の間に出産する子どもの数を示す指標はどれか。
1．粗出生率
2．合計特殊出生率
3．純再生産率
4．総再生産率

必修ポイント p.259

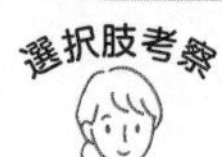

1．× 粗出生率とは，人口 1,000 に対する出生数の割合をいい，出生率と同義語である。日本における令和 4 年のそれは 6.3 である。
2．○ 合計特殊出生率とは，1 人の女性が産む子どもの数で，15 歳から 49 歳まで 1 歳ごとに求めた出生率を合計したものである。これが 2.1 以上になると人口が増加することとなるが，日本における令和 4 年のそれは 1.26 であった。
3．× 純再生産率とは，1 人の母親が残す次世代の母親数で，総再生産率を生存率で補正した値で示される。1.0 を上回れば，将来，人口が増加すると予測されるが，日本における令和 3 年のそれは 0.63 であった。
4．× 総再生産率とは，1 人の女性が生涯に産む平均女児数であり，合計特殊出生率からさらに，女児のみを産む率を考慮したものである。日本における令和 3 年のそれは 0.64 である。

ポイント 人口学において，一定人口に対するその年の出生数の割合を（普通）出生率または粗出生率という。これに対して，1 人の女性が生涯産む子どもの平均人数を合計特殊出生率または粗再生産率という。また，1 人の女性が生涯産む平均女児数を総再生産率といい，総再生産率から死亡する女児を差し引いたものを純再生産率という。

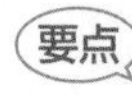

要点 1 人の女性が生涯で産む子供の平均数を合計特殊出生率または粗再生産率という。

難易度 ★★

11 出生の動向について正しいのはどれか。
1．出生率は上昇傾向である。
2．合計特殊出生率は 1.5 を上回っている。
3．合計特殊出生率が 1.8 以上であれば将来人口は増加する。
4．総再生産率は 1.0 を下回っている。

必修ポイント p.259

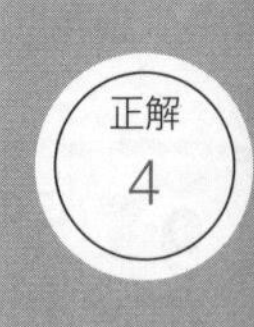

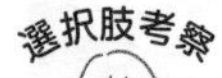

1．× 緩やかな下降傾向を示している。令和 4 年の出生率は 6.3 である。
2．× 合計特殊出生率はしばらく低下傾向を示し，1.5 は上回っていない（令和 4 年は 1.26）。
3．× 合計特殊出生率は 2.1 以上あれば将来人口は増加し，下回ると減少すると推定される。
4．○ 1 人の女子が一生（15～49 歳まで）の間に生む女児の数を表した総再生産率は 0.64（令和 3 年）で，この女児が妊娠可能な年齢を過ぎるまでの死亡を見込んだ純再生産率は 0.63 である（令和 3 年）。いずれも昭和 49 年以降低下傾向である。

要点 出生の動向について，総再生産率は 0.64，純再生産率は 0.63 である。

難易度 ★★

12 死亡について正しいのはどれか。

□□□

1．粗死亡率は下降傾向である。
2．年齢調整死亡率は上昇傾向である。
3．20 歳未満では 1〜4 歳の死亡率が最も高い。
4．女性の悪性新生物死亡数の部位別順位の第 1 位は大腸癌である。

正解 4

必修ポイント p.260

選択肢考察

1．× 高齢者が増加しているため緩やかな上昇傾向を示している。
2．× 緩やかな下降傾向を示している。
3．× 20 歳未満では 0 歳児の死亡率が他の時期より高い。
4．○ 女性の悪性新生物死亡数の部位別順位は，1 位：大腸癌，2 位：肺癌，3 位：膵癌である。男性は，1 位：肺癌，2 位：大腸癌，3 位：胃癌である（令和 4 年）。

要点 女性の悪性新生物死亡数の部位別順位の第 1 位は大腸癌である。

難易度 ★

13 日本の令和 4 年（2022 年）の死亡総数に対する悪性新生物の割合に最も近いのはどれか。

□□□

1. 65%
2. 45%
3. 25%
4. 5%

正解 3

必修ポイント p.261

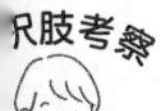
選択肢考察

死亡総数に対する悪性新生物の割合は令和 4 年 24.6%で第 1 位である。

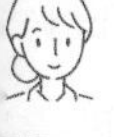

要点 悪性新生物は死亡総数の約 25%。

難易度 ★★

14 小児の死亡原因について正しいのはどれか。

□□□

1．0 歳では「乳幼児突然死症候群」が第 1 位である。
2．1〜4 歳では「心疾患」が第 1 位である。
3．5〜9 歳では「肺炎」が第 1 位である。
4．10〜14 歳では「脳血管疾患」が第 1 位である。
5．15〜19 歳では「自殺」が第 1 位である。

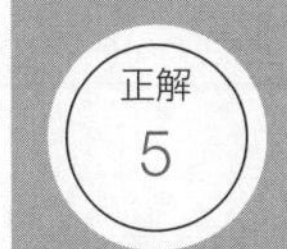
正解 5

必修ポイント p.261

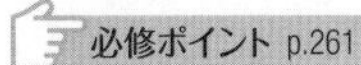

選択肢考察

1，2．× 0～4 歳は先天奇形，変形及び染色体異常が第 1 位（令和 4 年）。
3．× 5～9 歳は悪性新生物〈腫瘍〉が第 1 位（令和 4 年）。
4．×，5．○ 10～19 歳は自殺が第 1 位（令和 4 年）。

要点 小児の死亡原因について，10～19 歳では「自殺」が第 1 位である。

難易度 ★★

青年期の死亡の特徴について正しいのはどれか。

1．年齢階級別にみた死亡率は他の年齢層に比べて高い。
2．青年期は悪性新生物による死亡が最も多い。
3．不慮の事故による死亡で最も多いのは自動車事故である。
4．自殺の動機で最も多いのは男女問題である。

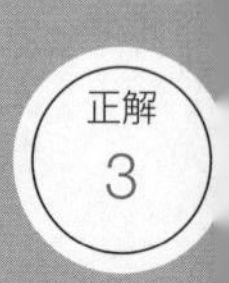

必修ポイント p.261

選択肢考察

1．× 青少年期から壮年期にかけては死亡率は低い。40 歳以降は年齢とともに死亡率は高くなる（令和 4 年）。
2．× 青年期の死因は自殺が多い。10～39 歳の死因第 1 位は自殺（令和 4 年）。
3．○ 青年期の不慮の事故では，交通事故，特に自動車事故が最も多い（令和 3 年）。
4．× 「令和 4 年中における自殺の状況」の年齢階級別の 29 歳以下でみると，健康問題が自殺動機の第 1 位となっている（全年齢でも 1 位）。男女問題〈交際問題〉は 29 歳以下で第 6 位。

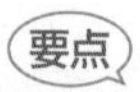
要点 青年期の死亡の特徴について，不慮の事故による死亡で最も多いのは交通事故である。

難易度 ★

16

令和 4 年の 40～89 歳の死因で一番多いのはどれか。

1．悪性新生物〈腫瘍〉
2．脳血管疾患
3．肺　炎
4．心疾患

必修ポイント p.261

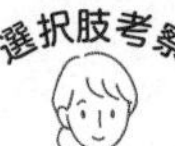
選択肢考察

1．○ 悪性新生物〈腫瘍〉は 40～89 歳の死因の第 1 位である。
2．× 脳血管疾患の危険因子は加齢であるが，55～84 歳および 100 歳以上の死因の第 3 位である。
3．× 肺炎は高齢なほど，罹りやすく，その背景には嚥下障害，咳嗽反射の低下，免疫能低下などが存在する。死因順位では，70～79 歳および 100 歳以上の第 4 位である。
4．× 加齢は心疾患の危険因子で，これによる死亡は高齢者で増加する。50 歳以上の第 2 位である。

要点 40～89 歳の死因で一番多いのは悪性新生物である。

難易度 ★★

17 □□□

部位別にみた悪性新生物の死亡率（男性）のグラフを示す。㋐の危険因子となるのはどれか。

1．喫　煙
2．ヘリコバクター・ピロリ
3．食生活の欧米化
4．糖尿病
5．肝炎ウイルス

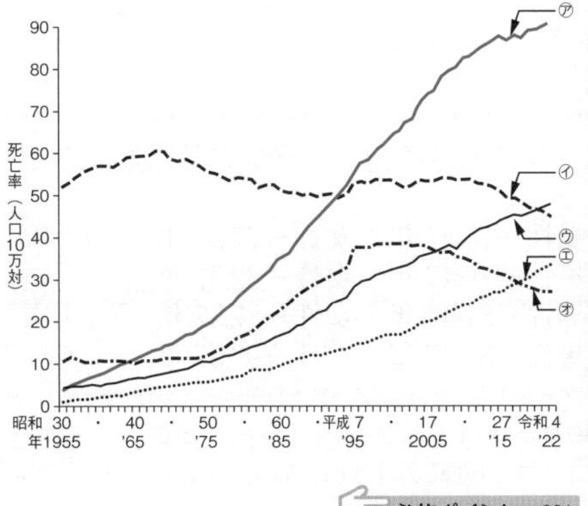

医師国試改変

必修ポイント p.261

択肢考察

㋐は肺癌，㋑は胃癌，㋒は大腸癌，㋓は膵癌，㋔は肝癌である。

1．○　グラフの㋐のように，男性の悪性腫瘍による死因のうち第 1 位を占めているのは肺癌である。その危険因子は喫煙である。
2．×　胃癌は消化性潰瘍と同様にピロリ菌が原因の 1 つと考えられている。胃癌の死亡率は減少傾向にあるのでグラフの㋑が胃癌である（第 3 位）。
3．×　食生活の欧米化（高脂肪食，低繊維食）が原因になるのは大腸癌である（グラフの㋒で第 2 位）。
4．×　糖尿病で発症の可能性が高くなるといわれているのは膵癌である（グラフの㋓で第 4 位）。
5．×　HCV や HBV などの肝炎ウイルスは肝癌の原因になるが，死亡率は近年低下傾向にある（グラフの㋔で第 5 位）。

要点　男性の悪性新生物の年齢調整死亡率は肺癌が第 1 位で，危険因子として喫煙がある。

難易度 ★

18 □□□

令和 4 年の女性の悪性新生物死亡数で最も多い部位はどれか。

1．肺
2．胃
3．乳　房
4．大　腸

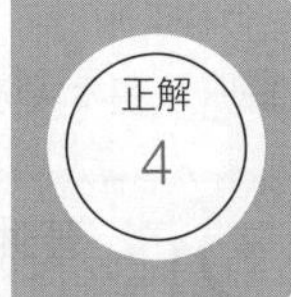

必修ポイント p.261

択肢考察

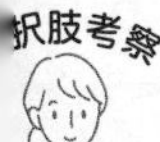

1．×　肺癌は女性の悪性新生物死亡数の 2 位である。
2．×　胃癌は女性の 5 位である。
3．×　乳癌は女性の 4 位である。
4．○　大腸癌は女性の 1 位である。

ポイント　女性では，死亡数が最も多いのは大腸癌である。乳癌は罹患数が一番多いが，死亡数は第 4 位と多くない。

要点　がん死亡数は女性 1 位が大腸癌，男性 1 位は肺癌である。がん罹患数は女性 1 位が乳癌，男性 1 位は前立腺癌。

難易度 ★

19 □□□

令和 3 年における日本の男女の平均寿命のうち，正しいのはどれか。

1．男性―71.47 年　女性―77.57 年
2．男性―76.47 年　女性―82.57 年
3．男性―81.47 年　女性―87.57 年
4．男性―86.47 年　女性―92.57 年

必修ポイント p.262

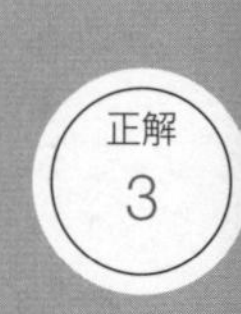

正解 3

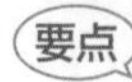

選択肢考察　平均余命とはある年齢の人があと何年生きることができるかを算出したもので，平均寿命とは 0 歳時の平均余命のことをさす。日本は世界でもトップクラスの長寿国。

要点　最近の平均寿命は，男性で約 81～82 年，女性で約 87～88 年。

難易度 ★

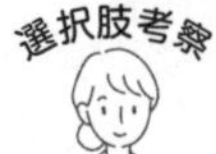

20 □□□

日本人の女性の健康寿命に近いのはどれか。

1．82 年
2．88 年
3．73 年
4．75 年

必修ポイント p.262

正解 4

選択肢考察　健康寿命は健康上の問題で日常生活が制限されることなく生活できる期間のことをいい，令和元年の日本人の健康寿命は男性 72.68 年，女性 75.38 年となっている。

1．×　82 年は日本人の男性の平均寿命に近い。
2．×　88 年は日本人の女性の平均寿命に近い。
3．×　73 年は日本人の男性の健康寿命に近い。
4．○　75 年は日本人の女性の健康寿命に近い。

要点　日本人の健康寿命は男性 72.68 年，女性 75.38 年（令和元年）。

難易度 ★

21 □□□

有訴者について正しいのはどれか。

1．有訴者率はある時点で患者がどれだけいるかを表す。
2．有訴者の割合は約 3 割である。
3．有訴者は壮年期に多い。
4．男性の自覚症状では肩こりが最も多い。

必修ポイント p.263

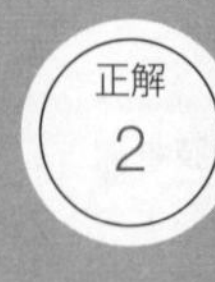

正解 2

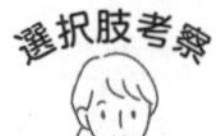

選択肢考察

1．×　病気やけがなどで自覚症状のある者の人口千人に対する割合である。ある時点において患者がどれだけいるかを表しているのは有病率である。
2．○　令和元年国民生活基礎調査によると，有訴者率は人口千人に対して 302.5。

3．× 年齢階級別にみると，年齢が高くなるほど有訴者率は上昇する。
4．× 多いほうから「腰痛」「肩こり」「鼻がつまる・鼻汁が出る」である。女性では多いほうから「肩こり」「腰痛」「手足の関節が痛む」である。

有訴者の割合は日本人全体で約 3 割で，高齢になるほど高くなる。

難易度 ★★

22 令和 2 年(2020 年)患者調査による受療率で正しいのはどれか。

1．15 歳以降の入院受療率は年齢とともに増加する。
2．傷病分類別外来受療率は循環器系の疾患が最も多い。
3．傷病分類別入院受療率は循環器系の疾患が最も多い。
4．精神疾患で入院受療している患者で最も多いのは躁うつ病である。

必修ポイント p.264

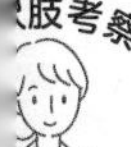

1．○ 入院受療率は 5～9 歳が最も低く，男女合わせるとそれ以降は年齢ごとに高くなっていく。
2．× 「消化器系の疾患」が最も多い。歯科疾患も消化器系に含まれるため，これが圧倒的に多くなる。
3．× 傷病分類別入院受療率は，「精神及び行動の障害」が最も多い。
4．× 統合失調症が最も多い。

入院受療率は男女を合わせてみると 5 歳以降は年齢とともに増加する。

難易度 ★★

23 令和元年（2019 年）国民生活基礎調査による女性通院者率で最も高いのはどれか。

1．腰痛症
2．糖尿病
3．高血圧症
4．脂質異常症
5．肩こり

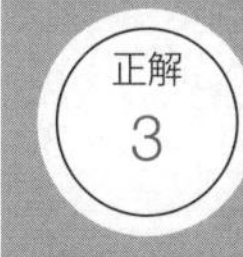

必修ポイント p.264

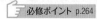

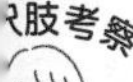

1．× 腰痛症の通院者率は，女性では 5 位（54.4）である。自覚症状のある者（有訴者）の有訴者率は，通院者率と異なり，症状別にみると，男では「腰痛」，女では「肩こり」が最も高くなっている。
2．× 糖尿病の通院者率は男性では 2 位（62.8）で，高血圧症の次に高い。
3．○ 高血圧症の通院者率は，男女とも 1 位（男性 129.7，女性 122.7）である。
4．× 脂質異常症の通院者率は女性では 2 位（62.5）で，高血圧症の次に高い。
5．× 肩こりは女性の有訴者率で最も高いが，通院者率は低い。

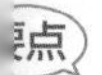
通院者率と有訴者率は異なり，通院者率は男女とも「高血圧症」が最も高い。次いで，男性では「糖尿病」，女性では「脂質異常症」が高い。

set 1

難易度 ★

24 □□□

入院日数が一番長い疾患群はどれか。
1．循環器系
2．精神科系
3．消化器系
4．小児科系

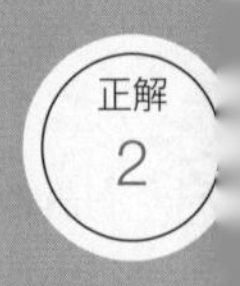

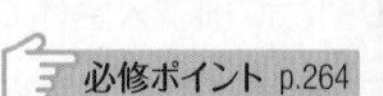
必修ポイント p.264

選択肢考察

令和２年患者調査によると，傷病分類別の入院日数は，1．精神及び行動の障害，2．神経系の疾患，3．循環器系の疾患の順に長い。また，病床の種類別にみた平均在院日数（病院）では，精神病床（277.0 日），療養病床（135.5 日），結核病床（57.2 日），一般病床（16.5 日）となっている（令和２年病院報告）。

入院日数が一番長い疾患群は精神及び行動の障害である。

2．健康に影響する要因

難易度 ★

25 □□□

生活習慣病でないのはどれか。
1．1 型糖尿病
2．脂質異常症
3．閉塞性動脈硬化症
4．食道癌
5．高血圧症

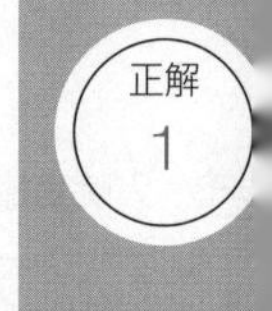

必修ポイント p.265

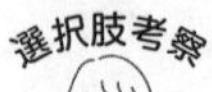

1．× 1 型糖尿病は生活習慣とは無関係に主として小児期から発症する。自己免疫を基礎に膵 β 細胞の破壊が生じインスリンの欠乏がもたらされる。
2．○ 生活習慣病であり，虚血性心疾患の危険因子である。
3．○ 脂質異常症，高血圧症，喫煙，糖尿病により粥状硬化症が進展し，動脈閉塞に陥る。生活習慣病である。
4．○ 飲酒と喫煙，食物（山菜，漬物，熱い茶粥）が危険因子とされている。生活習慣病である。
5．○ 生活習慣（肥満，食塩過剰摂取，喫煙）が発症に大きく関与している。

ポイント

1）生活習慣病の定義
「食習慣，運動習慣，休養，飲酒等の生活習慣がその発症・進行に関与する疾患群」(平成 8 年 12 月公衆衛生審議会意見具申)。

2）代表的な生活習慣病
①がん（悪性腫瘍）
②心臓病（虚血性心疾患）：狭心症，心筋梗塞
③脳卒中（脳出血，脳梗塞など）
④2 型糖尿病
⑤高血圧症
⑥脂質異常症（高脂血症）
⑦肥満とやせ

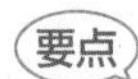

食事や運動，休養，飲酒などの生活習慣が発症や進行に関与するのが生活習慣病。

難易度 ★

26

□□□

不飽和脂肪酸が多いのはどれか。

1．バター
2．ヘット（牛脂）
3．魚　油
4．ラード（豚脂）

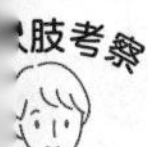
選択肢考察

不飽和脂肪酸は血中コレステロールを低下させる。いわしやさばなどの魚には，エイコサペンタエン酸（EPA），ドコサヘキサエン酸（DHA）などの高度不飽和脂肪酸が多く含まれている。

要点　魚油には不飽和脂肪酸が多く含まれている。

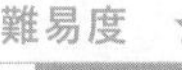

27

□□□

医師国試改変

食物繊維の十分な摂取によって発症リスクが低下するのはどれか。

1．2型糖尿病
2．高尿酸血症
3．慢性膵炎
4．骨粗鬆症

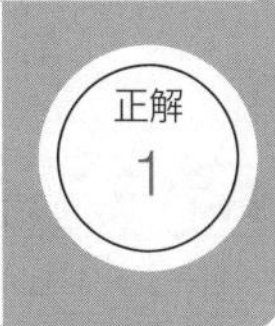

選択肢考察

1．○　食物繊維の摂取により，小腸での糖質の吸収が緩やかとなる。食後高血糖を抑え，糖尿病の発症リスクを抑制する。
2．×　プリン体を多く含む食品（レバー，一部の魚介類，ビール）が関連する。
3．×　アルコール性が原因の約70%を占め，男性に多い。飲酒は慢性膵炎の独立した危険因子であるが，約20%は非アルコール性（特発性）で女性に多い。腹痛発作の予防には，禁酒，低脂肪食，禁煙が有効と考えられている。
4．×　加齢，閉経，喫煙，過度の飲酒，ステロイド使用などが危険因子と考えられている。予防には，カルシウムやビタミン（D，K）の摂取も推奨されている。

ポイント　日常診療で遭遇しやすく，生活習慣と深く関わる疾患の発症リスクを問う設問。食事や嗜好との関連が深い疾患では，実地診療における食生活の指導が非常に大切である。

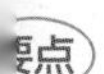
要点　食事や嗜好との関連が深い疾患では，食生活の指導が非常に重要。

難易度 ★

28

□□□

排便のメカニズムで正しいのはどれか。

1．横隔膜の挙上
2．直腸内圧の低下
3．内肛門括約筋の弛緩
4．外肛門括約筋の収縮

必修ポイント p.265

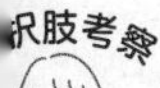
選択肢考察

1．×　「いきむ」ときには下腹部の腹圧があがるため，横隔膜は低下する。
2．×　直腸に糞便がたまるため，直腸内圧は上昇する。
3．○，4．×　内・外肛門括約筋はいずれも弛緩する。収縮するのは肛門挙筋である。

要点 排便時の括約筋の弛緩は，内肛門括約筋，外肛門括約筋の順に起きる。

難易度 ★

29 □□□

喫煙について正しいのはどれか。
1．妊婦の喫煙は巨大児のリスクを高める。
2．男性の喫煙率は上昇している。
3．受動喫煙によるリスクは小さい。
4．喫煙ではニコチン依存がみられる。

必修ポイント p.265

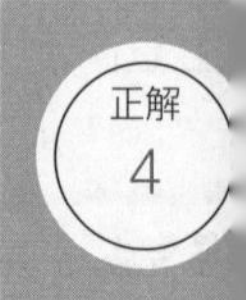

選択肢考察

1．× 妊婦の喫煙は低出生体重児，流・早産，周産期死亡，妊娠合併症のリスクが高まる。巨大児は妊娠糖尿病でリスクが高くなる。
2．× 男性は低下傾向，女性は横ばい～微減。
3．× 喫煙する本人だけでなく，非喫煙者も受動的に喫煙させられることにより多くの健康障害をきたすことも明らかである。
4．○ 禁煙のためにニコチンガムやニコチンパッチが一般医薬品として薬局・薬店で購入できる。

要点 喫煙ではニコチン依存がみられ，男性の喫煙率が低下している。受動喫煙も要注意。

難易度 ★

30 □□□

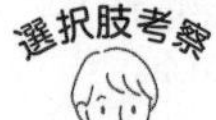

一次予防はどれか。
1．肺癌検診
2．早期受診
3．禁　煙
4．リハビリテーション

必修ポイント p.266

選択肢考察

1，2．× 二次予防である。
3．○ 一次予防である。
4．× 三次予防である。

要点 一次予防＝健康増進，特異的予防／二次予防＝早期発見，早期治療／三次予防＝リハビリ

難易度★★★

31 □□□

医師国試
改変

5月上旬，午後1時過ぎに，近所の小学校の校庭で遊んでいた児童数名が，頭痛，咽頭痛，咳，強い目の刺激を訴えて来院した。いずれの児童も意識清明，体温は36℃台。眼球結膜に軽度発赤を認める。天気は快晴，気温28.2℃，湿度50%，微風であった。この地域は，自動車の交通量が多いが，地域のPM2.5濃度は環境省のホームページで低値であった。
原因として最も可能性の高いのはどれか。
1．熱中症
2．一酸化炭素
3．微小粒子状物質
4．光化学オキシダント

必修ポイント p.266

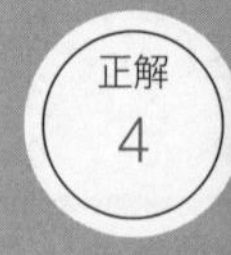

選択肢考察

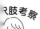

1．× 熱中症も疑われるが5月上旬であること，気温や湿度から否定できる。

2．× 炭素を含む有機物が燃焼すると二酸化炭素が発生するが，酸素の供給が不十分な環境で燃焼が起こると一酸化炭素が発生する。一酸化炭素中毒の初期症状には頭痛，吐き気，眠気等がある。校庭などの開放的な空間では起こりにくい。

3．× PM2.5濃度は低値とのことで，微小粒子状物質ではない。大気中に浮遊する微小粒子状物質のなかで，粒子の大きさが2.5マイクロメートル以下の非常に小さな粒子のことをPM2.5という。PM2.5は，物の焼却や，ガソリン車・ストーブなどの燃焼から直接発生する。地域のPM2.5濃度は環境省のホームページで確認できる。

4．○ 天気の良い午後，複数児童の健康障害で，咽頭痛，咳，目の刺激といった粘膜刺激症状があることから，光化学オキシダント（光化学スモッグ）による障害と考えられる。

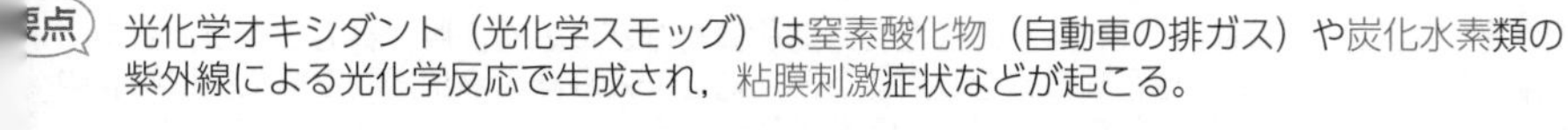
要点 光化学オキシダント（光化学スモッグ）は窒素酸化物（自動車の排ガス）や炭化水素類の紫外線による光化学反応で生成され，粘膜刺激症状などが起こる。

難易度 ★

32

□□□

牛海綿状脳症〈BSE〉対策のため，牛の食肉処理の際に除去・焼却が法令上義務化されている部位はどれか。

1．胆　囊
2．頰　肉
3．脳
4．大　腸

正解 3

必修ポイント p.267

選択肢考察

1，2，4．× 胆囊，頰肉，大腸は除去焼却の義務対象ではない。

3．○ 中枢神経である脳と脊髄は，除去・焼却の義務対象になっている。これらの部位を避けることで，感染のリスクを低減させることができると考えられている。

ポイント BSEは，ウシの脳の海綿状変化をきたす感染性疾患のため，感染ウシの特定危険部位を摂食することでヒトにも伝搬し，ヒトのクロイツフェルト・ヤコブ病の類縁疾患と考えられている。

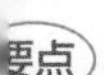
要点 BSEは牛海綿状脳症のことで，ヒトにも伝搬する。

難易度 ★

33

□□□

職業性疾病で作業条件要因によるのはどれか。

1．じん肺
2．職業性難聴
3．白ろう病
4．頸肩腕障害

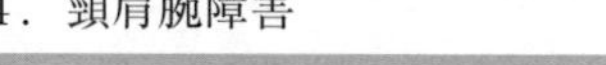

正解 4

必修ポイント p.268

選択肢考察

1．× じん肺は化学的要因によるものである。

2．× 職業性難聴は物理的要因によるものである。

3．× 白ろう病は振動障害という物理的要因によるもので，振動により血行が悪くなり，手指が蝋燭（ろうそく）のように白くなる障害のこと。
4．○　頸肩腕障害は長時間にわたるキーボード作業などの作業条件によるものである。

要点　頸肩腕障害は，キーボード作業などの作業条件によって発症する職業性疾病である。

難易度 ★

胸膜中皮腫の原因物質はどれか。

1．石　綿
2．ホルムアルデヒド
3．ハウスダスト
4．ベンツピレン

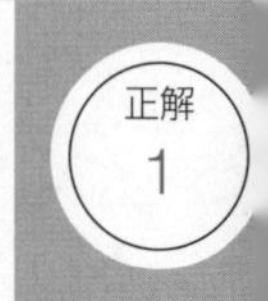

必修ポイント p.268

1．○　石綿はアスベストのことで，建設資材などに広く使用されてきたが，空中に飛散した石綿繊維を吸入すると，約 20〜50 年の潜伏期間を経た後に胸膜中皮腫や肺癌を引き起こす確率が高くなる。
2．×　ホルムアルデヒド，トルエン，キシレンなどの揮発性有機化合物はシックハウス症候群の原因となる。
3．×　ハウスダストはアレルギー性疾患の原因物質である。
4．×　ベンツピレンはタバコの煙や自動車の排気ガスの中に含まれる化学物質で発がん性が認められているが，胸膜中皮腫の原因にはならない。

要点　アスベスト（石綿）を長期間吸入していると胸膜中皮腫を発症する危険が高くなる。

難易度 ★

正しい組合せはどれか。2 つ選べ。

1．母体保護法 ―――――― 低出生体重児の届出
2．戸籍法 ―――――― 出生の届出
3．障害者総合支援法 ―――― 養育医療
4．男女雇用機会均等法 ――― 解雇の制限
5．戸籍法 ―――――― 妊娠の届出

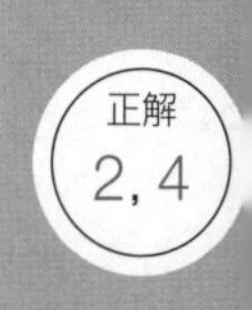

必修ポイント p.269

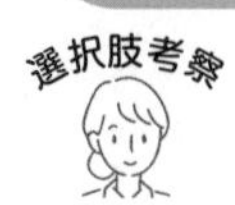

1．×　低出生体重児の届出に関しては「母子保健法」で義務付けられている。
2．○　出生の届出は「戸籍法」に規定されている。届出の時期は生後 14 日以内である。出生証明書を添付して出生地・本籍地または届出人の市役所，区役所または村役場に届けなければならない。
3．×　養育医療は「母子保健法」に規定されており，入院を必要とする未熟児に対して医療給付を行う。「障害者総合支援法」に規定されているのは自立支援医療である。
4．○　「労働基準法」や「男女雇用機会均等法」，「育児休業（育児休業期間中）に関する法律」には解雇の制限が規定されている。
5．×　妊娠の届出は母子保健法第 15 条。

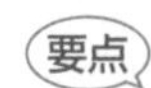

出生の届出は戸籍法に規定されており，届出の時期は生後 14 日以内である。

看護で活用する社会保障

難易度 ★★

36 □□□

国民医療費で正しいのはどれか。

1．国民医療費は1か月間に国民が医療に投じた費用の合計である。
2．国民医療費には個人支出のみ含まれる。
3．対国民所得比率は上昇している。
4．年齢階級別では45～64歳が最も多い。

必修ポイント p.270

肢考察

1．× 国民医療費とは1年間に国民が保健および医療に投じた費用の合計である。
2．× 公的支出（社会保障支出）と個人支出（自己負担）の両方が含まれる。
3．○ 国民医療費の国民所得に対する比率は上昇を示している。
4．× 65歳以上が最も多い（総額の61.5%，令和2年）。

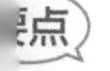

国民医療費の対国民所得比率は上昇，年齢は65歳以上が最多。

難易度 ★★

37 □□□

後期高齢者医療制度で正しいのはどれか。

1．老人福祉法を根拠法にしている。
2．保険者は都道府県を単位とする。
3．被保険者は70歳以上の者である。
4．保険料は一律である。

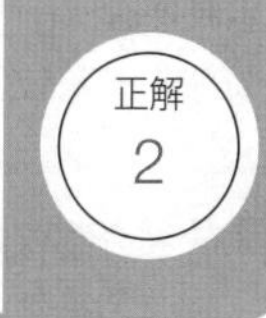

必修ポイント p.271

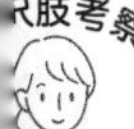

1．× 「高齢者の医療の確保に関する法律」に基づいて成立した医療制度である。
2．○ 保険者は都道府県を単位とする広域連合である。
3．× 被保険者は広域連合の区域内に住所を有する75歳以上の者と65歳以上75歳未満で広域連合から障害認定を受けた者である。
4．× 所得に応じて徴収する。

点

後期高齢者医療制度の保険者は都道府県を単位とする広域連合である。

難易度 ★★

38 □□□

医療保険制度について正しいのはどれか。

1．医療保険は被用者保険，国民健康保険に大別される。
2．健康保険法は傷病に対する療養の給付について規定している。
3．療養の給付は正常分娩に対しても行われる。
4．被保険者本人の医療費における自己負担割合は2割である。

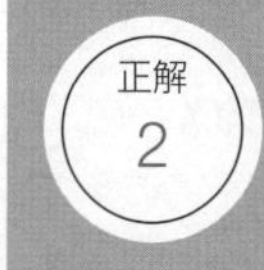

必修ポイント p.272

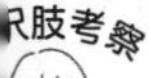

1．× 医療保険は被用者保険，国民健康保険および後期高齢者医療制度に大別される。被用者保険（健康保険）は会社員を対象とした職域保険で，国民健康保険は自営業者などを対象とした地域保険である。さらに，対象者が75歳以上の高齢者の場合は高齢者医療確保法に基づく後期高齢者医療制度の適用を受け，自己負担率は1割だが一定以上の収入がある場合は2割，現役並み所得

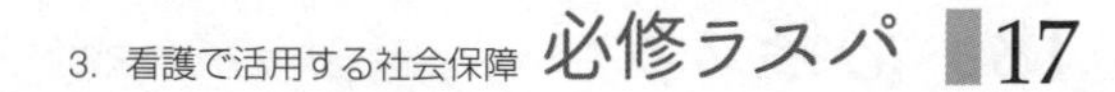

者は 3 割となる。

2．○　療養の給付は医療保険の主要な規定項目である。

3．×　正常分娩，人間ドック，予防接種，美容整形などは療養の給付の対象とならないため，「自費」扱いとなる。

4．×　被用者保険も国民健康保険も，自己負担率は本人・家族とも 3 割である。なお，未就学児は 2 割，70～74 歳も 2 割（現役並み所得者は 3 割），75 歳以上は 1 割（一定以上の所得者は 2 割，現役並み所得者は 3 割）となっている。

要点　医療保険は傷病に対して療養の給付を行っており，正常分娩や人間ドックなどは対象外である。

難易度 ★

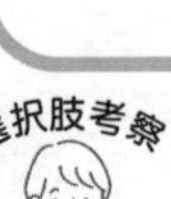

39　□□□

介護保険制度における第 1 号被保険者の年齢で正しいのはどれか。

1．40 歳以上
2．55 歳以上
3．65 歳以上
4．75 歳以上

必修ポイント p.272

正解 3

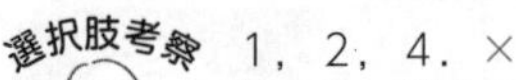

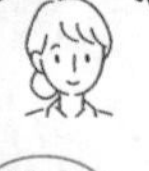

選択肢考察

1，2，4．×

3．○　第 1 号は 65 歳以上，第 2 号は 40 歳以上 65 歳未満の医療保険加入者。

要点　介護保険の被保険者証は，65 歳以上の第 1 号被保険者全員に交付される。なお，これは病気などで医者にかかったときに提示する「健康保険者証」と同じではない。

難易度 ★★

40　□□□

介護保険について正しいのはどれか。

1．介護保険は申請すれば誰でも利用できる。
2．介護サービスを受けるためにケアプランを作成する。
3．要介護認定は 1 か月ごとに見直す。
4．介護サービスの利用料金は全て保険料から支払われる。

必修ポイント p.272

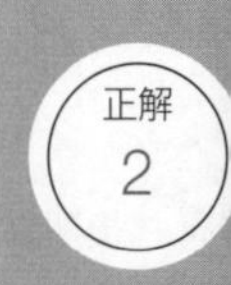

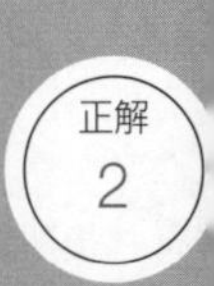

正解 2

選択肢考察

1．×　被保険者すなわち介護保険の加入者は 40 歳以上で，第 1 号（65 歳以上）および第 2 号（40～64 歳の医療保険加入者）に分けられ，給付の対象となるのは，第 1 号と特定疾病に罹患している第 2 号である。

2．○　ケアプランは介護サービス計画ともいい，通常は介護支援専門員（ケアマネジャー）が利用者の自宅を訪問し，本人や家族の意向に基づいて作成する。

3．×　おおむね 6 か月～1 年ごとに見直す。

4．×　利用料金の 1 割から 3 割は自己負担である。残りの財源の半分は保険料だが，残りの半分は公費（国 25%，都道府県 12.5%，市町村 12.5%）で負担する。

要点　介護サービスを受けるためにケアプランを作成する。通常はケアマネジャーが作成する。

難易度★★★

41

81 歳の男性。もの忘れを主訴に来院した。家に戻れないため外出はできないが，歩行は正常で，神経診察や血液検査で異常を認めない。頭部 MRI と脳血流 SPECT から Alzheimer〈アルツハイマー〉型認知症と診断された。
この患者の支援のために，まず申請するのはどれか。

1．介護認定
2．身体障害者手帳
3．特別障害給付金
4．特定医療費支給認定（指定難病）

医師国試改変

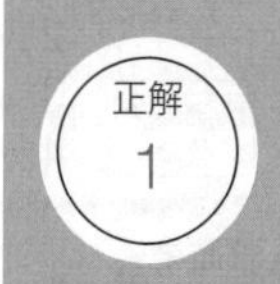

必修ポイント p.273

1．○　外出や日常生活において支障を認めており，生活支援としての介護認定が優先される。
2．×　歩行機能やその他の身体機能の低下はないため不要である。
3．×　特別障害給付金とは，初診日において国民年金に任意加入しておらず，障害の状態にあるのに障害年金を受給できない者を救済する制度であり，まず申請するものではない。
4．×　Alzheimer〈アルツハイマー〉型認知症は指定難病ではない。

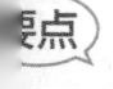

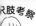

Alzheimer〈アルツハイマー〉型認知症では，脳の海馬萎縮に伴う短期記憶障害が特徴的で緩徐に進行する。

難易度　★

42

介護保険を利用した通所リハビリテーションをすすめられた際に，患者が支援を依頼すべき職種で最も適切なのはどれか。

1．ケアマネジャー
2．訪問看護師
3．ホームヘルパー
4．理学療法士

医師国試改変

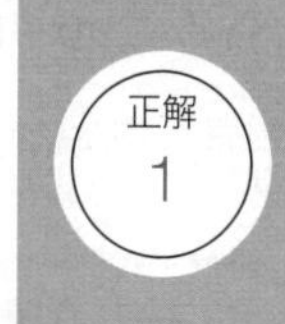

必修ポイント p.273

1．○　ケアマネジャーはその要介護者に必要なケアサービスを吟味してケアプランを作成する。
2．×　訪問看護師は訪問看護ステーションに所属あるいは医療機関に所属し，一般には医師による訪問看護指示書により在宅患者の看護を行う。
3．×　ホームヘルパーは介護事業所に所属し，介護保険を使い要介護者の身体介護（食事や排泄・入浴・清拭など）および生活援助（掃除・洗濯・調理・買い物）を行う。
4．×　理学療法士は施設に所属して通所リハビリテーションの施術をしたり，訪問看護ステーションに所属して訪問リハビリテーションを訪問看護指示書により施術する。

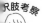

介護保険では要介護 1～5 に認定されるとそれぞれの要介護者にケアマネジャーが決められる。

set 2

難易度 ★★

43

□□□ 医師国試改変

介護保険について正しいのはどれか。

1．被保険者は65歳以上に限定される。
2．介護給付費は国民医療費に含まれる。
3．転倒防止の住宅改修に利用できる。
4．自己負担額は所得に関わらず1割である。

必修ポイント p.273

正解 3

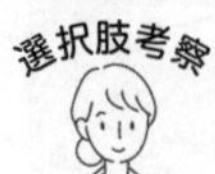

選択肢考察

1．× 第1号：65歳以上，第2号：40〜64歳である。
2．× 医療費（いわゆる病気などの治療費）とは異なる。
3．○ 手すりの取り付け，段差解消などの住宅改修にも補助がされる。
4．× 所得により1〜3割と変動する。

要点 介護保険の保険料は，40歳以上に支払い義務がある。

難易度 ★

44

□□□

介護保険における予防給付の対象はどれか。

1．要支援1のみ
2．要支援1と要支援2のみ
3．要支援1と要介護1のみ
4．すべての段階

必修ポイント p.274

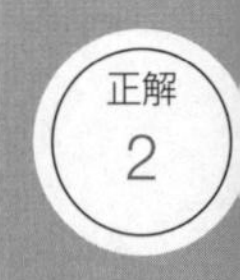

選択肢考察

将来，介護が必要となるのを予防するための「予防給付」は「要支援」全体が対象となる。常時介護が必要となる「要介護」では予防の段階ではない（p.274，図「介護サービスの利用手続き」参照）。

要点 予防給付の対象は要支援1と要支援2。要介護1〜5は介護給付。

難易度 ★

45

□□□

介護保険制度発足時と比較して要介護（要支援）認定者数の増減について正しいのはどれか。

1．変化なし
2．減　少
3．3倍増
4．7倍増

必修ポイント p.274

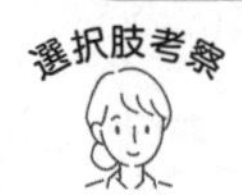

選択肢考察

介護保険制度で要介護・要支援との認定を受けた人は，制度開始の平成12年と比較して令和2年では約3倍に増えた。特に，要支援・要介護1・2等の比較的軽い人が増えている。一方，介護保険に関係する総費用も平成12年の3.6兆円から令和2年の11.1兆円へ増えており，財政の圧迫感が強まっている。

要点 要介護・要支援の認定を受けた人の数は，介護保険制度発足時と比較して約3倍に増えた。

難易度 ★

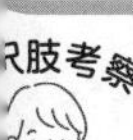

46

□□□

介護保険における要介護認定に必要なのはどれか。２つ選べ。

1．訪問調査　　2．主治医意見書　　3．保健所長の許可
4．年金手帳　　5．ケアプランの作成

必修ポイント p.274

正解 1，2

択肢考察

1，2．○ 訪問調査の基礎調査内容および主治医意見書を基に一次判定が行われ，一次判定と主治医の意見などを踏まえ介護認定審査会において二次判定が行われる。
3，4．× 必要ない。
5．× 要介護度が認定された後にケアプランが作成される。

要点　訪問調査や主治医意見書から一次判定が行われ，介護認定審査会が二次判定を行う。

難易度★★★

47

□□□

医師国試改変

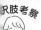

介護保険の一次判定で調査する項目でないのはどれか。

1．家族構成
2．生活機能
3．認知機能
4．社会的行動

必修ポイント p.274

正解 1

択肢考察

介護保険の一次判定は全国同一の書式で行われ，介護認定の申請を受けた市区町村は担当医に主治医意見書を依頼し，担当者が認定調査に患者宅に赴く。この後，二次判定（介護認定調査会）を経て利用できる点数（金額）が決定する。介護度は７段階（要支援１，要支援２，要介護１，要介護２，要介護３，要介護４，要介護５）に分類される。

1．× 従前の家族が高齢者をみる負担を減らすため，介護保険判定に家族構成が直接，影響されないように，家族構成は判定項目には含まれない。
2．○ 生活機能の項目としては，移乗，移動，嚥下，食事摂取，排尿，排便，口腔清潔，洗顔，整髪，上衣の脱着，ズボンの脱着，外出頻度があり，それぞれを評価する。
3．○ 認知機能としては意思の伝達，毎日の日課の理解，生年月日が言えるか，短期記憶，自分の名前を言う，今の季節の理解，場所の理解，徘徊，外出して戻れないなどの項目で判定される。
4．○ 社会的行動としては，薬の内服，金銭の管理，日常の意思決定，集団への適応，買い物，簡単な調理の項目が評価される。

要点　介護保険の対象者は，通常65歳以上の１号保険者だが，65歳未満でも癌末期，関節リウマチ，筋萎縮性側索硬化症（ALS），パーキンソン病，脊髄小脳変性症などの特定疾病では対象となる。

set
2

難易度★★★

48

□□□

医師国試改変

地域包括ケアシステムについて誤っているのはどれか。

1．自立生活の支援を目指す。
2．高齢者の尊厳の保持を目指す。
3．住み慣れた地域での暮らしを支える。
4．都道府県単位でサービスを提供する。
5．医療・介護・予防・生活支援・住まいが一体的に提供される。

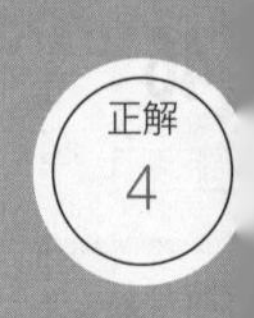

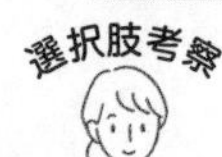

1．○　高齢者の自立生活を地域で支援する。
2．○　地域で高齢者を支援することで尊厳を保持する。
3．○　住み慣れた地域で自分らしい暮らしを人生最期まで続けられるように支援する。
4．×　おおむね30分以内に必要なサービスを提供できる中学校区を基本としている。
5．○　医療・介護・予防・生活支援・住まいが日常生活圏で一体的に提供される。

地域包括ケアシステムとは，重度な要介護状態となっても住み慣れた地域で自分らしい暮らしを人生の最期まで続けることができるよう，住まい・医療・介護・予防・生活支援が一体的に提供されるシステムである。地域包括ケア圏域はおおむね30分以内に必要なサービスが提供できる中学校区を基本としており，都道府県単位よりさらに狭い圏域である。

要点　地域包括ケアシステムの目的は，住み慣れた場所を離れず最後まで必要なサービスを受けること。

4. 看護における倫理

難易度　★

49

□□□

ノーマライゼーションに含まれるのはどれか。

1．個室入院　　2．生活保護
3．身体障害者手帳　　4．バリアフリー

正解　4

必修ポイント p.275

1．×　個室入院は個人負担の国民医療費に含まれない患者負担入院費用であり，ノーマライゼーションと関係ない。
2．×　生活保護は生活困窮者に対する社会保障の1つであり，ノーマライゼーションと対象が異なる。
3．×　身体障害者手帳は，障害の程度により1級～6級までの6段階に評価された等級を付して交付される。障害者福祉の一環ではあるが，ノーマライゼーションの精神には含まれない。
4．○　建築物や精神的なバリア（障害物）を取り除くバリアフリーは，ノーマライゼーションの基本である。

物理的な障害物や精神的なバリアを取り除くバリアフリーはノーマライゼーションに含まれる。

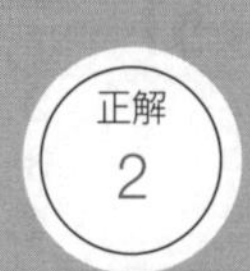

難易度★★★

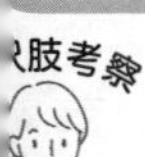

50 セカンドオピニオンについて正しいのはどれか。

1. 主治医は拒否できる。
2. かかる経費は全額自己負担である。
3. 悪性腫瘍だけが対象になる。
4. 主治医の変更が目的である。
5. セカンドオピニオン外来では新たに検査を行うことがある。

医師国試改変

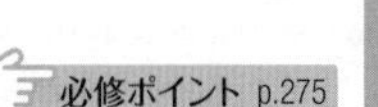
必修ポイント p.275

選択肢考察

1. × セカンドオピニオンを求めることは患者の権利なので，主治医は拒否できない。
2. ○ セカンドオピニオンは健康保険適用外なので，全額自己負担である。
3. × 悪性腫瘍のみならず，すべての疾患が対象である。
4. × 主治医の交代が目的ではない。あくまで主治医は変わらないのが前提である。
5. × セカンドオピニオン外来では，新たに検査を行ったり，主治医と異なる治療を行ったりはしない。

要点 セカンドオピニオン外来では，新たに検査を行ったり治療を行ったりしない。

set 3 No.51～75

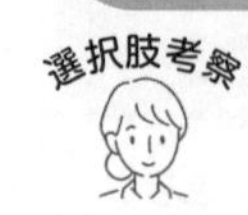

難易度 ★★

看護師の倫理に反する行為はどれか。

1．病状について悩みを訴えたので傾聴した。
2．カンファレンスに使用した患者資料をシュレッダーにかけた。
3．患者の上司から病名を聞かれたので伝えた。
4．緊急処置を行ったので医師に報告した。

必修ポイント p.275

正解 3

set 3

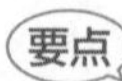

1．○ 心身の苦痛を和らげるのは看護師の基本的責任である。
2．○ 個人情報を保護するのは看護師の責務である。
3．× 守秘義務に違反する行為である。
4．○ 保健師助産師看護師法の第 37 条により臨時応急の手当てが認められている。その場合，医師に報告することが大切である。

要点 個人情報を保護して守秘義務を守るのは看護師の責務である。

難易度★★★

医療の倫理について正しいのはどれか。

1．「患者の権利憲章」では「医療の主体は医師」と宣言した。
2．「患者の権利憲章」には，患者の治療拒絶の権利が含まれている。
3．医療者の倫理的責任は 20 世紀に入り唱えられた。
4．看護の業務内容は医療法により定められている。
5．インフォームドコンセントでは常に最近親者から同意を取る。

必修ポイント p.276

正解 2

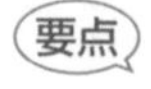

1．× 「患者の権利憲章」は 1973 年米国病院協会が採択したもので，医療者側から「医療の主体は患者である」と宣言したものである。
2．○ 患者には法律が許す範囲で治療を拒絶する権利があり，医師はこれを拒絶できない。
3．× 職業医師としての倫理や任務をギリシャの神々へ宣誓した「ヒポクラテスの誓い」にみられるように，医療者の倫理は紀元前から重視されてきている。
4．× 看護師の業務内容は保健師助産師看護師法に規定されている。
5．× インフォームドコンセントについて，認知症などで患者に判断能力がない場合には最近親者に説明し同意を得る。常にとる必要はない。

要点 「患者の権利憲章」には患者の治療拒絶の権利が含まれており，医師はそれを拒否できない。

看護に関わる基本的法律

難易度 ★★

53

□□□

正しいのはどれか。

1．知り得た患者の秘密は退職後も守らなくてはいけない。
2．改姓後は，1年以内に看護師免許訂正を行う。
3．保健師助産師看護師法では看護師の静脈注射を禁止している。
4．守秘義務の規定に反した者は民事責任のみ問われる。

必修ポイント p.277

1．○　退職後も守秘義務は継続される。
2．×　改姓した場合は，30日以内に看護師免許訂正を行わなくてはならない。
3．×　医師の指示により看護師が行う静脈注射は，診療の補助行為の範囲である。
4．×　正当な理由なく業務上知り得た人の秘密を漏らした者は，民事責任のみならず6か月以下の懲役または10万円以下の罰金など刑事責任も問われる。

要点　看護職員は，知り得た患者の秘密を退職後も守る義務がある。

難易度 ★

54

□□□

看護師国家試験を受けられるのはどれか。

1．准看護師免許をもち10年の就業経験がある者
2．厚生労働大臣指定の3年課程看護師養成所を卒業した者
3．高等学校を卒業し看護助手として働いている者
4．3年以上介護等の業務に従事した者

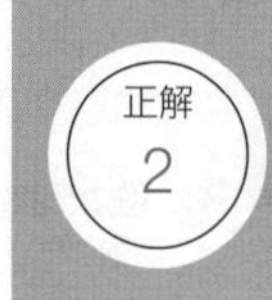

必修ポイント p.278

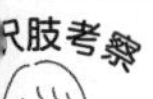

1．×　就業経験だけでは国家試験受験資格は得られない。実務経験が7年以上あると看護師2年課程（通信制）を受ける資格は得られる。
2．○　看護師養成の3年課程では看護師養成所（専修学校，各種大学）が最も多い。
3．×　看護助手は受験資格の要件になっていない。
4．×　これは介護福祉士国試の受験資格である。

要点　就業経験7年以上の准看護師は2年課程通信制の教育を受ければ看護師国試受験資格が得られる。

人間の特性

難易度 ★

55

□□□

マズローの欲求の階層理論で最も低次にあるのはどれか。

1．承認の欲求
2．安全の欲求
3．所属と愛の欲求
4．生理的欲求

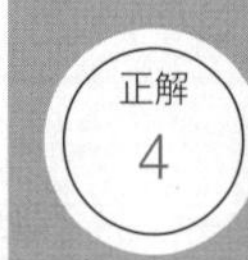

必修ポイント p.279

選択肢考察　マズローは人間の基本的欲求を生理的欲求（食，排泄，睡眠など），安全の欲求（恐怖，危険，苦痛からの回避など），所属と愛の欲求（家族などの中に所属していたい，愛されたいなど），承認の欲求（尊敬されたい，承認されたいなど），自己実現への欲求（自己達成，生きがいなど）の5つに分類し，低次から高次への階層を提示した。下位の欲求が充足されることによって上位の欲求が起こると理論づけており，最初に発生する欲求は生理的な欲求としている（p.279，図「マズローの『欲求の階層』理論」参照）。

要点　マズローの欲求の階層理論で最も低次にあるのは生理的欲求である。

難易度 ★

56 □□□

最優先で対応する患者の欲求はどれか。
1．帰属への欲求
2．自己実現の欲求
3．生理的な欲求
4．承認の欲求

正解 3

必修ポイント p.279

選択肢考察　マズローの欲求階層理論とは，低次の欲求が満たされるごとに次の欲求をもつとする理論。欲求は以下の順で起こる。①生理的欲求，②安全の欲求，③所属と愛の欲求，④承認の欲求，⑤自己実現の欲求。
1，2，4．×
3．○　まず生理的欲求が満たされてから，さらに高い階層の欲求に向かっていける。

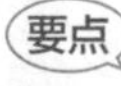
要点　欲求は低次なものから，①生理的欲求，②安全の欲求，③所属と愛の欲求，④承認の欲求，⑤自己実現の欲求，である。

7．人間のライフサイクル各期の特徴と生活

難易度 ★

57 □□□

胎児の発育で正しいのはどれか。
1．性別がわかるのは妊娠5週ころである。
2．心拍動は妊娠10週ころには確認できる。
3．目が開くのは妊娠15週ころである。
4．皮下脂肪が増加するのは妊娠20週ころである。

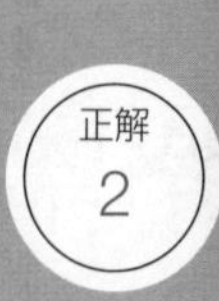
正解 2

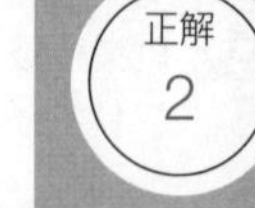

必修ポイント p.281

選択肢考察
1．×　性別が区別できるのは14～17週ころである。
2．○　超音波ドップラー法によって，早い人で妊娠5週くらいから，ほとんどの人で妊娠10～11週ころに胎児心音を聴取できる。心音の位置で胎位・胎向がわかる。
3．×　妊娠24～27週ころに目が開くようになる。
4．×　妊娠32週ころから皮下脂肪が増加する。

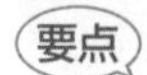
要点　胎児心音を超音波で聴取できるのは妊娠5週ころから，性別がわかるのは妊娠14～17週

ころからである。

難易度 ★

58 □□□

胎盤が完成する妊娠週数はどれか。

1．4 週
2．16 週
3．20 週
4．24 週

必修ポイント p.281

正解 2

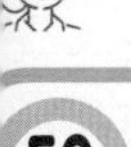

胎盤は妊娠 7 週ころに形成され始め，16 週ころに完成する。

難易度 ★★

59 □□□

新生児マス・スクリーニングで検査する先天性異常はどれか。

1．ダウン症候群
2．口蓋裂
3．フェニルケトン尿症
4．ターナー症候群

医師国試改変

必修ポイント p.281

正解 3

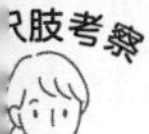

先天性代謝異常症のフェニルケトン尿症，メープルシロップ尿症，ホモシスチン尿症，ガラクトース血症，および先天性内分泌疾患のクレチン症（先天性甲状腺機能低下症），先天性副腎過形成症等が新生児マス・スクリーニングの対象。

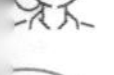

フェニルケトン尿症は新生児マス・スクリーニングで検査する先天性異常である。

難易度 ★★

60 □□□

生後 1 分の女児。在胎 40 週 5 日，経腟分娩で出生した。心拍は 6 秒間に 12 回，啼泣は強い。四肢を活発に動かし，刺激に対して咳嗽を認める。皮膚にわずかに胎便が付着している。皮膚色は全身暗紫色である。
この児の Apgar スコアはどれか。

1．6 点
2．7 点
3．8 点
4．9 点

医師国試改変

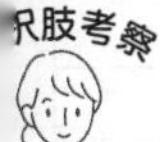

在胎 40 週 5 日，満期産の出生直後の乳児に対して，新生児仮死の有無を判定する。「心拍 120/分」は 2 点，「強い啼泣呼吸」は 2 点，「活発に動かす四肢体動」は 2 点，「刺激に対して咳嗽あり（刺激反射あり）」は 2 点，「全身暗紫色（チアノーゼ）」は 0 点。計 8 点の Apgar スコアから，正常出生児である。

新生児仮死とは胎内環境から肺呼吸への適応が順調にいかない状態で，低酸素性脳症の原因となる。

アプガースコア

	心拍数	呼　吸	筋緊張	反　射	皮膚色
0点	無	無	全身弛緩	無	全身チアノーゼまたは蒼白
1点	100以下	不規則	四肢やや屈曲	顔をしかめる，弱く泣きだす	四肢チアノーゼ
2点	100以上	強く啼泣	四肢の活発な運動	咳，くしゃみ，強く泣く	全身淡紅色

合計0～3点：重症仮死，4～6点：軽症仮死，7～10点：正常

難易度★★★

生後30分の男児。在胎40週0日，出生時体重2,930 g，Apgarスコア8点（1分），8点（5分）で出生した。新生児室に入室し次のバイタルサインを測定した。①体温35.5℃。②心拍数130/分。③血圧65/35 mmHg。④呼吸数70/分。⑤下肢SpO_2 85%（room air）。

下線部のうち新生児の基準値内のバイタルサインはどれか。2つ選べ。

1．①　　2．②　　3．③
4．④　　5．⑤

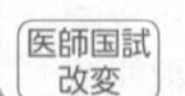

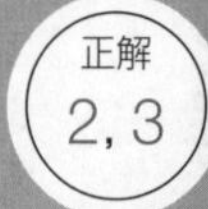

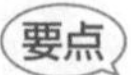

在胎40週0日は正期産児であり，出生時体重2,930 gは普通体重である。Apgarスコア8点（1分），8点（5分）より，新生児仮死ではない。

1．×　体温35.5℃は低体温であり，基準値内でない。
2．○　新生児の正常心拍数は120～160/分であり正常である。
3．○　新生児の血圧は収縮期血圧60～80 mmHg，拡張期血圧30～50 mmHgであり，65/35 mmHgは基準値内である。
4．×　新生児の呼吸数は通常40～50/分で，70/分は多呼吸であり，基準値内でない。
5．×　新生児の酸素飽和度（SpO_2）は生後の時間によって基準値が変化するが，生後10分以降はSpO_2 90%以上（room air）が基準値である。

要点

新生児の基準値

体　温	36.5～37.5℃で成人より0.5℃高く，35.5℃以下は低体温
呼吸数	40～50/分で，60/分以上は多呼吸，20秒以上の呼吸停止は無呼吸
心拍数	120～160/分で100/分以下は徐脈，180/分以上は頻脈
血　圧	収縮期：60～80 mmHg，拡張期：30～50 mmHg

難易度 ★★

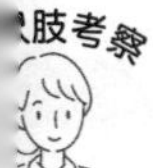

62

正しいのはどれか。
1．新生児の体液量の割合は成人と比べて少ない。
2．小児の成長発達に個人差は少ない。
3．生殖器系の発育は乳幼児期に著しい。
4．一生のうち最も成長の速いのは乳児期である。

正解 4

必修ポイント p.282

選択肢考察
1．× 新生児は体重の約75%を体液が占め，出生後では最も多い(胎児は約90%)。
2．× 成長発達の評価においては個人差があることを忘れてはならない。
3．× 生殖器系は思春期になって急速に成長する。
4．○ 身体・精神・運動機能のすべてにおいて，めざましい発達を遂げるのは乳児期である。

要点 一生のうち最も成長の速いのは乳児期である。新生児の体液量の割合は約75%，成人は約60%。

難易度 ★★

63

低出生体重児を保育器に収容する目的はどれか。
1．呼吸の補助
2．循環の確保
3．体温の保持
4．栄養の補給
5．成長の促進

医師国試改変

正解 3

選択肢考察
1．× 呼吸の補助は，酸素投与，人工呼吸器などで行う。
2．× 循環の確保は，薬剤投与，体外循環などで行う。
3．○ 新生児は体重の割に体表面積が大きい。さらに低出生体重児では皮下脂肪が少なく，熱の保持ができないので体温は容易に変動する。低体温は種々の合併症を助長するため保育器に収容する。
4．× 栄養の補給は，高カロリー輸液，経管栄養などで行う。
5．× 成長を促進するには全身状態を改善しなければならない。保育器では成長は促進されない。

要点 低出生体重児は容易に低体温になるので，体温保持を目的に保育器に収容する。

難易度 ★★

64

体重が出生時の約2倍になるのはどれか。
1．生後3か月
2．生後6か月
3．生後9か月
4．生後12か月

正解 1

必修ポイント p.282

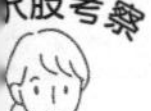

選択肢考察 体重は生後3か月で2倍，1年で3倍になる。

新生児の体重増加の目安：生後 1 か月で約 1kg 増加，3 か月で出生時の約 2 倍，1 年で約 3 倍。

難易度★★★

出生時からみられ，生後 3 か月ころに消失する反射はどれか。

1．Babinski〈バビンスキー〉反射
2．足踏み反射
3．パラシュート反射
4．Moro〈モロー〉反射

医師国試改変

必修ポイント p.282

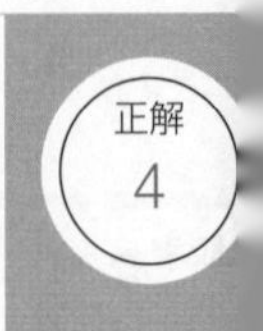

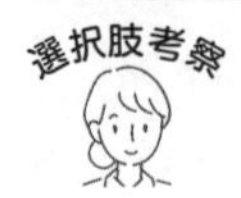

出生時からみられる反射は原始反射である。コントロールしているのは脊髄・脳幹であり，成長して体を意識的に動かせるようになると，これらの反射は自然に消える。

1．× バビンスキー反射は原始反射で，新生児の足の裏の外側をとがったもので，踵からつま先まで刺激すると，親指は背屈し，それ以外の指は広がるという反応。1歳くらいまでに消失する。それ以降に陽性となるのは錐体路障害が疑われる。
2．× 足踏み反射（自動歩行反射）は生後 1～2 か月で消失する。出生時からみられる原始反射である。
3．× パラシュート反射は空中で頭を下に下げたとき，とっさに手を前に出す反応で，原始反射ではなく，姿勢反射（防御反射）で，生後 6～7 か月ころから出現し，一生見られる。
4．○ モロー反射は，児を仰向けにして頭を急に後方に落とすと，反射的に上肢を伸展・外転させ，次いで上肢を抱え込むように屈曲させる反応。原始反射であり，生後 3 か月ころに消失する。

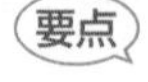

バビンスキー反射は原始反射で，1 歳くらいまでに消失する。それ以降に陽性となるのは錐体路障害が疑われる。

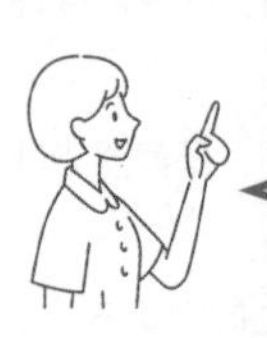

バビンスキー反射は人間が猿だったことを示している

バビンスキー反射は原始反射で，新生児の足の裏を刺激すると，親指は足の甲に向けて曲がり，それ以外の指は外側に広がるという反応（下図）。人間がサルの時代に木の上の生活をしていた頃，危険なときに木をつかんで逃げるための名残とも言われています。

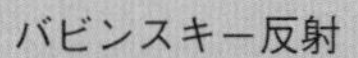

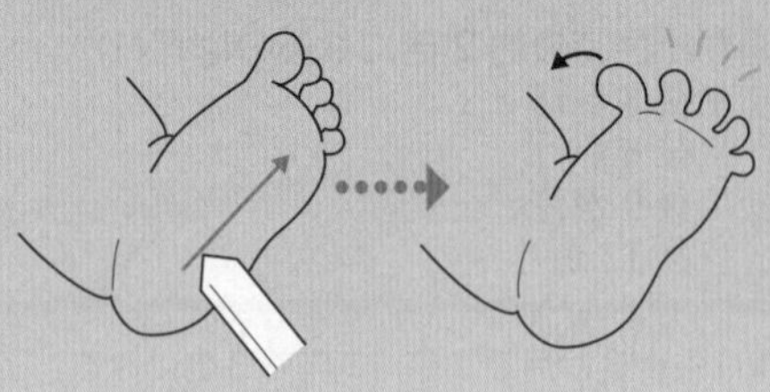

難易度★★★

10か月児に認められる反射はどれか。
1．吸啜反射
2．モロー反射
3．手掌把握反射
4．パラシュート反射
5．非対称性緊張性頸反射

医師国試改変

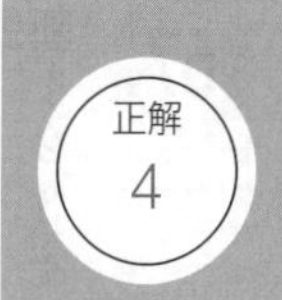

必修ポイント p.282

選択肢考察

原始反射は新生児期に固有にみられ，脳幹や脊髄がつかさどる。把握反射，吸啜反射，モロー反射，歩行反射，非対称性緊張性頸反射などで，この反射は運動発達とともに通常3～6か月で消失していくが，このあとにパラシュート反射などの姿勢反射が続いて出てくる。

1．× 乳児の哺乳時，乳輪が口腔に入り乳首が口蓋，舌後部に接触して生ずる吸いつき反射。通常4～7か月で消失する。
2．× 頭を持ち上げて急に落とす動作をしたときに，両上肢を開き，側方から正中方向に抱きつくような動きをする反射。通常は4か月で消失する。
3．× 手掌を圧迫すると手が閉じる反射。通常3～6か月で消失する。
4．○ 抱いた乳児の身体を支えて頭から前方に落下させると，両上肢と指を伸展開大して支えようとする反射。通常6～9か月で出現し，その後も永続してみられる。
5．× 乳児の頭部を一方に向けると，頭の向いた方の上下肢は伸展し，反対の後頭側の上下肢は屈曲する。通常6か月ごろ消失する。

原始反射は新生児期にみられる反射で，発達に伴い消失する。

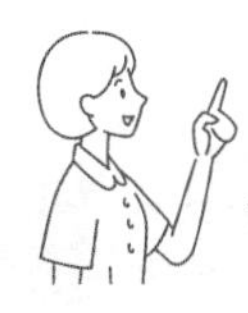

赤ちゃんからある姿勢反射のおかげで転んでもへいき！

原始反射は，おなかにいる5，6か月くらいのときから始まり，中脳や大脳の発達に伴い消失しますが，このあとに続いて出てくるのがパラシュート反射などの姿勢反射です。この反射が続くおかげで，私たちは転んだときにとっさに手をついて体を守ることができます。

難易度★★★

67 □□□

新生児健診の様子を示す。この検査で調べていることはどれか。

1．筋の緊張
2．原始反射
3．姿勢反射
4．股関節の開排

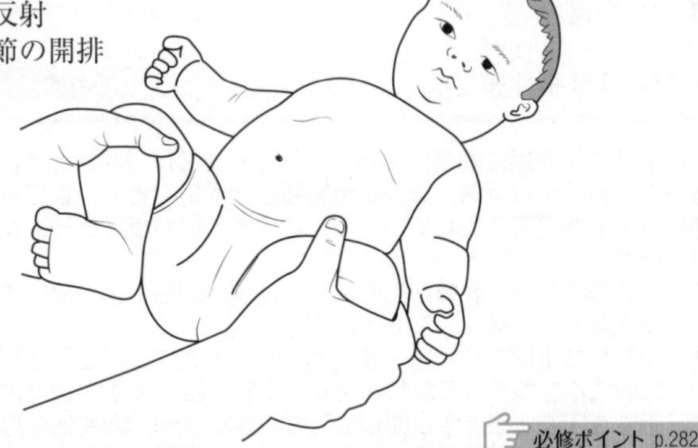

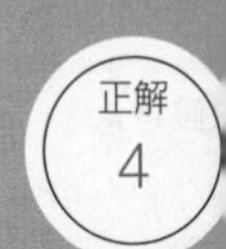

正解 4

医師国試改変

必修ポイント p.282

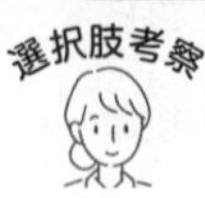

選択肢考察

1. × 新生児の筋の緊張・トーヌスは手を持って上肢を肘関節で屈曲伸展させたり，仰臥位からの引き起こし反応などで評価する。
2. × 原始反射は新生児期に固有にみられ，発達とともに消失していく反射。
3. × 姿勢反射は位置覚に関与する全身の受容器によって，姿勢や運動時の平衡を保つために働く一群の反射。新生児期には出現しない。
4. ○ 図は先天性股関節脱臼の有無を調べている。股関節脱臼では股関節の開排制限，大腿皮膚溝の左右差，脚長差，クリック音の有無などの所見がみられる。

ポイント　新生児健診では股関節の開排制限の有無で先天性股関節脱臼を調べる。

難易度★★★

68 □□□

1か月の女児。1か月健診で心雑音を指摘され，母親に連れられて来院した。普段は元気にしており，哺乳も良好だという。自宅で母乳を飲んでから約3時間が経過している。診察室で胸部の聴診を試みたが，母親に抱かれていても泣き続けており，聴診は困難である。
聴診をするために最も適切な対応はどれか。

1．アニメのビデオを用いて興味をひく。
2．おもちゃを手に持たせて遊ばせる。
3．母乳を与えてから再度聴診を試みる。
4．鎮静薬を投与する。

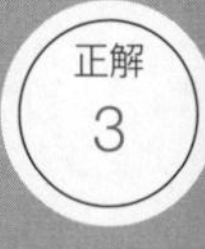

正解 3

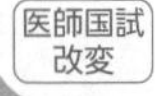

医師国試改変

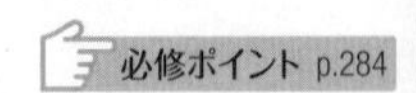

必修ポイント p.284

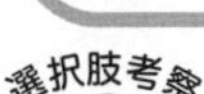

選択肢考察

1．× 目がはっきり見えるのは生後4か月以降であることから，興味をひくことは難しい。
2．× おもちゃを手に持つようになるのは3～4か月以降である。
3．○ 自宅で母乳を飲んでから約3時間が経過し児は空腹であることが考えられることから，母乳を与えることで泣き止むことが予想される。

4．× 元気にしており，哺乳も良好で，重度の心疾患は考えにくいため，鎮静してまで聴診する必要はない。

要点 おもちゃを手に持つのは 3～4 か月以降。

難易度 ★★

69 □□□

母乳哺育について正しいのはどれか。

1．母乳産生にはエストロゲンが関係する。
2．母乳はビタミン K を豊富に含む。
3．母子の愛着形成上優れている。
4．感染防止上は不利である。

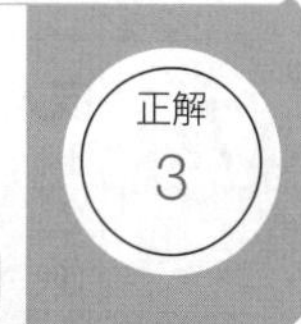

必修ポイント p.284

選択肢考察

1．× プロラクチンが関係する。哺乳刺激だけでなく，児の泣き声のような感覚的な刺激によってもプロラクチンは上昇し，母乳量が増加する。
2．× ビタミン K が少ないので出血傾向になりやすい。
3．○ 授乳は母子愛着形成に大変重要である。
4．× 母乳には感染抑制にかかわる因子として免疫グロブリンが含まれる。

要点 母乳哺育は母子の愛着形成に重要である。母乳はビタミン K が不足しているので出血傾向になる。

難易度 ★★

70 □□□

離乳期の食事で正しいのはどれか。

1．離乳開始時期は 2 か月ころが適切である。
2．6 か月以降は離乳期幼児期調整粉乳を用いる。
3．12 か月ころの調理形態は舌でつぶせる硬さにする。
4．離乳完了期は通常 12～18 か月である。

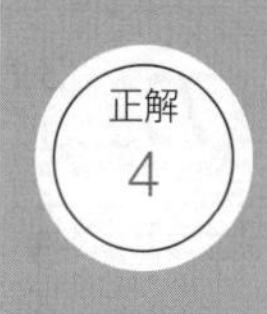

必修ポイント p.284

選択肢考察

1．× 離乳開始時期は 5～6 か月ころで体重は 7 kg が適切である。
2．× 9 か月以降に離乳期幼児期調整粉乳を用いる。
3．× 12 か月ころの調理形態は歯ぐきで噛みつぶせる硬さにする。
4．○ 通常は 12 か月ころで，遅くとも 18 か月までに完了する。

要点 離乳開始時期は生後 5～6 か月・体重 7 kg のころで，離乳完了期は通常 12～18 か月である。

難易度 ★★

71 □□□ 医師国試改変

バイタルサインで正常範囲にあるのはどれか。

1．新生児の心拍数 ――― 140/分
2．乳児の心拍数 ――― 80/分
3．幼児の心拍数 ――― 70/分
4．幼児の収縮期血圧 ――― 130 mmHg

必修ポイント p.284

選択肢考察

1．○ 新生児の正常心拍数は 120～160/分である。

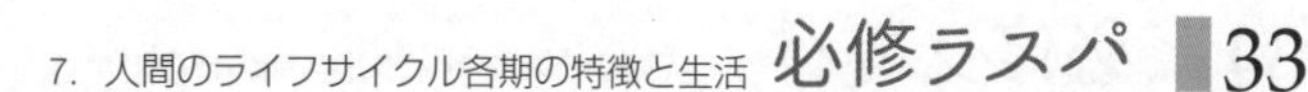

2．× 乳児の正常心拍数は 110～130/分である。
3．× 幼児の正常心拍数は 90～110/分である。
4．× 幼児の正常収縮期血圧は 90～100 mmHg である。

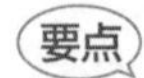
要点　新生児心拍数：120～160/分，乳児心拍数：110～130/分，幼児心拍数：90～110/分

難易度 ★

72 □□□

成人に比べ小児で低値なのはどれか。

1．血　圧
2．心拍数
3．呼吸数
4．基礎代謝

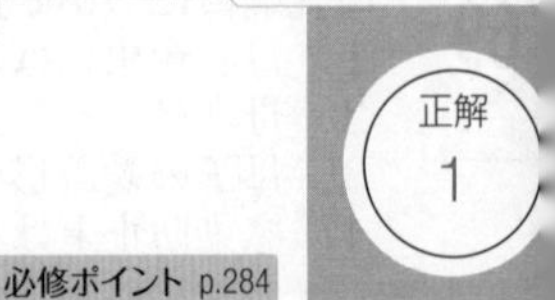
正解 1

必修ポイント p.284

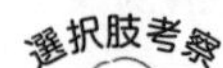
選択肢考察

1．○ 収縮期血圧，拡張期血圧はいずれも小児のほうが低い。
2．× 心拍数は小児ほど多くなる。乳児は 110～130 回/分，成人は 60～80 回/分である。
3．× 呼吸数は小児ほど多くなる。乳児は 30～40 回/分，成人は 15～20 回/分となる。
4．× 小児は体温が高く，心拍・呼吸も多く，発汗も多いため基礎代謝も高くなる。

要点　小児の血圧は成人より低い。小児の心拍数，呼吸数，基礎代謝は成人より高い。

難易度 ★★

73 □□□

3 か月児で発達が遅れていると判断するのはどれか。

1．定頸がみられない。
2．正中までの追視ができない。
3．おすわりができない。
4．おもちゃを握らない。

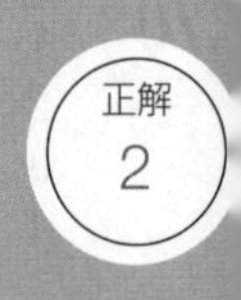
正解 2

必修ポイント p.286

選択肢考察

正常な児の精神・運動・言語発達では，2 か月ころより追視し，反応性笑いがみられ，3～4 か月に定頸し（首がすわり），あやすと声を出して笑う。喃語が始まるのもこのころである。また手持ちがみられるのは 4～5 か月ころである。5～6 か月になると寝返りするようになり，おすわり，人見知りは 7～8 か月ころである。よって，3 か月で追視ができないのは発達の遅れが疑われる。

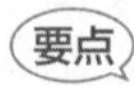
要点　3 か月児で正中までの追視ができないときは，発達が遅れていることが疑われる。

難易度 ★

74 □□□

生後 6 か月でみられるのはどれか。

1．寝返り
2．ひとり歩き
3．這い這い
4．つかまり立ち

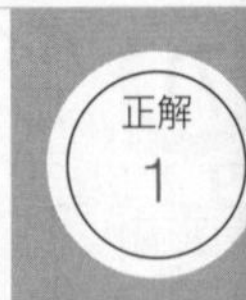
正解 1

必修ポイント p.286

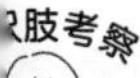

1. ○ 寝返りは 5〜6 か月ころ可能になる。
2. × ひとり歩きは 1 歳〜1 歳 6 か月ころである。
3. × 這い這いは 8〜9 か月ころ可能になる。
4. × つかまり立ちは 9〜10 か月ころ可能になる。

寝返りは生後 5〜6 か月ころ，ひとり歩き 1 歳 6 か月ころ，這い這い 8〜9 か月ころ，つかまり立ち 10 か月ころ。

難易度 ★★

75 □□□

幼児の運動発達で正しいのはどれか。

1. 1 歳ころにはスプーンを使える。
2. ひとり立ちができるのは 2 歳ころになってからである。
3. 3 歳ころには衣服を着ることができる。
4. 4 歳ころには 2 本の線の長いほうを選べる。

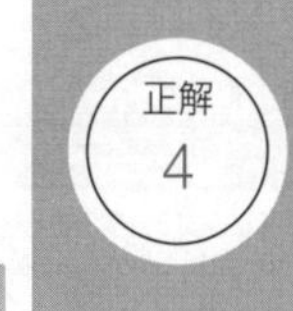

必修ポイント p.286

1. × スプーンを使えるのは 2 歳になってから。1 歳は親指と人差し指で物をつまむ程度。
2. × ひとり立ちは 1 歳ころ。2 歳ではその場跳びができる。
3. × 3 歳児は衣服のボタンをはずすことができるが，衣服を着るのは 4 歳ころである。
4. ○ 比較概念が完成するのは 4 歳ころである。

スプーンは 2 歳，ひとり立ちは 1 歳，衣服着は 4 歳，長い線を選ぶのは 4 歳。

難易度 ★

76 小児の遊びで積み木遊びはどれか。

□□□

1．受容遊び
2．模倣遊び
3．構成遊び
4．感覚遊び

必修ポイント p.286

正解 3

選択肢考察

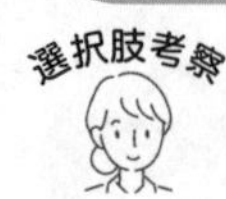

1．× 受容遊びとは，絵本を見たり，「おはなし」を聞いたりといったものである。1 歳くらいから始まり，幼児期の間ほとんどの子はこれを楽しむ。
2．× いわゆる「ごっこ遊び」のことである。2 歳ころから始まり，3～4 歳でピークを迎え，5 歳くらいまで続く。
3．○ 構成遊びとは，積み木，絵画，粘土，折り紙などのように自分で作ったり，組み立てたりするもの。1 歳くらいから始まり，積極的に遊ぶようになるのは 2 歳を過ぎてからである。
4．× 感覚遊びとは，感覚をはたらかせることを楽しむ遊びで，乳児がガラガラを見て聞いて喜ぶのはこれに当たる。だいたい 2 歳くらいまで何らかの感覚遊びを行っている。

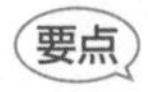

積み木は構成遊びで，これを積極的に行うのは 2 歳を過ぎてからである。

難易度 ★★

77 幼児の 1 日の水分必要量で適切なのはどれか。

□□□

1．50 mL/kg
2．100 mL/kg
3．300 mL/kg
4．500 mL/kg

正解 2

選択肢考察

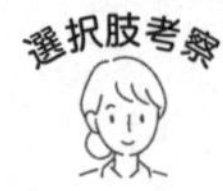

既出問題では「体重 6 kg の乳児の 1 日の水分必要量（正解は 720～900 mL）」が問われた。

〈1 日の水分必要量〉

乳児（新生児）	120～150 mL/kg/日
幼児	100 mL/kg/日
成人	50 mL/kg/日

幼児の 1 日の水分必要量は 100 mL/kg である。乳児は 120～150 mL/kg/日である。

難易度 ★★

78 乳児期の特徴はどれか。

□□□

1．分離不安
2．仲間意識
3．自我形成
4．強迫観念

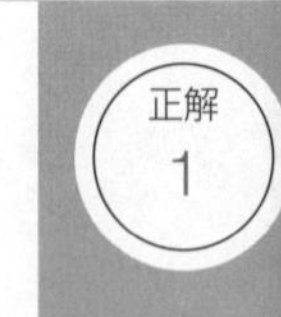

選択肢考察

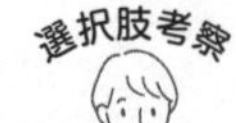

1．○ 乳幼児が母親などから引き離されるときに示す不安を分離不安という。
2．× 学童期の特徴。仲間と徒党を組んで行動をとることにより仲間意識に目覚め，仲間との約束が親よりも優先される。

3．× 自我の形成は思春期の特徴である。思春期は家族への依存から離れ，自我を形成・確立する時期である。自我の芽生えは幼児期。
4．× 強迫観念は乳児期より青年期に生じやすく，「手を何度洗っても気がすまない」など，無意味とわかっていても止められない行動をする。

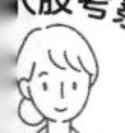
要点 分離不安は乳幼児期の特徴。

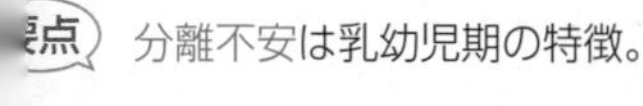
難易度 ★★

79 □□□

学童期の肥満について正しいのはどれか。
1．低血圧を合併する。
2．症候性肥満が多い。
3．遺伝によるものが多い。
4．成人型メタボリックシンドロームへ移行しやすい。

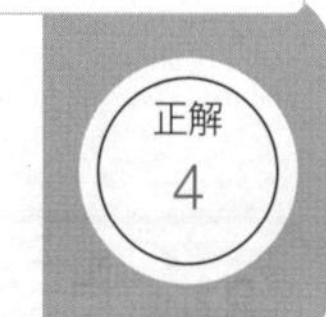
正解 4

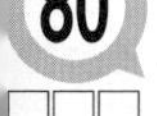
選択肢考察
1．× 学童期の肥満は，高血圧を合併することがある。
2．× 症候性肥満とは，何らかの疾病が原因で肥満となったものをいう。学童期の肥満は単純性肥満，つまり，食事での摂取エネルギーが運動による消費エネルギーよりも多いために起きた肥満が９割以上を占めている。
3．× 幼児期の肥満は家族性の要因が多いといわれているが，学童期には生活習慣を要因とする肥満が増加する。
4．○ 学童期の肥満は，脂質異常を伴い，成人型メタボリックシンドロームへ移行しやすい。

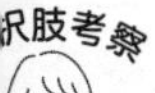
要点 学童期の肥満は症候性肥満より単純性肥満が多い。

難易度 ★★

80 □□□

思春期の特徴で誤っているのはどれか。
1．ギャングエイジ
2．アイデンティティ
3．性同一性
4．モラトリアム

必修ポイント p.287

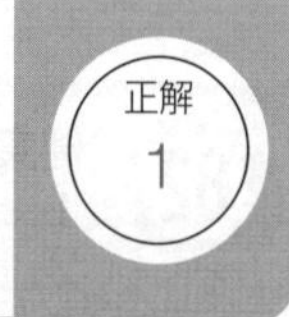
正解 1

選択肢考察
1．× 学童期の特徴である。親から離れて同世代の集団といる時間が次第に増加するため，ギャングエイジと呼ばれる。
2．○ 思春期は自分のアイデンティティ（自分らしさ）を形成する時期である。
3．○ 思春期には生まれ持った性に見合った言動を行うようになる。異性に関心を持つことなどがこれに入る。
4．○ モラトリアムとは「しばらくの間やめること」で，心理学では「猶予期」または「責任を先延ばしした心理状態」で使われ，思春期（青年期）の特徴である。

要点 自分の主体性，独立性，アイデンティティは思春期に形成される。ギャングエイジは学童期の特徴である。

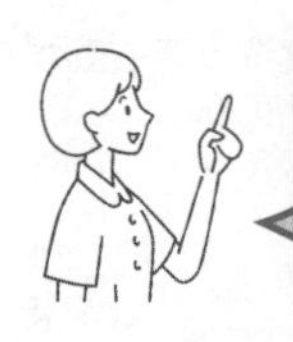

モラトリアムってどういう意味？

モラトリアム（moratorium）は新聞では「原子力のモラトリアム提言」など「延期」の意味で使われていますが，心理学では，社会的責任を負う前にあえて踏み留まろうとする，「大人になることを拒む心理」などの意味でも使われます。

set 4

難易度 ★★

第二次性徴の発現時期で正しいのはどれか。

1．女児の 7～8 歳で乳房発育の開始
2．男児の 10～11 歳で声変わり
3．女児の 12～13 歳で初経
4．男子の 15～16 歳で成長停止

必修ポイント p.288

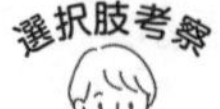

1．× 乳房の発育は 10～11 歳ころに始まる。
2．× 声変わりは比較的遅い二次性徴で，14～15 歳で認められる。
3．○ 女児では乳房の発育開始→恥毛の発生，身長増加の促進→乳房の成熟→初経へと進展する。初経の発現は 12～13 歳ころが一般的。
4．× 男子は 18～20 歳で成長が停止する。女子は 16～17 歳で停止。

要点　乳房発育開始 10～11 歳，声変わり 14～15 歳，初経 12～13 歳，男の成長停止 18～20 歳。

難易度 ★

82

健康成人の内臓で最も重いのはどれか。

医師国試改変

1．心　臓
2．肝　臓
3．膵　臓
4．左腎臓

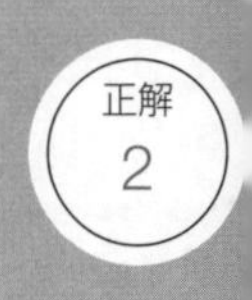

必修ポイント p.289

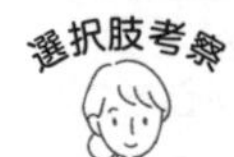

1．× 心臓の重さは，男性 350 g，女性 300 g。
2．○ 肝臓の重さは，男性 1,500 g，女性 1,350 g。
3．× 膵臓の重さは，男性 100 g，女性 90 g。
4．× 左腎臓の重さは，男性 160 g，女性 140 g。大きさに左右差が見られることもある。

ちなみに成人の脳の重量は肝臓にほぼ等しく，男性で約 1,300 g，女性で約 1,200 g。

ポイント　各臓器の血流量：心拍出量の 15％が脳，30％が肝臓，25％が腎臓，5％が心臓自体の冠血流。

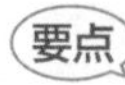

健康成人では，人体で最も重い内臓は肝臓である。

閉経について正しいのはどれか。

1．閉経年齢は 60 歳前後である。
2．女性の更年期は閉経後の期間のことをいう。
3．閉経前には性腺刺激ホルモンの分泌は減少する。
4．閉経後障害はエストロゲンの過剰によって起こる。
5．骨粗鬆症を起こしやすい。

必修ポイント p.289

1．× 45～55 歳で，ピークは 50 歳前後。閉経は卵巣機能不全の結果起こる。閉経の時期には性腺刺激ホルモンに対する反応性が低下し，卵巣におけるプロゲステロンとエストロゲンの分泌は減少する。代わりにエストロゲンは副腎から少量分泌される。
2．× 更年期は卵巣機能が衰退しはじめてから停止するまでの期間のことで，閉経後とは限らない。更年期障害は更年期に生じる不定愁訴のことで，主にエストロゲンの減少に起因する。
3．× エストロゲンの分泌が低下することでフィードバック機構が働き，下垂体前葉からの性腺刺激ホルモンの分泌が上昇する。
4．× エストロゲンの欠乏によって子宮内膜炎，感染性腟炎，萎縮性腟炎などの閉経後障害を引き起こす。
5．○ エストロゲンの欠乏は骨粗鬆症の原因になる。

要点 閉経は 45～55 歳ころに発現し，閉経後障害として骨粗鬆症を起こしやすい。

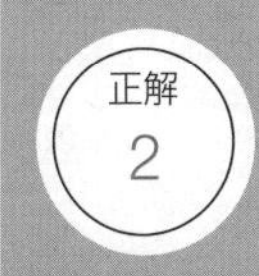

繰り返す突然の発汗，日中の疲労感と動悸を主訴にした 54 歳の女性において，上昇していると考えられるホルモンはどれか。

1．成長ホルモン
2．卵胞刺激ホルモン
3．オキシトシン
4．プロゲステロン

医師国試改変

必修ポイント p.289

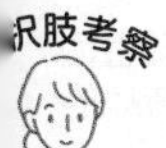

閉経期前後の卵巣機能低下に伴うエストロゲン減少による自律神経失調症状を更年期障害といい，低エストロゲン，高ゴナドトロピン（性腺刺激ホルモン＝LH，FSH）が特徴的である。

1．× 閉経年齢における低エストロゲン状態と成長ホルモン分泌とは直接的な関連性はない。
2．○ 閉経年齢での低エストロゲン状態に対して，下垂体前葉から分泌される性腺刺激ホルモン（LH，FSH）が増加する。
3．× 分娩時に子宮を収縮させ，乳腺の筋線維を収縮させて乳汁分泌を促す。閉経期には生じない現象である。
4．× 性成熟期では，卵巣からの排卵後に黄体形成とともに黄体ホルモン（プロゲステロン）が分泌される。

更年期障害では突然の発汗・ほてり・のぼせ・心悸亢進などが見られ（ホットフラッシュ），治療はホルモン補充療法。

難易度 ★★

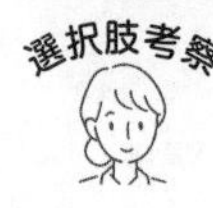

老化に伴う思考の特徴はどれか。
1．思考の奔逸
2．思考の迂遠
3．思考の制止
4．思考の途絶

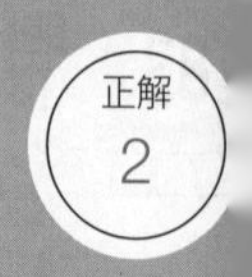

必修ポイント p.289

1．× 躁状態，酩酊で起こり，次から次に考えがわく。
2．○ 話が回りくどくなり，要領よく答えることができない。老化のほか，てんかん，精神遅滞，認知症でもみられる。
3．× 頭が働かず考えが進まない。うつ状態に認められる。
4．× 思考が突然途中で停止してしまうことで，統合失調症で認められる。

set 4

要点 老化に伴う思考の特徴として，話が回りくどいなどの思考の迂遠がある。

難易度 ★★

加齢によるホルモンの基礎分泌量が不変なのはどれか。
1．成長ホルモン
2．メラトニン
3．コルチゾール
4．抗利尿ホルモン
5．副甲状腺ホルモン（PTH）

正解 3

必修ポイント p.289

選択肢考察

1．× 成長ホルモンは，加齢により基礎分泌や反応性が低下する。
2．× 加齢によってメラトニン分泌量が低下するため，高齢者には睡眠障害が多い。メラトニンは松果体から分泌される。生物が有する生体リズムに関わり，人の睡眠覚醒に影響する。
3．○ コルチゾールは加齢による基礎分泌の変化はない。コルチゾールの分泌のほか，視床下部からのCRH分泌や下垂体からのACTH分泌など，生命の維持に最重要なものは不変である。
4．× 抗利尿ホルモンは，加齢により減少し，高齢者は夜間にトイレの回数が増えたり，脱水になりやすくなったりする。
5．× 副甲状腺ホルモン（PTH）は加齢とともに基礎分泌量は高くなる。高齢者の骨粗鬆症は，加齢に伴うCa吸収の低下があり，それに対してPTHの持続的な過剰分泌をきたす。これらが骨の骨吸収の亢進をもたらすためとされる。

ポイント 〈その他のホルモンの基礎分泌量〉
・性ホルモン：加齢により減少。
・鉱質ステロイド（アルドステロン）：加齢により減少。レニン・アンジオテンシン・アルドステロン系（R-A-A系）は，加齢とともに調節能が低下し，高齢者は水や電解質の変化には弱く，脱水に陥りやすい。
・カルシトニン：加齢により減少。高齢者の骨粗鬆症の原因となる。

要点 コルチゾールやACTHは加齢によっても基礎分泌量が変わらない。

難易度 ★

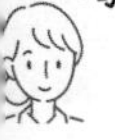

87 □□□

老年期の感覚変化はどれか。

1．味覚に敏感になる。
2．痛みに敏感になる。
3．明暗の変化に順応しやすくなる。
4．聴力の低下は高音域から始まる。

必修ポイント p.289

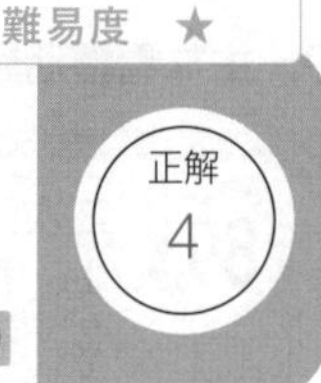

正解 4

選択肢考察

老年期の聴力の低下は 1,500～4,000 Hz の高音域から始まる。

要点 老年期は一般に加齢により全ての感覚が鈍感になる。

難易度 ★

88 □□□ 医師国試改変

高齢者の介護予防に関係ないのはどれか。

1．フレイル
2．サルコペニア
3．トキシドローム
4．ロコモティブシンドローム

必修ポイント p.289

正解 3

選択肢考察

1．○ フレイル（虚弱）は高齢者で自立した生活を送ってはいるものの，要介護に陥る寸前にある状態であり，フレイルの早期発見から介護予防の介入を早急に図るべきである。
2．○ サルコペニアは加齢に伴う筋肉（骨格筋量）減少，筋力（握力）低下，身体機能（歩行速度）低下の状態を指し，身体的フレイルの一つとして転倒予防などの介入を図るべきである。
3．× トキシドロームは中毒症候群として，例えば抗コリン性トキシドローム，鎮静・催眠薬トキシドロームなどの薬物の副作用を表す言葉であり，介護予防との関連はない。
4．○ ロコモティブシンドロームは運動器の障害により要介護状態になるリスクの高い状態を指す。ロコモという略称で転倒予防，介護予防の啓発・喚起を目的として提唱された。

要点 フレイル（心身のストレスに対し脆弱になった状態）は健康の状態と介護が必要な状態の中間。

9. 主な看護活動の場と看護の機能

難易度★★★

89 □□□ 医師国試改変

二次医療圏について正しいのはどれか。

1．都道府県が定める地域単位である。
2．特定機能病院を設置する。
3．ドクターヘリを配備する。
4．地域保健法によって規定される。
5．人口 30 万人を基準として設定される。

正解 1

set 4

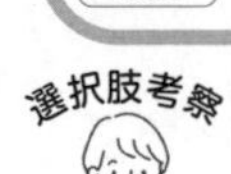

1．○ 都道府県は医療計画の中で，病院の病床および診療所の病床の整備を図るべき地域的単位として区分する医療圏を定めることとされている。
2．× 特定機能病院は，高度の医療の提供，高度の医療技術の開発および高度の医療に関する研修を実施する能力などを備えた病院として，厚生労働大臣が個別に承認している。
3．× ドクターヘリ配備に特別な要件はない。
4．× 医療法第 30 条に基づく医療計画で定められる。
5．× 複数の市町村で構成されるが，人口要件はない。

医療計画は，都道府県が医療を提供する体制の確保に関する計画であり，医療法第 30 条で定められている。6 年ごとに二次医療圏・三次医療圏の設定，基準病床数の算定，医療従事者の確保，僻地医療・救急医療の確保，地域医療支援病院の整備，病院・診療所・薬局などの機能および連携の推進，医療供給体制の確保についての計画を見直す。

要点 構成単位：一次…市町村，二次…複数の市町村，三次…都道府県

難易度★★★

90 □□□ 医師国試改変

旅客機が着陸に失敗し，機体が大破した。空港の救急車・消防車の他に，ドクターヘリに応援が要請された。ドクターヘリで搬送する場合，優先すべき患者はどれか。

1．頭部が挫滅しており，呼吸も脈もない。
2．胸部に打撲傷があり，呼吸状態は安定している。
3．興奮状態だが，簡単な指示に従うことができる。
4．腹部に挫創があり，意識レベルが JCSⅢ-100 である。

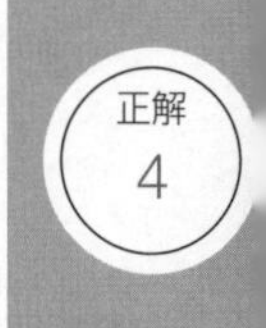

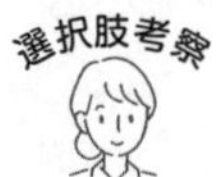

災害現場でのトリアージにはトリアージタッグが使用される。歩行の可否によって緑（軽症群）の患者を除外した後に，A（気道），B（呼吸），C（循環），D（意識）の順に評価し，1 つでも異常があれば赤（最優先治療群），いずれも安定していれば黄色（待機的治療群）に分類。ただし，自発呼吸がなく，気道確保しても呼吸がなければ黒（死亡群）。

1．× 気道確保しても自発呼吸がなければ，トリアージタッグは黒となる。
2．× 循環や意識に関しては不明だが，呼吸状態は安定している。
3．× 簡単な指示に従うことができ，意識は保たれていると判断される。
4．○ 意識レベルが JCSⅢ-100（痛み刺激でも覚醒せず，払いのける動作をする）であり，重度意識障害があるためトリアージタッグは赤となる。

点 A（気道），B（呼吸），C（循環），D（意識）の 1 つでも異常があれば赤（最優先治療群），いずれも安定していれば黄色（待機的治療群），自発呼吸がなく，気道確保しても呼吸がなければ黒（死亡群）。

難易度 ★

91 □□□

医療法に規定されている病院とは何人以上の患者を入院させる施設か。

1．10 人
2．20 人
3．50 人
4．100 人

正解 2

必修ポイント p.293

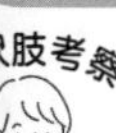
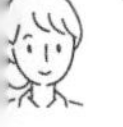
肢考察　病院は 20 床以上のベッド数をもつ医療施設である。

難易度 ★★

92 □□□

診療所について正しいのはどれか。

1．20 床以下の医療施設である。
2．数は減少傾向にある。
3．開設者は医師でなくてはならない。
4．有床施設は減少傾向にある。

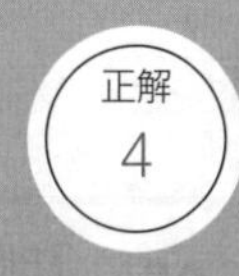

必修ポイント p.293

肢考察
1．×　ベッド数は 19 以下である。
2．×　一般診療所では増加傾向。歯科診療所は減少傾向。
3．×　医師でない人や医療法人でも開設できる。
4．○　一般病院とともに有床診療所は減少傾向にある。

点 診療所全体の数は増加しているが，有床診療所は減少傾向である。

難易度★★★

93 □□□ 医師国試改変

正しいのはどれか。

1．在宅医療において吸引は患者の家族も行える。
2．訪問診療は自費のサービスである。
3．訪問看護は医師の指示がなくても行える。
4．訪問診療は往診と同義である。

必修ポイント p.293

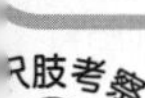
肢考察
1．○　医師の指導のもとでなら患者の家族も行える。
2．×　訪問診療は主として医療保険（一部は介護保険）のサービスである。
3．×　訪問看護は医師の指示がないと行えない。なお，在宅患者の点滴は医師の指示により，訪問看護師が行うことができる。
4．×　往診は患者・家族の求めに応じて実施すること。訪問診療は医師の判断で計画的な医学管理のもと定期的に訪問すること。

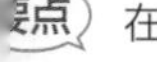
点 在宅での吸引は医師の指導のもとで患者の家族も行える。訪問看護は医師の指示書が必要。

難易度 ★★

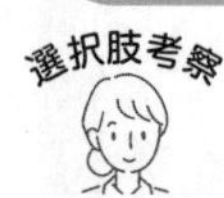

94 在宅医療で行われる手技で誤っているのはどれか。

1．経管栄養
2．人工呼吸
3．腹膜透析
4．血液透析
5．中心静脈栄養

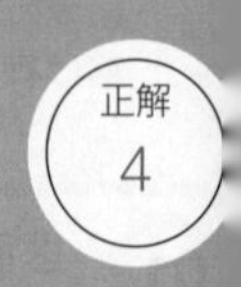

必修ポイント p.293

選択肢考察

1．○　経皮的内視鏡的胃瘻形成術（PEG），経皮経食道胃管挿入術（PTEC）など経管栄養は嚥下困難例などで行われる。
2．○　神経難病（筋萎縮性側索硬化症：ALS など）の人工呼吸器，慢性閉塞性肺疾患（COPD）などの二相性陽圧呼吸（BiPAP），非侵襲的陽圧換気（NPPV）などが在宅で行われる。
3．○　腹膜透析は外来，在宅でも可能な透析方法である。
4．×　血液透析は回路などの機器の取扱いが複雑で，専門の医療従事者が必要であり，在宅医療では行わない。
5．○　中心静脈栄養は在宅では皮下ポート埋め込み術を行い，ポンプを使用し点滴台が不要な状態で管理できるようになった。

ポイント　中心静脈栄養は皮下ポート埋め込み術により在宅でも長期に管理できる。

難易度 ★★

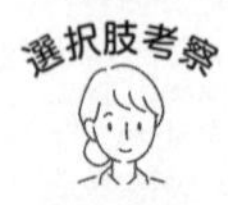

95 訪問看護ステーションについて正しいのはどれか。

1．管理者は医師である。
2．小児は対象者とならない。
3．利用者自身の負担は無料である。
4．末期腫瘍患者への訪問回数は制限されない。

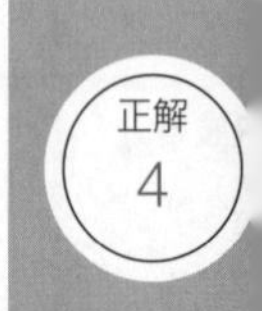

必修ポイント p.293

選択肢考察

1．×　管理者は，原則として保健師もしくは看護師。活動に従事する者は，保健師，助産師，看護師，准看護師，理学療法士，作業療法士，言語聴覚士と定められている。
2．×　年齢に制限はなく，医師が必要と認めた者に対して訪問看護を実施する。
3．×　介護保険を適用する場合は原則 1 割負担。その他の人は保険の負担割合に応じる。
4．○　訪問回数は原則として週 3 回，月 12 回までとされているが，悪性腫瘍患者や難病患者などには制限がない。

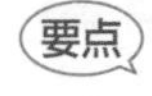

要点　訪問看護ステーションによる訪問回数について，末期腫瘍患者や難病患者の場合は制限がない。

難易度 ★★

96

令和３年（2021年）の人口動態統計における死亡の場所別にみた割合を示す。

死亡の場所	（ア）	（イ）	（ウ）	（エ）	（オ）	その他
割合（%）	65.9	17.2	10.0	3.5	1.5	1.8

（イ）はどれか。
1．自　宅
2．病　院
3．診療所
4．老人ホーム
5．介護医療院・介護老人保健施設

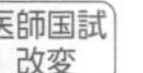

正解 1

選択肢考察
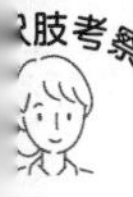
病院での死亡割合は最も多く，（ア）である。（イ）は自宅。老人ホームは（ウ），介護医療院・介護老人保健施設は（エ）である。診療所は（オ）である。

要点　最多は病院だが，介護老人保健施設や老人ホームでの死亡割合が増加しつつある。

難易度 ★★

97

介護保険施設はどれか。
1．養護老人ホーム
2．老人福祉センター
3．ケアハウス
4．介護医療院

必修ポイント p.294

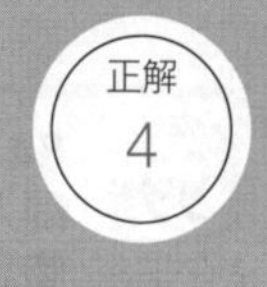

選択肢考察
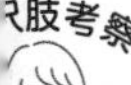
1．×　養護老人ホームは老人福祉施設であり，経済的に問題があり一人暮らしが困難な65歳以上の高齢者のための施設である。
2．×　60歳以上の人に，教養の向上，健康の増進，レクリエーションなどを提供する老人福祉施設である。
3．×　ケアハウスは60歳以上の人を対象とした老人福祉施設である。自炊ができない程度の身体機能の低下があり，独立して生活するには高齢のため不安がある人が低額な料金で利用できる。一般（自立）型と介護（特定施設）型がある。
4．○　介護保険を利用して入所できる施設である。平成30年に設けられた。

介護医療院は介護保険を利用して入所できる施設である。

難易度★★★

98 □□□

癌の終末期で入院している 42 歳の患者の在宅医療について誤っているのはどれか。

1．介護保険が申請できる。
2．患者本人の同意が必要である。
3．在宅で点滴を受けることができる。
4．家族が同居していることが必要である。
5．在宅でリハビリテーションを受けることができる。

医師国試改変

必修ポイント p.294

正解 4

set 4

選択肢考察

1．○　介護保険は，高齢者（65 歳以上）だけでなく，40〜64 歳であっても，がん末期であれば申請できる。
2．○　患者本人の同意があれば，介護認定の申請手続きは家族でも行える。
3．○　医師の指示に基づいて看護師が自宅を訪問し輸液の管理を行う。
4．×　同居家族がいなくても在宅医療を受けることができる。
5．○　理学・作業療法士などが自宅を訪問して歩行訓練や寝たきり予防の指導を行う。

要点　介護保険サービスを利用できる人
①介護や支援が必要になった 65 歳以上（第 1 号被保険者）
②16 種類の特定疾病の診断で介護が必要になった 40 歳から 64 歳（第 2 号被保険者）。癌の終末期患者はこの特定疾病の一つのため，在宅医療を受けることができる。

難易度★★★

99 □□□

84 歳の女性。夫とは死別し，子どもはいない。脳梗塞で 5 か月間入院治療し，左片麻痺が改善し，日常生活は自立しているが，物忘れがあり夜間の徘徊が出現しているため，介護認定を受けている。
看護師として適切な選択はどれか。

1．ショートステイの利用
2．特定機能病院への転院
3．介護療養型医療施設（療養病床）への転院
4．介護老人福祉施設への入所
5．ケアハウス

医師国試改変

必修ポイント p.294

正解 4

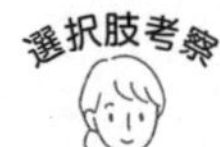
選択肢考察

1．×　ショートステイ（短期入所療養介護）は一定期間（約 2 週間）をめどに，医療上のケアを含む介護を受けることができる施設。介護者が病気や介護疲れで介護できなくなった場合で，在宅介護を受けている場合に対象になる。
2．×　大学病院のような，高度先進医療を行う特定機能病院への転院は意味がない。
3．×　介護療養型医療施設は，介護とともに医療も必要な高齢者が利用する療養病床なので，医療の必要がない現時点では意味がない。この施設は令和 6 年までに介護医療院に完全移行される。
4．○　介護老人福祉施設（特別養護老人ホーム）は，日常生活上必要なサービスを行う。常に介護が必要なときに対象になるが，「福祉型」の施設のため医療を必要とする人は入所できない。身体・精神上の著しい障害があり在宅にて介護が受けられないときに対象になる。

5．× ケアハウスは，日常生活動作（ADL）が自立しているが，独居の生活には不安をもつ高齢者が対象となるため，常時介護が必要な場合は対象外となる。

認知症はあるが医療の必要がない独居高齢者や，身寄りがなく，介護が常時必要な高齢者は介護老人福祉施設への入所が適している。

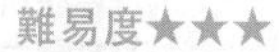

72 歳の男性。脳梗塞の発作で 6 か月入院治療を受け，病状が安定してきたので入院治療の必要はなくなった。しかし，引き続きリハビリテーションを中心とした看護を必要とする。
この患者に最も適した施設はどれか。

1．介護老人保健施設
2．介護老人福祉施設
3．介護医療院
4．グループホーム

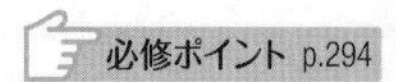

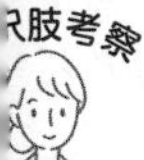

1．○ 病状安定期で，入院治療の必要はないが，リハビリテーション，看護，介護が必要な場合に利用される。
2．× 寝たきり，認知症などのために常時介護が必要で，在宅生活が困難な要介護者が対象である。治療はできない。
3．× 介護医療院は要介護者に対し，長期療養のための医療と日常生活上の世話（介護）を提供するために作られた。リハビリが必要なら介護老人保健施設の方がよい。
4．× グループホームは認知症対応型共同生活介護といい，入居者が中心となり掃除や洗濯などを行う地域密着型サービスの 1 つである。

病状安定期で入院治療の必要はないが，リハビリや介護が必要な場合は介護老人保健施設がよい。

set 5 No.101〜125

難易度 ★

101 □□□

Aさん（86歳，女性）は自宅で長男と2人暮らしである。数年前より物忘れが目立ち，Alzheimer〈アルツハイマー〉型認知症と診断された。日常生活動作〈ADL〉は自立し，会話は成り立つものの何度も同じ話をし，要介護1と認定され，週1回の訪問看護が開始された。初回訪問時，長男は「Aさんは昼夜逆転して，休息がとれない」と訴えた。
この状況で活用する介護保険サービスで優先されるのはどれか。

1．配食サービス
2．ショートステイ
3．訪問リハビリテーション
4．認知症対応型共同生活介護〈認知症高齢者グループホーム〉

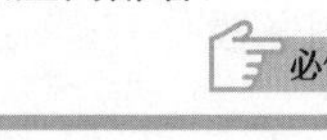

正解 2

選択肢考察

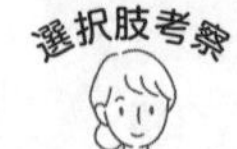

1．× 食事に関する介護負担の訴えはなく，配食サービスを勧める必要はない。
2．○ ショートステイでは要介護者が短期間施設に入所し，入浴，排泄，食事等の介護などを受けられる。要介護者が数日間施設に入所することで介護家族が休息できる（レスパイト）。
3．× 身体的機能が低下しているわけではないため訪問リハビリテーションの必要はない。
4．× Aさんは介護保険のサービスを利用し始めたばかりであることから，まずは通所介護やショートステイで長男の休息を図るが，グループホームや施設への入居（入所）の可能性を探ることも必要。

要点 ショートステイのメリットは介護者の負担の軽減につながることである。

難易度 ★★

102 □□□

地域包括支援センターについて正しいのはどれか。

1．運営主体は都道府県である。
2．総合的な相談窓口の機能をもつ。
3．要介護者のケアプランの作成を行う。
4．筋力低下の予防は，理学療法士が行う。

必修ポイント p.295

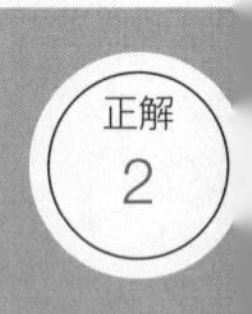

選択肢考察

1．× 地域包括支援センターの設置・運営主体は，市区町村である。
2．○ 地域包括支援センターは公正中立な立場で，①総合的な相談支援，②権利擁護，③包括的・継続的ケアマネジメントの支援，④介護予防ケアマネジメント，等の事業を担う。
3．× 要支援者のケアプランを作成する。要介護者のケアプラン作成は，居宅介護支援事業所の介護支援専門員〈ケアマネジャー〉が行う。
4．× 保健師または経験のある看護師が主となって行う。

要点 地域包括支援センターは，地域の保健医療の向上と福祉の増進を包括的に支援する。

難易度 ★

103 □□□

地域包括支援センターに配置されるのはどれか。

1．主任ケアマネジャー
2．看護師
3．介護福祉士
4．理学療法士

正解 1

必修ポイント p.295

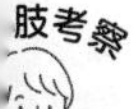
選択肢考察

1．○　配置職員は主任ケアマネジャー，保健師，社会福祉士である。主任ケアマネジャーは主に包括的・継続的なマネジメントを行う。
2．×　看護師でなく保健師である。保健師は介護予防マネジメントにあたる。
3．×　総合的な相談に応じる社会福祉士が配置される。
4．×　理学療法士の配置は義務づけられていない。

要点　地域包括支援センターに配置される職員は主任ケアマネジャー，保健師，社会福祉士。

難易度 ★

104 □□□

市町村保健センターについて正しいのはどれか。

1．設置については老人福祉法に規定されている。
2．所長は医師でなくてはならない。
3．衛生行政機関である。
4．訪問指導を行う。

正解 4

必修ポイント p.295

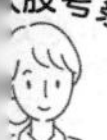
選択肢考察

1．×　地域保健法に規定されている。
2．×　医師でなくてもよい。
3．×　行政機関ではなく市町村レベルの対人保健サービス機関である。
4．○　母子保健事業としての新生児訪問指導と健康増進法に基づく保健事業として40歳以上の住民を対象に行う訪問指導がある。

要点　市町村保健センターは地域保健法に基づき設置され，新生児や40歳以上の者に訪問指導を行う。

難易度★★★

105 □□□

医師国試改変

がん検診を規定している法律はどれか。

1．がん対策基本法
2．健康増進法
3．健康保険法
4．高齢者医療確保法

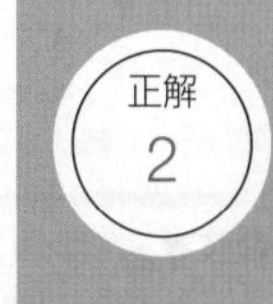
正解 2

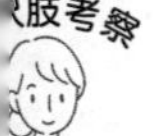
選択肢考察

1．×　がん対策基本法は，がん対策に関する国・地方公共団体等の責務を明確にし，基本的施策やその推進に関する計画などを定めた法律である。
2．○　がん検診は，健康増進法に基づく健康増進事業として市町村が実施している。
3．×　健康保険法は，労働者およびその被扶養者の業務災害以外の疾病・負傷等に関する医療保険の給付について定めた法律である。
4．×　老人保健法を改正し，2008年4月から施行された医療保険制度に関する法律である。国民の共同連帯という理念の下で，本法に基づき高齢者の適切な医療の確保，医療費の適正化，健康診査が実施されている。

要点 健康増進法は国民の健康維持と生活習慣病予防を目的として制定された。

難易度 ★★

106 医師国試改変

保健所の役割でないのはどれか。

1．3歳児健康診査
2．医療法に基づく立入検査
3．地域における健康危機管理
4．人口動態統計の調査票の診査

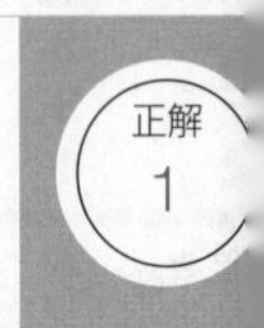

必修ポイント p.295

選択肢考察

1．× 市町村保健センターが行う。保健センターは保健所とは異なり，住民の身近なサービスを行う。
2．○ 保健所は地域保健法（医療監視）に基づき，医療機関の立ち入り検査をすることがある。
3．○ 地域における健康危機管理は，保健所が行う。
4．○ 人口動態統計は保健所が行い，国勢調査は総務省が行う。

要点 保健所は感染症対策などの「専門的」な対人サービスと衛生監視業務，市町村保健センターは健康診査や予防接種などの「一般的」な対人サービスを行う。

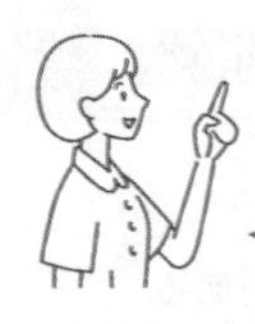

PCR 検査は保健所の役割

2020 年のコロナ禍では，当初，日本の PCR 検査件数の少なさが話題になりました。PCR 検査の実施は保健所の業務である「地域における健康危機管理」の 1 つです。

難易度 ★

107

保健所が行っている業務はどれか。

1．栄養指導
2．医療保険に関する事務
3．身体障害者の認定
4．母子健康手帳の交付
5．要介護の認定

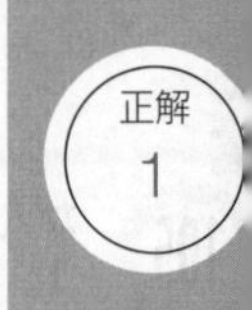

必修ポイント p.295

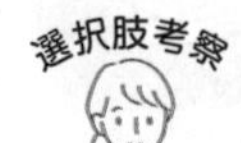

選択肢考察

1．○ 保健所には栄養士が配置されており，乳児から高齢者まで幅広く栄養指導が行われている。
2．× 社会保険事務所や各々の組合で行っている。
3．× 「身体障害者福祉法」に基づいて福祉事務所長が行う。
4．× 妊娠の届出を受けて市町村長が交付する。
5．× 要介護認定は市町村・特別区の介護認定審査会で行う。

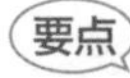

要点 保健所が行っている業務に栄養指導がある。

難易度 ★★

108

□□□

医師国試改変

訪問看護について正しいのはどれか。

1．事業者は医療法人に限られる。
2．医師の指示を受けて業務を行う。
3．人工呼吸器の在宅管理は業務ではない。
4．介護保険による訪問回数は，原則週１回までである。

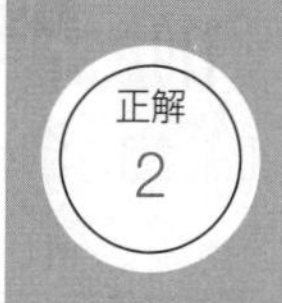

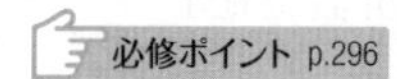

択肢考察

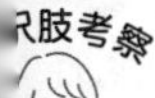

1．×　医療法人のみならず，株式会社などの異業種が経営を行ってもよいことになった。
2．○　医師の書いた訪問看護指示書に基づいて行われ，これは1～6か月ごとに更新する。
3．×　人工呼吸器を使用して療養中の患者にも，訪問看護ステーションが関わることがある。
4．×　介護保険による訪問回数に制限はない。なお，医療保険による訪問回数は週3回，月12回までで，末期がん，神経難病，急性増悪などにある療養者への訪問はこの限りではない。

訪問看護は医師の指示が必要だが，訪問介護では指示は不要。

難易度★★★

109

□□□

医師国試改変

82歳の男性。胃癌の終末期のため在宅で緩和医療を受けていた。今朝，妻から「息をしていないようだ」と訪問看護ステーションに連絡があり，主治医が看護師とともに自宅を訪問，死亡確認した。身体所見に不審な点は認めない。
対応として適切なのはどれか。

1．救急車を呼ぶ。
2．警察に通報する。
3．心肺蘇生を行う。
4．主治医が死亡診断書を作成する。

正解
4

択肢考察

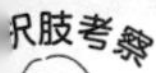

1．×　自宅で最期を迎えたいという意向に反する。
2．×　異常死ではないので通報は不要。
3．×　尊厳のある死を迎えるため，心肺蘇生は不要。
4．○　死因を「胃癌」として，死亡診断書を交付する。

在宅緩和ケアの看取りで一番多い間違いは，家族が狼狽して救急車を呼ぶことである。今後，起こることについて，前もって家族などの介護者によく説明しておく必要がある。

難易度 ★

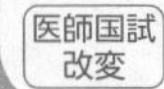

職種とその業務の組合せについて正しいのはどれか。
1．看護師 ―――― 放射線の人体照射
2．薬剤師 ―――― 麻薬の処方
3．ホームヘルパー ―――― 身体介護
4．介護福祉士 ―――― リハビリテーション

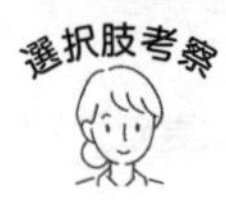

必修ポイント p.296

正解 3

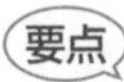

1．× 放射線の人体照射は絶対的医行為であり，医師と診療放射線技師に認められている。
2．× 麻薬の処方は，麻薬施用者の資格（都道府県知事に申請）をもつ医師のみに認められている。
3．○ 介護福祉士とともに介護保険法に基づき介護行為を行う。介護福祉士は国家資格であるのに対して，ホームヘルパーは都道府県知事の指定する訪問介護員養成研修の課程を修了した者をいう。
4．× リハビリテーションを担う職種としては，医師の指示の下に理学療法を行う理学療法士，作業療法を行う作業療法士などがある。

set 5

要点 麻薬の処方は麻薬施用者免許をもつ医師，歯科医師，獣医師が行う。

難易度 ★★

111

72歳の男性。脳梗塞で入院し，右半身麻痺と嚥下障害が残存しているが，病状が安定してきたので退院を見据えて療養環境を調整することになった。
多職種連携における職種と役割の組合せで誤っているのはどれか。
1．看護師 ―――― 吸痰処置の指導
2．薬剤師 ―――― 服薬の指導
3．理学療法士 ―――― 関節拘縮の予防
4．管理栄養士 ―――― 食事の指導
5．ケアマネジャー ―――― 要介護度の認定

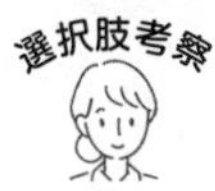

必修ポイント p.296

正解 5

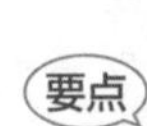

1，2，3，4．○ いずれも正しい。
5．× 要介護度の認定は市町村の仕事である。ケアマネジャーは退院後のケアプランを作成する。

要点 ケアマネジャーは介護サービスや介護保険の専門家で，要介護度の認定は行わない。

難易度 ★

112

国家試験による認定を必要としない資格はどれか。
1．介護支援専門員（ケアマネジャー）
2．管理栄養士
3．理学療法士
4．公認心理師

必修ポイント p.296

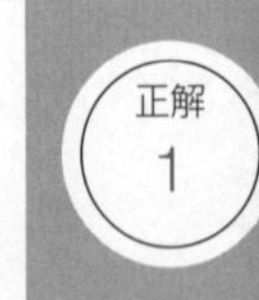

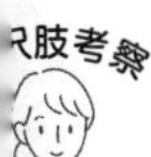

1．× 医師・看護師・保健師・介護福祉士などの資格者が当該実務を5年以上経験し，都道府県が実施するケアマネジャー試験に合格後，実務研修を修了して取得できる。
2．○ 栄養士は高校卒業後，栄養士養成施設で所定の栄養士養成課程を履修すると都道府県知事によって免許が交付されるが，管理栄養士は国家試験に合格する必要がある。
3．○ 運動療法・物理療法を実施する専門職であるが，その資格取得のためには国家試験に合格し厚生労働大臣によって免許を交付される必要がある。
4．○ 以前は（公財）日本臨床心理士資格認定協会によって臨床心理士が認定されていたが，2018年より公認心理師が国家試験による認定となった。

管理栄養士・理学療法士・公認心理師は国家試験による認定を必要とする資格である。

10. 人体の構造と機能

難易度 ★★

□□□

医師国試改変

人体の各器官の構造と機能に関し，正しいのはどれか。

1．脊髄神経は，中枢神経である。
2．大脳の側頭葉は，視覚に関わる。
3．副交感神経は，消化管の運動を亢進する。
4．三半規管は，外耳と内耳の境目に位置する。
5．脳幹は，上部から延髄・中脳・橋の順で並んでいる。

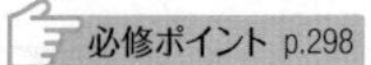

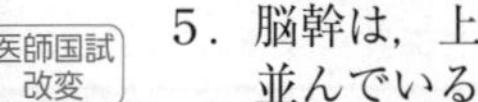

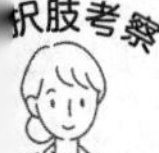

1．× 脊髄神経は，脊髄から左右に出ている31対の神経のことを指し，脳の各部位から出ている12対の脳神経とともに，末梢神経に分類される。一方，脊髄は脳と共に中枢神経に分類される。
2．× 側頭葉は記憶に関わる。視覚に関わるのは後頭葉である。
3．○ 副交感神経は消化管の運動と消化液の分泌は促進される。
4．× 三半規管は内耳に位置して，平衡感覚に関係する。外耳と中耳の境目に位置するのは鼓膜である。
5．× 脳幹の並びは，上部から中脳，橋，延髄の順。

要点 外耳と中耳は鼓膜で仕切られている。

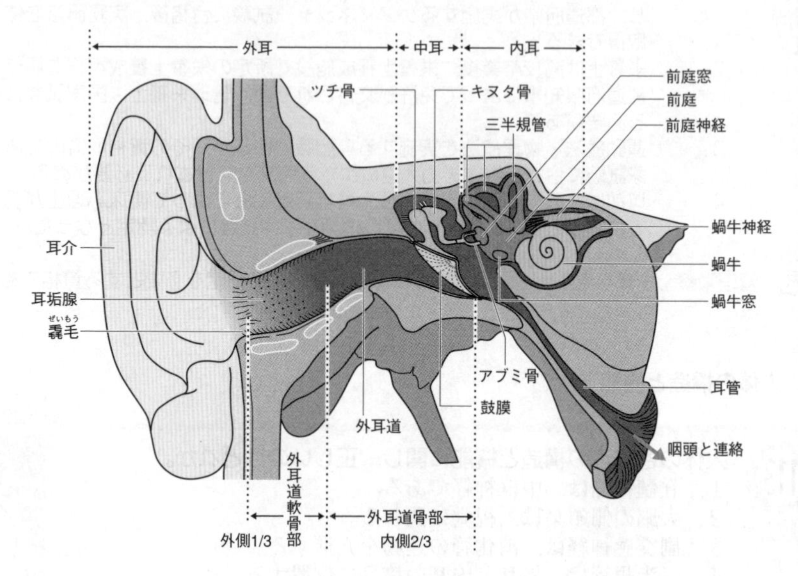

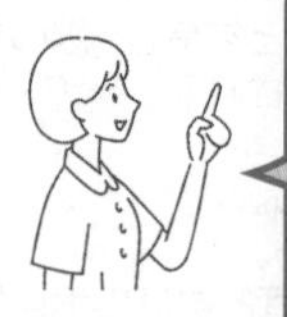

「泳いでもまず耳に水が入ることはありません！」

よく患者さんが「耳に水が入って中耳炎になったみたいです」と言って診察に来ますが，実際には鼓膜があるので，耳（中耳）には外耳から水が入ることはまずありません。泳いだ後に耳が「ゴソゴソ」と鳴るのは，鼓膜に水が張り付いているためで，水が中耳に入っているわけではないのです。昔から耳に水が入ったら「温かい石に耳を当てろ」と言われてきたように，耳かきなどしないで乾燥させるという意味ですね。

難易度 ★★

114

□□□

矢印の部分の主な働きはどれか。

1．視　覚
2．体性感覚
3．運　動
4．記　憶

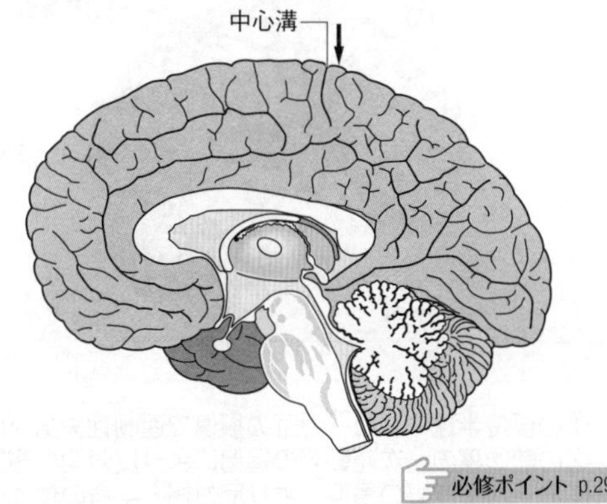

正解
2

必修ポイント p.298

肢考察

1．× 視覚をつかさどるのは後頭葉である。
2．○ 体性感覚は表在感覚や深部感覚のことで，つかさどるのは頭頂葉である。
3．× 運動機能は前頭葉による。
4．× 記憶をつかさどるのは側頭葉である。

点　頭頂葉の主な働きは，全身の皮膚や運動器で知覚される体性感覚である。

難易度★★★

115

□□□

対側の運動麻痺を生じる障害部位はどれか。

1．①
2．②
3．③
4．④

医師国試改変

正解
2

必修ポイント p.298

選択肢考察

一次運動野
ブローカ野
一次感覚野
一次視覚野
聴覚野
ウェルニッケ野
角回

1．× ①の優位半球のブローカ野の損傷で運動性失語が引き起こされる。
2．○ ②の前頭葉の一次運動野の損傷により反対側の運動麻痺が生じる。
3．× ③の一次感覚野の損傷により反対側の半身の体性感覚障害が生じる。
4．× ④の優位半球のウェルニッケ野の損傷で感覚性失語が生じる。

要点 前頭葉の一次運動野の障害によって反対側の運動麻痺が生じる。

難易度 ★

116 □□□

延髄にある中枢で正しいのはどれか。

1．対光反射中枢
2．呼吸中枢
3．言語中枢
4．体温調節中枢

必修ポイント p.298

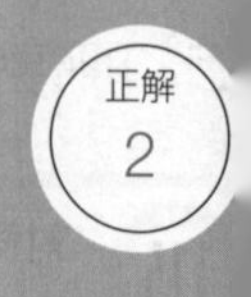

延髄にある中枢は，呼吸，心臓・血管運動，嚥下，嘔吐など。対光反射中枢は中脳，言語中枢は大脳皮質，体温調節中枢は視床下部にある。

呼吸中枢，心臓・血管運動中枢，嚥下中枢，嘔吐中枢は延髄にある中枢である。

難易度 ★

□□□

体温調節中枢はどれか。

1．延　髄
2．視床下部
3．小　脳
4．橋

必修ポイント p.298

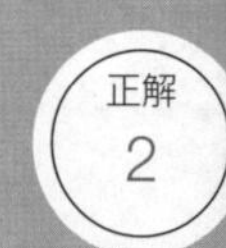

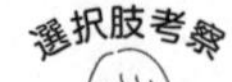

1．× 呼吸中枢や心臓中枢など，生命維持に重要な中枢がある。
2．○ 体温調節などの自律神経系の中枢は視床下部にある。
3．× 平衡機能，姿勢機能を受けもつ。
4．× 上行性（知覚性）および下行性（運動性）伝導路が通る。

要点 脳幹は中脳，橋，延髄に区分される。

難易度 ★★

118

□□□

以下の[ ]に入る臓器はどれか。
脳下垂体は前葉，後葉に分けられ，前葉は他の内分泌腺の分泌を刺激するホルモンを多く分泌して，後葉には[ ]で合成されたホルモンが軸索を通じて輸送される。

1．小　脳
2．視床下部
3．副甲状腺
4．副　腎

医師国試改変

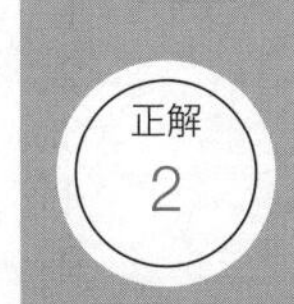

必修ポイント p.298

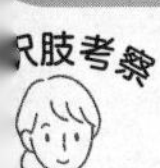

選択肢考察

1．× 小脳の主な役割は運動の協調を維持することにあり，滑らかな運動の遂行と切り替えを可能にする。
2．○ 脳下垂体後葉には視床下部の神経細胞の軸索が伸びており，視床下部で合成されたホルモンが軸索を通じて輸送され，下垂体後葉にある軸索末端から分泌される。
3．× 副甲状腺からはパラソルモンが分泌され，骨吸収を促進して血中カルシウム濃度を上昇させる。
4．× 副腎は皮質と髄質に分けられる。

要点 脳下垂体は前葉と後葉に分けられ，前葉ホルモンは他のホルモンの調節をつかさどる。

難易度★★★

119

□□□

脳神経とその分布との組合せで正しいのはどれか。

1．滑車神経 ―――― 外側直筋
2．三叉神経 ―――― 表情筋
3．顔面神経 ―――― 咀嚼筋
4．動眼神経 ―――― 瞳孔括約筋

必修ポイント p.298

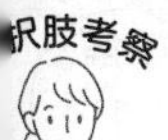

選択肢考察

1．× 脳神経は脳から直接出る末梢神経で，全部で左右 12 対あり，頭部，頸部，内臓に分布する。滑車神経は上斜筋を支配する。外側直筋は外転神経支配。
2，3．× 顔面の知覚と咀嚼筋の運動は三叉神経が，表情筋の運動は顔面神経が支配する。
4．○ 動眼神経は，眼球の上直筋，下直筋，内側直筋，下斜筋を支配し，さらに副交感神経を含み，虹彩の収縮筋（瞳孔括約筋）を支配する。

要点 動眼神経は眼球運動に働く外眼筋を支配し，また瞳孔括約筋を支配し対光反射に関与する。

新傾向

難易度★★★

120 □□□

図のように「イー」と言わせたとき，口角に左右差がみられる患者が障害を受けているのはどれか。

1．第Ⅳ脳神経（滑車神経）
2．第Ⅴ脳神経（三叉神経）
3．第Ⅵ脳神経（外転神経）
4．第Ⅶ脳神経（顔面神経）
5．第Ⅷ脳神経（内耳神経）

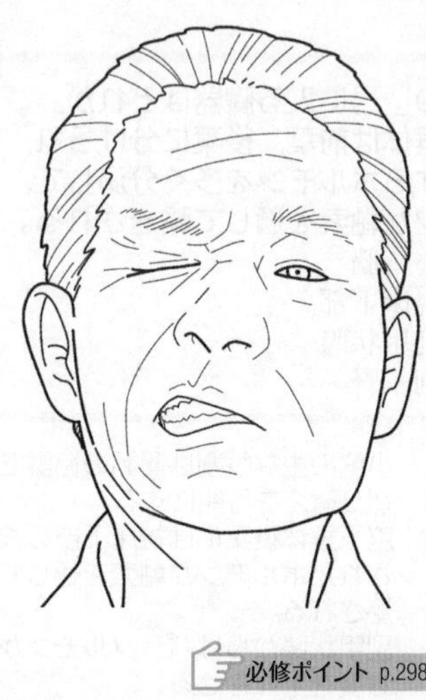

正解 4

必修ポイント p.298

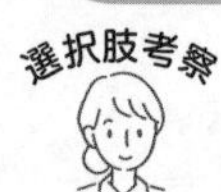

選択肢考察　図では患側は左瞼を閉じることができず，左口角が患側で下がり，健側に引っ張られるため，左末梢性第Ⅶ脳神経麻痺（顔面神経麻痺）である。顔面の運動を支配する顔面神経の観察には患者の顔面表情筋の左右差を注意する。額にしわを寄せさせて前頭筋を，閉眼で眼輪筋を，口をすぼめさせたり，「イー」と言わせて口を横に引かせて口輪筋を観察する。第Ⅴ脳神経（三叉神経）は顔面の知覚に関与する。

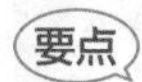

要点　表情筋の運動は顔面神経が支配。顔面神経麻痺は表情筋の左右差を観察する。

難易度 ★

121 □□□

医師国試改変

交感神経の作用はどれか。

1．発汗の増加
2．血管の拡張
3．瞳孔の縮小
4．消化管運動の亢進
5．心拍数の減少

正解 1

必修ポイント p.298

選択肢考察　汗腺の神経支配は交感神経性であるにもかかわらず，例外的にコリン（アセチルコリン）作動性である。ほとんどの臓器は交感神経と副交感神経の二重支配を受け，両者は生理学的に拮抗するように働いているが，小動脈などは交感神経支配が強く，その分布密度や作用の強さは臓器や部位により異なる。

要点　発汗増加，血管収縮，瞳孔散大，消化管運動抑制，心拍数増加は交感神経の作用。

難易度 ★★

122 □□□

図でノルアドレナリンが神経伝達物質である部位はどれか。

1．ア
2．イ
3．ウ
4．エ
5．オ

正解 4

必修ポイント p.298

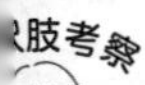
択肢考察

交感神経系では中枢は脊髄（胸髄，腰髄）にあり，図の**ウ**，**エ**が交感神経で，**エ**の節後線維の刺激伝達物質はノルアドレナリン，**ウ**の節前線維はアセチルコリンである。副交感神経系の中枢は脳幹および仙髄にあり，交感神経系とは異なり神経節は効果器のすぐそばにあるので，図の**ア**と**イ**は副交感神経，刺激伝達物質はアセチルコリンである。**オ**は筋肉に直接つながっているため，運動神経とわかり刺激伝達物質はアセチルコリンである。

点 交感神経の節前線維からはアセチルコリン，節後線維からはノルアドレナリンが分泌される。

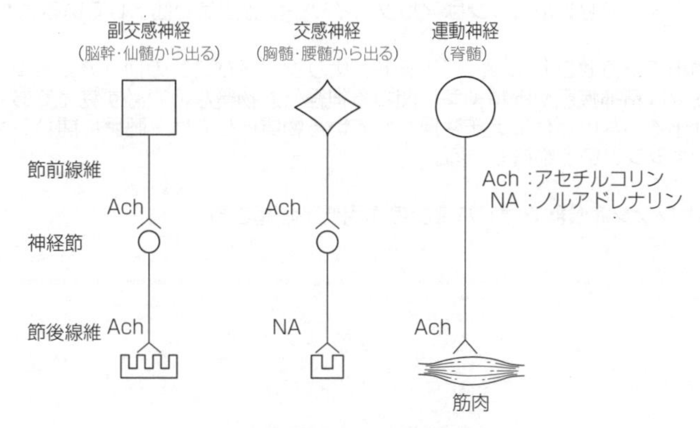

末梢神経の神経伝達物質

覚え方

①交感神経(胸髄・腰髄から出る):すべての器官に促進的。ただし消化器系（唾液腺を含む）のみ抑制的
②副交感神経（脳幹・仙髄から出る）：すべての器官に抑制的。ただし消化器系（唾液腺を含む）のみ促進的

覚え方

降参（交感神経で散瞳）と覚える。

覚え方

・知覚 —— 頭頂葉　・運動 —— 前頭葉
・記憶 —— 側頭葉　・視覚 —— 後頭葉

set 5

難易度 ★★

123 □□□

神経伝達物質と精神疾患の組合せで最も関連が強いのはどれか。

1．ドパミン ——————— 脳血管性認知症
2．ノルアドレナリン ———— うつ病
3．ヒスタミン ——————— Alzheimer〈アルツハイマー〉病
4．アセチルコリン ————— 統合失調症

必修ポイント p.298

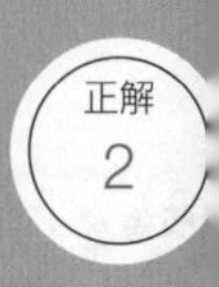

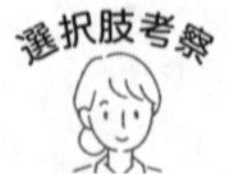

1．×　ドパミンは統合失調症で作用の亢進が認められる。逆にドパミンの作用低下や減少が起こるとパーキンソン症候群が出現する。脳血管性認知症に特異的な神経伝達物質はない。
2．○　うつ病ではノルアドレナリンやセロトニンが低下している。
3．×　ヒスタミンは精神科領域では抗精神病薬や抗うつ薬で機能が抑制される。
4．×　アセチルコリンはアルツハイマー型認知症で低下している。

ポイント　頻出であるセロトニン，ノルアドレナリン，ドパミンの他，アセチルコリン，ヒスタミンは精神疾患や向精神薬に関わる神経伝達物質なので必ず覚えておくこと。過去には出ていないが他に近年注目されている物質としては，睡眠に関わるメラトニンやオレキシンという物質もある。

要点　パーキンソン症候群ではドパミンの作用低下が起こる。

難易度★★★

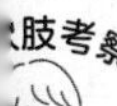

124 □□□

筋肉について正しいのはどれか。

1．収縮に必要な ATP の産生には酸素が不可欠である。
2．横隔膜は不随意筋に分類される。
3．横紋筋には不随意運動をするものがある。
4．筋線維は強い刺激ほど大きく収縮する。
5．心筋は平滑筋である。

必修ポイント p.305

1．× ATP はクレアチンリン酸，グリコーゲンなどの分解で得られ，酸素は必要ない。
2．× 横隔膜は自分の意志で動かすことができるので随意筋である。
3．○ 筋組織は，随意筋（骨格筋）と不随意筋（平滑筋，心筋）に分類され，横紋筋は一般に骨格筋のように随意筋だが，心筋のように横紋筋でも不随意筋というものもある。
4．× 刺激が閾値を超えていれば，単収縮（1 回の活動電位に対応して起こる筋肉の収縮）の大きさは変わらない。
5．× 心筋は不随意（自分では動かせない）であるが横紋筋である。

横紋筋は随意筋であるが，心筋のように不随意運動をするものがある。

難易度 ★★

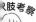

125 □□□

脊柱で正しいのはどれか。

1．頭蓋骨の回旋運動は環軸関節による。
2．脊柱は胸部で前弯している。
3．椎間板は上下の関節突起の間にある。
4．胸椎は 10 個の椎骨からなる。

1．○ 第 1 頸椎を環椎，第 2 頸椎を軸椎と呼ぶ。頭蓋は環椎と連結しており，軸椎を軸として回旋することで首が回る。
2．× 頸部と腰部で前弯（前方へ凸になっている），胸部で後弯している。
3．× 椎体と椎体の間にあり，クッションの役目を果たしている。
4．× 椎骨の数は頸椎 7 個，胸椎 12 個，腰椎 5 個。仙骨は 5 個の仙椎の癒合，尾骨は 3〜5 個の尾椎の癒合からなっている。

椎骨の数：頸椎 7 個，胸椎 12 個，腰椎 5 個。仙骨は 5 個の仙椎，尾骨は 3〜5 個の尾椎の癒合。

難易度★★★

126 □□□

椎骨の図を示す。①の椎骨に対して②の椎骨はどの方向に位置するか。

1．前　方
2．後　方
3．尾　側
4．頭　側

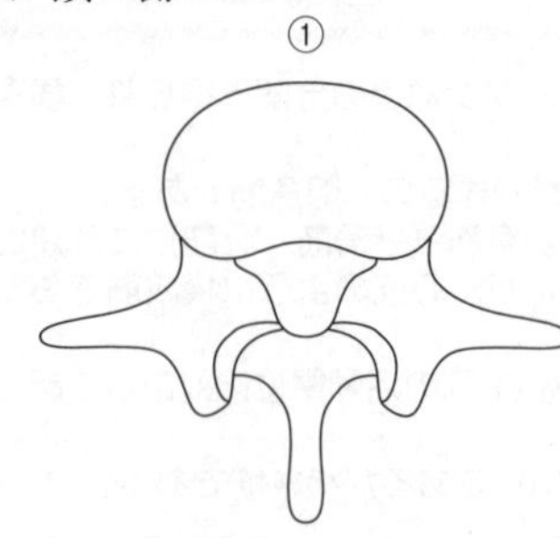

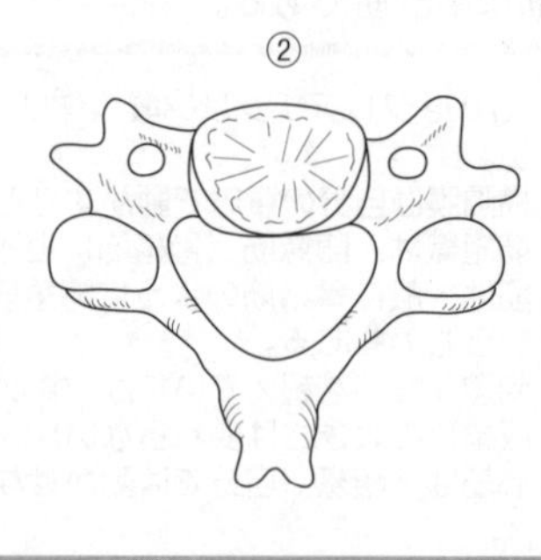

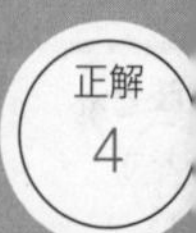

①の椎骨は腰椎で，②は頸椎の形の特徴を有しているので，腰椎に対して頸椎は頭側に位置している。

要点　脊柱は7個の頸椎，12個の胸椎，5個の腰椎，5個の仙椎が癒合して塊椎になった仙骨，3～5個の尾椎から構成されている。第1頸椎（環椎）は椎体がなくて内腔が広く，第2頸椎は頭側の歯突起が特徴的で，第3～7頸椎までは同じ形態をしている。胸椎では椎間関節が前額面を向いているが，腰椎では矢状面に近くなるのが特徴である。

難易度　★

127 □□□

脊柱で椎骨が7個なのはどれか。

1．頸　椎
2．胸　椎
3．腰　椎
4．尾　骨

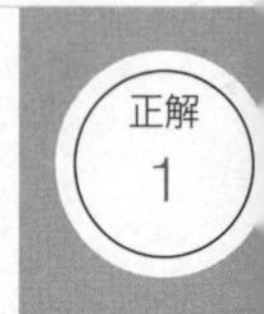

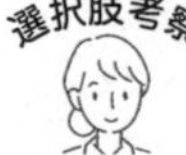

椎骨は頸椎7個，胸椎12個，腰椎5個，尾骨は3～5個の尾椎の融合。

難易度 ★

128

□□□

眼球の構造で正しいのはどれか。

1．錐体は強膜にある。
2．虹彩は水晶体の後面にある。
3．眼球壁の外層は脈絡膜で覆われている。
4．チン小帯は水晶体の厚みを調節する。

正解 4

択肢考察

1．× 錐体があるのは網膜である。
2．× 虹彩は水晶体の前面に位置する。
3．× 眼球壁の外層は強膜で覆われている。
4．○ 水晶体の厚みを調節するのはチン小帯と毛様体筋である。

要点 水晶体はレンズの役目があり，光を集め，外部の像を網膜に映す。

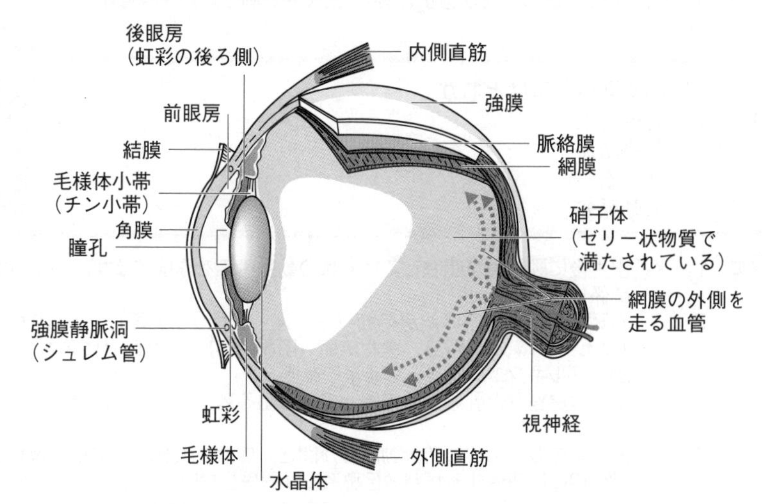

難易度 ★★

129

□□□

部位と流れる血液との組合せで正しいのはどれか。

1．臍静脈 ―――― 動脈血
2．肺動脈 ―――― 動脈血
3．肺静脈 ―――― 静脈血
4．右心房 ―――― 動脈血

必修ポイント p.306

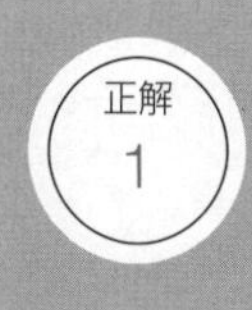
正解 1

択肢考察

1．○ 胎盤でガス交換が行われた動脈血は，臍静脈を通って胎児の体内へと送られる。
2．× 肺動脈には静脈血が流れている。
3．× 肺静脈には動脈血が流れている。
4．× 右心房へは静脈血が流れてくる。

要点 臍動脈には静脈血，臍静脈には動脈血が流れる。

難易度 ★★

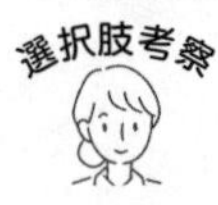

□□□

大静脈からの血液が心臓の弁を通過する順番で正しいのはどれか。

1．僧帽弁 → 三尖弁 → 肺動脈弁 → 大動脈弁
2．三尖弁 → 僧帽弁 → 肺動脈弁 → 大動脈弁
3．僧帽弁 → 肺動脈弁 → 三尖弁 → 大動脈弁
4．三尖弁 → 肺動脈弁 → 僧帽弁 → 大動脈弁

必修ポイント p.306

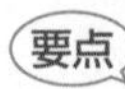

選択肢考察

大静脈から入る血液は全身を回ってから，右心房→（三尖弁）→右心室→（肺動脈弁）→肺→左心房→（僧帽弁）→左心室→（大動脈弁）→全身の順に流れる。

要点　血液が大静脈から心臓の弁を通過する順は，三尖弁→肺動脈弁→僧帽弁→大動脈弁である。

難易度 ★

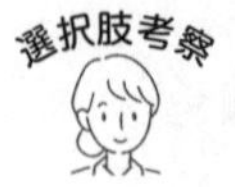

□□□

心臓の刺激伝導系はどれか。

1．動脈管索
2．洞房結節
3．腱　索
4．大動脈弁

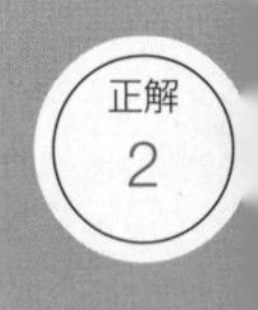

選択肢考察

1．×　出生後に動脈管が閉塞してヒモ状の動脈管索を形成するが，刺激伝導系とは関係しない。
2．○　心臓の刺激伝導系は洞房結節（キース・フラック結節），心房内刺激伝導系（ウェンケバッハ経路），房室結節（田原結節），房室束（ヒス束），右脚と左脚，プルキンエ線維からなる系である。
3．×　腱索は房室弁と乳頭筋の先端との間に張る靱帯で，刺激伝導系とは直接関係がない。
4．×　左心室の収縮に伴って大動脈弁が開き，血液が大動脈に送り込まれる。ポンプ作用には関係するが刺激伝導系には関係しない。

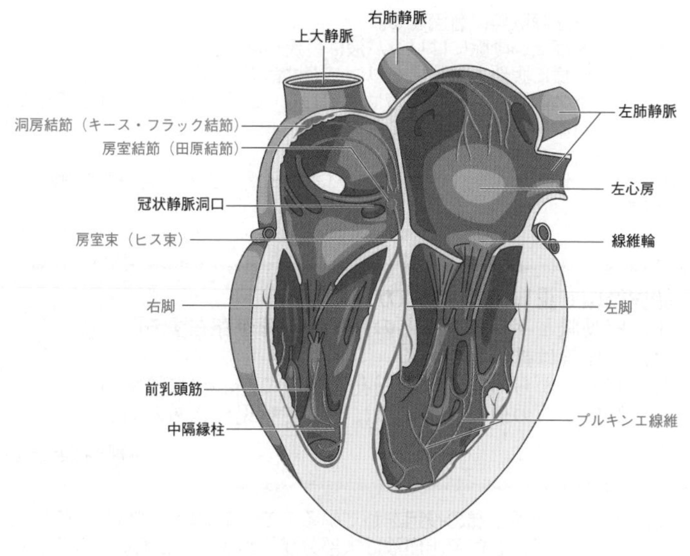

心臓の刺激伝導系

要点 心臓の刺激伝導は洞房結節→房室結節→房室束（ヒス束）→右脚と左脚→プルキンエ線維を通る。

難易度 ★

132 □□□

右図の斜線部分のリンパ液が集まる脈管はどれか。

1．右リンパ本幹
2．胸　管
3．右鎖骨下動脈
4．腹部大動脈
5．下大静脈

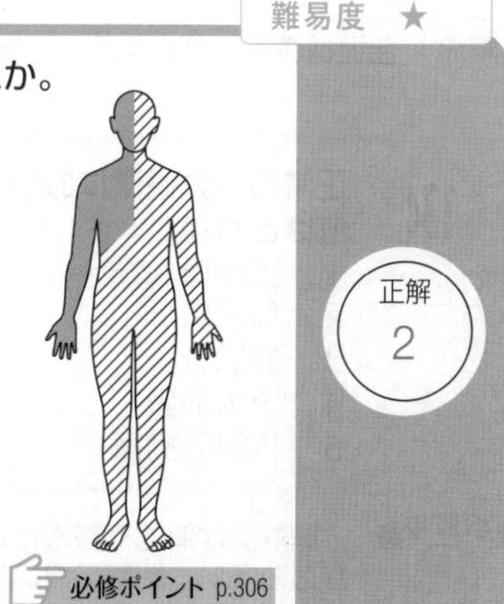

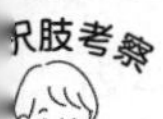

必修ポイント p.306

正解 2

選択肢考察 リンパ液の流れについて理解を聞いている。右上半身と左上半身＋下半身ではリンパ管の流れが異なる点にも注意。斜線部分の左上半身と下半身のリンパ液は胸管を経て，左静脈角へ合流する。一方，図のグレー色の部分の右上半身のリンパ液は，右リンパ本幹から右静脈角へ合流する。

1．× 右リンパ本幹は，右上半身のリンパ液が集まる。
2．○ 下半身と左上半身のリンパ液は腰リンパ本幹＋腸リンパ本幹→乳び槽→胸管

→左静脈角に合流する。
3．× 圧が高い動脈にはリンパ液は合流しない。
4．× 同様に腹部大動脈にもリンパ液は合流しない。
5．× 下大静脈にはリンパ液は合流しない。下半身，腹部からのリンパ液は腰リンパ本幹を経て，胸管に合流する。

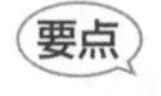
下半身と左上半身のリンパ液は腰リンパ本幹＋腸リンパ本幹→乳び槽→胸管→左静脈角に合流する。

難易度★★★

□□□

胎児循環で正しいのはどれか。
1．臍動脈と下行大動脈との間に動脈管が存在する。
2．肺血管は拡張している。
3．右心房からの血流は卵円孔を通って左心房に達する。
4．胎盤からの血液は臍動脈によって胎児に送られる。

正解 3

必修ポイント p.306

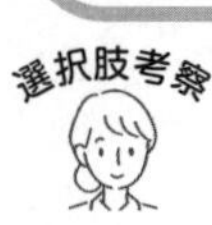
1，2．× 胎盤が肺の役目をしているので，肺は縮んだ状態。そのため肺血管抵抗が高く，右室流出血液は大部分が肺動脈から動脈管（ボタロー管）を通り下行大動脈へ流れる。ただし，胎児期の動脈管は大動脈と同じくらい太く，肺動脈圧と大動脈圧は等圧になる。
3．○ 卵円孔は右心房から左心房へ流れる。
4．× 胎盤から酸素と栄養に富んだ動脈血が臍静脈を通って胎児体内に送られ，その後静脈管（アランチウス管）から下大静脈に注ぐ。

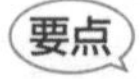
胎児循環では血液は卵円孔を通って右心房から左心房へ流れる。

難易度★★

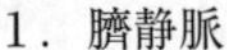
□□□

正常の胎児循環において最も酸素分圧の高い血液が流れている部位はどれか。
1．臍静脈
2．肺静脈
3．動脈管
4．上大静脈
5．内腸骨動脈

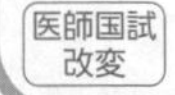
医師国試改変

正解 1

必修ポイント p.306

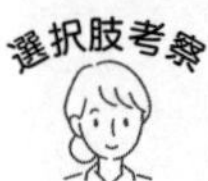
臍静脈は胎盤で酸素化された血液を胎児の下大静脈に送る血管であり，酸素含有量が最も多い。胎盤において酸素含有率が上昇した動脈血は臍静脈を介して一部は門脈から肝臓に流れるが，ほとんどが静脈管を通って下大静脈と合流する。

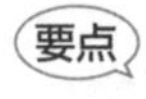
1本の臍静脈は胎盤で酸素化された血液（動脈血）をアランチウス管から下大静脈に送り，2本の臍動脈が胎盤に帰る。

難易度 ★★

135

□□□

医師国試改変

胎児期に血液酸素飽和度が最も低いのはどれか。

1．静脈管
2．臍静脈
3．臍動脈
4．中大脳動脈

必修ポイント p.306

択肢考察

1．× 臍静脈の一部が直接注ぐ静脈管も臍静脈と同等に酸素飽和度は高い。
2．× 胎児循環は胎盤を通じてガス交換が行われるため，酸素飽和度は臍静脈が最も高い。
3．○ 胎児肺はほとんど機能しないで，肺血流がほとんどないため，臍動脈が最も酸素飽和度が低い。
4．× 下大静脈からの血液の半分程度が卵円孔を通じて左心系に注ぐため，比較的高い酸素飽和度の血液が脳へと循環する。

要点 胎児循環では胎盤を通じてガス交換が行われ，比較的酸素飽和度の高い下大静脈からの血液が卵円孔や動脈管などのシャントを通じて左心系に注ぐ。

難易度 ★

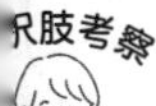

136

□□□

出生前と比べた新生児の循環器系の特徴はどれか。

1．動脈管内血流の増加
2．肺血管抵抗の増加
3．卵円孔の閉鎖
4．動脈血酸素分圧の低下

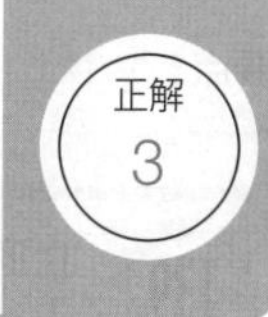

必修ポイント p.306

択肢考察

1．× 胎児期に肺血管の抵抗によって動脈管を通って大動脈の方向に流れていた血液は減少し，相対的に大動脈圧の方が高くなり弁状の動脈管口が圧迫され閉鎖する。
2．× 出生直後では肺呼吸を行うと肺抵抗が減少し，右心室からの血流は肺動脈を通って肺血管に流入する。
3．○ 肺で酸素を得た血液は肺静脈を通って左心房に流入し，その結果，左心房の圧が上昇し，卵円孔は圧迫され閉鎖される。
4．× 新生児では肺で直接酸素を得るため，動脈血酸素分圧は上昇する。

要点 胎児循環で開いていた卵円孔は，出生後に閉鎖される。

難易度 ★

137

□□□

正常なヒトの末梢血白血球分画で最も多いのはどれか。

1．好中球
2．好酸球
3．好塩基球
4．リンパ球

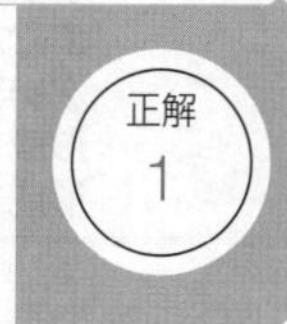

必修ポイント p.310

択肢考察

1．○ 40〜60%
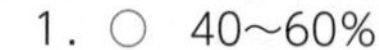
2．× 1〜7%
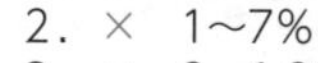
3．× 0〜1.0%

4．× 20～45%

要点 好中球分画は感染症で増加する。

難易度 ★★

138 血液について正しいのはどれか。

1．血小板には核がある。
2．Bリンパ球は胸腺で分化が行われる。
3．トロンビンの作用でフィブリンができる。
4．エリスロポエチンが白血球の分化を促進する。

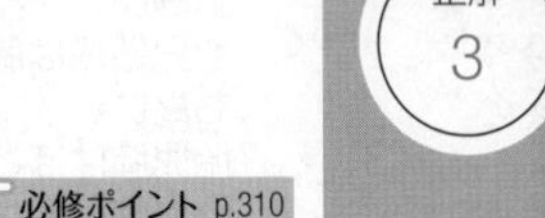

必修ポイント p.310

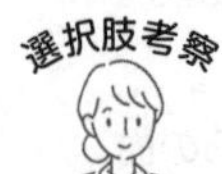

1．× 赤血球と血小板は無核細胞である。
2．× 胸腺で成熟するリンパ球を胸腺：Thymus の頭文字をとり，Tリンパ球（T細胞），リンパ性組織で成熟するものをBリンパ球（B細胞）とよぶ。
3．○ トロンビンの作用によって水溶性のフィブリノゲンが不溶性のフィブリンになって血液凝固が起こる。
4．× 腎臓のホルモンであるエリスロポエチンは赤血球の分化を促進する。

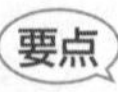

トロンビンの作用でフィブリノゲンがフィブリンになって，血液凝固作用がもたらされる。

難易度 ★

139 止血のうち，一次止血に関与するのはどれか。

1．血小板凝集
2．血液凝固
3．血管収縮
4．線維素溶解

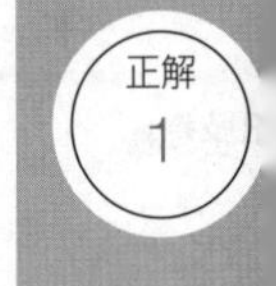

必修ポイント p.310

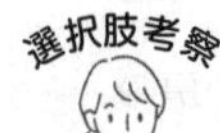

1．○ 血小板粘着と凝集は一次止血に関与する。
2．× 血液凝固は二次止血に関与する。
3．× 血管収縮は止血と直接は関係ない。
4．× 線溶ともいい，止血した後に生じる。過剰な血栓はプラスミンによって溶解する。

ポイント 血管が破綻すると，まず「血小板粘着」が起きる。さらに多くの血小板が集結して「血小板凝集」を生じる。その結果，血管破綻部位に「血小板血栓」が形成される。ここまでが，一次止血である。
次いで，血小板を反応の場として多くの凝固因子が集結して，最終的にトロンビンが形成されると，フィブリノゲンがフィブリンに転換して凝固が完結し「凝固血栓」が形成される（強固な止血血栓が形成される）。これを二次止血という。

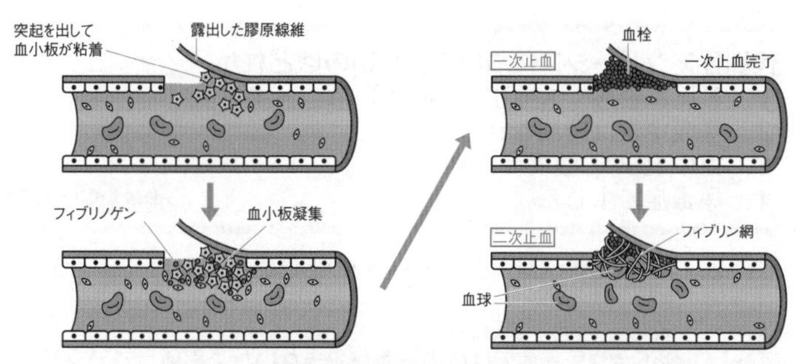

止血のメカニズム

要点 一次止血：血小板粘着→血小板凝集→血小板血栓／二次止血：凝固血栓

難易度 ★

140 健常な新生児の体重における水分の割合に最も近いのはどれか。

1．20%　　2．40%　　3．60%　　4．75%

必修ポイント p.312

正解 4

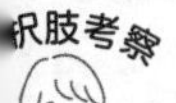

選択肢考察　体液量は年齢によって異なり，胎児では体重の約 90%，新生児では 75%，成人では約 60%で，高齢者では約 55%にまで下がる。なお，新生児では細胞内液と細胞外液の比率はほぼ 1：1 であるが，加齢とともに細胞内液の割合が低下していく。

要点 体重における水分の割合は，胎児 90%，新生児 75%，成人 60%，高齢者 55%。

難易度 ★

141 細胞外液で濃度が最も高い陽イオンはどれか。

1．カリウム
2．カルシウム
3．マグネシウム
4．ナトリウム

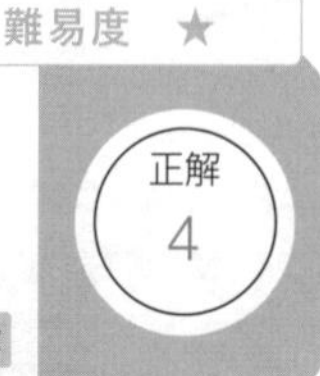

必修ポイント p.312

正解 4

選択肢考察
1．×　細胞内液では，陽イオンの大半がカリウムであり，細胞外液よりカリウム濃度が高い。
2．×　カルシウム濃度は細胞外液のほうが細胞内液より少し高いが，最も高い陽イオンではない。
3．×　マグネシウム濃度は細胞内液のほうが細胞外液より高い。
4．○　細胞外液では，陽イオンの大半がナトリウムであり，細胞内液よりナトリウム濃度が高い。

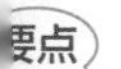

要点 細胞外液ではナトリウム濃度が高く，細胞内液ではカリウム濃度が高い。

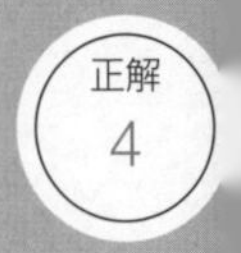

難易度 ★★

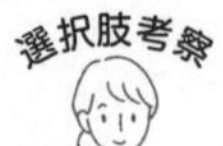

代謝性アシドーシスについて正しいのはどれか。

1．動脈血炭酸ガス分圧（$PaCO_2$）は上昇する。
2．呼吸中枢は抑制される。
3．血中 HCO_3^- 濃度は上昇する。
4．尿毒症で生じる。

必修ポイント p.312

1，2．×　呼吸性代償により呼吸中枢が促進され，深く大きな呼吸となり，$PaCO_2$ は低下する。
3．×　HCO_3^- は低下する。
4．○　腎不全や尿毒症では酸の排泄ができないため蓄積してアシドーシスとなる。

要点

	pH	$PaCO_2$	HCO_3^-
・代謝性アシドーシス	↓		↓
・呼吸性アシドーシス	↓	↑	
・代謝性アルカローシス	↑		↑
・呼吸性アルカローシス	↑	↓	

（赤矢印が最初に起こる変化）

set 6

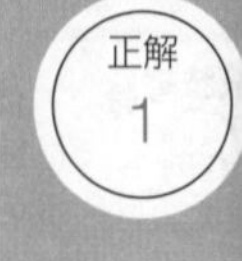

難易度 ★★

143

粘膜の病変に関わる免疫グロブリンはどれか。

1．IgA
2．IgE
3．IgG
4．IgM

必修ポイント p.313

1．○　粘膜の病変に関わる免疫グロブリンは IgA（分泌因子を結合した分泌型 IgA）である。IgA は涙や唾液，粘液，尿などに多量に分泌され，粘膜の表面に存在し，外から入ってくるウイルスなどの微生物や異物に結合し，その侵入を防御する重要な役割を担っている。
2．×　IgE は即時型アレルギーに関与する。
3．×　IgG は胎盤を通過し，新生児の感染防御に関与する。
4．×　IgM は分子量が最も大きく，抗原の侵入に対して最初に産生される。

覚え方

〈IgA 血管炎（シェーンライン・ヘノッホ紫斑病）〉

全身性の小血管炎を主徴とする疾患。小動脈への IgA を含有する免疫複合体の沈着が起こる。全身性の小血管炎を主徴とし，紫斑，関節炎，糸球体腎炎などの症状を呈する。小児（4～7 歳）に多発する。

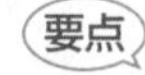

IgA は，分泌液中に最も多く存在し粘膜の免疫に関与する。

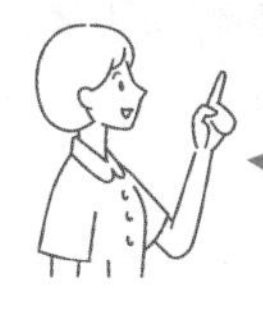

「IgG4 関連疾患」って何？

IgG4 関連疾患とは，血液中の免疫グロブリン G（IgG）の中の IgG4 という成分が上昇することと，全身の臓器に IgG4 を作る形質細胞などが浸潤して腫れてくることを特徴とした新しい疾患です。

最近，今まで別々の病気だと思われていた，ミクリッツ病，自己免疫性膵炎，自己免疫性下垂体炎，間質性腎炎，後腹膜線維症，大動脈周囲炎などと呼ばれていた疾患の一部が IgG4 関連疾患であることが分かってきました。

難易度★★★

144

□□□

予防接種法に規定されている定期接種について正しいのはどれか。**2 つ選べ。**

1．1 類疾病と 2 類疾病がある。
2．実施主体は都道府県である。
3．接種費用が公費で負担される。
4．医師は副反応を疑う症状を知った時に報告する義務がある。
5．すべての対象疾病について，接種対象者には接種の努力義務がある。

医師国試改変

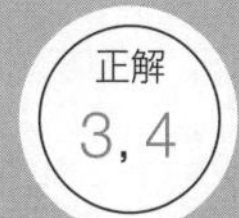

必修ポイント p.313

択肢考察

1．×　A 類疾病と B 類疾病がある。
2．×　市町村である。
3．○　公費で行われ，無料または一部自己負担である。
4．○　厚生労働大臣に報告しなければならない。
5．×　A 類疾病には，接種の努力義務がある。B 類疾病には，接種の努力義務はない。これは最近，他の医療資格の国家試験でも出題される。ぜひ覚えておこう。

定期接種の A 類疾病（ロタウイルス，B 型肝炎，HPV など）は集団予防を目的として努力義務があり，B 類疾病（インフルエンザなど）は個人予防を目的としているため，努力義務はない。

定期予防接種の分類（2024 年）

A 類疾病	・DPT-IPV 四種混合ワクチン：ジフテリア，百日咳，破傷風，ポリオ ・MR 混合ワクチン：麻疹，風疹 ・Hib ワクチン：インフルエンザ菌 b 型 ・結核（BCG） ・日本脳炎 ・肺炎球菌（小児） ・ヒトパピローマウイルス（HPV） ・水痘 ・B 型肝炎 ・ロタウイルス
B 類疾病	・インフルエンザ（65 歳以上の者，および 60～64 歳で心臓・腎臓・呼吸器障害または HIV による免疫低下の者が対象） ・肺炎球菌（高齢者） ・新型コロナウイルス感染症

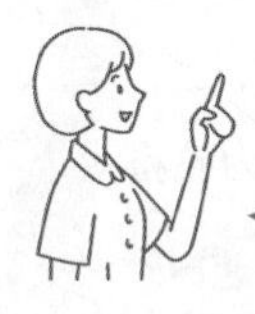

新型コロナは B 類疾病に

従来，新型コロナワクチンは「臨時」接種になっていましたが，2024 年から B 類疾病として定期接種に決まりました（2023 年 11 月現在）。

難易度 ★★

□□□

定期予防接種の対象である疾患はどれか。2 つ選べ。

1．麻　疹
2．ロタウイルス感染症
3．A 型肝炎
4．流行性耳下腺炎
5．髄膜炎菌感染症

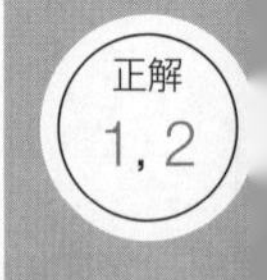

必修ポイント p.313

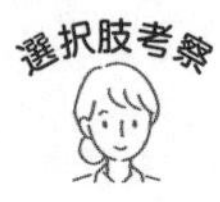

定期予防接種のうち，A 類疾病は，DPT-IPV（ジフテリア，百日咳，破傷風，ポリオの四種混合），MR（麻疹・風疹の二種混合），水痘，日本脳炎，B 型肝炎，結核，インフルエンザ菌 b 型（Hib），肺炎球菌（小児），ヒトパピローマウイルス（HPV），ロタウイルスで，B 類疾病は，インフルエンザ（高齢者），肺炎球菌（高齢者）である。

任意接種は，上記以外のインフルエンザ，流行性耳下腺炎（ムンプス），A 型肝炎，髄膜炎菌感染症などである。

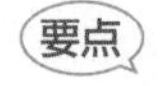

定期 A 類は，DPT-IPV（四種混合），MR（二種混合），水痘，日本脳炎，B 型肝炎，結核，Hib，肺炎球菌（小児），HPV，ロタウイルス。

難易度★★★

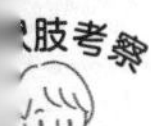

146 予防接種法で任意で行われるのはどれか。

1．MR（麻しん風しん混合）ワクチン
2．水痘ワクチン
3．日本脳炎ワクチン
4．おたふくかぜ（流行性耳下腺炎）ワクチン
5．ヒトパピローマウイルス〈HPV〉ワクチン

医師国試改変

必修ポイント p.313

選択肢考察

1．× MR ワクチンは 1～2 歳と年長の時期の 2 回実施する定期予防接種である。
2．× 水痘ワクチンは 1 歳から 3 歳未満までに 2 回実施する定期予防接種である。
3．× 日本脳炎ワクチンは 3 歳から 4 回実施する定期予防接種である。
4．○ おたふくかぜ（流行性耳下腺炎）ワクチンは，1 歳以降に実施する任意予防接種である。
5．× ヒトパピローマウイルス〈HPV〉ワクチンは定期予防接種である。

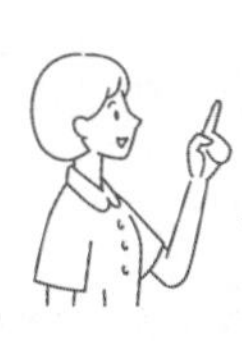

最近のワクチン接種の話題

日本のヒトパピローマウイルス〈HPV〉ワクチンの接種率の低さが近年，子宮頸癌の増加の原因とされ，問題になっています。また 2020 年からこれまで任意接種であったロタウイルスワクチンが定期予防接種に変更されました。

難易度 ★★

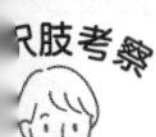

147 生ワクチンはどれか。

1．百日咳ワクチン
2．インフルエンザワクチン
3．日本脳炎ワクチン
4．麻疹・風疹混合（MR）ワクチン
5．ポリオウイルスワクチン

必修ポイント p.313

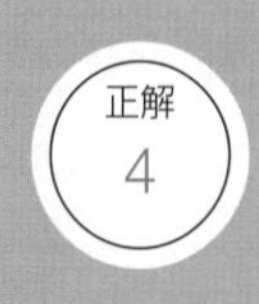

選択肢考察

1～3，5 は不活化ワクチンである。4 は生ワクチン（弱毒株を用いるもの）である（p.314，表「ワクチンの種類」参照）。

ポイント

生ワクチン：弱毒性変異株が用いられるため，病原性の復帰の問題と体質による副作用の問題がある。

不活化ワクチン：病原体を不活・無毒化させたもので，安全性は高いが，抗体産生の持続性が低く追加免疫を必要とし，また抗原以外の種々の成分を含有し，副作用を呈することがある。また局所粘膜のウイルスの増殖を抑制できない。

トキソイド：細菌が産生する「外毒素」を不活・無毒化したものである。

要点 ワクチンには①生ワクチン，②不活化ワクチン，③トキソイド，の 3 種類がある。

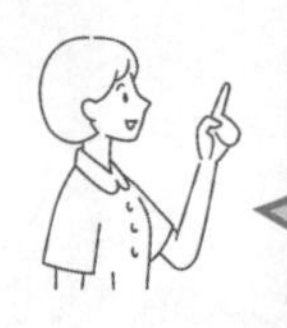

新型コロナのワクチンは「生」でも「不活化」でもなく「mRNA」ワクチン

コロナウイルスの遺伝子と同じ情報をもつ mRNA を合成して mRNA ワクチンがつくられました。つまり，この mRNA をもとにつくられたウイルスのタンパク質の一部に対し，人体の免疫細胞が抗体をつくることにより免疫を獲得する仕組みです。

難易度 ★

トキソイドはどれか。
1．流行性耳下腺炎
2．風　疹
3．ジフテリア
4．水　痘
5．麻　疹

必修ポイント p.313

正解 3

ジフテリアのワクチンはトキソイドで，麻疹，流行性耳下腺炎（おたふく風邪），風疹（rubella），水痘（すいとう）は弱毒化ウイルスが混合された生ワクチン。

流行性耳下腺炎は，ムンプスウイルスの感染，水痘は，水痘・帯状疱疹ウイルスの感染。水痘・帯状疱疹ワクチンは定期接種。

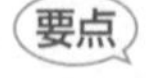
麻疹，流行性耳下腺炎（おたふく風邪），風疹（rubella），水痘（すいとう）は生ワクチン

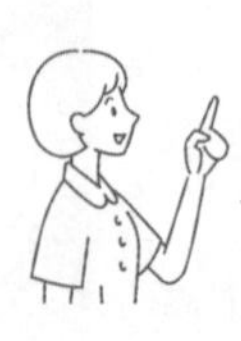

水痘の「痘」は豆のような皮疹から作られた漢字

水痘の「痘」は病と豆（まめ）の併せ字で，体に豆の様な皮疹が出来るため名づけられました。水疱瘡（みずぼうそう）として知られています。

難易度 ★

感染防御に関連するのはどれか。
1．ヘモグロビン
2．フィブリノゲン
3．マクロファージ
4．エリスロポエチン

必修ポイント p.313

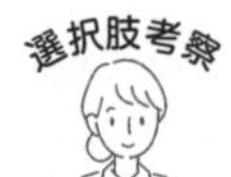

1．×　ヘモグロビンは赤血球の中に存在するタンパク質で酸素分子と結合する性質を持ち，肺から全身へと酸素を運搬する役割を担っている。
2．×　凝固第Ⅰ因子のフィブリノゲンはフィブリン網になって血液凝固に働く。

3．○　マクロファージは白血球の１種。直径 15〜20 μm の比較的大きな細胞のため，大食細胞ともいう。全身の組織に広く分布しており，自然免疫（生まれつき持っている防御機構）において，体内に侵入した細菌などの異物を食べる能力に優れる。
4．×　エリスロポエチンは，主に腎臓で作られ，赤血球の分化・増殖を促進する造血ホルモンで，慢性腎臓病などになると産生が落ち，貧血（腎性貧血）になる。

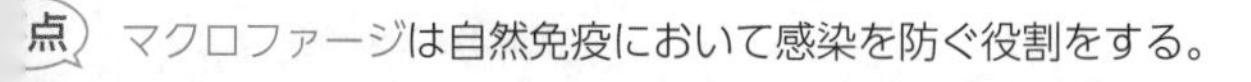

点　マクロファージは自然免疫において感染を防ぐ役割をする。

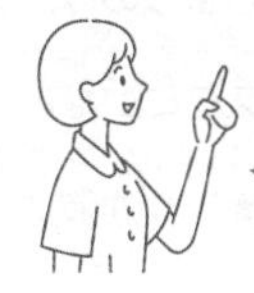

「マクロファージ」があるのに，「ミクロファージ」はないの？

ミクロファージ（小食細胞）はマクロファージに対する対語としてありましたが，ミクロファージは，後に様々な機能を持つリンパ球などとして再分類されたため，その名称は残りませんでした。

難易度 ★★

150

医師国試改変

Ⅰ型アレルギーに関与するのはどれか。
1．好中球
2．肥満細胞
3．マクロファージ
4．形質細胞

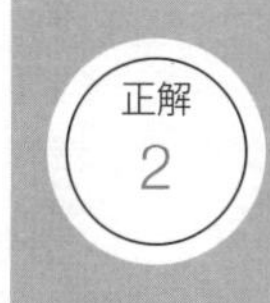

正解 2

必修ポイント p.313

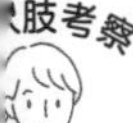

肢考察

アレルギー反応はⅠ型からⅣ型までに分類される。Ⅰ型は即時型，アナフィラキシー型で，特異的抗原と反応する IgE（レアギン）が血中の肥満細胞（マスト細胞）や好塩基球の IgE 受容体と結合し，肥満細胞などから放出されるヒスタミン，ロイコトリエンによってアレルギー反応が生じる（p.315，表「アレルギー反応の４つの型」参照）。

点　IgE が肥満細胞や好塩基球と結合してヒスタミンなどを放出し，Ⅰ型アレルギー反応が起こる。

難易度 ★★

151

□□□

花粉症の病態について正しいのはどれか。2 つ選べ。

1．細胞傷害性の抗体が組織を損傷する。
2．肥満細胞からヒスタミンが放出される。
3．抗原に接触してから約 48 時間後に反応が起こる。
4．免疫複合体が組織に沈着することで組織が損傷する。
5．ラテックス製手袋でも同じ病態が生じることがある。

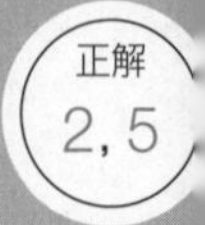

必修ポイント p.313

選択肢考察

1．× 細胞傷害性の抗体が，標的となる細胞や組織を攻撃してしまうのは，Ⅱ型アレルギーである。

2．○ 花粉症はⅠ型アレルギーで，肥満細胞，好塩基球からヒスタミンなどの化学伝達物質が放出されて症状が起こる。鼻症状としては，くしゃみ・水性鼻漏・鼻閉が多い。血液検査で好酸球増多を認めるとともに，鼻汁や涙液にも多数の好酸球がみられる。

3．× Ⅰ型アレルギーは，抗原に接触してから短時間で免疫反応が起こる即時型アレルギーである。約 48 時間が経過してから反応が起こるのは，Ⅳ型の遅延型アレルギーである。

4．× 抗原と抗体が反応してできたものや，さらにこれに補体が結合したものを免疫複合体という。Ⅲ型アレルギーでは，免疫複合体が組織や臓器に沈着し，障害が引き起こされる。

5．○ ラテックス製手袋を着用した直後に生じる口唇・手足のしびれは，ラテックスアレルギー（Ⅰ型アレルギー）で，花粉症と同じ病態である。

要点 Ⅰ型アレルギーでは，肥満細胞や好塩基球の IgE レセプターに IgE 抗体が結合し，さらにこの IgE 抗体に花粉などの抗原が結合して，肥満細胞からヒスタミンなどの化学伝達物質が放出される。

難易度 ★

152

□□□

医師国試改変

貪食能があるのはどれか。

1．好中球
2．NK 細胞
3．B 細胞
4．ヘルパー T 細胞
5．サプレッサー T 細胞

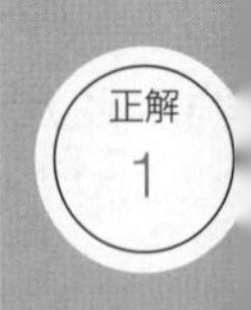

必修ポイント p.313

選択肢考察

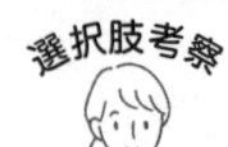

1．○ 好中球は顆粒球の大半を占め，異物の非特異的な貪食能と細胞内殺菌能が極めて高い。

2．× NK細胞は細胞質にたくさんの顆粒を有する大型のリンパ球で，顆粒内にはリンフォトキシンや腫瘍壊死因子（TNF）などの細胞を障害できる糖蛋白を含んでいるが，貪食はしない。

3．× B 細胞は分化して形質細胞となり，抗体の産生を行う。

4，5．× ヘルパーT 細胞は免疫を統括してその促進を行い，サプレッサーT 細胞はその抑制を行う。いずれも貪食はしない。

要点 好中球やマクロファージには貪食能がある。

難易度 ★★

153

□□□

正しいのはどれか。

1．肺動脈を流れる血液は酸素を豊富に含んでいる。
2．左肺は３葉，右肺は２葉に分かれている。
3．気管異物は左気管支に入りやすい。
4．呼吸運動には横隔膜が関与する。
5．成人では左気管支は右より太い。

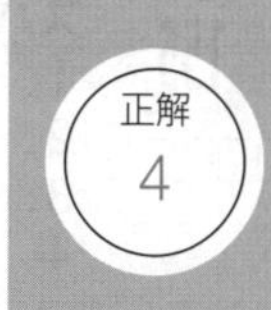

正解 4

必修ポイント p.315

1．× 肺動脈を流れる血液は肺でガス交換が行われる前の静脈血。酸素分圧は低い。
2．× 左肺は２葉，右肺は３葉に分かれている。
3．× 主気管支の分岐角度は右が約 25°，左が約 45°で，右のほうが傾斜が急なので，異物は右気管支に入りやすくなっている。
4．○ 吸気時に横隔膜が収縮し胸腔が拡大し，呼気時に弛緩して胸腔が狭くなる(p.317，図「横隔膜の位置」参照)。一方，肋(ろっ)間筋も呼吸運動に関与し，外肋間筋が吸気時に収縮し，呼気時に弛緩する。自然な呼息からさらに息をはく場合は内肋間筋が収縮する。
5．× 成人では右気管支のほうが左より太いため，異物が右気管支へ入りやすい。

点 呼吸運動には肋間筋と横隔膜が関与している。

難易度 ★★

154

□□□

吸気時に働く筋はどれか。

1．腹直筋
2．横隔膜
3．腹横筋
4．内肋間筋

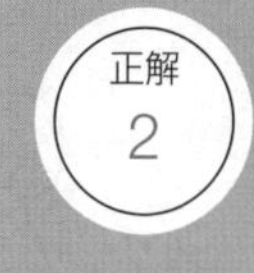

正解 2

必修ポイント p.315

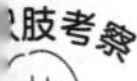

1．× 腹直筋は呼気時に働く筋肉である。強く収縮させることで腹圧を高め，横隔膜をさらに挙上させようとする。
2．○ 横隔膜は吸気時に働く筋肉である。横隔膜が収縮・下降すると胸郭の上下径も増大する。
3．× 腹横筋は呼気時に働く筋肉である。腹直筋と同様，強く収縮させることで腹圧を高め，横隔膜をさらに挙上させようとする。
4．× 外肋間筋は吸気時に収縮し呼気時に弛緩する。収縮により肋骨が挙上し胸郭の左右径と前後径が大きくなる。内肋間筋は呼気時に働く筋肉である。収縮し肋骨を引き下げることで，胸郭の左右径と前後径は小さくなる。

吸気時運動は主に横隔膜と外肋間筋の収縮によって行われる。

難易度 ★★

155 スパイロメトリーの肺活量はどれか。

□□□

1．①
2．②
3．③
4．④

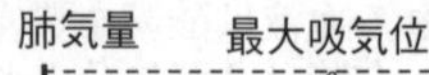
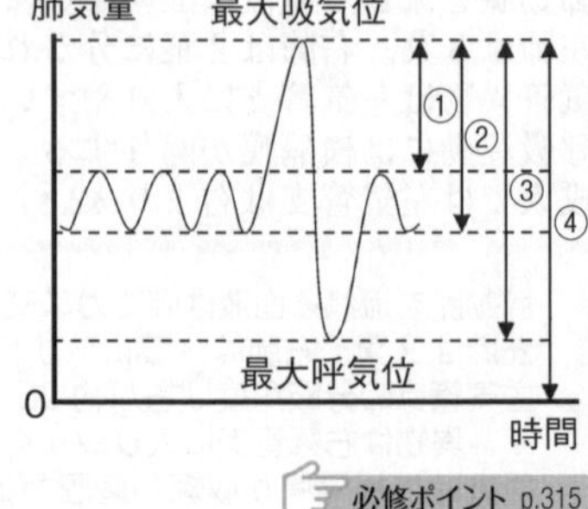

正解 3

必修ポイント p.315

選択肢考察

肺気量分画図といい，スパイロメトリーでわかる。

1．×　①は予備吸気量を示している。
2．×　②は深吸気量（予備吸気量＋一回換気量）を示している。
3．○　③は肺活量を示している。
4．×　④は全肺気量を示している。

set 7

要点 スパイロメトリーで数値として測定できないのは，残気量と全肺気量である。

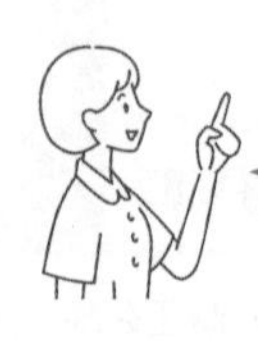

スパイロメトリーの考え方

スパイロメトリーは，「水の入った容器にストローで空気を出し入れして，その水面の上下を記録している」と考えると理解しやすいです。息を吸い込むと水位は上昇して，吐くと下がります。

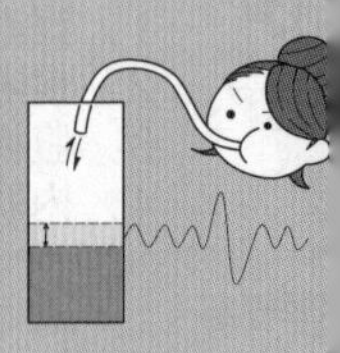

新傾向

難易度★★★

156 肺気腫で増大する分画はどれか。

□□□

1．①
2．②
3．③
4．④
5．⑤

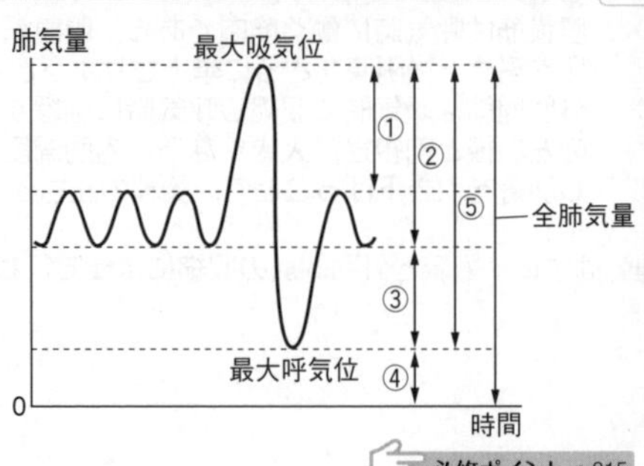

正解 4

必修ポイント p.315

選択肢考察

スパイロメトリーは呼吸機能検査の１つで，①は予備吸気量，②は深吸気量，③は予備呼気量，④は残気量，⑤は肺活量である。肺気腫で増大するのは④の残気量であるが，スパイロメトリーでは計測できない。

点 肺気腫では残気量が増大する。肺に空気がたまって（気腫）息を吐けなくなる病気で，原因の１つに喫煙がある。

難易度★★★

157

スパイロメトリーの結果による換気機能診断図を右に示す。拘束性換気障害と診断される分類はどれか。

1．A
2．B
3．C
4．D

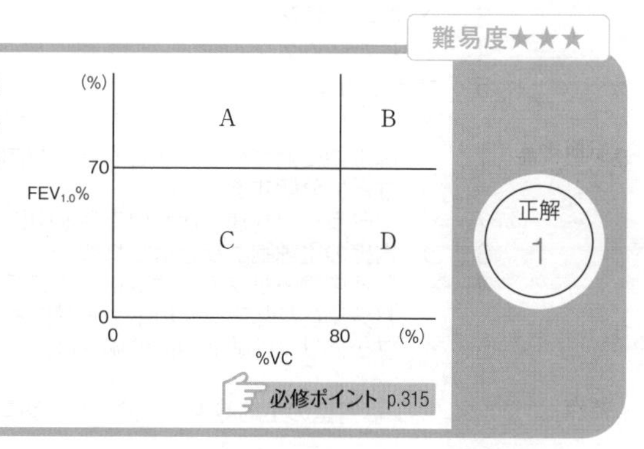

必修ポイント p.315

肢考察 スパイロメトリーは呼吸機能検査の１つであり，肺気量分画，努力性呼出曲線，フローボリューム曲線を測定できる。換気機能として評価するのは，肺活量（VC）および%肺活量（%VC）と１秒量（$FEV_{1.0}$）および１秒率（$FEV_{1.0}$%）である。

1．○ $FEV_{1.0}$%が70%以上と正常で%VCが80%未満と低下しているなら，拘束性換気障害を示す。
2．× $FEV_{1.0}$%が70%以上で%VCが80%以上であり，正常を示す。
3．× $FEV_{1.0}$%が70%未満で%VCが80%未満といずれも低下なら混合性換気障害を示す。
4．× $FEV_{1.0}$%が70%未満と低下していて%VCが80%以上と正常なら，閉塞性換気障害を示す。

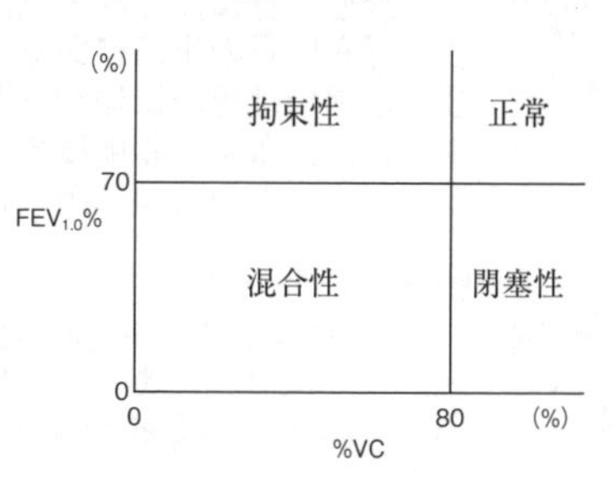

点 $FEV_{1.0}$%：70%以上，%VC：80%未満⇒拘束性換気障害／$FEV_{1.0}$%：70%未満，%VC：80%以上⇒閉塞性換気障害。

覚え方

肺活量は吐く息の量，１秒率は吐く息のスピードと考えると理解しやすい。「拘束性」は肺が広がりにくく，吐く量が少なくなり，「閉塞性」は息が吐きづらくなるため息を吐くスピードが遅くなる。

覚え方

%肺活量の基準値の80%は「肺が80（ハイハイ）」と覚える。

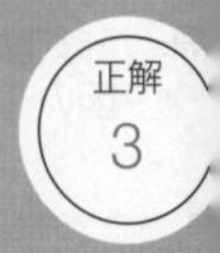

難易度 ★

158 □□□ 医師国試改変

胃液中に分泌されるのはどれか。

1．アミラーゼ
2．リパーゼ
3．ペプシノゲン
4．トリプシノゲン
5．プチアリン

正解 3

必修ポイント p.317

選択肢考察

1．× 膵液中に活性型で分泌される。腸内で，デンプン中のブドウ糖をマルトースなどに分解する。
2．× アミラーゼ同様，活性型で膵液中に分泌され，脂肪消化に重要である。
3．○ 胃壁の主細胞より分泌される。
4．× 膵液中のトリプシノゲンは，十二指腸に分泌された直後に，十二指腸粘膜より分泌されたエンテロキナーゼによってトリプシンに活性化される。
5．× プチアリンは唾液中に分泌され，デンプンを分解する。

要点 ペプシノゲンは胃壁の主細胞より分泌され，胃酸によって活性型のペプシンになる。

難易度 ★★

159 □□□

正しいのはどれか。

1．食道が胃に開く部を幽門という。
2．胃底は胃の出口にある。
3．正常では胃内には空気が含まれない。
4．胃に分布する動脈はすべて腹腔動脈から分岐する。
5．ファーター乳頭は幽門にある。

正解 4

必修ポイント p.317

選択肢考察

1．× 食道が胃に開く部は噴門であり，幽門は胃が十二指腸に通じる部である。
2．× 胃の入口が噴門であり，噴門の左上方に膨らんだ部分を胃底という。
3．× エックス線像でも，胃の上部（胃底）には嚥下した空気が胃泡としてみられる。
4．○ 胃に分布する動脈はすべて腹腔動脈から分岐する枝である。
5．× ファーター乳頭は十二指腸にある。

要点 胃に分布する動脈はすべて腹腔動脈から分岐する。

難易度 ★

160 □□□

消化・吸収について正しいのはどれか。

1．胃液はアルカリ性である。
2．胆汁は炭水化物の消化・吸収を促進する。
3．小腸は蠕動運動を行う。
4．栄養素の吸収は主に大腸で行われる。

正解 3

必修ポイント p.317

選択肢考察

1．× 固有胃腺から酸性の胃液（pH 1.0〜2.0）が分泌される。固有胃腺は，主細胞からペプシノゲンを，壁細胞から塩酸を，副細胞からは粘液を分泌する。腸液はアルカリ性である。

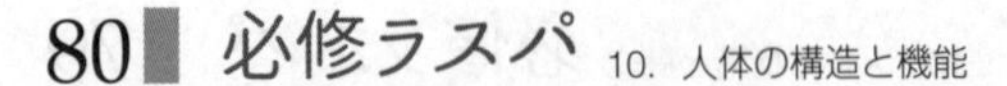

2．× 胆汁に含まれる胆汁酸は脂肪の乳化を促進して，脂肪消化酵素のリパーゼの作用を受けやすくし，脂肪の消化を助ける。
3．○ 蠕動運動によって腸内容物が移送され，分節運動と振子運動によって，消化・吸収が促進する。
4．× 栄養素の吸収は主として小腸で行われるが，アルコール・炭酸水・ある種の薬物は胃からも吸収される。

要点 胃液は酸性で，腸液はアルカリ性である。

難易度★★★

161 肝臓・胆嚢について正しいのはどれか。
1．肝静脈は門脈に注ぐ。
2．総胆管は胃に開口する。
3．胆嚢管は総肝管と合流して膵管となる。
4．肝臓は肝鎌状間膜によって左葉と右葉に分けられる。
5．門脈の周囲には肝細胞が放射状に配列する。

必修ポイント p.317

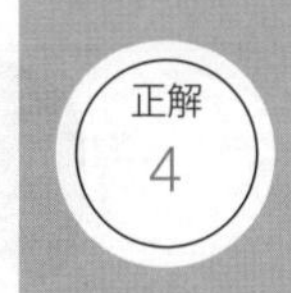

選択肢考察 (p.319，図「肝における代謝と胆道と胆汁の流れ」参照)
1．× 門脈を通って肝臓に入った血液は中心静脈から肝静脈を経由して肝後面を走る下大静脈へと注ぐ。
2．× 総胆管は膵頭部を貫いてファーター乳頭（大十二指腸乳頭）に開く。
3．× 胆嚢から出た胆嚢管は肝臓から出る肝管（→総肝管）と合流して総胆管となる。
4．○ 肝鎌状間膜によって肝臓全体の3/4を占める右葉と1/4ほどの左葉に分けられる。
5．× 中心静脈の周囲に肝細胞が集まって放射状に配列する。肝臓の中にある「中心静脈」は，心不全で上昇する「中心静脈圧」とは異なるので注意！

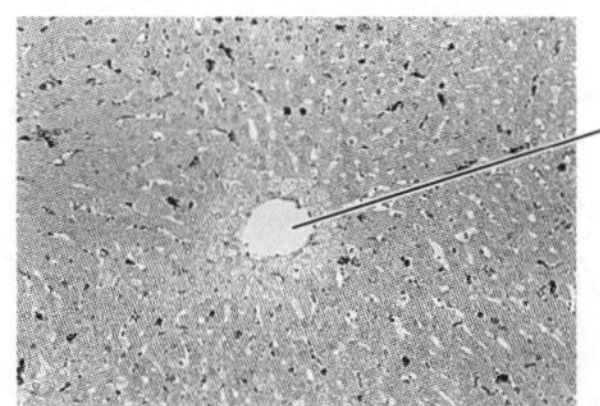

肝細胞の組織像
中心静脈の周りに肝細胞が放射状に配列する。

要点 肝臓は肝鎌状間膜によって左葉と右葉に分けられる。大きさは右葉が全体の3/4と大きい。

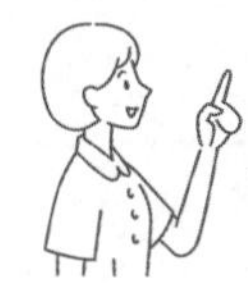

肝臓の中心静脈は中心静脈圧の「中心静脈」とは違います

「中心静脈カテーテル」や「中心静脈圧」の「中心静脈」は解剖学の名称ではなく，胸腔内の心臓に近い静脈（上大静脈と下大静脈）の総称をさします。これらは太い血管なので高浸透圧(高カロリー)の輸液を行っても希釈され，血管炎を起こしません。

難易度 ★★

162 □□□

以下に示す人の消化器系の模式図で，空腸はどれか。

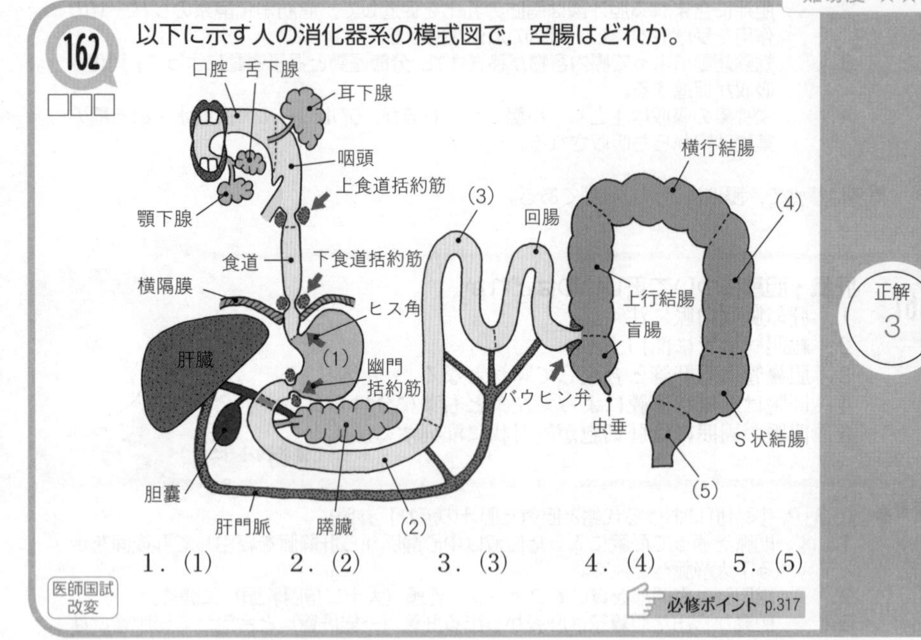

1．(1)　　2．(2)　　3．(3)　　4．(4)　　5．(5)

医師国試改変

必修ポイント p.317

正解 3

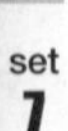

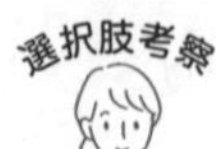

選択肢考察

1．×　(1) は胃
2．×　(2) は十二指腸
3．○　(3) は空腸
4．×　(4) は下行結腸
5．×　(5) は直腸

要点　口腔から順に
咽頭→食道→胃→十二指腸→空腸→回腸→盲腸→上行結腸→横行結腸→下行結腸→S 状結腸→直腸

難易度★★★

163

□□□

45 歳の男性。今朝起床時に右上腹部の激痛が突然出現したため救急車で来院した。1 年前に十二指腸潰瘍で薬物療法を受けていた。来院時の胸部エックス線写真を示す。
この患者で最も適切な処置はどれか。

1．経過観察
2．浣　腸
3．輸　血
4．副腎皮質ステロイド薬投与
5．手　術

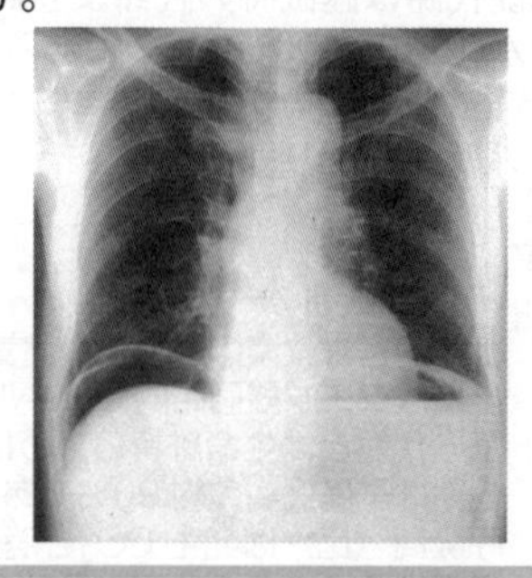

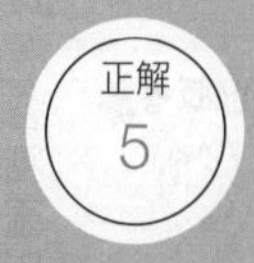

医師国試
改変

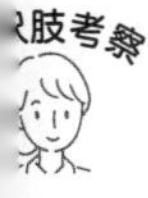

選択肢考察

free air（右横隔膜下の空気像）の存在から消化管穿孔と診断され，痛みの発生部位が右上腹部ということと既往歴から十二指腸潰瘍穿孔が疑われる。

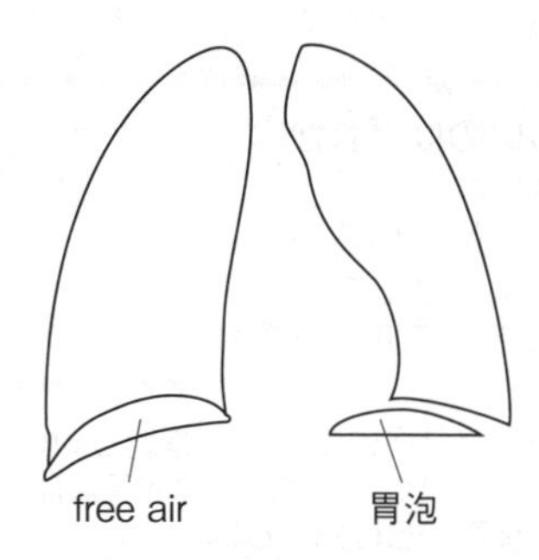

1．×　汎発性腹膜炎は経過観察によって改善することは少ない。
2．×　汎発性腹膜炎による腸運動低下は炎症の腸管への波及によるもので，浣腸では改善しない。
3．×　現在，強度の貧血はなく，消化管出血の証拠もないので輸血の必要はない。
4．×　ステロイドの投与は感染を増悪させる可能性があるため投与するべきではない。
5．○　消化管穿孔による汎発性腹膜炎の存在が明らかになった段階で，可及的速やかな開腹手術が必要となる。

ポイント　十二指腸は胃に比べて壁が薄く，十二指腸潰瘍の方が胃潰瘍に比べて穿孔しやすい。前壁の場合は穿孔となり，後壁の場合膵臓への穿通となる。

要点　free air は上部消化管の穿孔ではほとんどに見られる。

難易度 ★

164

エネルギーについて正しいのはどれか。

1．脂肪の熱量は 1 g 当たり 4 kcal である。
2．酢酸はエネルギーを発生しない。
3．基礎代謝は睡眠時の代謝より高い。
4．炭水化物の呼吸商は 0.7 である。

必修ポイント p.320

選択肢考察

〈各栄養素の g 当たり熱量〉

糖　質	4 kcal
蛋白質	4 kcal
脂　肪	9 kcal

〈呼吸商〉

糖　質	1.0
蛋白質	0.8
脂　肪	0.7

1．×　上記の各栄養素の g 当たり熱量は必ず覚えること。
2．×　酢酸はクエン酸回路内でエネルギーを発生する。
3．○　基礎代謝とは生命維持のために必要な最小限のエネルギーであり，睡眠時の代謝は基礎代謝の約 90%である。
4．×　呼吸商（比）は発生 CO_2と消費 O_2のモル比である。炭水化物（糖質）の呼吸商は 1.0 である。蛋白質は 0.8，脂質は 0.7 である。

要点　睡眠時の代謝は基礎代謝より低く，約 90%である。

set 7

難易度 ★

165

腎臓の構造で正しいのはどれか。

1．肝臓より大きい。
2．尿管は副腎から出ている。
3．体表から触れることができる。
4．右腎は左腎に比べて低い位置にある。

必修ポイント p.322

正解 4

選択肢考察

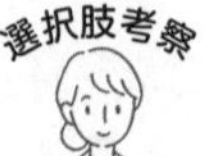

1．×　腎臓は手拳大（長さ約 10 cm，幅約 5 cm）で肝臓より小さい。
2．×　尿管は腎盂からつづき，膀胱に達する。副腎とは接していない。
3．×　原則として体表からは触れない。
4．○　上方に肝臓があるため，右腎は左腎より低い位置にある。

要点　腎臓は手拳大，左より右が低い。尿管は腎盂から続いて膀胱に達する。

難易度 ★

166

正しいのはどれか。

1．発汗は体温の調節と密接な関係がある。
2．ふるえにより熱産生は低下する。
3．口腔温，腋窩温，直腸温のうち口腔温が最も高い。
4．安静時では伝導による体温の放散量が最も多い。

必修ポイント p.323

正解 1

選択肢考察

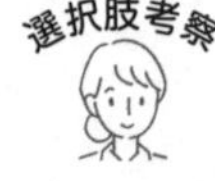

1．○　熱の放散は，輻射（放射），伝導，対流，蒸発などによって行われる。このうち，蒸発には発汗と不感蒸泄があり，特に発汗は外界の気温上昇に敏感に反応して熱を放散する。

2．× ふるえなど筋運動により熱産生は著しく増加する。
3．× 直腸温＞口腔温＞腋窩温である。
4．× 環境温が低いと輻射による放散量が最も多いが，環境温が上昇すると発汗による放散量が最も多くなる。

イント 〈体温調節に関与する調節系〉
次の①～③の３系が組み合わさって行われる。
①自律神経系
　代謝系：熱産生／循環系：熱移動・熱放散／汗　腺：熱放散
②内分泌系
　甲状腺ホルモン，副腎皮質ホルモン，アドレナリン，ノルアドレナリン
③体性神経系
　骨格筋（ふるえ）：寒いときにふるえるのは，骨格筋を動かすことで熱の産生を亢進しようとする防御機構の１つ。

点 発汗によって熱が放散され体温調節が行われる。また，ふるえによって熱産生が増加する。

難易度 ★

167
□□□

下垂体ホルモンと標的器官の組合せで正しいのはどれか。
1．オキシトシン ―――― 卵　巣
2．バソプレシン ―――― 腎　臓
3．プロラクチン ―――― 子　宮
4．副腎皮質刺激ホルモン〈ACTH〉―――― 副腎髄質

正解 2

必修ポイント p.323

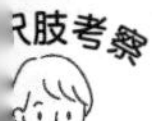
択肢考察
1．× オキシトシンは下垂体後葉ホルモンで，分娩時～分娩後に分泌が増加する。子宮と乳腺に作用して子宮筋収縮と射乳を引き起こす。
2．○ バソプレシンは下垂体後葉ホルモンで，血漿浸透圧が上昇すると分泌が増加する。腎臓の集合管細胞に作用して水の再吸収を増やす。
3．× プロラクチンは下垂体前葉ホルモンで，妊娠～分娩～授乳中に分泌が増加する。乳腺に作用して乳腺の発育，乳汁分泌を促進する。
4．× 副腎皮質刺激ホルモン〈ACTH〉は副腎の皮質に作用して副腎皮質ホルモン（主に糖質コルチコイド）分泌を促進する。

点 オキシトシン，プロラクチン，プロゲステロン，エストロゲンはいずれも乳腺に作用する。

難易度★★★

168
□□□

抗利尿ホルモン（ADH）について正しいのはどれか。
1．尿細管における水分の再吸収を抑制する。
2．浸透圧が上昇すると，分泌は促進される。
3．飲酒によって分泌が増加する。
4．視床下部から分泌される。
5．抗利尿ホルモン不適合分泌症候群（SIADH）は高ナトリウム血症になる。

正解 2

必修ポイント p.323

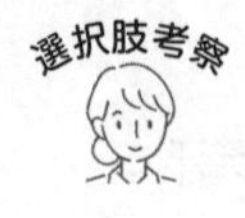

1．× 抗利尿ホルモン（ADH）はバソプレシンとも呼ばれ，腎尿細管に作用して水の再吸収を促進するので，尿量の減少にはたらく。

2．○ 血漿浸透圧によって分泌が調節され，浸透圧が上昇すれば分泌は促進され，低下すれば分泌は抑制される。

3．× アルコールによって抗利尿ホルモン（ADH）の分泌が抑制され，尿量が増加する。

4．× ADH は下垂体後葉から分泌されるホルモン。

5．× 抗利尿ホルモン不適合分泌症候群（SIADH）は低ナトリウム血症になる。SIADH は抗利尿ホルモンの異所性産生で生じる。原因には，小細胞肺がんや薬剤などがあり，体液量増加による Na の希釈と Na 排泄促進（特に薬剤）が生じるが，腎・副腎・甲状腺機能は正常で，浮腫は伴わないのが特徴である。

ADH は腎臓尿細管の水の再吸収や血管の収縮などの働きをもつ。

難易度 ★★

ホルモンとその作用の組み合わせで正しいのはどれか。

1．成長ホルモン ―――――― 血糖値の上昇
2．甲状腺ホルモン ―――――― 肥満
3．コルチゾール ―――――― 血糖値の低下
4．アンギオテンシンⅡ ―――――― 血管の拡張
5．アルドステロン ―――――― ナトリウムの低下

必修ポイント p.323

正解 1

set 7

1．○ 成長ホルモンは身体全体の成長を促すとともに，血糖値上昇作用をもつ。

2．× 甲状腺ホルモンは代謝を亢進させるため痩せる傾向になる。甲状腺から分泌されるホルモンの大部分は T_4 で，これが T_3 になって生理作用を発揮する。サイロキシンは甲状腺ホルモンのため，甲状腺刺激ホルモン（TSH）の刺激で分泌する。バセドウ病では，甲状腺刺激ホルモン（TSH）が低下し，free T_3 および T_4 が増加する。

3．× 副腎皮質ホルモンには，糖質コルチコイドと電解質コルチコイド，アンドロゲンがあり，糖質コルチコイドには，コルチゾールおよびコルチゾンがある。コルチゾールは副腎皮質ホルモンの糖質コルチコイドで，糖新生促進（高血糖）や抗炎症作用がある。

4．× レニンは腎臓から放出されアンギオテンシンをつくる。アンギオテンシンⅡは全身の動脈を収縮させるとともに，副腎皮質からアルドステロンを分泌させる。これをレニン-アンギオテンシン-アルドステロン系といい，血圧上昇後にはレニンの分泌は抑制され，この系の働きが低下する。

5．× アルドステロンは Na を体内に溜める働きがあり，これにより循環血液量が増加して心拍出量と末梢血管抵抗が増加する。アルドステロンの分泌過剰はコン症候群（原発性アルドステロン症）という。

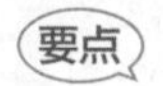

副腎皮質刺激ホルモン分泌過剰になると，ACTH 産生腫瘍（クッシング病）になる。分泌が不足するとアジソン病となる。

難易度 ★★

170 □□□

ストレス下で分泌されるホルモンはどれか。

1．カルシトニン
2．アドレナリン
3．成長ホルモン
4．エリスロポエチン

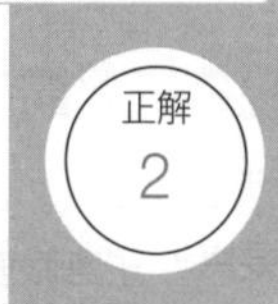

必修ポイント p.323

選択肢考察

1．× カルシトニンは甲状腺の傍濾胞細胞から分泌される。高カルシウム血症によって分泌が亢進する。ストレス下で分泌は亢進しない。
2．○ ストレスによって交感神経が活性化されると副腎髄質からアドレナリンやノルアドレナリンが分泌される。
3．× 成長ホルモンは身体全体の成長を促すとともに，血糖値上昇のはたらきをもつ。
4．× エリスロポエチンは腎臓から分泌されるが，分泌刺激は貧血や低酸素環境など酸素の減少である。

要点 ストレス下で分泌されるのは，アドレナリン，ノルアドレナリン，コルチゾール。

難易度 ★

171 □□□

女子の第二次性徴で卵巣から分泌される性ホルモンはどれか。

1．エストロゲン
2．バソプレシン
3．卵胞刺激ホルモン〈FSH〉
4．黄体形成ホルモン〈LH〉

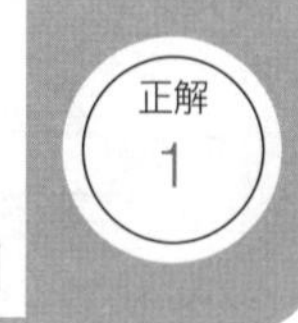

必修ポイント p.323

選択肢考察

1．○ 第二次性徴期に女子では卵巣からエストロゲンが分泌される。
2．× バソプレシンは下垂体後葉から分泌される抗利尿ホルモンであり，利尿を妨げる働きや血圧を上昇させる作用がある。
3，4．× 卵胞刺激ホルモンや黄体形成ホルモンは，脳下垂体前葉から分泌される。

要点 卵胞刺激ホルモン〈FSH〉や黄体形成ホルモン〈LH〉により刺激を受け，女子では卵巣からエストロゲンが分泌される。

難易度 ★★

172 □□□

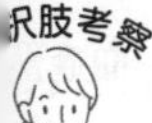

やせと無月経の女性アスリートの診療で注意すべき合併症はどれか。

1．子宮腺筋症
2．脂肪肝
3．骨粗鬆症
4．下垂体腺腫

正解 3

必修ポイント p.323

選択肢考察

1．× 子宮腺筋症とは子宮筋層の内側の子宮内膜という粘膜組織が子宮の筋肉の中にできる病気を指す。最も多い自覚症状は月経痛である。
2．× 脂肪肝は肥満に多い。
3．○ 激しいトレーニングを続けている女性アスリートはエネルギー不足による低エストロゲン状態で，骨量減少や骨粗鬆症をもたらすことがある。女性アスリートの三主徴は無月経，エネルギー不足，骨粗鬆症で，この三主徴を有する者では，疲労骨折のリスクが高まる。
4．× 下垂体腺腫では成長ホルモンの分泌過剰で巨人症になることはあるが，痩せることはない。

要点 子宮腺筋症とは子宮筋層の内側の子宮内膜が子宮筋の中にでき，子宮内膜症は子宮内膜が卵巣や卵管などの子宮外に発生する病気。

難易度 ★★

173 Aは Bの分泌を刺激するホルモンであると仮定する。ポジティブ・フィードバック機構を表すのはどれか。
□□□
1．Bの増加によってAの分泌が増加する。
2．Bの増加によってAの分泌が減少する。
3．Bの減少によってAの分泌が減少する。
4．Bの変化はAの分泌に影響を及ぼさない。

必修ポイント p.323

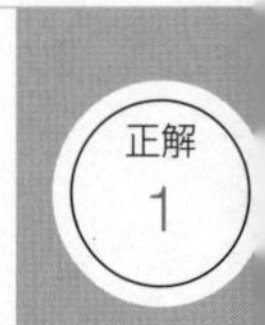

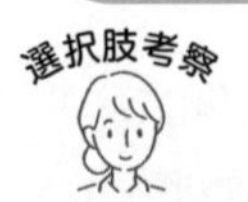

1．○ フィードバック機構には，最初の刺激に反対の反応が起こるネガティブ・フィードバックと最初の刺激によって反応が促進的または強まる場合のポジティブ・フィードバックとがある。Aの分泌が増加という促進方向に補正するので，ポジティブ・フィードバックが行われている。
2．× Aの分泌が減少するという抑制方向に補正されており，ネガティブ・フィードバックが行われている。
3．× フィードバック機構には，最初の刺激に反対の反応が起こるネガティブ・フィードバックと最初の刺激によって反応が促進的または強まる場合のポジティブ・フィードバックとがあるので，フィードバック機構に当てはまらない。
4．× フィードバック機構では上位のホルモンと下位のホルモンが影響を及ぼす。

要点 ポジティブ・フィードバックの例：エストロゲンの増加→LH-RH，FSH-RHの増加
ネガティブ・フィードバックの例：甲状腺ホルモンの増加→TRH，TSHの減少
コルチゾールの増加→ACTHの減少

難易度 ★

174 正しい組合せはどれか。
□□□
1．バセドウ病 ―――― 肥 満
2．副甲状腺機能低下症 ―――― 高カルシウム血症
3．アジソン病 ―――― 高血圧
4．クッシング病 ―――― 満月様顔貌

必修ポイント p.323

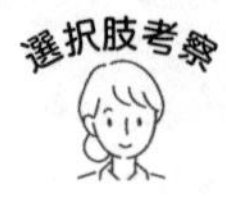

1．× バセドウ病は自己免疫疾患の1つと考えられ，甲状腺機能亢進を呈する。甲状腺ホルモンの増加は基礎代謝を亢進させるため，やせ，発汗過多，手指のしびれをもたらす。
2．× 副甲状腺機能低下症では，パラソルモンの分泌低下により低カルシウム血症をきたし，テタニー（けいれん）の原因になる。
3．× アジソン病は副腎皮質に原因があり，副腎皮質ホルモンのすべてが不足する疾患。電解質コルチコイド不足による低ナトリウム血症で低血圧をもたらす。

高血圧を起こすのは電解質コルチコイド（アルドステロン）が過剰に分泌される原発性アルドステロン症である。

4．○ クッシング病は，脳下垂体前葉のACTH分泌細胞の腺腫によって糖質コルチコイド（副腎皮質ホルモンの1つ）が過剰になる。満月様顔貌と中心性肥満（四肢の脂肪組織の減少と体幹を中心とした肥満）をきたす。

クッシング病では満月様顔貌や中心性肥満をもたらす。

難易度★★★

図の患者で作用が低下しているホルモンはどれか。

1．インスリン
2．アルドステロン
3．甲状腺ホルモン
4．副甲状腺ホルモン

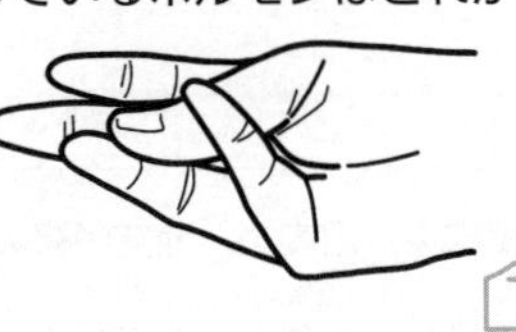

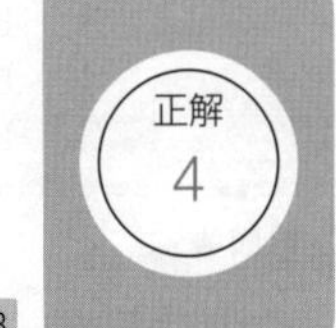

必修ポイント p.323

図は低カルシウム血症によるテタニーの症状である，トルーソー（Trousseau）徴候を示している。低カルシウム血症を惹起するのは副甲状腺ホルモン（PTH）の低下である。

イント　低カルシウム血症によるテタニーの誘発法には，クボステーク（Chvostek）徴候（耳の前の顔面神経への軽い叩打で顔面筋，口輪筋のけいれんが誘発される）がある。

難易度★★★

176

□□□

42歳の女性。手のこわばりを主訴に来院した。手の症状には約3か月前から気付いている。厳格な菜食主義で魚介類や乳製品を10年以上摂取していない。味覚に異常を認めない。神経診察に異常を認めない。血液所見は血中CaとPの濃度の低下以外，すべて正常であった。
この患者で欠乏が考えられるのはどれか。

1．亜　鉛
2．葉　酸
3．ビタミンB_1
4．ビタミンD
5．ビタミンE

医師国試改変

必修ポイント p.323

正解 4

1．×　亜鉛欠乏では皮膚炎，口内炎，味覚障害のほかに食欲不振や貧血などを生じる。
2．×　葉酸は野菜や肉類などの様々な食品に含まれ，需要が増加する妊娠中に特に欠乏しやすい。欠乏により巨赤芽球性貧血や味覚障害を生じる。
3．×　ビタミンB_1は空腸で吸収され，アルコール中毒や偏食で欠乏しやすい。欠乏は末梢神経障害や高拍出性心不全（脚気），意識障害や外眼筋麻痺（Wernicke脳症），作話や見当識障害（Korsakoff症候群）の原因となる。
4．○　ビタミンDは血中のCaとP濃度を調節する。軽度の低Ca血症では無症状な場合も多いが，神経症状や筋症状（テタニー：上下肢の筋けいれんや筋肉痛）を生じうる。
5．×　ビタミンEは脂肪吸収不良時に欠乏し，溶血性貧血，神経脱落による末梢神経障害や運動失調，網膜障害などを生じる。

要点　ビタミンD欠乏により，腸管や腎でのCa吸収が低下し，低Ca血症を生じ，手足のこわばり（テタニー）などの症状が出る。

難易度★★★

177

□□□

両眼ともに外側が見えにくいという患者の頭部単純MRIを示す。
視野障害に関与する構造はどれか。

1．側脳室
2．視交叉
3．中大脳動脈
4．内頸動脈

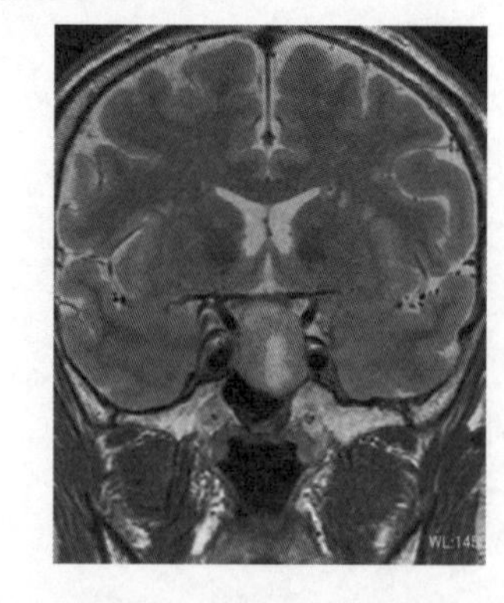

正解 2

set 8

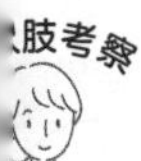

「両側上外側の見えにくさ」は不完全ながら「両耳側半盲」と考えられ，MRIで②の構造物（視交叉）を下方より圧迫している腫瘤（下垂体腺腫）が見られる。下垂体腺腫のために視力障害をきたすとすれば視神経や視交叉の障害による。
①はT2強調像で高信号であり，そのレベルは脳表周囲の髄液と同レベルなので側脳室ある。
②は視交叉で下垂体の上方にある。
③はT2強調像で低信号の線状の構造物があり枝分かれして内側と外側へ向かっている。中大脳動脈である。
④海綿静脈洞
⑤は左右ほぼ対称性に存在する③と同様，T2強調像で低信号の構造物で，内頸動脈である。

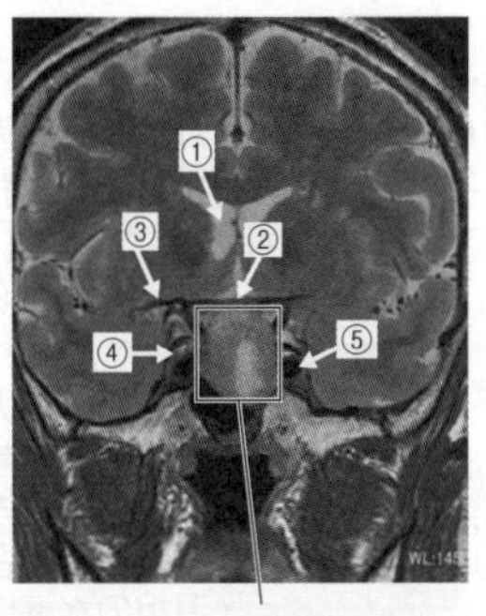

イント

左右の眼球の視神経は眼窩より頭蓋内へ入り，視床下部の前端中央で接合して扁平な四辺形の交叉部をつくり，後方視索へ移行する。網膜の神経節細胞軸索のうち，耳側半部由来のものは交叉せずに同側の視索へ，鼻側半部由来のものは交叉して反対側の視索へ入る（半交叉）。この解剖学的特徴から，傷害を受ける部位によって視野欠損の位置が決まってくる。

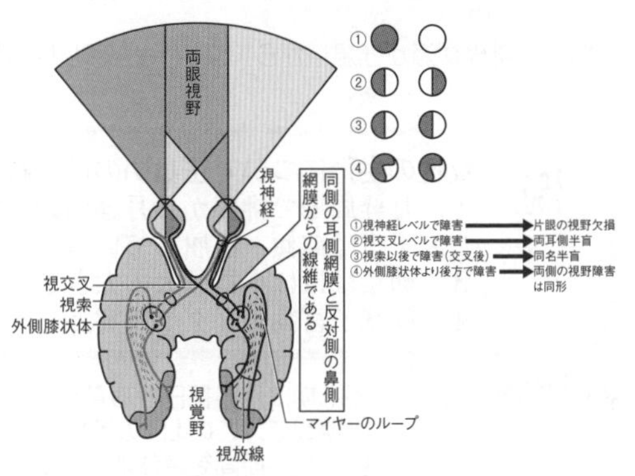

視覚の伝導と視野欠損

下垂体腺腫の症状は「両耳側半盲」など一般には緩徐な経過をとるが，腫瘍内出血が生じて（下垂体卒中）急激な頭痛，視力障害，意識障害などを呈することがある。

難易度 ★

178

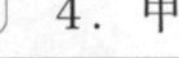

医師国試改変

正中線上にある臓器はどれか。

1．腎　臓
2．卵　巣
3．副　腎
4．甲状腺

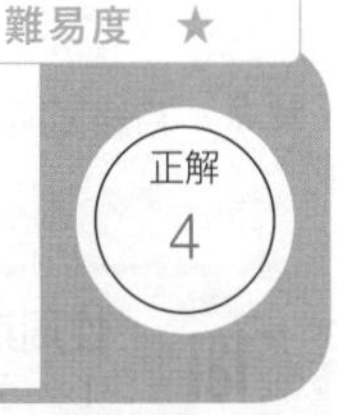

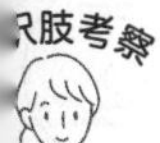

正中線は身体を正面に向かって，重力方向に平行な線（矢状線）のうち，真ん中を通る線である。正中線で身体は左右半分に分けられる。この線により身体に作られる面を正中面というが，副腎や腎臓，肺，脾臓，卵巣，上行結腸，下行結腸などは正中面にはない。

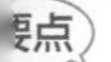

副腎，腎臓，肺，脾臓，卵巣，上行結腸，下行結腸などは正中面にはない。

難易度 ★

179 □□□

基礎体温について正しいのはどれか。

1．37℃以上を高温相という。
2．基礎体温の変化により排卵の有無を知ることができる。
3．妊娠した場合には低温相が持続する。
4．毎朝目覚めたら排尿直後に測定する。

必修ポイント p.328

正解 2

1．× 体温には個人差があるが，通常，高温相の体温は36.7℃前後で，低温相と高温相の温度差は0.3〜0.5℃である。
2．○ 低温相から高温相へと体温が変動する時期に排卵が起こる。
3．× 妊娠した場合には高温相が持続し，妊娠第4月中ころから徐々に下降し，低温相の水準に変化する。
4．× 朝目が覚めた直後の安静時に，床のなかで計測する。

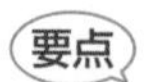

基礎体温が低温相から高温相へと変動する時期に排卵が起こる。

難易度 ★★

180 □□□

女性の生殖について正しいのはどれか。

1．月経周期で排卵から月経開始までを卵胞期という。
2．子宮は前傾・前屈している。
3．卵巣はほぼ小指頭大の大きさである。
4．膀胱子宮窩をダグラス窩という。

必修ポイント p.328

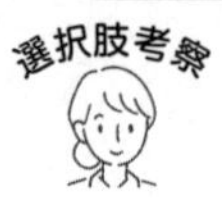

1．× 卵胞期は月経初日から黄体形成ホルモン（LH）の濃度が急上昇する直前までの期間で，このLHの濃度が急上昇すると卵子が放出される（排卵）。排卵の後に続く期間を黄体期といい，受精が起こらなければ約14日間続いて月経の直前に終わる。
2．○ 子宮は骨盤腔の中央にあり，膀胱の後方，直腸の前方にある。全体に前傾・前屈している。
3．× 卵巣はほぼ母指頭大の扁平楕円体状である。
4．× 直腸子宮窩をダグラス窩といい，腹膜腔で最も低位にあるため臨床的に重要である（ダグラス窩膿瘍，胃癌のシュニッツラー転移，血液貯留など）。

要点 月経周期で月経開始から排卵までを卵胞期という。

難易度 ★★

181 □□□

性周期で正しいのはどれか。

1．受精が成立しないと卵胞は白体を経て黄体になる。
2．子宮内膜はエストロゲンによって増殖する。
3．排卵後に黄体化ホルモンの分泌が急激に増加する。
4．卵胞はプロゲステロンの作用で発育する。

医師国試改変

必修ポイント p.328

正解 2

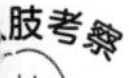
1．× 受精しない場合，卵胞は黄体を経て白体となる。
2．○ エストロゲンは発育した卵胞から分泌され，子宮内膜を増殖させる。
3．× 排卵後には，黄体化ホルモン〈LH〉の分泌は減少する。
4．× 卵胞刺激ホルモン〈FSH〉は卵巣を刺激し，卵胞を発育させる。

点 卵胞刺激ホルモン〈FSH〉は卵巣を刺激し，卵胞を発育させ，発育した卵胞からエストロゲンが分泌され，子宮内膜を増殖させる。

難易度 ★★

182 月経は何を排出するために起きているか。
1．血　液
2．頸管粘液
3．子宮内膜
4．腟分泌物

□□□
医師国試改変

必修ポイント p.328

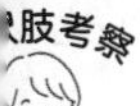
1．× 月経とは約１か月の間隔で自発的に起こり，自然に止まる子宮内膜からの周期的出血と定義されるが，血液を排出するために起きているわけではない。
2．× 子宮内からの出血とともに頸管粘液も排出されるが，そのために月経が起きているわけではない。
3．○ 月経は子宮内膜が周期的に剥離・脱落する際に生じる生理的出血である。月経は血液を排出するためにあるのではなく，妊卵の着床に向けて増殖・肥厚した子宮内膜が不要になり，これを排出するために起こっている。
4．× 子宮からの出血に腟分泌物も混じるが，腟分泌物の排出のために月経が起こるわけではない。

点 子宮内膜は子宮内腔側の機能層と筋層側の基底層とに分けられる。機能層は，卵巣性ホルモンに応じて増殖と肥厚，脱落の周期を繰り返すが，基底層は周期的な変化を示さず，月経時にも剥離しない。

難易度★★★

183 月経異常で誤っているのはどれか。
1．中間期出血は排卵期に起こる。
2．月経があれば排卵がある。
3．思春期には月経異常が起こりやすい。
4．黄体機能異常では月経前出血が起こる。

□□□

必修ポイント p.328

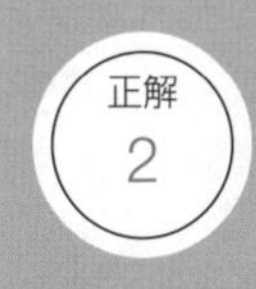

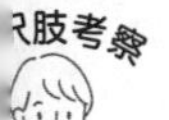
1．○ 中間期とは月経と月経の中間で排卵期に相当する。エストロゲンの一時的減少に伴う少量の出血を中間期出血という。
2．× 排卵がなくても，エストロゲンによる増殖した内膜の破綻出血やエストロゲンの消退出血を起こすと，月経のようにみえることがある。
3．○ 思春期はホルモン分泌機能が未熟なため排卵も不安定で，月経異常が起こりやすい。過度のダイエットもホルモン分泌異常をきたすので，月経異常が起こりやすい。
4．○ 月経前出血とは，月経予定日の１週～数日前から少量の出血があることで，黄体機能不全による。

ポイント　排卵がなくても破綻出血や消退出血を起こすと，月経のようにみえる。

難易度 ★★

184

乳汁分泌について正しいのはどれか。
1．射乳反射はバソプレシンの分泌によって起こる。
2．プロラクチンは下垂体後葉から分泌される。
3．プロラクチンの分泌は新生児の吸啜刺激によって一過性に高まる。
4．妊娠中に乳腺はコルチゾールの作用で発育する。

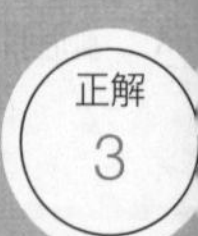

正解 3

必修ポイント p.328

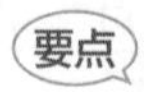

選択肢考察

1．× オキシトシンによる射乳反射は新生児の泣き声によっても起こり，産褥期には子宮が収縮して子宮復古に役に立つ。
2．×，3．○ プロラクチンは下垂体前葉から分泌され，妊娠の経過とともに漸増傾向を示し，妊娠末期には非妊時の10～30倍の高レベルとなる。プロラクチンの分泌は新生児の吸啜刺激によって一過性に高まる。
4．× エストロゲンは特に乳管系に対して働き，プロゲステロンは腺胞系に対して働き，両者が協力して乳腺を発育させる。

要点　新生児の吸啜刺激でオキシトシンとプロラクチンの分泌が一過性に高まり，乳汁分泌を促進する。

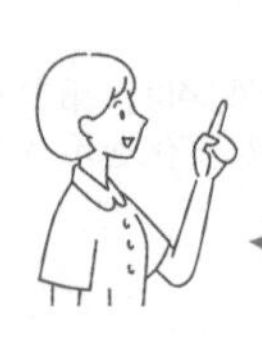

赤ちゃんが出産で傷んだ子宮の回復を早めてくれる

赤ちゃんが母乳を吸う刺激は，脳下垂体に伝わり，オキシトシンを分泌させます。オキシトシンには子宮収縮作用があり，出産時には陣痛を起こしますが，出産後には子宮壁の傷を治す働きをします。

難易度★★★

185 □□□

妊娠，分娩，産褥期における母体血中ホルモン値の変化を示す。
実線 A が表しているのはどれか。

1. エストロゲン
2. プロラクチン
3. プロゲステロン
4. 甲状腺刺激ホルモン
5. 絨毛性ゴナドトロピン

必修ポイント p.328

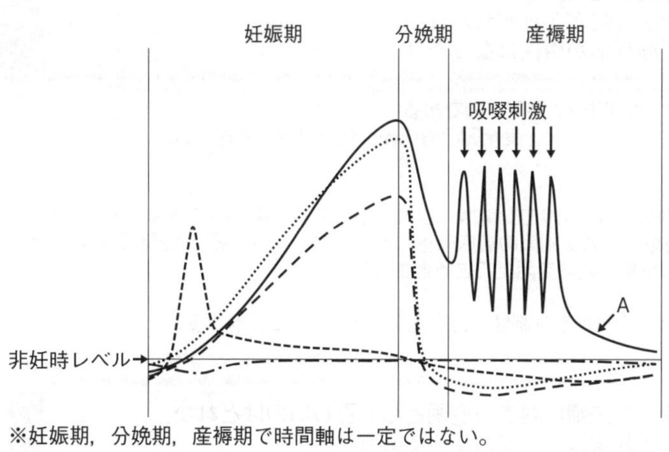

※妊娠期，分娩期，産褥期で時間軸は一定ではない。

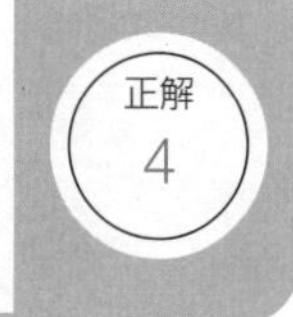

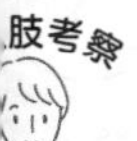

妊娠中に上昇し，分娩とともに低下し，吸啜刺激で上昇しており，プロラクチンである。プロラクチンは乳汁分泌を司っており，吸啜刺激により授乳期間中は分娩後もある程度保たれる。

妊娠 7〜9 週までは黄体が，それ以降は胎盤が主たるホルモン産生器官となり，ここでエストロゲン，プロゲステロン，ヒト絨毛性ゴナドトロピン〈hCG〉などが産生されるが，分娩後，胎盤娩出とともに低下する。

難易度 ★

186 □□□

受胎のメカニズムで正しいのはどれか。

1．受精した段階で妊娠が成立する。
2．受精は主として卵管峡部で起こる。
3．卵子の受精能力は約 50 時間である。
4．着床は受精後 1 週間ほどで完了する。

必修ポイント p.330

正解
4

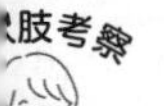

1．× 受精卵が子宮内膜に着床したときが妊娠の成立である。
2．× 受精は主として卵管膨大部で起こる。
3．× 排卵後，約 24 時間維持されるが，受精が起こらないと卵子は死滅し体外に排出される。
4．○ 受精後 6〜7 日で受精卵が子宮体部の子宮内膜に接着・進入する（着床）。

要点 受精卵が子宮内膜に着床したときが妊娠の成立で，着床は受精後 1 週間ほどで完了する。

難易度 ★

187 月経周期の 12 日目に性交があった女性が緊急避妊の目的でホルモン薬を内服する場合，適切な服用時期に含まれるのはどれか。

□□□

医師国試改変

1．性交後 1 日目
2．予定月経の 1 日前
3．基礎体温上昇後 5 日目
4．予定月経が 3 日遅れた日
5．妊娠反応が陽性になった日

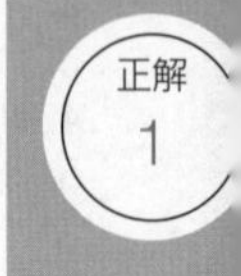

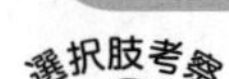

1．○ 性交後 72 時間以内である。
2，3，4，5．× 受精卵の着床後は効果が期待できない。

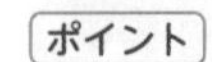

緊急避妊目的のホルモン剤は，レボノルゲストレルという黄体ホルモン剤であり，排卵抑制あるいは受精卵の着床障害の作用がある。性交後 72 時間以内の服用により約 80％の確率で妊娠を阻止できるとされる。

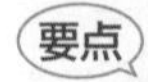

緊急避妊目的のホルモン剤は，性交後 72 時間以内に服用する。

難易度 ★★

188 挙児希望の夫婦に対する説明として正しいのはどれか。

□□□

1．先天異常はすべて遺伝病である。
2．妊娠中のアルコール摂取では先天異常は起きない。
3．妊娠初期の風疹の罹患は先天異常のリスクになる。
4．妊婦の年齢が低いほど 21 trisomy のリスクが高くなる。

正解 3

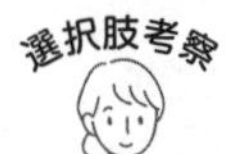

1．× 先天異常の原因は，遺伝子異常以外に，配偶子病，胎芽病（子宮内感染，放射線被曝，催奇形物質，母体糖尿病などによる），胎児病などがある。
2．× 妊娠中のアルコール摂取によって，成長遅延，知的障害，小頭症など顔面・頭蓋の異常などをきたす胎児アルコール症候群が発生する。
3．○ 妊娠初期の風疹感染で，白内障，難聴，心奇形などをきたす先天性風疹症候群が発生する。経胎盤的に胎児に感染し，かつ器官形成に悪影響を与える病原微生物が存在し，その先天感染は TORCH 症候群として知られている。風疹は rubella であり R に該当する。ちなみに T はトキソプラズマ，C はサイトメガロウイルス，H は単純ヘルペスウイルス，O はその他（others）である。
4．× 妊婦の年齢が高いほど，配偶子形成過程での染色体不分離が原因となる 21 trisomy のリスクが高くなる。

ポイント 出生時にみられる形態異常および機能異常を先天異常という。前者を奇形という。出生前あるいは出生時の事故などによる脳性麻痺も発見の時期を問わず先天異常と呼ばれる。

要点 先天異常は遺伝要因のみならず環境要因や両者の相互作用も加わり，3 つに大別される。

難易度 ★

189 □□□

妊娠初期に分泌量が急増し，ピークを迎えるホルモンはどれか。
1．ヒト絨毛性ゴナドトロピン
2．エストロゲン
3．プロゲステロン
4．プロラクチン

必修ポイント p.328

肢考察

妊娠が成立すると，胎盤絨毛からヒト絨毛性ゴナドトロピン（hCG）が母体血中に分泌され尿にも排泄される。尿中および血中 hCG は妊娠 8～10 週でピークを示し，以後急減する。

点　妊娠初期にヒト絨毛性ゴナドトロピンの分泌量が急増し，妊娠 8～10 週でピークを迎える。

難易度 ★★

190 □□□

基礎体温表を示す。

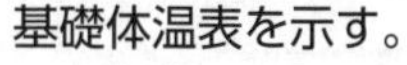

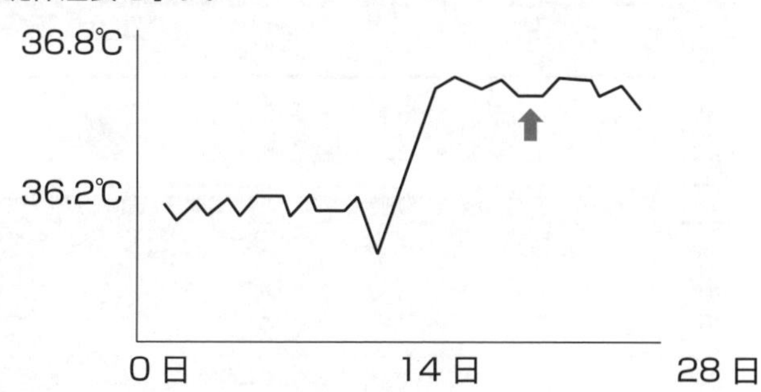

正解 4

矢印（↑）の時期に起こるのはどれか。
1．月　経
2．FSH 上昇
3．卵胞成熟
4．妊娠開始
5．子宮内膜剝離

必修ポイント p.328

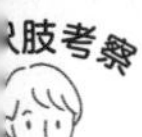
肢考察

1．×　月経は月経周期初日（最終月経初日）から 3～7 日持続する。
2．×　FSH は，エストロゲン，プロゲステロンの低下による消退出血，すなわち，月経開始ころから negative feedback が解除され，卵胞期前半には上昇して卵胞を発育させ，卵胞発達によるエストロゲン分泌増加によって一旦低下する。
3．×　卵胞成熟は卵胞期後半に起こり，エストロゲン上昇による positive feedback の結果による LH サージ（LH と FSH の急激な上昇）を受けて，月経周期の 14 日前後に排卵をもたらし，黄体に変化する。
4．○　卵子の受精能は精子よりも短いので，排卵＝受精が起こる。受精卵はその後，1 週間前後卵管～子宮腔に留まり，月経周期の 21 日ころに分泌期極期の子宮内膜に着床して，妊娠が開始する。ちなみに妊娠とは受精卵の着床に始まり，胎芽または胎児および付属物の排出をもって終了とする。

5．× 黄体の寿命は 14 日程度で，白体になるとエストロゲン・プロゲステロンが低下し，子宮内膜ラセン動脈（コイル状動脈）の攣縮をもたらして，月経周期 28 日前後には子宮内膜剥離が起きて，月経が開始する。一方，受精卵が着床すると，絨毛からヒト絨毛性ゴナドトロピン（hCG）が分泌されて黄体は妊娠黄体となり，月経は起きない。

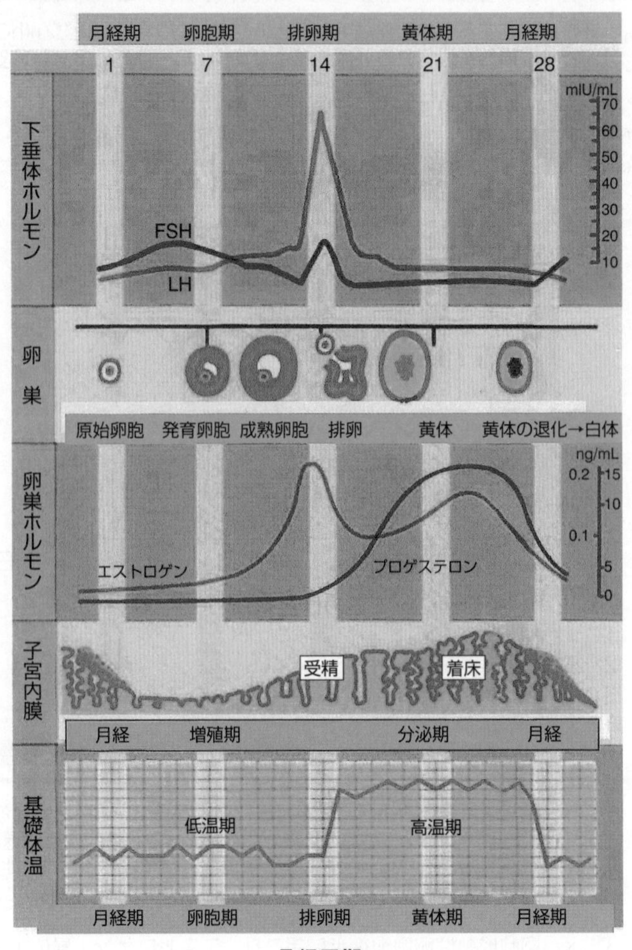

月経周期

要点 妊娠は「受精卵の着床」から開始される。

難易度★★★

191

□□□

24 歳の女性。無月経を主訴に来院した。基礎体温表を示す。

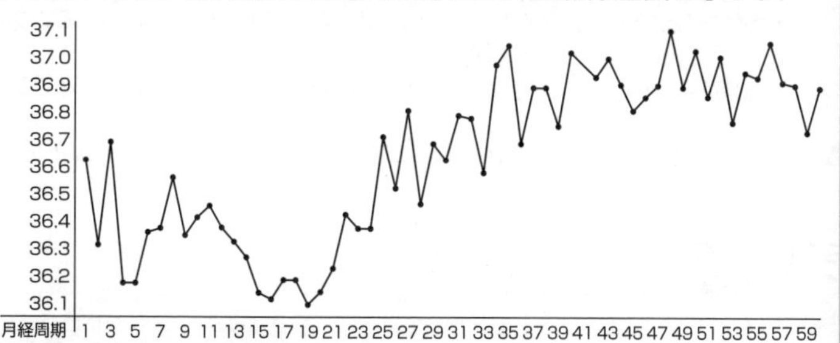

正解 2

検査すべきなのはどれか。

1. 尿中黄体形成ホルモン（LH）
2. 尿中ヒト絨毛性ゴナドトロピン（hCG）
3. 血中プロラクチン
4. 血中プロゲステロン

必修ポイント p.328

選択肢考察

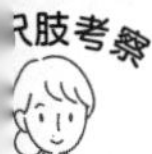

基礎体温表をみると，高温相が 21 日以上持続しているので，妊娠による無月経を疑って尿中 hCG を検査する必要がある。

1．× 尿中 LH 測定は LH サージ，すなわち排卵を予測する検査法であり，このような無月経の患者に行うことはない。

2．○ 高温相が 21 日以上持続する場合には尿中 hCG の定性反応，すなわち妊娠反応をみる。hCG は妊娠以外の場合，例えば hCG 産生卵巣腫瘍などでも（+）に出るので，妊娠の確定診断には，妊娠 5 週後半以降に経腟エコーを行って胎児心拍動の確認が必須である。

3．× 血中プロラクチンの測定は高プロラクチン血症が疑われる場合に行うが，高プロラクチン血症の基礎体温表は高温相が 10 日以内と短縮し，かつ，低温相と高温相の差が 0.3℃以内になり，上図のような経過とはならない。

4．× 黄体機能不全では黄体期中期のプロゲステロン測定を行って 10 ng/mL 未満であることを確認するが，黄体機能不全では黄体期が短縮して，高温相が不安定である。上図の基礎体温表では高温相が持続して高く，黄体機能不全は疑わない。

要点　妊娠の確定診断には，妊娠 5 週後半以降に経腟エコーを行って胎児心拍動の確認が必須である。

難易度★★

192

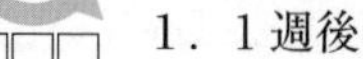

医師国試改変

妊娠 36 週の妊婦健康診査で経過は順調であると診断された妊婦が，次回に受診する時期として適切なのはどれか。

1. 1 週後
2. 2 週後
3. 3 週後
4. 4 週後

必修ポイント p.331

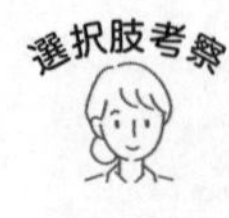

1．○　順調な経過の場合，1 週間ごとの診察となるのは 36 週 0 日以降である。現在 36 週であるので，次回の妊婦健康診査は 1 週間後。
2．×　順調な経過の場合，2 週間ごとの診察となるのは 24 週 0 日以降である。
3．×　3 週間ごとの診察となる規定はない。
4．×　順調な経過の場合，4 週間ごとの診察となるのは 23 週 6 日までである。

妊娠週数が進むにつれて妊婦健康診査は頻回になる。順調な経過の場合，以下のようになる。
4 週間に 1 回の診察：妊娠初期～23 週 6 日
2 週間に 1 回の診察：24 週 0 日～35 週 6 日
1 週間に 1 回の診察：36 週 0 日以降

難易度 ★

193
□□□

妊娠初期の症候はどれか。
1．下腹部膨満感
2．乏　尿
3．乳房緊満感低下
4．リンパ節腫脹

必修ポイント p.331

正解 1

1．○　下腹部膨満感がみられる。腸管の動きは低下し，便秘も起こる。
2．×　妊娠初期は膀胱が子宮により圧迫され，尿意頻数の原因となる。
3．×　乳房は妊娠 8 週ころから腫大が開始する。乳房の腫大，緊満には胎盤由来のエストロゲンおよびプロゲステロンが協調的に働いている。
4．×　妊娠でリンパ節が腫脹するということはない。

要点　妊娠初期の症候に下腹部膨満感，乳房緊満感，頻尿などがある。

難易度 ★

□□□
医師国試改変

正常妊娠の後半期に欠乏しやすいのはどれか。
1．リ　ン
2．鉄
3．亜　鉛
4．ナトリウム

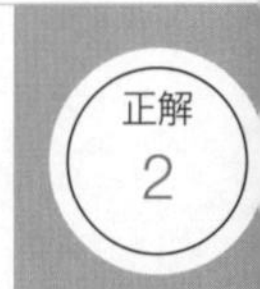

妊娠経過中には，赤血球数は約 20%，Hb 量は約 10%，それぞれ増加する。それ以上に血漿量が増加して，妊娠 32～34 週をピークとして生理的貧血が起こる。妊娠後半期には特に，母体赤血球量の増加に伴い，鉄需要量が増大して，妊婦の約 20%に鉄欠乏性貧血が起こる。胎児や胎盤への鉄の供給量も増加する。多胎妊娠では特に全例に鉄欠乏性貧血がみられる。

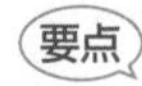

妊娠後半期は母体赤血球量の増加に伴って鉄需要量が増え，その結果鉄が欠乏しやすい。

難易度 ★

195

□□□

医師国試改変

正期産はどれか。

1．妊娠 30 週以上，40 週未満
2．妊娠 36 週以上，40 週未満
3．妊娠 37 週以上，42 週未満
4．妊娠 40 週以上，44 週未満

正解 3

必修ポイント p.331

選択肢考察

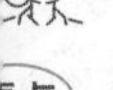

妊娠 21 週まで（22 週未満）の分娩を流産，妊娠 22～36 週（37 週未満）の分娩を早（期）産，妊娠 37～41 週（42 週未満）の分娩を正期産，妊娠 42 週以後の分娩を過期産という。

要点　妊娠 22～36 週の分娩を早産，37～41 週の分娩を正期産，42 週以降の分娩を過期産という。

難易度 ★

196

□□□

過期産の定義はどれか。

1．妊娠 36 週 0 日から妊娠 39 週 6 日までの分娩
2．妊娠 37 週 0 日から妊娠 41 週 6 日までの分娩
3．妊娠 40 週 0 日の分娩
4．妊娠 42 週 0 日以降の分娩

正解 4

必修ポイント p.331

選択肢考察

1．×　この期間は予定日前 1 か月で，一般的に臨月と呼ぶ。
2．×　妊娠 37 週 0 日から妊娠 41 週 6 日までの分娩は正期産である。妊娠 22 週 0 日から妊娠 36 週 6 日までの分娩は早産である。
3．×　妊娠 40 週 0 日は分娩予定日である。
4．○　妊娠 42 週以降の分娩は過期産である。

要点　正期産は妊娠 37 週 0 日から妊娠 41 週 6 日まで。それ以降は過期産。

難易度★★★

197

□□□

流産で正しいのはどれか。

1．胎盤が完成された後の時期が多い。
2．妊娠 37 週未満に妊娠が中断した場合をいう。
3．切迫流産の主な症状は性器出血と下腹部痛である。
4．死亡胎児と付属物の一部とが子宮内に残存するのは稽留流産である。

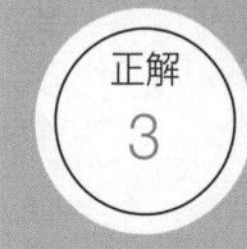

正解 3

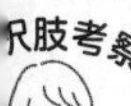

医師国試改変

必修ポイント p.331

選択肢考察

1．×　胎盤が形成される時期と流産との関係性はない。
2．×　流産は，妊娠 22 週未満に妊娠が中断した場合をいう。妊娠 12 週未満の流産を早期流産，妊娠 12 週以降 22 週未満の流産を後期流産という。
3．○　切迫流産とは「流産はまだしていないが流産が差し迫った状態」を指し，症状は性器出血，下腹部痛，腹部の張りである。

4．× 死亡胎児と付属物の一部とが子宮内に残存するのは不全流産である。稽留流産は胎児が死亡しているが，出血・腹痛などの症状がない場合をいう。

要点 流産の症状による分類に，稽留流産（胎児は死亡しているが症状がない場合）と進行流産（子宮内容物が外に出てきている状態）があり，進行流産は完全流産（子宮内容物がすべて出てしまった状態）と不全流産（子宮内容の一部が子宮内に残存している状態）に分類される。

難易度 ★★

□□□

医師国試改変

早期流産の原因で最も頻度が高いのはどれか。

1．子宮奇形
2．子宮筋腫
3．頸管無力症
4．胚染色体異常
5．抗リン脂質抗体症候群

必修ポイント p.331

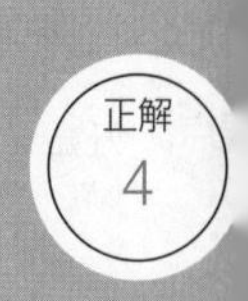

妊娠 12 週未満の早い時期の流産を早期流産という。

1．× 子宮奇形は早期流産よりも後期流産の原因となる可能性の方が高い。また奇形の種類や程度によって原因となりうる可能性は大きく変化する。
2．× 子宮筋腫は早期流産よりも後期流産の原因となる可能性の方が高い。また筋腫の位置や大きさによって原因となりうる可能性は大きく変化する。
3．× 頸管無力症は早期流産の原因となることはまれで，後期流産や早産の原因となる可能性の方が高い。
4．○ 早期自然流産の原因で最も頻度が高いのは胚染色体異常で，その頻度は約 60%とされている。
5．× 抗リン脂質抗体症候群は早期流産，後期流産の原因となり，流産を繰り返す不育症の原因として知られているが，最も頻度が高い早期流産の原因ではない。

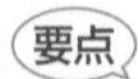

早期流産の原因の 60%は胚染色体異常。

難易度 ★

□□□

妊婦の管理で適切なのはどれか。

1．旅行を希望しているときは妊娠 16～27 週頃をすすめる。
2．定期健診は妊娠 36 週になったら 2 週間に 1 回である。
3．スポーツは禁忌である。
4．妊娠高血圧症候群の食事療法では，蛋白質を控える必要がある。

必修ポイント p.331

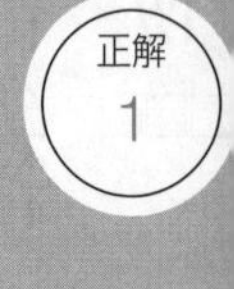

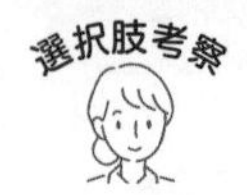

1．○ 妊娠中の長期旅行は避ける。やむをえない場合，短い旅行なら比較的安定している妊娠 16～27 週が安全といえる。
2．× 36 週以降は毎週定期健診を行う。
3．× むしろ軽い運動を行ったほうが母子にとってプラスとなる。
4．× 実際に妊娠高血圧症候群にかかった患者への食事療法は，高蛋白・低脂肪・減塩が基本となる。

妊娠中の旅行は，妊娠 16～27 週の中期が安全である。ただし長期旅行は避ける。

難易度 ★★

200

□□□

医師国試改変

普通体重の妊婦の妊娠全期間の体重増加で適切なのはどれか。

1． 3 kg
2． 5 kg
3．10 kg
4．20 kg

肢考察

胎児，胎盤，羊水など子宮内容が増加することと，子宮そのものと乳房の増大や血液量，細胞外液量の増加，脂肪の蓄積などによる母体側の変化により，妊娠期間中に生理的な体重増加を認める。推奨体重増加量は妊娠前の BMI により示されている。

BMI 18.5 未満（やせ）12～15 kg
BMI 18.5～25 未満（普通）10～13 kg
BMI 25～30 未満（肥満 1 度）7～10 kg
BMI 30 以上（肥満 2 度以上）個別対応（上限 5 kg までが目安）

普通体重の妊婦の妊娠期間中の生理的な体重増加は約 10～13 kg が推奨されている。

set 9 No.201～225

難易度★★★

201 医師国試改変

羊水過少の原因薬剤で誤っているのはどれか。

1. アンジオテンシン変換酵素〈ACE〉阻害薬
2. 副腎皮質ステロイド
3. カルシウム拮抗薬
4. NSAIDs（非ステロイド性消炎鎮痛薬）

正解 2

1. ○ アンジオテンシン変換酵素阻害薬は羊水過少症と，それに起因する四肢拘縮や胎児死亡をきたすおそれがあるため妊婦禁忌である。
2. × 副腎皮質ステロイドは，胎児肺成熟促進のために投与され，羊水過少症の報告はない。
3. ○ カルシウム拮抗薬は，妊娠 20 週未満は妊婦禁忌。
   カルシウム拮抗薬は催奇形性および胎児毒性が報告されているため投与禁忌で，羊水過少症の原因となる可能性がある。
4. ○ NSAIDs（非ステロイド性消炎鎮痛薬）は，分娩遅延や胎児の動脈管収縮が起こることがあるため，妊娠末期の投与は禁忌である。

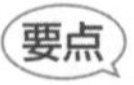

羊水は大部分が胎児尿なため，胎児腎の異常により尿産生が低下したり，両側腎の形成異常により羊水過少をきたす。

難易度 ★

202

妊娠高血圧症候群について誤っているのはどれか。

1. 安静を指導する。
2. 減塩を指導する。
3. 糖尿病合併妊娠に生じやすい。
4. 症状に子癇（しかん）がある。
5. 胎児の体重への影響はない。

正解 5

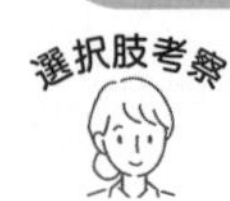

1. ○ 妊娠高血圧症候群の際は，血圧安定のためまず安静を必要とする。
2. ○ 発症後には減塩，低脂肪食を指導するが，重症例では食事治療のみでは軽快しない。
3. ○ 妊娠高血圧症候群は，糖尿病合併妊娠，初産，肥満，高年齢，多胎妊娠症例に発症しやすい。
4. ○ 症状には，子癇（妊産婦における意識消失やけいれん発作）がある。
5. × 胎児は低出生体重児や子宮内胎児発育遅延となる。

要点 妊娠高血圧症候群は，糖尿病合併妊娠，初産，肥満，高年齢，多胎妊娠症例に発症しやすい。

難易度 ★★

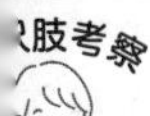

203 母体背景と胎児疾患の組合せで誤っているのはどれか。

医師国試改変

1. 高年初産 ―――――――― 染色体異常児
2. 風疹感染 ―――――――― 先天性心疾患
3. 妊娠高血圧症候群 ――――― 難　聴
4. 全身性エリテマトーデス ――― 不整脈

1. ○　35歳以上の初産婦は高年初産婦と定義され，加齢とともに軟産道強靱や染色体異常児の頻度などが増える。
2. ○　妊娠初期の風疹ウイルスの胎内感染によって先天性風疹症候群を発症することがあり，その3徴は白内障，先天性心疾患，難聴である。
3. ×　妊娠高血圧症候群では常位胎盤早期剝離，胎児発育不全などに注意を要する。難聴は母体の風疹感染で見られる。
4. ○　全身性エリテマトーデスやシェーグレン症候群の妊婦では胎児の不整脈（先天性房室ブロック）に注意を要する。

妊婦健診の公費補助血液検査には，血液型，血算，血糖，梅毒血清反応，B型肝炎抗原，C型肝炎抗体，HIV抗体，HTLV-1抗体，風疹ウイルス抗体が含まれる。

難易度 ★

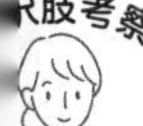

204 多胎妊娠で起こりやすい妊娠中の異常はどれか。

1. 早　産
2. 妊娠悪阻
3. 妊娠糖尿病
4. 溶血性貧血

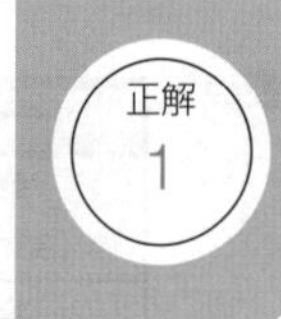

択肢考察

2人以上の胎児を同時に妊娠することを多胎妊娠という。

1. ○　早産が最も起こりやすい。予防としては安静が有効である。切迫早産の診断を受けた場合は，入院安静だけでなく，子宮収縮抑制剤の投与が行われる。
2. ×　妊娠悪阻（つわり）の原因は明らかではないが，妊娠中に著増する卵胞ホルモン，黄体ホルモン，hCGの上昇が影響しているといわれる。
3. ×　妊娠糖尿病も発症リスクはあるが，早産が最も起こりやすい。
4. ×　妊婦貧血で最も多い貧血は鉄欠乏性貧血である。溶血性貧血は多胎妊娠で起こりやすいとはいえない。

多胎妊娠は単胎妊娠に比べて，周産期死亡や合併症の発症率が高い。

難易度 ★

205 胎児心拍数の検査はどれか。

1. 羊水中サーファクタント（L/S比）の測定
2. 母体尿中エストリオール測定
3. NST（ノンストレステスト）
4. ヒューナテスト

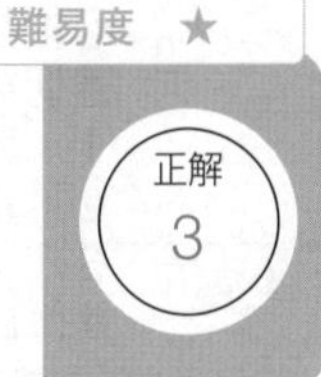

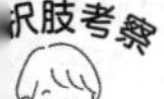

1. ×　出生後の肺機能にかかわる物質である。胎児の肺成熟度の指標となる。
2. ×　胎盤の機能を測定する検査である。

3．○　陣痛やその他のストレスがない状態で，胎児の心拍数がどのように変化するかをみる検査である。胎動や触診による一過性頻脈の有無などをみる。
4．×　ヒューナテストは不妊症の検査である。

要点　NST（ノンストレステスト）は胎児心拍数の検査である。

難易度★★★

206　□□□　医師国試改変

胎児心拍数陣痛図の遅発一過性徐脈の原因となるのはどれか。

1．過強陣痛　　2．臍帯圧迫
3．児頭圧迫　　4．母体発熱

正解 1

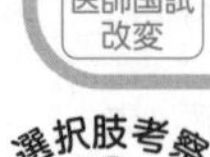

選択肢考察

1．○　過強陣痛では胎児機能不全による胎児低酸素血症を引き起こし，胎児心拍数陣痛図では遅発一過性徐脈が出現する。
2．×　臍帯圧迫の場合には変動一過性徐脈が出現する。
3．×　児頭圧迫は胎児の脳内血流を減少させ，早発一過性徐脈が出現する。胎児娩出直前にしばしば出現する。
4．×　母体発熱の場合，胎児心拍数基線において頻脈（160 bpm を超える）が出現する。

要点

一過性徐脈の種類	症　状	状　態	原　因
早発一過性徐脈 (early deceleration)	子宮収縮と同時に心拍数が低下	児頭圧迫	圧変化
遅発一過性徐脈 (late deceleration)	子宮収縮後，30 秒以内に心拍数が低下	胎児機能不全	低酸素
変動一過性徐脈 (vatiable deceieration)	子宮収縮後，30 秒以内に心拍数が低下	臍帯圧迫	圧変化
遷延一過性徐脈 (prolonged deceleration)	3 分以上 10 分未満心拍数が低下	（様々）	圧変化 低酸素

難易度★★★

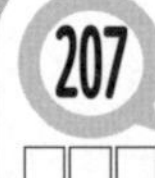

207　□□□　医師国試改変

36 歳の女性（2 妊 0 産）。妊娠 36 週 4 日，腹痛を主訴に来院した。来院時，超音波検査で常位胎盤早期剥離と診断された。胎児心拍数陣痛図で遅発性一過性徐脈が認められた。
適切な対応はどれか。

1．緊急帝王切開
2．止血薬点滴静注
3．子宮収縮薬点滴静注
4．副腎皮質ステロイド筋注

正解 1

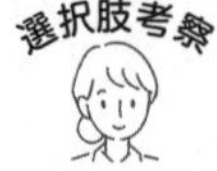
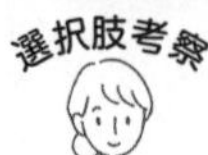

選択肢考察

1．○　常位胎盤早期剥離の診断が確定したら，状態が悪化する前に急速遂娩が必要で，胎児心拍数陣痛図で遅発性一過性徐脈が認められるときには，緊急帝王切開が必要となる。
2．× まず行う治療ではない。
3．× 子宮収縮を抑制する必要があるため，禁忌である。
4．× ステロイド薬投与は，まず行う治療ではない。

点 常位胎盤早期剝離とは，胎盤が分娩前に剝離する疾患で，妊娠高血圧症候群を合併するリスクや，母体 DIC を合併するリスクがある。

難易度 ★

208 □□□

出生前診断について正しいのはどれか。
1．遺伝相談は効果がない。
2．胎児異常を理由に人工妊娠中絶はできない。
3．悪い結果は伝えない。
4．羊水検査は出生前診断に含まれない。

正解 2

肢考察
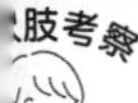
1．× 特に40歳以上の高齢者の妊娠や，前児や家族内に遺伝性疾患があるときは遺伝相談を必ず勧める。
2．○ 胎児異常を理由に人工妊娠中絶はできない。母体保護法に規定されている。
3．× 診断結果はすべて明らかにし，主観をふまえず両親に伝える必要がある。
4．× 羊水検査や超音波検査は出生前診断の検査法である。

点 胎児異常を理由に人工妊娠中絶は行えない。

難易度 ★★

209 □□□ 医師国試改変

出生前遺伝学的検査のうち確定的検査はどれか。
1．羊水検査
2．超音波検査
3．母体血清マーカー検査
4．無侵襲的出生前遺伝学的検査〈NIPT〉

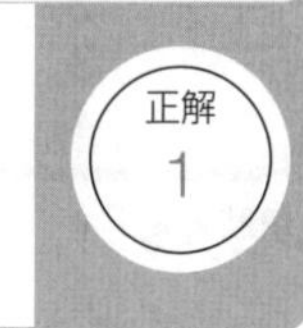

肢考察
1．○ 羊水検査と絨毛検査は出生前遺伝学的検査の確定的検査である。
2．× 超音波検査では遺伝学的確定診断は得られない。
3．× トリプルマーカーなどは確率を算出する検査で非確定的検査である。
4．× 妊婦血中の胎児の DNA 断片を分析するが，非確定的検査である。

点 出生前遺伝学的検査では，妊娠中の絨毛や羊水を採取し，染色体異常の有無を検査する。

難易度 ★

210 □□□ 医師国試改変

分娩の3要素で誤っているのはどれか。
1．娩出力
2．産　道
3．娩出物
4．羊　水

必修ポイント p.332

肢考察
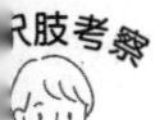
分娩の3要素は，娩出力，産道，娩出物である。娩出力は，子宮収縮（陣痛），母体

のいきみ（腹圧）に分けられ，例えば微弱陣痛では分娩が遅延する。産道は，骨産道と軟産道に分けられ，児頭骨盤不均衡や軟産道強靱などが問題となる。娩出物は，胎児とその付属物（胎盤など）に分けられ，胎児の回旋異常や骨盤位分娩，付属物では臍帯巻絡や胎盤早期剥離などが問題となる。

要点 分娩の３要素は娩出力，産道，娩出物である。

難易度 ★

211 □□□

分娩第１期はどれか。

1．陣痛開始から子宮口全開大まで
2．排臨から発露まで
3．子宮口全開大から胎児娩出まで
4．胎児娩出から胎盤娩出まで

正解 1

必修ポイント p.332

選択肢考察 分娩第１期は陣痛開始から子宮口全開大まで，分娩第２期は子宮口全開大から胎児娩出まで，分娩第３期は胎児娩出から胎盤娩出までである。

要点 １期：陣痛開始～子宮口全開大，２期：子宮口全開大～児娩出，３期：児娩出～胎盤娩出

難易度 ★

212 □□□

前期破水はどれか。

1．分娩開始以前に破水するもの。
2．分娩開始直後に破水するもの。
3．子宮口 5 cm 開大のころに破水するもの。
4．子宮口全開大のころに破水するもの。

正解 1

必修ポイント p.332

選択肢考察
1．○ 分娩開始前に破水した場合は前期破水。
2，3．× 分娩開始直後から子宮口全開大前に破水した場合は早期破水。
4．× 分娩時の子宮口全開大時に起こる破水が適時破水。

要点 破水には前期破水，早期破水，適時破水の３種類がある。

難易度 ★

213 □□□ 医師国試改変

分娩経過に影響しないのはどれか。

1．骨産道
2．軟産道
3．胎　向
4．胎　位
5．胎　勢

正解 3

必修ポイント p.332

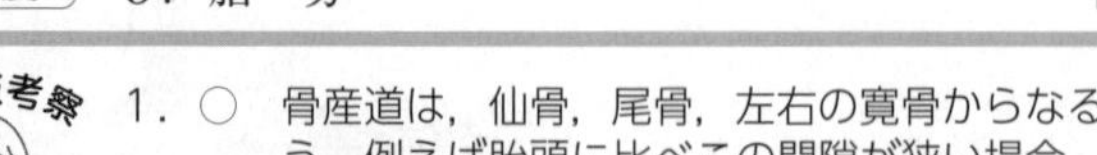

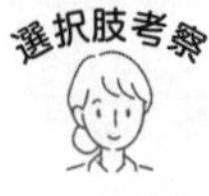

選択肢考察
1．○ 骨産道は，仙骨，尾骨，左右の寛骨からなる骨盤に囲まれた管状の間隙をいう。例えば胎頭に比べこの間隙が狭い場合，児頭骨盤不均衡と称し帝王切開の適応となる。
2．○ 軟産道は，子宮，腟，外陰部をいい，筋，筋膜，靱帯，結合組織などの軟部

組織が取り巻いている。特に子宮頸管が異常に硬いため分娩が停止する場合，軟産道強靱という。

3．× 胎児が，妊娠中および分娩中にとる母体中の姿を，胎向，胎位，胎勢によって表現する。胎向は，胎児の背中側が母体の左にある場合を第1胎向，右にある場合を第2胎向，前方にある場合を第1分類，後方にある場合を第2分類と称する。胎児位置の表現法としては重要であるが，そのために分娩経過に影響を及ぼすものではない。

4．○ 胎児の縦軸と子宮の縦軸との関係をいう。頭位，骨盤位，横位などに分類する。分娩時骨盤位であれば胎児仮死や臍帯脱出などが起きやすい。

5．○ 胎児の姿勢であり，児背を弯曲する屈曲胎勢と児背が伸展する反屈胎勢に分類できる。反屈胎勢時は，分娩の遷延や停止が生じやすい。

子宮の縦軸との関係が問題にならない胎向は分娩に影響しない。

難易度 ★★

分娩第3期の観察項目でもっとも重要なのはどれか。

1．胎児心拍数の変化
2．陣痛の発作の持続時間
3．陣痛の発作の程度
4．胎盤の剝離徴候
5．血性分泌物の量

必修ポイント p.332

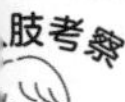

1．× 分娩第1期では初期には1時間～30分おき，進むにつれて10分おきと観察の間隔を短くし，破水後は胎児心拍数を頻繁に聴く必要がある。しかし，3期では児が娩出した後なので無関係。

2，3．× 分娩第1期には頻繁に陣痛の観察が必要だが，3期では不要。

4．○ 胎盤は分娩第3期に娩出され，剝離徴候の観察が最重要。

5．× 第1期に子宮口が開大してくると血性分泌物も増加するので，分娩進行の目安にもなるが，3期では重要ではない。

分娩第3期は児娩出から胎盤剝離までであるが，胎盤剝離の徴候を観察することが重要である。

難易度 ★★

215

胎児の位置で正しいのはどれか。

1．妊娠後期における正常な胎児は反屈位をとっている。
2．胎位で最も多いのは頭位である。
3．児背が母体の右側にあるものを第1胎向という。
4．第2骨盤位の場合，児心音は頭位の第2胎向と同じ場所で聴取する。

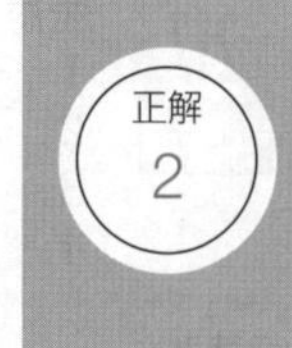

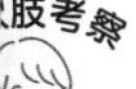

1．× 妊娠後期の正常な胎勢は屈位で，首と脊椎を前方に軽度に屈曲させている。

2．○ 頭位が最も多く，骨盤位，横位の順。

3．× 児背が母体の左側にあるものを第1胎向，右側にあるものを第2胎向という。

4．× 第2骨盤位の場合は母体の右上腹部で聴取し，第2頭位の場合は母体の右下腹部で聴取する。

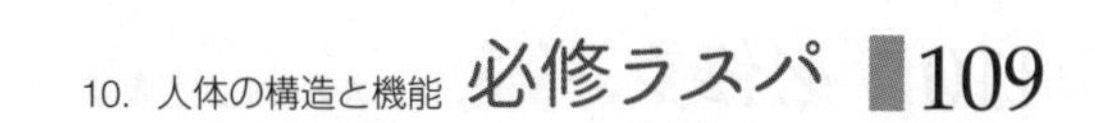

ポイント　胎位や胎向の判断，児心音聴取部と胎向の関係を理解しておく。
・胎　位：胎児の縦軸と母体（子宮）の縦軸との関係
・胎　向：縦位では児背，横位では児頭と母体の左右との関係。児背あるいは児頭が左側にあるものを第1胎向，右側にあるものを第2胎向という。

要点　児背が母体右側にあるものを第2胎向という。第2骨盤位は母体の右上腹部で心音を聴取。

難易度 ★★

216 □□□ 医師国試改変

腹式帝王切開術の適応はどれか。

1．前期破水
2．過期妊娠
3．切迫早産
4．全前置胎盤

正解 4

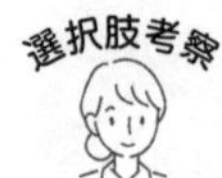

1．× 通常の破水は分娩が始まって子宮口が開いたときに羊水が流出することであるが，分娩開始前（陣痛が起こる前）に破水すると前期破水という。子宮内感染や胎児機能不全を伴っていない限り，前期破水そのものでは帝王切開の適応にはならない。

2．× 過期妊娠とは妊娠42週以降の妊娠をいうが，胎児機能不全や児頭骨盤不均衡などを伴っていない限り，帝王切開の適応にはならない。

3．× 切迫早産とは妊娠22週以降37週未満に，10分間に1回以上の陣痛，性器出血，破水などに加えて，不規則な子宮収縮があり，内診では子宮口開大，頸管展退などのBishopスコアの進行が認められ，早産の危険性が高い状態をいうが，胎児機能不全や子宮内感染徴候などがない限り，帝王切開の適応にはならない。

4．○ 受精卵の正常な着床部位は子宮体部であるが，それよりも下方の子宮壁に着床して胎盤が内子宮口の全部または一部を覆う状態を前置胎盤という。内子宮口の全部を覆う場合が全前置胎盤である。前置胎盤の場合は，一般に子宮口開大に伴う胎盤剥離のために大出血をきたすことが予想され，特に全前置胎盤では大出血が必至なので，帝王切開の適応になる。

要点　全前置胎盤は腹式帝王切開術の適応となる。

難易度 ★

□□□

産褥1日目の身体変化で正しいのはどれか。

1．憂うつになる。
2．乳房の緊満が著明になる。
3．赤色の悪露が排泄される。
4．子宮底長は10 cmである。

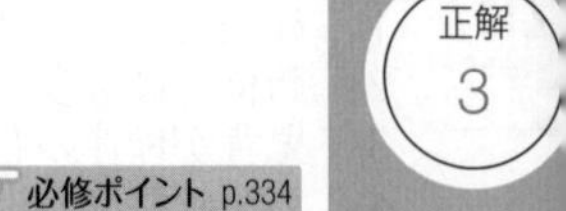

正解 3

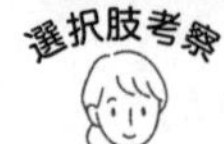

1．× 憂うつになるのはマタニティ・ブルーズで，産褥3～10日ころに認められる。
2．× 乳房の緊満は産褥3～4日に著明になる。
3．○ 産褥1日目は血性の赤色悪露である。
4．× 産褥1日目の子宮底長は14 cm（臍下1横指）である。

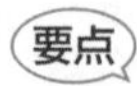

産褥1日目の悪露は赤色，子宮底長は14cm。憂うつは3～10日，乳房緊満は3～4日。

難易度★★★

218

□□□

32 歳の女性。産褥 3 日目で入院中である。妊娠 38 週 6 日に 2,900 g の女児を経腟分娩した。分娩経過に異常は認めず，分娩時の出血量も正常であった。現時点までの産褥経過も順調である。本日の所見として正しいのはどれか。

1．初乳がみられる。
2．黄色悪露がみられる。
3．内子宮口は閉鎖している。
4．腹壁上から子宮底を触れない。
5．産後の後陣痛を最も強く感じる。

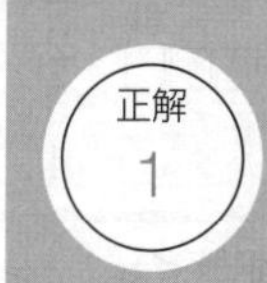

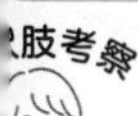

必修ポイント p.334

選択肢考察

1．○　正常な褥婦では産褥 1～2 日目ごろから初乳を認める。その後，産褥 3～7 日目にかけて移行乳になっていき，産褥 7 日目から 10 日目に成乳が認められる。産褥 3 日目であれば初乳がみられるのは正常である。
2．×　悪露の変化として，産褥 2～3 日目に赤色悪露（産道からの血液や脱落膜壊死組織などの分泌物），産褥 3～4 日目に褐色悪露（血液成分が減少して，血色素の破壊で褐色を呈するため），産褥 3～4 週目には黄色悪露（白血球と漿液成分が主に排出）に移行する。
3．×　産褥 3 日目では内子宮口は約 3 cm 開大している。産褥 4 週から 6 週で内子宮口は閉鎖する。
4．×　産褥 3 日目には臍下 3 横指に触れ，産褥 9～10 日目に子宮底は触れなくなる。
5．×　後陣痛とは，胎盤が娩出した後に産褥期に不規則に起こる子宮収縮であり，子宮復古が促され，特に経産婦に強い傾向がある。産褥 3 日目以降は軽快する。

要点　子宮底の高さは，分娩直後は臍下 2～3 横指，分娩 12 時間後には臍高となる。以後，子宮底は下降する。

難易度 ★★

219

□□□

産褥期の子宮について正しいのはどれか。

1．分娩直後は産褥期で最も子宮底が高い。
2．膀胱が充満すると子宮底は高くなる。
3．児が乳頭を口に含むと母体ではアドレナリンの分泌が促進される。
4．子宮が妊娠前の状態に戻ることを進行性変化という。

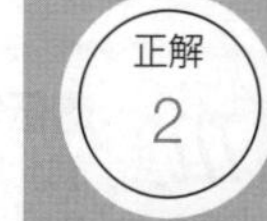

必修ポイント p.334

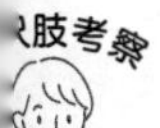

1．×　分娩直後は子宮底は臍下 2～3 横指で，産褥 12 時間後に臍高から臍上 1 横指と最も高くなり，産褥 3 日目ころに分娩直後と同様になる。
2．○　膀胱は子宮に隣接しており，充満すると子宮の収縮を妨げ子宮底は高くなる。
3．×　乳頭への刺激によって母体ではオキシトシンの分泌が促進される。オキシトシンは平滑筋を収縮させるため子宮は収縮する。
4．×　子宮や産道の回復などを退行性変化という。進行性変化は乳腺の変化をさす。

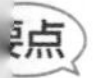

膀胱が充満すると子宮の収縮を妨げ，子宮底は高くなる。

難易度 ★

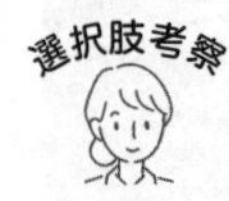

□□□

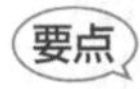

ヒトの常染色体の数はいくつか。
1．48本
2．46本
3．44本
4．42本

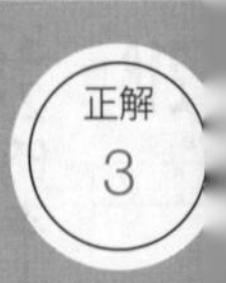

必修ポイント p.334

選択肢考察

ヒトの常染色体は1～22番までの22本である。体細胞には，父方，母方から継承した染色体の1揃いがあるので（合計2セットとなる），常染色体は44本あることになる。これに1対2本の性染色体が加わり，ヒトの体細胞の核には23対46本の染色体が含まれる。

要点　常染色体は22対44本，性染色体は1対2本，合計で染色体は23対46本。

難易度 ★

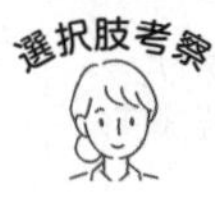

□□□

精子の性染色体について正しいのはどれか。
1．X染色体1種類
2．XY染色体1種類
3．X染色体とY染色体の2種類
4．性染色体はない。

必修ポイント p.334

選択肢考察

性染色体は雌雄分化の決定に関与する染色体のことで，哺乳動物では一般にX染色体とY染色体からなる。X染色体の数にかかわらず，Y染色体があれば性腺は精巣（睾丸）へと分化し，なければ卵巣へと分化する。人は23本の染色体を母親から，もう23本の染色体を父親からもらって産まれてくる。つまり，卵子と精子はそれぞれ22本の常染色体と1本の性染色体をもつ。性染色体がXXの母親からつくられる卵子の性染色体は必ずX染色体の1種類である。一方，XYの父親からつくられる精子は半数がX染色体をもち，もう半数がY染色体の2種類の染色体をもつ。

set 9

要点　卵子の性染色体はX染色体1種類で，精子の性染色体はX染色体とY染色体の2種類である。

難易度 ★

□□□

遺伝情報の伝達で正しいのはどれか。
1．核酸はDNAのみからなる。
2．細胞分裂の際にDNAが複製される。
3．DNAは1本のポリヌクレオチド鎖である。
4．DNAの遺伝情報からmRNAが作られることを翻訳という。
5．mRNAの塩基配列に基づきアミノ酸がつながることを転写という。

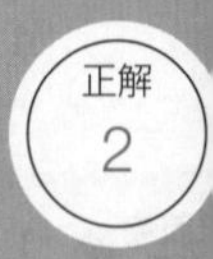

必修ポイント p.334

選択肢考察

1．×　核酸は糖，塩基，リン酸基の重合体で，DNA（デオキシリボ核酸）とRNA（リボ核酸）からなる。DNAの遺伝情報がRNAに伝えられ，タンパク質合成が行われる。RNAにはメッセンジャーRNA（mRNA），リボソームRNA（rRNA），トランスファーRNA（tRNA）の3種類がある。

2．○　細胞分裂の際にDNAが複製され，DNAがもつ遺伝情報が新しい細胞に伝えられる。
3．×　DNAは1対（2本）のポリヌクレオチドが作る2重らせん構造である。
4．×　2重らせんがほどけて1本鎖になったDNAの塩基配列に対応して1本鎖のmRNAが合成されることを転写という。
5．×　リボソームに移動してきたmRNAの遺伝情報に従ってアミノ酸を指定通りに配列し，蛋白質を合成することを翻訳という。

点　DNAは2本のポリヌクレオチドが作る2重らせん構造で，細胞分裂の際にDNAが複製される。

難易度 ★

223 □□□

蛋白合成が行われる細胞内小器官はどれか。

1．核
2．リボソーム
3．ミトコンドリア
4．Golgi〈ゴルジ〉装置

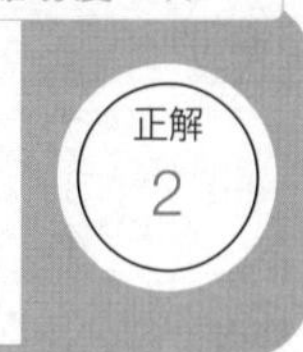

必修ポイント p.334

肢考察
1．×　核には遺伝情報であるDNA（デオキシリボ核酸）が入っている。
2．○　リボソームでは，核からの遺伝情報をもとに，蛋白質を合成する。
3．×　ミトコンドリアでは，細胞内の活動エネルギー源であるATP（アデノシン三リン酸）が産生される。
4．×　ゴルジ装置は蛋白質や脂質を小胞体から受け取り，糖などを付加して細胞の各領域に分配できるようにする。

イント　細胞内には，核のほか，細胞内小器官として小胞体，リボソーム，ゴルジ装置，ミトコンドリア，リソソームなどがある。リボソームは英語でribosome，リソソームは英語でlysosomeと表記し，日本語表記だと名称が似ていて紛らわしいが，それぞれ異なる役割をもっており，混同しないよう覚えておこう。

点　リボソームは蛋白合成，ミトコンドリアはエネルギー産生の役割をもつ。

難易度 ★

224 □□□

死の三徴候に含まれるのはどれか。

1．チアノーゼ
2．下顎呼吸
3．心拍の低下
4．脳機能の停止
5．死斑の出現

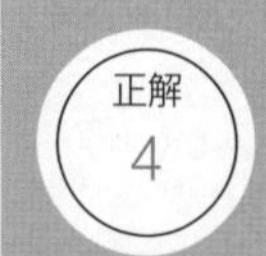

必修ポイント p.335

肢考察
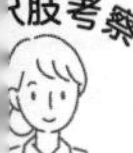
1．×　チアノーゼは生体が酸素不足などにより還元Hbが増加している状態。
2．×　下顎呼吸は呼吸が抑制されているだけで死の徴候ではない。
3．×　心拍の低下は徐脈であるが，徐脈は心臓が拍動している。
4．○　瞳孔散大などの脳機能の不可逆的停止は死の三徴候の1つである。
5．×　死斑は循環が停止して死後血液沈下が起こった結果，紫赤色の色調を遺体の下面に認めるもので，死後30分～1時間で出現する。つまり死後の徴候である。

脳機能の停止は死の徴候の１つである。

難易度 ★

225 □□□

脳死の判定基準に含まれるのはどれか。

1．体温低下　　2．心停止
3．瞳孔固定　　4．血圧低下

必修ポイント p.336

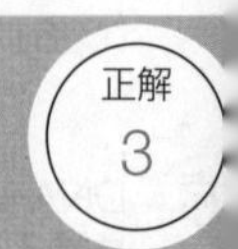

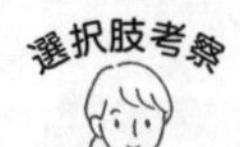

1．× 脳死は，脳の機能はすべて失われているが，人工呼吸器をつけていれば心臓は動くことができるので，身体は温かく，髪は伸び，爪も伸びる。したがって低体温は含まれない。
2．× 心停止は死の三徴候の１つであり，脳死の判定基準には含まれない。
3．○ 瞳孔は，瞳孔固定し，両側瞳孔径４mm以上が基準になる。
4．× 脳死の判定基準に入っていない。

要点 瞳孔固定は脳死の判定基準に含まれる。

set 9

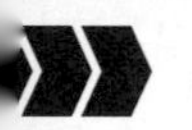

set 10 No.226〜250

難易度 ★

226

□□□

植物状態に認められるのはどれか。

1．深昏睡
2．脳波の平坦化
3．瞳孔の散大固定
4．自発呼吸

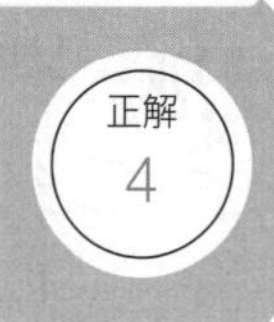

正解 4

必修ポイント p.336

選択肢考察

1．× 植物状態では程度に応じて強い刺激には若干反応を示す例もある。
2．× 脳死の必要条件である。植物状態では脳幹機能があるため脳波は平坦化しない。
3．× これも脳死の必要条件であり，脳幹機能が残存する植物状態では散大しないし，対光反射が認められる。
4．○ 脳幹機能の働きにより，自発呼吸や睡眠と覚醒のリズムなどが植物状態には認められ，脳死には認められない。

ポイント 〈植物状態と脳死との違い〉

生命維持機能の中枢である脳幹機能が残存しているかどうかという点である。植物状態では脳幹機能が残存（自発呼吸あり）している。言葉による意思表示や意識など皮質機能によるものは両者とも認められない。一方，脊髄反射などは両者に認められる。

要点 植物状態では脳幹機能が残存しているため，自発呼吸が認められる。

難易度 ★

227

□□□

尊厳死について正しいのはどれか。

1．安楽死と同義である。
2．リビングウィルは反映されない。
3．日本では法律の規定がない。
4．疼痛治療はしない。

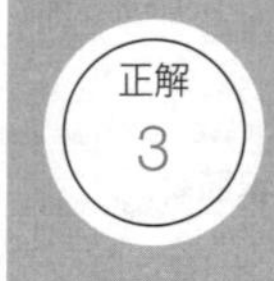

正解 3

必修ポイント p.336

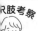

選択肢考察

1．× 尊厳死は不治かつ末期になった場合，自発的意思で延命治療を拒否するものである。安楽死は第三者が苦痛を訴えている患者を積極的に死なせることであり，尊厳死とは異なる。
2．× 生前発効の遺書であるリビングウィル（Living Will）は「尊厳死の宣言書」であり，治療に反映される。
3．○ 尊厳死は現在，日本では法律としてはまだ成立していない。
4．× 尊厳死の概念には，苦痛を最大限に和らげる治療の継続という考えが含まれる。

要点 日本では，尊厳死に関して法律の規定がない。

228 □□□

リビングウィルについて正しいのはどれか。

1．安楽死の宣言書である。
2．家族が作成する。
3．医師に対する拘束力がある。
4．終末期医療に対する希望である。
5．書式が法的に規定されている。

正解 4

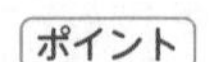

選択肢考察

1．× 積極的安楽死は日本では認められていない。
2．× 本人が作成する。
3．× 医師の選択肢を拘束するわけではない。医師への法的拘束力はないが，患者の希望として尊重される。
4．○ 患者自身の終末期医療への希望・指示が記されている。
5．× 書式の規定はない。

ポイント リビングウィル（living will）は，「生前発効の遺言書」の意味で，自身の終末期医療について指示や希望を明示した法的文書である。

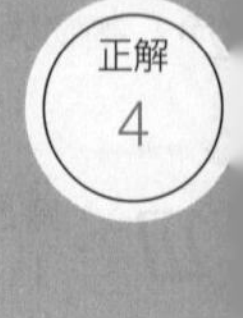

229 □□□

死にゆく人の心の動きを５段階で表したのはだれか。

1．Mother Teresa（マザー・テレサ）
2．Joyce Travelbee（ジョイス・トラベルビー）
3．Dorothea E. Orem（ドロセア・オレム）
4．Elisabeth Kübler-Ross（エリザベス・キューブラー・ロス）

正解 4

必修ポイント p.336

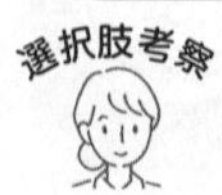

選択肢考察

1．× カトリックの修道女。発展途上国での福祉，社会事業に尽力し，ノーベル平和賞を受賞した。
2．× 米国の看護学者。看護とは対人関係のプロセスであるとし，『人間対人間の看護』を著した。
3．× 米国の看護学者。人間のセルフケアに視点を当て，看護の機能と人間のセルフケアとの関わりについて論を展開した。著書に『オレム看護論』がある。
4．○ 米国の精神科医。末期患者の心理を分析した『死ぬ瞬間』はターミナルケアに多大の影響を与え，死にゆく人の心の動きを，否認，怒り，取引，抑うつ，受容の５段階で表した。

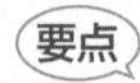

要点 エリザベス・キューブラー・ロスは死にゆく人の心の動きを５段階で表した。

. 徴候と疾患

難易度 ★

230 意識障害の原因として誤っているのはどれか。

1．低ナトリウム血症
2．高カルシウム血症
3．低血糖
4．脂質異常症

□□□ 医師国試改変

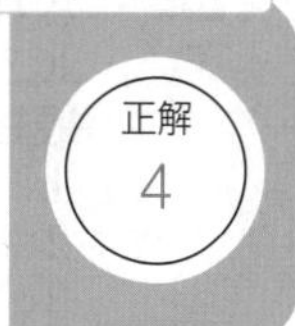

必修ポイント p.337

肢考察

1．○ 極度の低ナトリウム血症は意識障害やけいれん発作を起こす。
2．○ 高カルシウム血症では意識障害がみられ，悪性腫瘍に伴う高カルシウム血症でみられることが多い。
3．○ 低血糖は意識障害の鑑別診断には常に入る。
4．× 脂質異常症で意識障害をきたすことはない。

要点 低 Na 血症，高 Ca 血症，低血糖は意識障害の原因になる。

難易度 ★

231 意識障害の患者が搬送されてきた。肝性昏睡を疑う随伴症状はどれか。

1．クスマウル呼吸
2．アンモニア様の口臭
3．高血圧
4．悪性腫瘍の既往

□□□ 医師国試改変

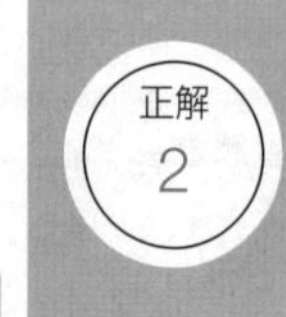

必修ポイント p.337

肢考察

1．× 糖尿病性ケトアシドーシスにみられる異常呼吸である。代謝性アシドーシスの代償として生じる，大きな呼吸のこと。
2．○ 肝性昏睡を疑う所見である。
3．× 意識障害患者で高血圧を示している場合，脳血管障害であることが圧倒的に多い。
4．× 悪性腫瘍の既往がある患者の意識障害では，悪性腫瘍に伴う代謝異常（低ナトリウム血症，高カルシウム血症）や転移性脳腫瘍を疑う。

要点 肝性昏睡ではアンモニア臭の独特の口臭をきたす。

難易度 ★★

232
□□□

22 歳の男性。オートバイで走行中，誤って転倒し救急車で搬送された。事故の 2 時間後に再び意識を消失した。意識レベルは JCS で 100。頭部単純 CT を示す。
最も考えられるのはどれか。

1．一過性脳虚血発作
2．急性硬膜外血腫
3．急性硬膜下血腫
4．くも膜下出血

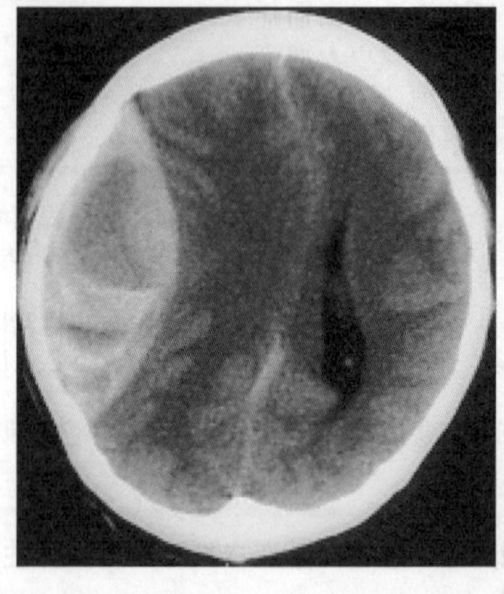

正解 2

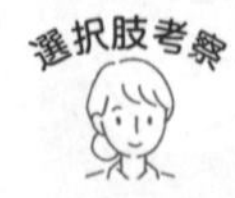

1．× 一過性脳虚血発作（TIA）なら CT に高吸収域変化はみられない。
2．○ 受傷時の意識清明後に意識障害を呈する意識清明期（lucid interval）の存在，頭部単純 CT での頭蓋骨直下の両凸レンズ型の高吸収域が典型的である。
3．× 急性硬膜下血腫では，頭部単純 CT で三日月形の高吸収域が頭蓋骨直下にみられる（参考までに，CT 所見を示す）。
4．× 頭痛の症状があり，両凸レンズ型高吸収域はみられない。

ポイント　急性硬膜外血腫と急性硬膜下血腫はそれぞれ特有の CT 画像所見を示す。設問の急性硬膜外血腫は両凸レンズ型の高吸収域，急性硬膜下血腫は三日月形の高吸収域が特徴である。

（急性硬膜外血腫の CT 像）

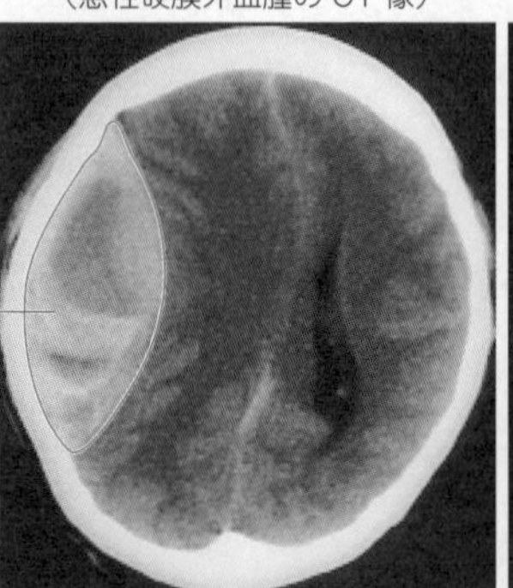

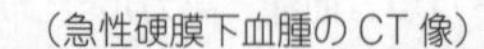

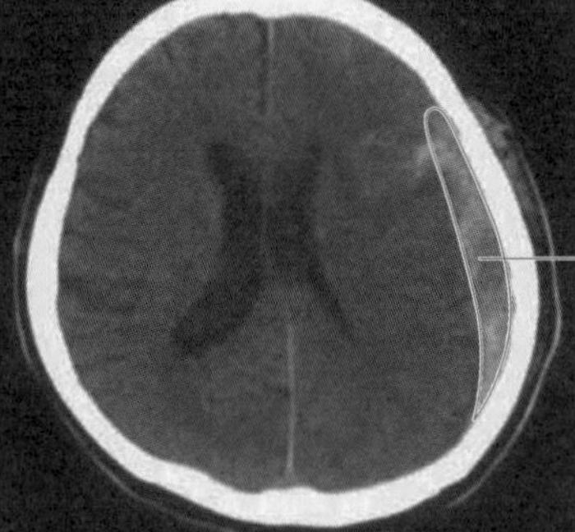

	急性硬膜外血腫	急性硬膜下血腫
血腫の形態	両凸型，ときに三日月型	三日月型，ときに両凸型

要点 一過性脳虚血発作（TIA）は 24 時間以内に改善し，失神（意識障害）は認めない。

難易度 ★

233 出血性ショックでみられる症状はどれか。

1．四肢温感
2．皮膚乾燥
3．徐　脈
4．中心静脈圧の上昇
5．末梢静脈の虚脱

□□□

医師国試改変

必修ポイント p.338

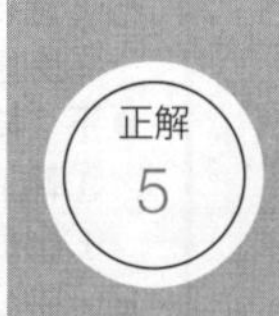

選択肢考察

1．× 出血性ショックでは末梢血管の収縮により四肢冷感が生じる。
2．× 出血性ショックでは皮膚は冷汗（皮膚温が冷たいにもかかわらず出る汗）を生じ，むしろ湿潤である。
3．× 頻脈が生じ，これは循環血液量の減少による内因性カテコラミンの分泌による症状である。
4．× 中心静脈圧（CVP）は循環血液量の減少により低下する。
5．○ 末梢静脈の虚脱は循環血液量の減少による症状である。このため，初療室ではしばしば出血性ショックの患者の四肢の末梢静脈の確保が困難になり，中心静脈穿刺が必要になる。末梢静脈の虚脱を「末梢静脈の拡張」と解釈すると間違える。

ポイント 〈出血性ショック（循環血液量減少性ショック）の症状〉

・冷　感
・血圧低下
・顔面蒼白
・頻　脈
・呼吸困難
・尿量減少
・末梢静脈の虚脱
・CVP の低下

〈循環血液量減少性ショックの治療〉

第一には，十分な補液，輸血であり，血管収縮薬（昇圧薬）は禁忌である。

要点 出血性ショックでみられる症状として末梢静脈の虚脱がある。

参考 中心静脈圧（central venous-pressure：CVP）

1．中心静脈圧の解釈
基準値 4～8 mmHg で，右心房圧を反映する。絶対値よりは，変化の推移をみることに意義がある。

●上　昇
①右心系の異常（右心不全，心タンポナーデ，三尖弁逆流）
②過剰輸液・輸血
③胸腔内圧上昇（PEEP，慢性閉塞性肺疾患，手術操作，気道狭窄）

●下　降（循環血液量の不足）
①輸液・輸血の不足
②出血性ショック

2．中心静脈カテーテル挿入部位
①鎖骨下静脈
②内頸静脈
③大腿静脈
④尺側皮静脈

3．中心静脈カテーテル挿入に伴う合併症
①気　胸
②動脈穿刺
③胸管損傷
④局麻による腕神経叢ブロック

難易度 ★★

234 □□□

出血性ショック状態の患者に対する初期の輸液で正しいのはどれか。

1．5％ブドウ糖液
2．乳酸加リンゲル液
3．アミノ酸液
4．アルブミン製剤

必修ポイント p.338

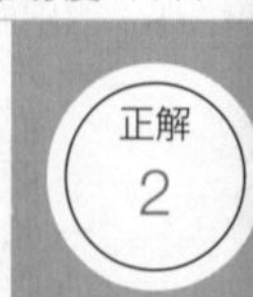

選択肢考察

1．× 5％ブドウ糖液は組成が細胞外液とは異なるため，細胞外液補充の目的には不適である。
2．○ 出血性ショックでは細胞外液を補充することを考える。組成が細胞外液に最も近く，細胞外液補充の目的に適する。
3．× アミノ酸液や，脂肪乳剤は栄養素の補給あるいは是正に用いる。
4．× 低アルブミン血症に用いる。

ポイント 出血性ショックの治療ではまず乳酸加リンゲルを補充し，必要があれば輸血する。

難易度 ★★

235

□□□

血管の拡張によりショックを起こすのはどれか。

1．心筋梗塞
2．消化管出血
3．敗血症
4．脱　水

正解 3

必修ポイント p.338

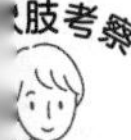
肢考察

1．× 心筋梗塞では心原性ショックをきたし，血管は収縮する。
2．× 消化管出血は循環血液量減少性ショックに属し，代償性に血管が収縮し頻脈となる。
3．○ 敗血症やアナフィラキシーショックは血液分布異常性ショックに属し，体内の血液量は減少せず，血管が拡張し全身血管抵抗が低下する。
4．× 脱水症は循環血液量減少性ショックに属し，血管が収縮する。

イント 敗血症やアナフィラキシーショックの治療は血管を収縮させるα刺激作用のある，アドレナリンやノルアドレナリンを投与。

難易度 ★

236

□□□

医師国試改変

ショックの原因と治療薬の組合せで正しいのはどれか。

1．大量出血 ―――――――― ヘパリン
2．徐脈性不整脈 ―――――― グルコース
3．肺血栓塞栓症 ―――――― アミノフィリン
4．アナフィラキシー ―――― アドレナリン

正解 4

必修ポイント p.338

肢考察

1．× 大量出血（外傷や消化管出血など）による出血性ショックでは，出血量に応じて輸液・輸血，止血処置が必要となる。ヘパリンを投与すると抗凝固作用により出血を助長させてしまうため禁忌である。
2．× 徐脈性不整脈では，心拍出量（一回拍出量×心拍数）が減少することによって循環不全をきたす。二次的な原因（急性心筋梗塞，電解質異常，薬剤性など）の検索・治療と並行して，緊急ペーシング（経皮または経静脈）を行う。薬物治療としてはカテコラミン製剤やアトロピンなどを使い，さらにペースメーカー治療を行う。グルコースは低血糖発作に用いられる。
3．× 急性肺血栓塞栓症では，肺血管床の減少によって急速な肺高血圧，右心負荷，低酸素血症が生じる。抗凝固療法としてヘパリンの投与に血栓溶解療法や外科的血栓摘除術などの併用が検討される。アミノフィリンは気管支拡張薬で喘息の治療に用いられる。
4．○ アナフィラキシーショックでは，末梢血管拡張による血液分布異常性ショックが関与しているため，血管収縮作用・心収縮力増強作用をもつアドレナリンの筋注を早急に行う。

点 アナフィラキシーショックにはアドレナリンの筋注を早急に行う。

難易度 ★

237 □□□

嚥下障害について正しいのはどれか。

1．肺炎の原因になる。
2．嚥下障害患者の食後は仰臥位を保持する。
3．嚥下障害患者の食事中は頸部を伸展させる。
4．嚥下障害患者には流動食が適する。

必修ポイント p.337

正解 1

選択肢考察

1．○　高齢者は認知症や脳の疾患を患うことで嚥下障害を生じ，誤嚥性肺炎になりやすい。

2．×　嚥下障害患者の食後は 30 分以上の座位（またはファウラー位）を保持することで，胃から食道への逆流を防ぐことができる。

3．×　嚥下障害のある場合，頸部を伸展させていると咽頭と気道が直線になっているため，気道に食物が誤嚥しやすくなる。

4．×　流動食や液体は食塊がつくりにくく，誤嚥を引き起こす可能性がある。食べ物にとろみをつけると嚥下しやすく，ゼリーやプリンなども適している。

要点　嚥下障害患者には食べ物にとろみがあると嚥下しやすい。

難易度 ★★

238 □□□

言語障害について正しいのはどれか。

1．言語中枢は小脳にある。
2．言語障害には音声障害が含まれる。
3．吃音は知的障害である。
4．失語症は先天性の障害である。

必修ポイント p.338

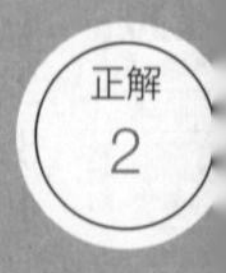

選択肢考察

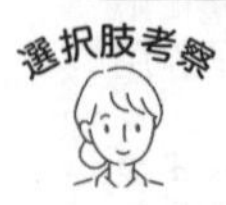

1．×　大脳の前頭葉，頭頂葉，側頭葉，後頭葉のなかで，言語中枢は前頭葉に存在する。小脳は身体の平衡保持，姿勢反射の調整，随意運動の調節，運動学習機能などの機能がある。

2．○　音声障害では喉頭癌などで発声ができなくなったり，声が嗄れたりする。言語障害は発語が不明瞭のため，コミュニケーションが円滑に進まない障害のことで，構音障害，吃音（きつおん），言語発達障害，聴覚障害（難聴），音声障害などがある。

3．×　吃音は，言葉の一部を繰り返す，引き伸ばす，詰まるなどの症状があるが，知的障害などの言語発達障害ではない。

4．×　失語症は脳卒中や頭部外傷など大脳の言語中枢が損傷されるなど後天性原因で生じる。代表的なものは，ブローカ野の障害による運動性失語と，ウェルニッケ野の障害による感覚性失語である。感覚性失語では発語はできるが相手の話を理解できないため，会話がかみ合わなくなり，運動性失語では話していることは理解できるが，話そうと思う言葉が出てこない。

要点　言語障害には，失語などの言語機能の障害だけでなく，言語発達の障害，聴覚障害（難聴），吃音，構音障害，音声障害まで含まれる。

難易度★★

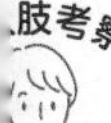

熱型について正しいのはどれか。
1. 室内温度の変動パターンを熱型と呼ぶ。
2. 弛張熱は最低体温は平熱以下になる。
3. 稽留熱は日内変動が大きい。
4. 間欠熱は高熱と平熱を交互に繰り返す熱である。

正解 4

必修ポイント p.338

選択肢考察

1. × 体温の変動パターンを熱型と呼び，病気により異なる。
2. × 弛張熱は日内変動が1℃以上で，最低体温が平熱以下にならない熱である。
3. × 稽留熱は日差が1℃以内の持続性高熱である。
4. ○ 間欠熱は日内変動が大（1℃以上）で，解熱時は平熱にまで下がる熱である。マラリアなどは間欠熱型の発熱を呈する疾患として有名。

要点 間欠熱は高熱と平熱を交互に繰り返す熱で，日内変動が1℃以上と大きい。

難易度★★★

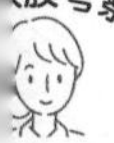

発熱した小児に投与する解熱薬として適切なのはどれか。
1. アセトアミノフェン
2. フェントラミン
3. イソソルビド
4. アスピリン

正解 1

選択肢考察

1. ○ 解熱薬のアセトアミノフェンはインフルエンザの際の小児用解熱薬としても安全に使用できる。
2. × フェントラミンは褐色細胞腫の高血圧をコントロールする際に使用する。
3. × イソソルビドは冠動脈に対して拡張作用と攣縮解除作用を有し，主に狭心症に使用する。
4. × アスピリン（非ステロイド性消炎鎮痛薬）はプロスタグランジン（PG）生合成阻害作用により，解熱鎮痛作用，抗炎症作用，血小板凝集阻害作用を有する。小児の発熱時（インフルエンザを含む）の解熱薬はアスピリン，スルピリン，メフェナム酸は使用禁止である。

要点 小児の解熱薬はアセトアミノフェン（インフルエンザを含む）。

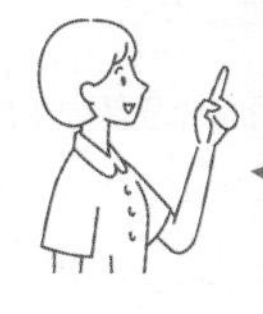

アセトアミノフェンは新型コロナ感染症の発熱にも使われました

アセトアミノフェンは解熱薬としても安全に使用できるため，市販の解熱鎮痛薬や総合感冒薬の主成分として広く使用されています。一方，新型コロナやインフルエンザ罹患時の発熱にアスピリンなどの非ステロイド性消炎鎮痛薬を服用するとReye（ライ）症候群などの副作用の危険があるので避けることになっています。

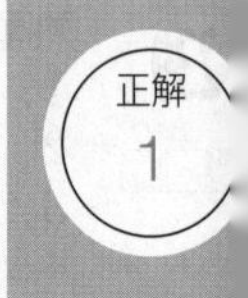

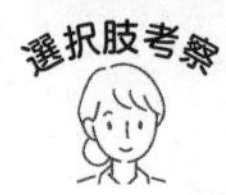

水欠乏性脱水の病態・症状で正しいのはどれか。

1．口　渇
2．血圧上昇
3．尿量増加
4．血清ナトリウム値低下

正解 1

必修ポイント p.339

選択肢考察

脱水は水分と電解質のどちらが多く失われるかで，主に２つのタイプに分かれる。電解質より水分が多く失われると水欠乏性脱水（高張性脱水），その逆がナトリウム欠乏性脱水（低張性脱水）になる。

1．○　口渇は水欠乏性脱水の症状である。
2．×　血圧上昇はみられない。
3．×　水分が欠乏しているので尿量は減少する。
4．×　水欠乏性脱水はナトリウムに比べて水の喪失が多い場合に起こる高張性脱水であり，血清ナトリウム値は上昇する。ナトリウム欠乏性脱水（低張性脱水）は血清ナトリウム値が低下する。

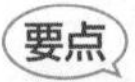

水欠乏性脱水は高張性脱水で，口渇，尿量減少，血清ナトリウム値上昇をきたす。

難易度 ★★

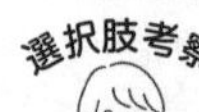

正しい組合せはどれか。

	〈黄疸の原因〉	〈疾　患〉
1．	ビリルビンの過剰生成	原発性胆汁性胆肝炎
2．	ビリルビンの抱合異常	溶血性黄疸
3．	肝内胆管の障害	新生児黄疸
4．	肝外胆管の閉塞	胆管癌

正解 4

必修ポイント p.340

選択肢考察

1．×　ビリルビンの過剰生成による黄疸は，溶血性貧血のように赤血球が破壊されたときに起こる。
2．×　ビリルビンの抱合異常による黄疸は，肝臓が未熟な新生児黄疸などで起こる。
3．×　肝内胆管の障害による黄疸は，原発性胆汁性胆肝炎のように肝臓内の胆管が慢性炎症により壊され，胆汁が流れにくくなり肝臓内に胆汁が停滞するため起こる。
4．○　肝外胆管の閉塞による黄疸は，胆管癌や膵臓癌などで胆汁が消化管内に排泄されず，胆汁中のビリルビンが逆に血液中に入るために起こる。

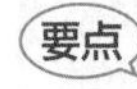

胆管癌で肝外胆管の閉塞が起きて黄疸をきたす。溶血性黄疸はビリルビンの過剰生成で起きる。

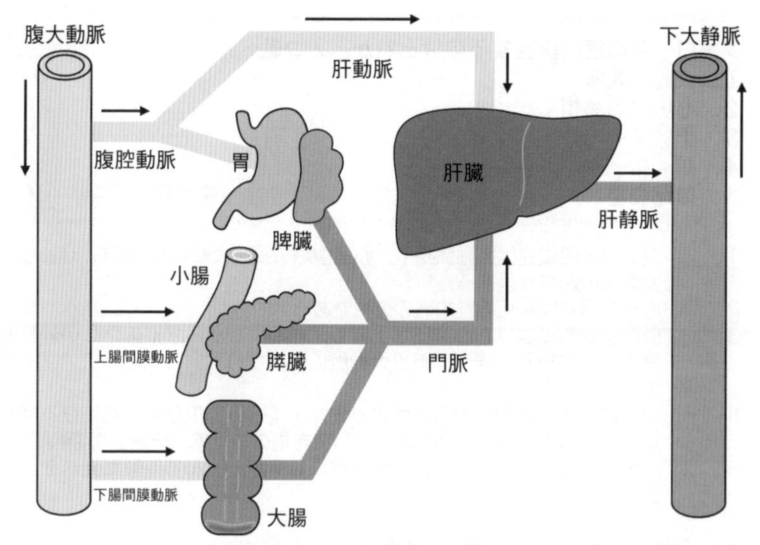

内臓に入る血管と出る血管

胃に分布する動脈は腹腔動脈から分布する。小腸は上腸間膜動脈，大腸は下腸間膜動脈から分布する。

難易度★★★

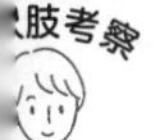

243 □□□ 医師国試改変

新生児の生理的黄疸の成因に関与しないのはどれか。

1．赤血球寿命
2．多血症
3．血清アルブミン値
4．肝臓での抱合能

必修ポイント p.340

選択肢考察

1．○　新生児の赤血球寿命は短いと，溶血して非抱合型（間接）ビリルビンの産生は増加し，黄疸が出やすくなる。
2．○　新生児の赤血球寿命は短いために多血症では黄疸が増強する。巨大児，母体糖尿病児や双胎間輸血などでみられる。
3．×　間接ビリルビンの大部分は，血中でアルブミンと結合して肝臓へ運ばれるが，生理的黄疸の成因には無関係。
4．○　新生児では肝臓での抱合能が未熟なため，肝臓のグルクロン酸抱合酵素活性（UDP-glucuronosyl-transferase；UGT）の活性は低く，血中の間接ビリルビンが高くなりやすい。

要点　新生児では肝臓での抱合能が未熟なため，血中の間接ビリルビンが高くなりやすい。

難易度 ★

244 □□□

ファロー四徴症に該当するのはどれか。2つ選べ。

1．大動脈狭窄
2．心房中隔欠損
3．チアノーゼ
4．槌　指
5．蹲踞姿勢

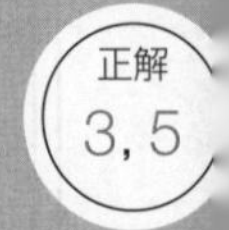

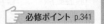

選択肢考察

1．× ファロー四徴症は肺動脈狭窄，心室中隔欠損，大動脈右方転位（騎乗），右心室肥大の四徴を呈する。
2．× 心房中隔ではなく心室中隔の欠損である。
3．○ 肺動脈狭窄により右心室圧が上昇し，右心室からの酸素に乏しい静脈血が心室中隔の欠損孔を通って直接大動脈に駆出される。このためチアノーゼを発生する。
4．× ファロー四徴症では指の末節より先がふくらみ，爪が丸みを帯びるばち指を呈する。槌指は第一関節が伸びない突き指のことで，伸筋腱の断裂のこと。
5．○ 蹲踞（そんきょ）とは子供が無意識にしゃがみ込んで無酸素発作を回避すること。

要点 ファロー四徴症ではチアノーゼがみられる。

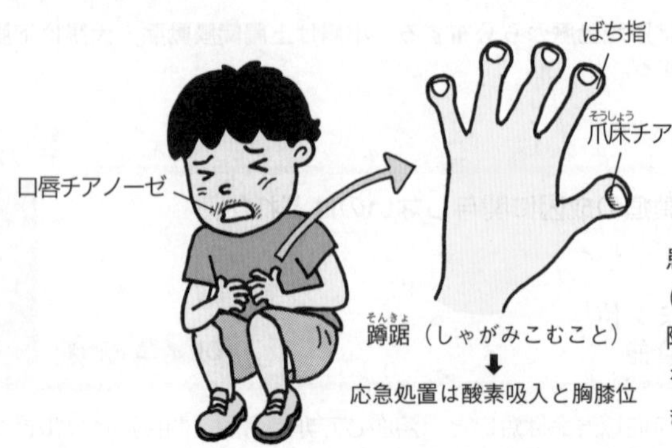

患者は蹲踞することで血圧（左心室圧）を上げて心室中隔欠損を通る右左シャントを減らし，低酸素症を軽減できる。

ファロー四徴症にみられるチアノーゼ

難易度★★★

245

□□□

健常者と労作時呼吸困難を訴える患者の手指の所見を示す。
労作時呼吸困難患者の手指で適切なのはどれか。

1．ばね状指
2．ばち指
3．スワンネック変形
4．さじ状爪

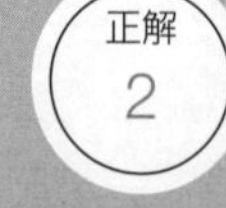

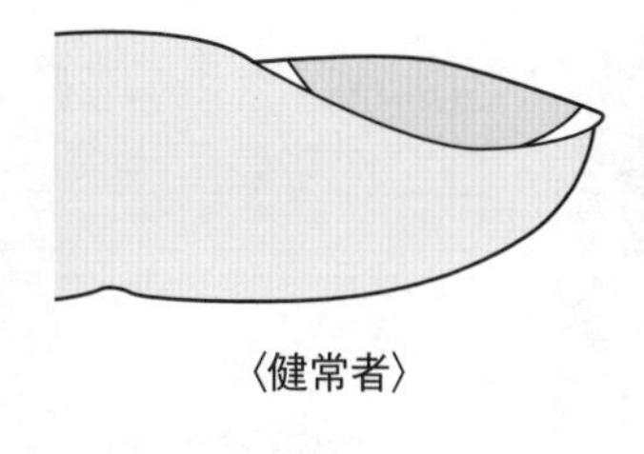

〈健常者〉

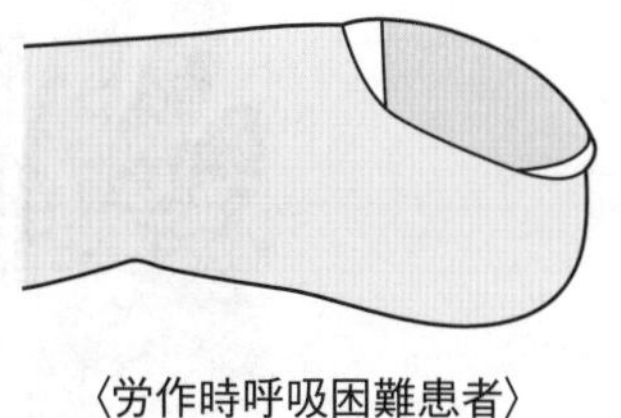

〈労作時呼吸困難患者〉

必修ポイント p.341

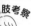

肢考察

爪と皮膚のなす角度は健常者だと約 160°であるのに対して，ばち指は 180°を超える。

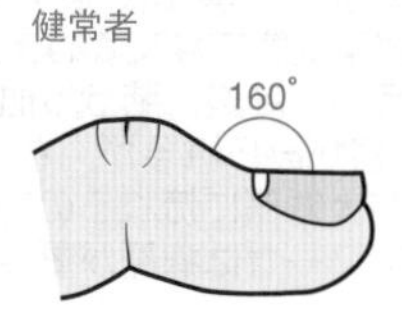

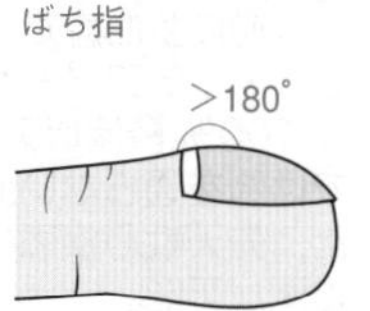

1．× 狭窄性腱鞘炎により MP 関節レベルで屈筋腱の動きが障害されて弾撥現象を起こしたもので，母指に好発する。
2．○ ばち指とは，手や足の末節が結合組織増殖によって腫大したものである。発症機序は不明で爪床下の結合組織が異常に増殖する。
3．× 関節リウマチでみられる変形で，PIP 関節過伸展，DIP 関節が屈曲する。
4．× 爪がスプーンのように反り返り爪先が上向きになった変形の状態で，鉄欠乏性貧血でよくみられる。

点

ばち指は間質性肺疾患（特に特発性肺線維症），慢性閉塞性肺疾患〈COPD〉，肺癌など低酸素状態を呈する疾患でみられる。

新傾向

難易度★★★

246 □□□

写真に示す症状について正しいのはどれか。

1．一酸化炭素（CO 中毒）があると出現しやすい。
2．ファロー四徴症では酸素吸入によって改善しない。
3．慢性閉塞性肺疾患では酸素吸入によって改善しない。
4．血中還元ヘモグロビンの絶対量が減少する。

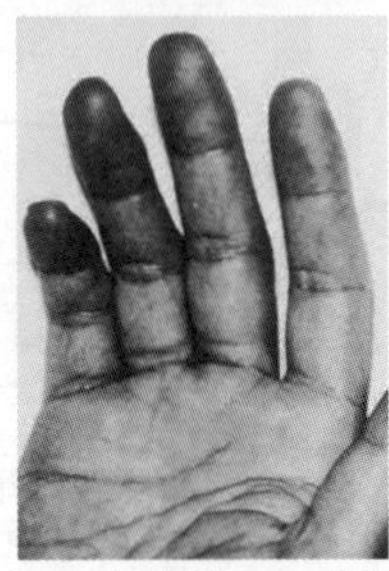

（カラー写真巻頭 No. 1 参照）

必修ポイント p.341

正解 2

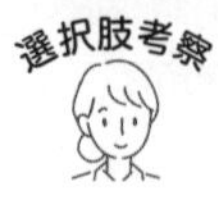

写真は皮膚が青紫色でチアノーゼの症状が出ている。

1．× チアノーゼは還元ヘモグロビンの量に依存しているため，低酸素状態でもヘモグロビンが少ない，貧血や一酸化炭素（CO）中毒の患者では出現しにくく，逆に多血症では低酸素状態でなくてもチアノーゼを呈しやすい。

2．○ 3．× チアノーゼのうち，肺炎，肺うっ血など肺でのガス交換障害の場合は 100% 酸素吸入で改善がみられるが，右-左シャントのある先天性心疾患では肺を通らない血液が大循環に流れるので，酸素吸入では改善しない。また，先天性心疾患のチアノーゼは病歴が重要で，発生時期によって原疾患の推測が可能。

4．× チアノーゼは赤血球中のヘモグロビンと酸素との結合が不十分で，還元ヘモグロビンの絶対量が増加するために起こる。

要点 チアノーゼは一酸化炭素中毒，貧血では出現しにくい。ファロー四徴症では，酸素吸入を行ってもチアノーゼが改善しない。

set 10

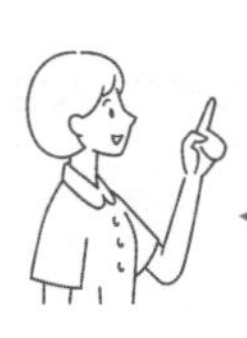

火事での死亡原因には熱傷以外に煙（CO 中毒）もある

煙の原因の一酸化炭素は，肺に入ると酸素よりヘモグロビンと結合する力が強いため，組織に酸素が不足します。特に脳は身体の20%という大量のエネルギーを消費するため，酸素によるダメージを受けやすくなります。

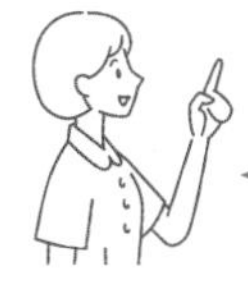

一酸化炭素中毒や重症貧血の患者さんではチアノーゼが出にくい理由は？

一酸化炭素中毒では血中 CO-Hb が増え O_2-Hb が減るので，身体のすみずみに十分な酸素が運ばれなくなるのに，顔色が桜色をしてチアノーゼが見られないことが多いです。これには２つの理由があります。

理由の１つめは，チアノーゼは「還元ヘモグロビン」が増えることですが，一酸化炭素がHbと結合しやすくて離れにくい（Hb+CO→HbCO）ので，暗い色をした「還元ヘモグロビン」が増えないからです。これは貧血で「還元ヘモグロビン」の材料のヘモグロビンが減る，重症貧血でもチアノーゼが出にくいのと同じ理由です。

２つめは，CO-Hb が O_2-Hb とよく似た鮮紅色のため，色の変化が分かりづらいということがあります。チアノーゼは一酸化炭素中毒の重症度の指標とすることはできません。

難易度 ★

247 □□□

以下の図で測定するのはどれか。

1．動脈血酸素飽和度
2．動脈血二酸化炭素飽和度
3．動脈血ヘモグロビン濃度
4．動脈血酸素分圧

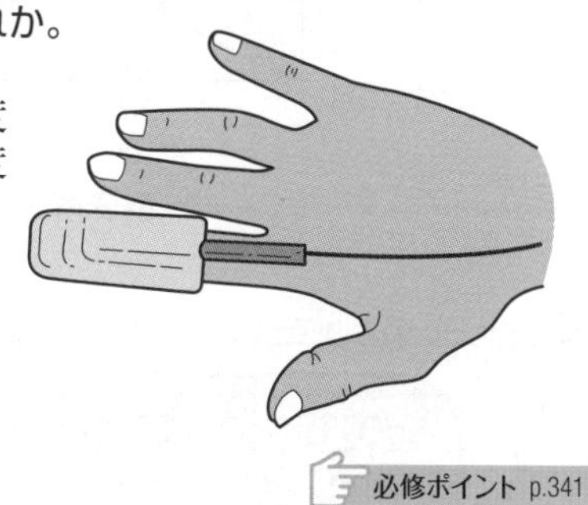

必修ポイント p.341

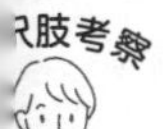

図はパルスオキシメーター（pulse oximeter）で，2 種類の波長の光を利用して動脈血の酸素飽和度を非観血的かつ連続的に計測する装置である。

パルスオキシメーターにより酸素飽和度を測る。

難易度 ★

248

□□□

経皮的動脈血酸素飽和度〈SpO_2〉で正しいのはどれか。
1．末梢の循環状態に影響されない。
2．動脈血酸素分圧と等しい値になる。
3．皮膚組織の色が測定値に反映される。
4．動脈血中の酸素不足を発見できる。

必修ポイント p.341

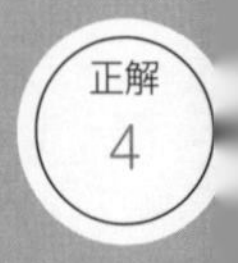

選択肢考察

1．× 体温の低下やショックで末梢循環不全がある場合には測定不能となる。
2．× 酸素解離曲線によりSpO_2とPaO_2は等しい値にはならない。酸素解離曲線で直線になっていないことに注意。
3．× 皮膚組織の色が測定値に影響することはない。
4．○ SpO_2は動脈血中ヘモグロビンのうちの酸素ヘモグロビンの割合を示すため，酸素不足を発見できる。

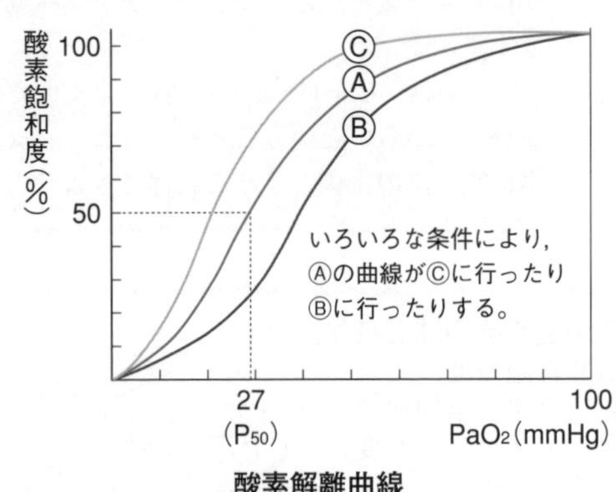

酸素解離曲線

要点 SpO_2は動脈血中 Hb のなかで酸素 Hb（酸素と結合した Hb）が占める割合を示している。

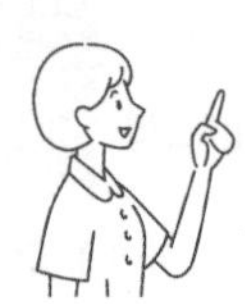

SpO_2 と SaO_2 の正式な違いわかりますか？

SpO_2：パルスオキシメーターで測定した酸素飽和度
SaO_2：血液ガス分析装置で測定した酸素飽和度
でも，医療現場ではこの 2 つは同じ意味で使われています。

難易度 ★★

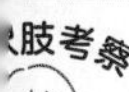

貧血がなく，体温 36.5℃，血液 pH 7.4 の場合，動脈血酸素飽和度〈SaO_2〉90％のときの動脈血酸素分圧〈PaO_2〉はどれか。

1．50 mmHg　　2．60 mmHg
3．70 mmHg　　4．90 mmHg

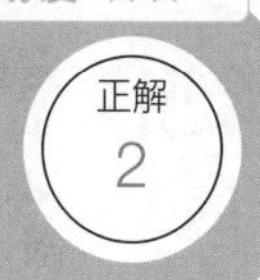
正解 2

必修ポイント p.341

選択肢考察

1，3，4．×　動脈血酸素飽和度（SaO_2）とは血液中の酸素飽和度であり，100 mL の血液中にヘモグロビンと結合している酸素量の割合をいい，正常では 95％以上である。動脈血酸素分圧（PaO_2）は体内における酸素化を評価した値で，基準値は約 90 mmHg（Torr）である。

2．○　酸素解離曲線より，SaO_2 90％時の PaO_2は 60 mmHg（Torr）となる。

要点　SaO_2 90％のときの PaO_2は 60 mmHg。

難易度 ★★

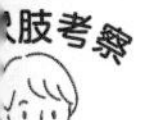

250 突然の呼吸困難をきたすのはどれか。

1．肺線維症
2．肺梗塞
3．慢性気管支炎
4．肺気腫

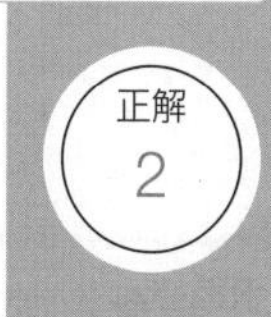
正解 2

必修ポイント p.343

選択肢考察

1．×　肺線維症は慢性的に進行する。

2．○　肺梗塞は静脈系にできた血栓などが，肺動脈系を塞栓し，その末梢灌流肺領域の血流低下をきたした状態で，突然の胸痛と呼吸困難で発症する。

3．×　大量の喀痰と呼吸困難を主症状とするが，その進行は緩徐である。

4．×　肺気腫は肺胞壁の破壊により肺の過膨張，気道狭窄をきたす状態で，慢性的な労作時呼吸困難が生じ，次第に増強する。

要点　肺梗塞は突然の胸痛と呼吸困難をきたす。

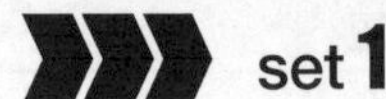

set 11 No.251～275

難易度 ★

251 □□□

写真の装置を在宅ケアで用いる疾患はどれか。

1．慢性閉塞性肺疾患
2．慢性骨髄性白血病
3．糖尿病
4．狭心症

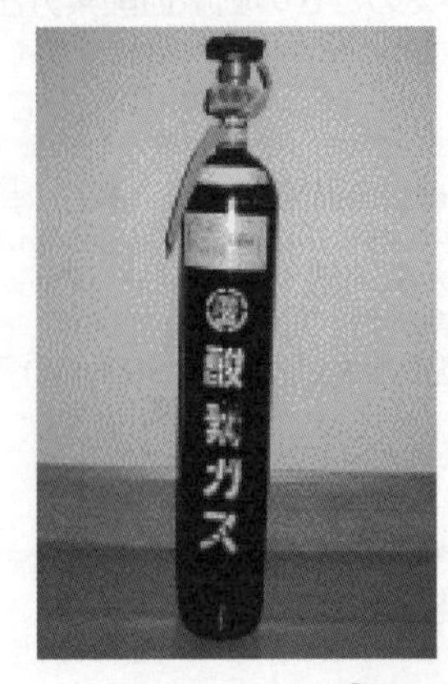

必修ポイント p.343

正解 1

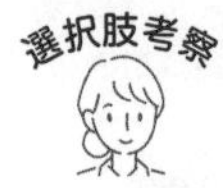

選択肢考察

写真は酸素ボンベである。日常生活に支障をきたすほどの低酸素血症になる疾患は，慢性閉塞性肺疾患〈COPD〉である。

難易度 ★★

252 □□□

肺気腫による慢性呼吸不全の患者が，呼吸困難のため高濃度酸素吸入を希望している。
起こりやすい合併症はどれか。

1．CO_2ナルコーシス
2．酸素中毒
3．呼吸窮迫症候群
4．気管支けいれん

医師国試改変

必修ポイント p.343

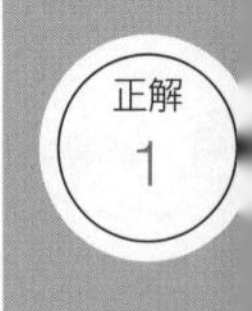

正解 1

set 11

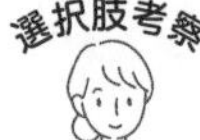

選択肢考察

1．○　動脈血中のCO_2分圧の上昇は最も強い換気刺激であるが，持続するとCO_2による換気刺激が麻痺して，低酸素血症が換気刺激となっている。そこに高濃度酸素吸入を行うと，低酸素血症による換気刺激もなくなるため換気量はさらに低下し，低酸素血症によりCO_2ナルコーシスとなる。
2．×　通常の大気圧では，酸素中毒が問題となることはほとんどない。
3．×　肺サーファクタントの不足によって出生直後から呼吸不全を起こすものである。
4．×　酸素吸入時に起こりやすい合併症ではない。

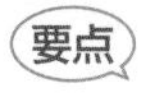

要点　高濃度酸素吸入を希望している肺気腫患者に起こりやすい合併症はCO_2ナルコーシスである。

難易度 ★★

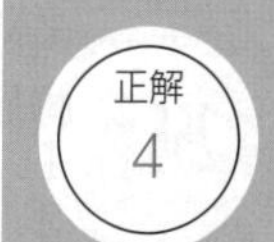

253 □□□

18歳の女性。動脈血ガス分析結果は，pH 7.47，PaO_2 60 mmHg，$PaCO_2$ 33 mmHg，HCO_3^- 22.8 mEq/L である。最も考えられるのはどれか。

1．呼吸性アシドーシス
2．代謝性アルカローシス
3．代謝性アシドーシス
4．呼吸性アルカローシス

正解 4

必修ポイント p.343

選択肢考察

1．× 呼吸性アシドーシスなら $PaCO_2$が上昇し，pH の低下傾向，PaO_2の低下傾向となる。動脈血ガス分析の基準値は下記の要点を参照。
2．× 代謝性アルカローシスでは HCO_3^-が高値となる。
3．× 代謝性アシドーシスでは HCO_3^-が低値となる。
4．○ PaO_2の低下から過換気症候群（p.343 参照）と考えられ，呼吸性アルカローシスが起きている。

ポイント 動脈血ガス分析の基準値（p.376 参照）

・$PaCO_2$ 35～45（Torr）
・PaO_2 80～100（Torr）
・SaO_2 94～97（%）
・pH 7.35～7.45
・HCO_3^- 22～26（mEq/L）

※ Torr＝mmHg

要点 過換気症候群は若い女性に多く，呼吸回数が増えるために生じる。

難易度 ★★

254 □□□

医師国試改変

異常呼吸あるいは息切れを主訴とする患者の所見と原因の組合せについて正しいのはどれか。

1．水泡音（coarse crackles）――― 喘 息
2．胸部打診で濁音 ――― 気 胸
3．頸静脈の怒張 ――― 右心不全
4．SpO_2 95%（room air）――― 呼吸不全
5．チェーン・ストークス呼吸 ――― 上気道閉塞

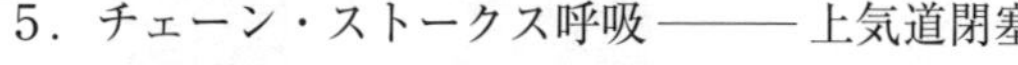

正解 3

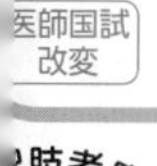

選択肢考察

1．× 水泡音は，細菌性肺炎，肺水腫などで聴こえる。喘息では喘鳴（wheezes）を聴取する。
2．× 胸水貯留や悪性腫瘍で含気が低下すると，胸部打診で濁音を呈する。気胸の場合には胸壁直下に空気が存在するため，鼓音を呈する。
3．○ 右心不全では，右房圧の上昇から静脈圧が上昇し，頸静脈怒張・下肢浮腫・肝うっ血などを生じる。
4．× 呼吸不全は低酸素血症（$PaO_2 \leqq 60$ Torr）と定義されており，PaO_2 60 Torr ≒ SpO_2 90%であるため，SpO_2 95%は呼吸不全ではない。
5．× チェーン・ストークス呼吸は小さい呼吸から一回換気量が漸増し大きな呼吸となった後，小さな呼吸となり呼吸停止（10～20 秒程度の無呼吸），その後再び同様の周期を繰り返す呼吸。周期性呼吸の一つで，呼吸中枢の失調（脳出血，脳梗塞）や低酸素血症（うっ血性心不全など）で生じる。

要点 上気道閉塞に対応する呼吸の所見は，stridor（吸気性喘鳴）である。

難易度 ★★

255

□□□

胸痛について正しいのはどれか。

1．狭心症の胸痛は 30 分以上持続する。
2．心筋梗塞の胸痛は強い絞扼感を伴う。
3．心筋梗塞の胸痛に対してはニトログリセリンが有効である。
4．大動脈解離では外膜が解離することが多い。

必修ポイント p.344

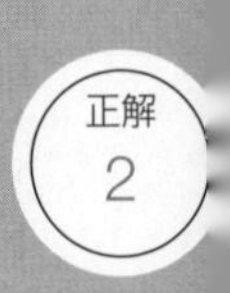

選択肢考察

1．× 胸痛が 30 分以上続く場合は心筋梗塞を疑う。狭心症の胸痛は数分〜15 分くらいで緩解する。
2．○ 心筋梗塞は突然の激しい胸痛（前胸部，心窩部）で発症し，強い絞扼感を伴う。
3．× ニトログリセリンは狭心症の狭心痛には効くが心筋梗塞の胸痛には無効である。
4．× 大動脈の中膜が内外 2 層に解離する疾患であるが，激烈な胸痛，背部痛に襲われる。

要点 心筋梗塞の胸痛は強い絞扼感を伴い，30 分以上持続する。

難易度★★★

新傾向

256

□□□

60 歳の男性。突然の胸部痛を訴えて来院した。喫煙歴：20 本/日，40 年。発作時の心電図を示す。
最も考えられるのはどれか。

1．正　常
2．急性心筋梗塞
3．労作時狭心症
4．Ⅲ度房室ブロック

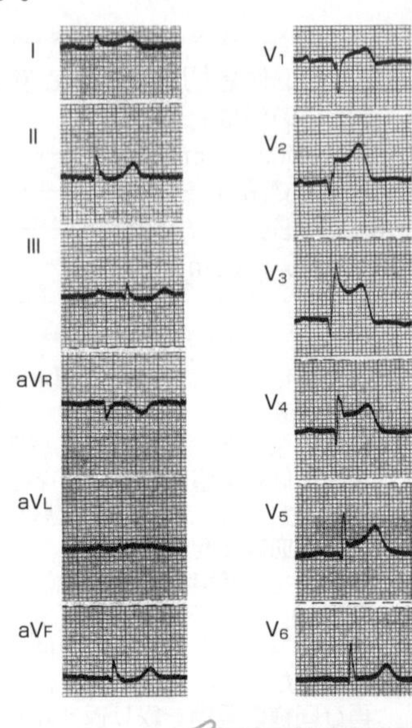

正解
2

必修ポイント p.344

set 11

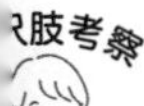

1．× 2．○ 喫煙歴のある壮年男性の胸痛発作例である。発作時の心電図での特徴的所見は，胸部誘導 V_1～V_5における ST 上昇と異常 Q 波である。急性の前壁中隔心筋梗塞の所見である。
3．× 労作性狭心症では普段は正常心電図で，発作時に ST 低下と T 波の平低化あるいは陰性化を認める。
4．× 軽度の PQ 延長がみられるが，完全（Ⅲ度）房室ブロックではない。

要点 上記心電図での特徴は胸部誘導 V_1～V_5における ST 上昇と異常 Q 波で，急性の前壁中隔心筋梗塞である。

難易度 ★

257 □□□

徐脈性不整脈で起こりやすいのはどれか。
1．高血圧
2．意識消失
3．失　語
4．失　認

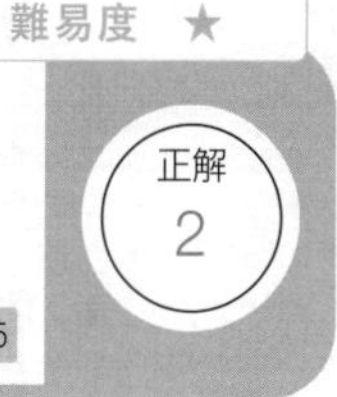

必修ポイント p.345

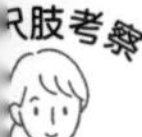
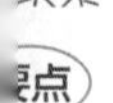
選択肢考察 徐脈性不整脈では脳へ急速に血流が低下するため意識消失（失神）を起こすことがある。

要点 徐脈性不整脈では意識消失が起こりやすい。

難易度 ★

258 □□□

脈が不整になるのはどれか。
1．期外収縮
2．心室細動
3．心停止
4．洞性徐脈

正解 1

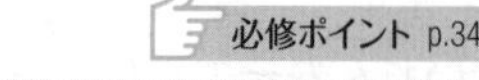
必修ポイント p.345

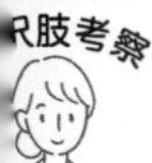
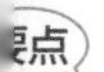
1．○ 期外収縮は正常な拍動と異なる拍動が起こることで，脈は不整になる。
2，3．× 心臓のポンプ作用が消失する心室細動と心停止は脈が触れない。
4．× 洞性徐脈は脈が遅いが不整にはならない。

要点 期外収縮では正常のタイミングで興奮が伝わらず，脈は不整になる。

新傾向

難易度 ★★

259

□□□

心電図を示す。
電気的除細動の適応はどれか。

1.

2.

3.

4.

医師国試改変

正解 4

必修ポイント p.345

選択肢考察

1．× 第2度房室ブロック。
2．× 第3度（完全）房室ブロック。
3．× 洞停止。洞機能不全症候群 sick sinus syndrome（SSS）の1つで，原因不明の著しい持続性洞徐脈（60/分以下）である。
4．○ 心室細動であり，電気的除細動の緊急的適応である。

要点 心電図で不規則な細かい波形をみせるのは心室細動であり，電気的除細動の緊急的適応である。

難易度 ★

260

□□□

48歳の男性。マラソン大会出場中，突然意識を失って倒れ，激しいけいれんを起こした。心電図を示す。
まず行うのはどれか。

1．電気的除細動
2．静脈ラインの確保
3．動脈血酸素分圧の測定
4．血圧測定

医師国試改変

正解 1

必修ポイント p.345

選択肢考察

1．○ 不規則で振幅の不整な鋸歯状波形で，明らかな心室細動心電図である。心拍出はない状態である。まず心拍再開のために電気的除細動を施行する。除細動器が到着するまでは心臓マッサージと人工呼吸を行う。

2．× 心拍出がない状態なので，循環を最小限維持することが先決で，血管確保は二の次である。
3，4．× 心肺蘇生が最優先であるし，循環が停止しているのでいずれも測定不可能である。

激しいけいれんを起こした男性。不規則な鋸歯状心電図波形は電気的除細動の適応である。

難易度★★★

261 測定中に波形が変わった心電図を示す。考えられるのはどれか。

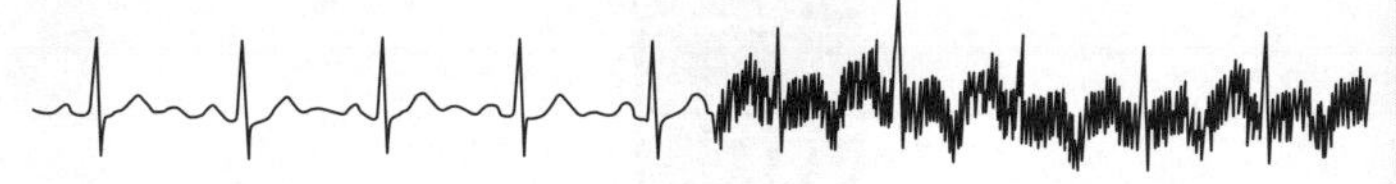

1．心房細動
2．交流波の混入
3．左側臥位
4．心臓ペースメーカー波形

医師国試改変

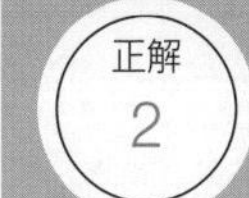

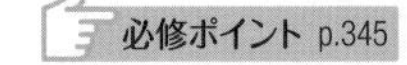

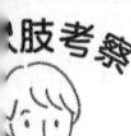

1．× 心房細動ではP波が存在せず，代わって小刻みに揺れるf波が出現する。そしてRR間隔は不規則になる。
2．○ 交流波の混入はアーチファクトともいう。アーチファクトとは「人工産物」という意味で，ノイズともいい，心電図に混入する心電図以外の現象を総称したもの。筋電図や皮膚と電極面の接触抵抗の変化によって生まれる基線の動揺で，手術中は電気メスにより起こることが多い。
3．× 仰臥位から左側臥位になるとR波やT波の波高は高くなり，右側臥位だとR波やT波の波高は小さくなる傾向にある。
4．× ペースメーカーが作動すると，ペーシングによる刺激パルスが発生しそれに続くQRS波やP波が発生するが，問題の心電図では刺激パルスの波形もみられていない。

ペースメーカー波形ではペーシングによる刺激パルスが発生し，それに続くQRS波やP波がみられる。

難易度★★★

262 以下の心電図の原因となるのはどれか。

1．高カルシウム血症
2．低カルシウム血症
3．高カリウム血症
4．低カリウム血症

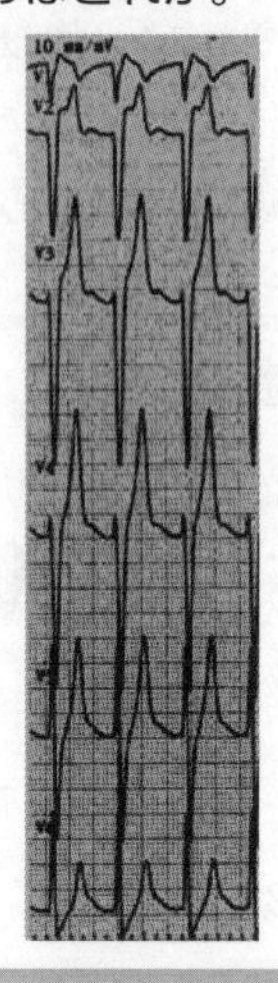

必修ポイント p.345

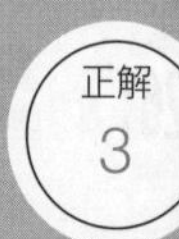

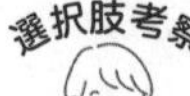

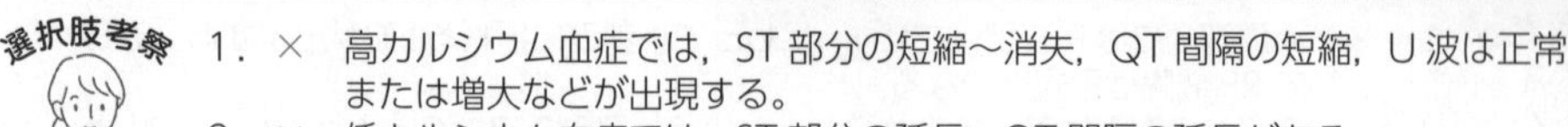

1．× 高カルシウム血症では，ST 部分の短縮～消失，QT 間隔の短縮，U 波は正常または増大などが出現する。
2．× 低カルシウム血症では，ST 部分の延長，QT 間隔の延長がある。
3．○ 血清カリウム濃度の上昇とともに胸部誘導で T 波が尖鋭化し高くなり，テント状 T 波がみられる。
4．× 低カリウム血症では，ST 低下，T 波の平低化，U 波が増高し，T 波と融合して QT（QU）間隔の延長の出現がある。

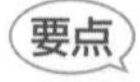

血清カリウム濃度が上昇すると，心電図にテント状 T 波がみられる。

難易度★★★

263 心不全の分類で肺動脈楔入圧と心拍出量（心係数）で定義されるものはどれか。

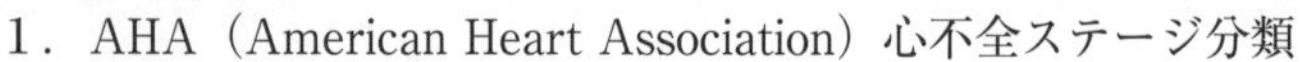

1．AHA（American Heart Association）心不全ステージ分類
2．Child 分類
3．Forrester 分類
4．Nohria-Stevenson 分類
5．NYHA 心機能分類

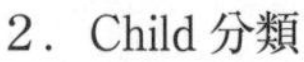

医師国試改変

1．× AHA〈アメリカ心臓協会〉心不全ステージ分類は，心臓の構造的異常の有無と，症状の有無，強度による分類で，A，B，C，D の 4 つのステージがある。
2．× Child 分類は，Child-Pugh〈チャイルド・ピュー〉分類ともいわれ，肝硬変の分類である。症状，所見と肝機能検査値で分類する。
3．○ Forrester 分類は，心係数と肺動脈楔入圧による分類で，4 群に分類され，病態の評価と治療方針の決定に用いる。心係数は末梢循環不全の評価に，また肺動脈楔入圧は肺うっ血の評価に用いる。

4．× Nohria-Stevenson 分類は，うっ血所見（後方障害）と低灌流所見（前方障害）の有無を身体所見から判断し，心不全の病態を 4 つに分類したものである。
5．× NYHA〈ニューヨーク心臓協会〉心機能分類は，様々な強度の身体労作により生じる自覚症状に基づいて，心不全を 4 群に分類する重症度分類である。

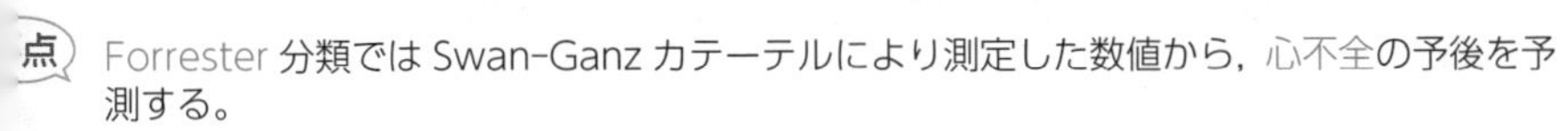

点 Forrester 分類では Swan-Ganz カテーテルにより測定した数値から，心不全の予後を予測する。

難易度 ★★

264 □□□

右心不全で認める所見はどれか。

1．喘 鳴
2．肺静脈圧の上昇
3．泡沫状喀痰
4．腹 水

肢考察

1．× 左心不全では呼吸困難により喘鳴が聴取されることがある。
2．× 左心機能不全により肺静脈がうっ滞し，肺静脈圧が上昇する。
3．× 左心室の後方障害（肺うっ血）の 1 つとして泡沫痰がみられる。
4．○ 右心不全の症状である。下大静脈圧の上昇により腹水貯留，下肢の浮腫がみられる。

覚え方

右心不全⇒全身の症状（血液が大静脈にうっ滞するから）
左心不全⇒肺の症状（血液が肺静脈にうっ滞するから）
ただし，肺性心（肺の障害による心不全）では右心不全を起こす。

点 右心不全で認める所見として，下大静脈の上昇による腹水や下肢の浮腫がある。

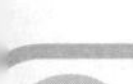

難易度 ★★

265 □□□ 医師国試改変

肺高血圧患者にみられないのはどれか。

1．奇 脈
2．足のむくみ
3．頸静脈怒張
4．労作時息切れ

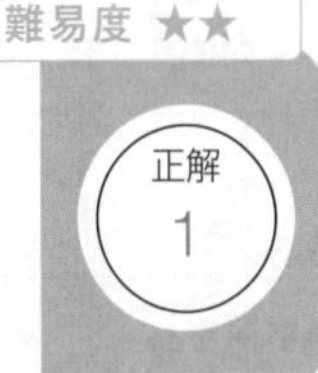

肢考察

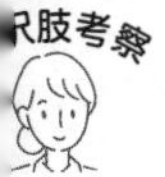

1．× 奇脈は吸気時に収縮期血圧が著明に低下するため末梢での動脈拍動が触れにくくなる徴候で，左室の拡張障害をきたす心タンポナーデや収縮性心膜炎などでみられることが多い。肺高血圧では心室拡張障害が主たる病態ではないので，奇脈はみられない。
2．○ 肺動脈圧の上昇により，右室圧も上昇する。ひいては右房圧の上昇がみられ，全身からの静脈還流も不良となる。下半身の静脈還流不良が，足のむくみにつながる。
3．○ 肺動脈上昇，右室圧上昇，右房圧上昇のため，上半身の静脈還流不良につながり，上記２と同様に頸静脈怒張も発生する。

4．○ 労作時には安静時に比べて身体での酸素需要量が増大し，心拍出量の増加が求められるが，肺高血圧症では肺血管の狭窄のため十分な肺血流量増大が得られなくなり，息切れが目立つようになる。

要点 肺高血圧症では右室から肺内へ血液が駆出できないため，右室圧が上昇して右心不全が進む。

難易度 ★★

□□□

正しいのはどれか。

1．脈拍は拇指で測定する。
2．心室細動は頻脈となる。
3．左心不全では頻脈がみられる。
4．大動脈弁閉鎖不全では脈圧が低下する。

正解 3

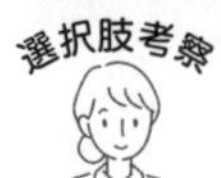

1．× 脈拍は通常，橈骨動脈で測定することが多い。患者の手掌を上向きにして，橈骨動脈上に術者の示指，中指，薬指を乗せて，これらの加圧によって測定する。脈拍はそのほか上腕動脈，頸動脈などでも測ることがある。

2．× 心室細動では脈拍も触れず，血圧も測定不能となる。

3．○ 左心不全では肺うっ血による呼吸困難が起こり，右心不全では外頸静脈の怒張や下肢の浮腫が起こる。いずれも低下した心拍出量を補うため頻脈となる。

4．× 大動脈弁閉鎖不全では収縮期に送り出された血液が，拡張期に左室に逆流することにより血管内の圧力が逃げてしまい，拡張期血圧は低下する。また，血液が逆流した量だけ左室の容量が増し，拍出量が増すため収縮期血圧は上昇する。このため脈圧（収縮期血圧と拡張期血圧の差）は増大する。

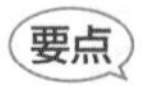

左心不全では肺うっ血による呼吸困難が起こり，頻脈がみられる。

難易度★★★

□□□

医師国試改変

下肢の深部静脈血栓のリスクファクターで誤っているのはどれか。

1．妊　娠
2．う　歯
3．癌
4．経口避妊薬内服

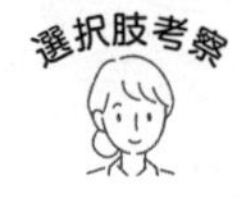

1．○ 妊娠中には女性ホルモンのエストロゲン値が上昇して，凝固因子が含まれるグロブリン分画の増加により凝固促進に働く。また，子宮が大きくなるため下大静脈を圧迫して血栓が形成しやすくなる。

2．× う歯（虫歯）や歯肉感染は感染性心内膜炎から疣贅（ゆうぜい）形成をきたし，動脈系の心原性塞栓のリスクを高めるが，静脈系血栓のリスクファクターとはいえない。

3．○ 癌患者では，腫瘍細胞から出る凝固促進物質やサイトカインが出て，凝固反応が促進するため，下肢静脈血栓症のリスクが高まる。

4．○ 経口避妊薬は成分のエストロゲンやプロゲステロンに凝固促進作用があるため，下肢深部静脈血栓症のリスクファクターとなりうる。

点 深部静脈血栓症（エコノミークラス症候群）のリスクファクターとしては，妊娠，担癌状態（体の中に癌が存在している状態），経口避妊薬，長期臥床，肥満，下肢・骨盤の手術後，長時間の座位などである。

難易度 ★

268 周術期の肺塞栓症に対する予防法として正しいのはどれか。

□□□

医師国試改変

1．絶飲食
2．長期臥床
3．酸素投与
4．尿道カテーテル留置
5．弾性ストッキング着用

正解 5

選択肢考察

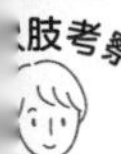

1．× 不必要な長期の絶飲食は，脱水傾向になり血栓発症を助長する。
2．× 長期臥床は下肢深部静脈血栓症発症の誘因となり，起立や歩行を契機に静脈から遊離して肺動脈の塞栓となる。
3，4．× 長時間の酸素投与や尿道カテーテル留置は，離床を遅らせることになる。
5．○ 弾性ストッキングは下肢の静脈血のうっ滞を予防し，下肢深部静脈血栓症（DVT）発症を予防する。

周術期の下肢深部静脈血栓症や肺塞栓症予防には弾性ストッキングを着用する。

難易度 ★★

269 全身麻酔下の手術で，術前に確保すべき清澄水の絶飲時間はどれか。

□□□

医師国試改変

1．15分
2．2時間
3．6時間
4．24時間

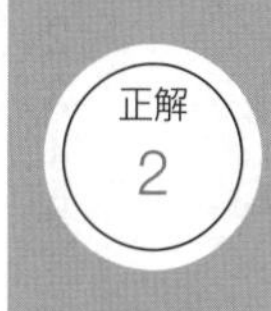

選択肢考察

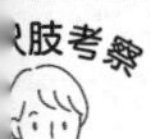

1．× 麻酔導入直前に水分を摂ると，麻酔導入時に逆流して誤嚥性肺炎などの合併症を引き起こす。
2．○ 清澄水（せいちょうすい）とは，水，茶，果肉を含まない果物ジュース，ミルクを含まないコーヒーなどである。清澄水の摂取は，麻酔導入2時間前までとされるが，消化管狭窄や消化管機能障害では絶飲食時間はもっと確保する。
3．× 牛乳，軽食などは，麻酔導入6時間前までが安全である。
4．× 長時間の絶飲食は脱水を引き起こすことがある。

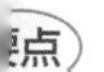

清澄水の摂取は，麻酔導入2時間前まで。

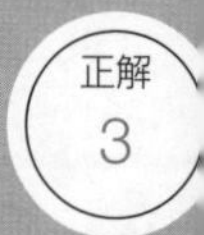

270 □□□

背部の疝痛を特徴とする疾患はどれか。

1．胃潰瘍
2．十二指腸潰瘍
3．尿管結石症
4．急性虫垂炎
5．子宮内膜症

正解 3

必修ポイント p.348

1．× 胃潰瘍は第 12 胸椎の左側に圧痛がある。
2．× 十二指腸潰瘍は心窩部～右上腹部痛を生じる。
3．○ 尿管結石や腎結石では背部の疝痛が出現する。
4．× 急性虫垂炎はマックバーネー点（臍–右上前腸骨棘の外側 1/3）の圧痛が特徴である。
5．× 子宮内膜症では月経時に下腹部から腰仙骨部への放散痛があることが多い。

要点 尿管結石や腎結石では脇腹から背部にかけて疝痛発作が出現する。

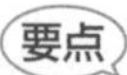

難易度★★★

271 □□□

50 歳の女性。右季肋部痛を訴えて来院した。体温 38.5℃。総ビリルビン 1.1 mg/dL。AST 125 IU/L，ALT 173 IU/L。腹部単純 CT を示す。
考えられるのはどれか。

1．胆管拡張
2．胆石症
3．胆嚢壁肥厚
4．膵管拡張
5．膵腫大

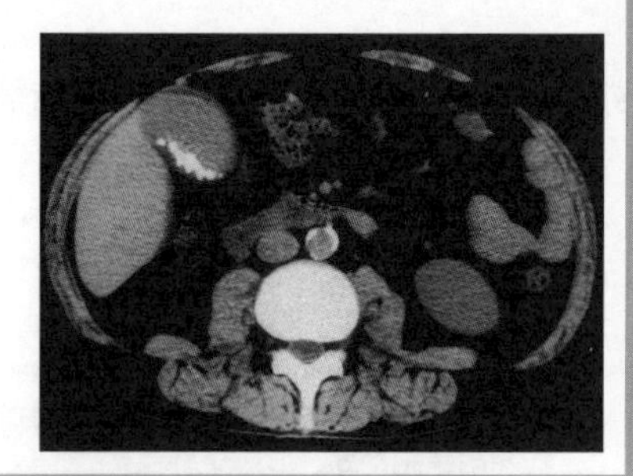

正解 2

必修ポイント p.348

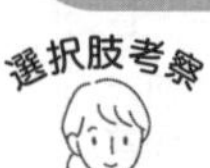

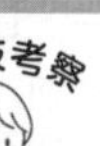

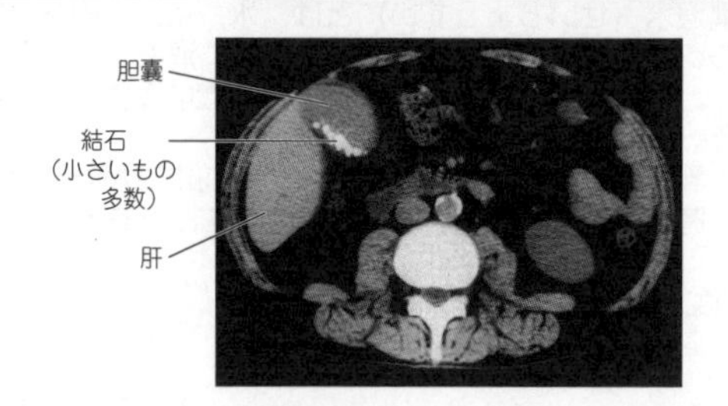

1．× 胆管拡張は総胆管結石，肝門部胆管癌などでみられる。乳頭部癌や膵頭部癌などでは胆管拡張の前に胆嚢が腫大する。胆管拡張を認める場合，総ビリルビンは上昇する。
2．○ 胆石発作は胆嚢頸部への結石の嵌頓（かんとん）で生じる。胆石発作では，胆嚢炎など胆

道感染を合併すれば発熱などもみられる。小さい胆嚢結石ほど総胆管へ落下しやすく，ときに閉塞性黄疸や AST，ALT，ALP などの上昇を認める。
3．× 胆嚢壁の肥厚は胆嚢炎に際してみられる。慢性胆嚢炎では肥厚が著明となる。
4．× 膵管拡張は胆石膵炎や慢性膵炎などの良性疾患，膵頭部癌などの悪性疾患でみられる。
5．× 膵臓の腫大は急性膵炎でみられる。

イント 胆管拡張は閉塞性黄疸でみられる。三管（総肝管，総胆管，胆嚢管）合流部より十二指腸寄りの閉塞ではまず胆嚢が腫大する（Courvoisier 徴候）。

点 胆石発作とは胆嚢結石頸部嵌頓に伴う疝痛発作。発熱などが伴えば胆嚢炎などの胆道感染の合併を考える。

難易度★★★

272

□□□

62 歳の女性。嘔吐と激しい腹痛とが持続するため来院した。開腹術の既往がある。腹部エックス線単純写真を示す。この患者に行うべきことはどれか。

1．上部消化管内視鏡検査
2．イレウス管挿入
3．浣腸の施行
4．制酸薬の投与
5．下剤の投与

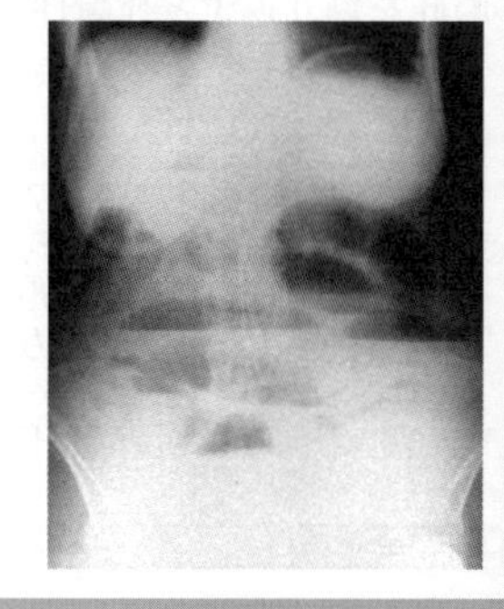

医師国試改変

1．× 画像でニボーと呼ばれる鏡面像（水平面をもつガス像）がみられるのでイレウス（または腸閉塞）である。イレウスで上部消化管内視鏡を実施しても得られる情報はない。むしろ，送気によってイレウスを悪化させるため禁忌である。
2．○ イレウス管（消化管ロングチューブ）を鼻から挿入し，拡張した腸管内容やガスを吸引排除するなどして，腸管の減圧を図り，腸管内圧の亢進を改善する。
3．× 浣腸はイレウスの治療としては意味がない。
4．× 制酸薬の投与は消化性潰瘍の治療である。
5．× 下剤はイレウスの治療としては意味がない。

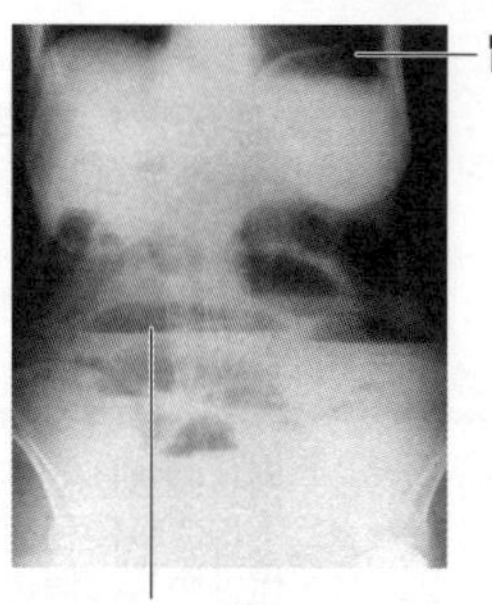

点 腹部エックス線でニボー（鏡面像）を認めるのはイレウス（または腸閉塞）。イレウス管挿入による腸管減圧を図る。

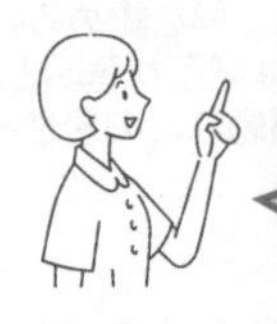

厳密には「腸閉塞」と「イレウス」は異なる

最近では厳密には，「イレウス」とは腸管麻痺によって腸管蠕動が低下する状態で，腸管が機械的，物理的に閉塞した状態の「腸閉塞」とは区別されます。このため「絞扼性イレウス」は「絞扼性腸閉塞」と呼ばれることがあります。*

＊文献は巻末

難易度★★★

273 □□□

誤っているのはどれか。

1．血液の pH の基準値は 7.4 である。
2．代謝性アシドーシスではクスマウル呼吸がみられる。
3．重症下痢では血清カリウム値は低下する。
4．嘔吐を繰り返すと代謝性アシドーシスが生じる。

必修ポイント p.348

正解 4

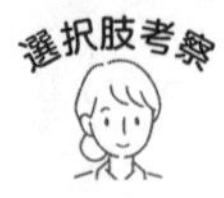

選択肢考察

1．○　血液の pH の基準値は 7.4±0.05（7.35〜7.45）である。
2．○　代謝性アシドーシスを呼吸性に代償しようとして呼吸中枢が促進され，深く大きな呼吸（クスマウル大呼吸）になる。
3．○　下痢を生じると消化管からのアルカリ（重炭酸イオン）とカリウムの喪失が起こり，代謝性アシドーシスを起こす。
4．×　嘔吐で胃液内の胃酸（HCl）を大量に喪失し代謝性アルカローシスを起こす。

要点 血液の pH の基準値は 7.35〜7.45。嘔吐ではアルカローシス，下痢ではアシドーシスを起こす。

難易度 ★★

274 □□□

便秘症の原因として考えられるのはどれか。

1．甲状腺機能低下症
2．慢性膵炎
3．高尿酸血症
4．胆石症

必修ポイント p.349

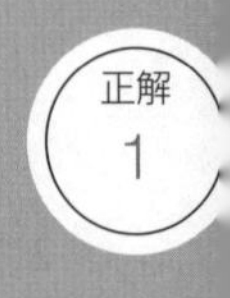

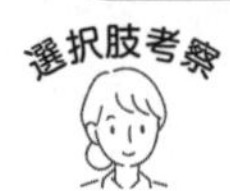

選択肢考察

1．○　甲状腺機能低下症（クレチン症）では，甲状腺ホルモン低下に伴う代謝の低下により便秘症状がみられる。
2．×　慢性膵炎の消化器症状は，消化不良であって便秘ではない。
3．×　高尿酸血症の症状としては尿路結石や痛風などが一般的であり，消化器症状ではない。
4．×　胆石が消化管内に落下して胆石イレウスを引き起こすことはあるが，慢性の便秘の原因となることはない。

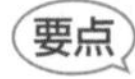

甲状腺機能低下症では代謝が低下するため便秘を起こす。

難易度 ★

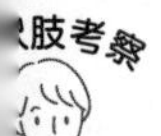

275 □□□

弛緩性便秘の原因はどれか。

1．飲　酒
2．不　眠
3．ビタミンC服用
4．運動不足

必修ポイント p.349

選択肢考察

便秘は機能性便秘（一般的な便秘）と器質性便秘（消化器に何らかの疾患がある場合）に分けられる。

1，2，3．×　いずれも便秘の原因とは無関係である。
4．○　弛緩性便秘の原因には加齢や運動不足による腹筋力の低下がある。

要点　機能性便秘…①弛緩性便秘：大腸の運動機能が低下して起こる。（例：運動不足，高齢者）
②けいれん性便秘：大腸がけいれんを起こし，便の輸送が障害されて起こる。（例：ストレス）
③直腸性便秘：便が直腸に到達しても便意が起きないために起こる。（例：浣腸濫用者，便意を我慢する人）

set 12 No.276〜300

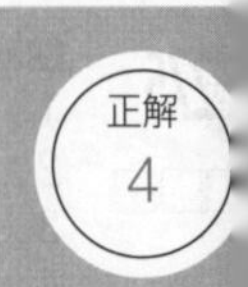

難易度★★★

276

□□□

体重減少をきたすのはどれか。

1．Cushing〈クッシング〉症候群
2．先端巨大症
3．プロラクチノーマ
4．甲状腺機能亢進症

正解 4

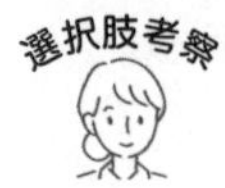

選択肢考察

1．× Cushing 症候群は，(中心性) 肥満をきたす代表的疾患である。
2．× 先端巨大症は，成長ホルモン過剰の結果，内臓脂肪の蓄積がみられる。
3．× プロラクチン作用の過剰は乳汁分泌，性機能低下をもたらすが，体重には影響しない。
4．○ 甲状腺機能亢進症では，食欲があるにもかかわらず体重が減少する。

ポイント 甲状腺機能亢進症では他に，交感神経β受容体作用の亢進の結果，頻脈，手指振戦，発汗過多，便意頻数などが認められる。

難易度 ★★

277

□□□

医師国試改変

やせをきたすのはどれか。2つ選べ。

1．クッシング症候群
2．褐色細胞腫
3．甲状腺機能亢進症
4．原発性アルドステロン症
5．原発性副甲状腺機能亢進症

正解 2, 3

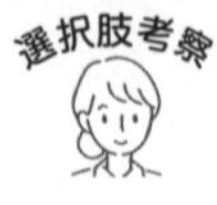

選択肢考察

1．× クッシング症候群では中心性肥満をきたす。
2．○ 増加するカテコラミンは闘争ホルモンとして脂肪を分解し，血糖に変えて戦いに備える。
3．○ 増加する甲状腺ホルモンは体温維持ホルモンである。脂肪を取り壊し，熱に換える。
4．× 増加するアルドステロンはナトリウム代謝に関わるもので，体重増減に関与しない。
5．× 増加する副甲状腺ホルモンはカルシウム代謝に関わるもので，体重増減に関与しない。

要点 アドレナリンや甲状腺ホルモンのような脂肪を分解するホルモンでは，やせをきたす。

set 12

難易度 ★

278

□□□

正しいのはどれか。

1．健康な成人の1日の尿量は約 3,000 mL である。
2．腎臓からの尿の分泌が停止した状態を尿閉という。
3．1日の排尿量が 400 mL 以下を乏尿という。
4．成人の膀胱容量は約 150 mL である。

必修ポイント p.349

正解 3

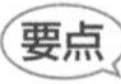

選択肢考察

1．× 通常では，1,000〜1,500 mL ほどの尿が排泄される。1日の排尿量が 2,500 mL 以上の場合は多尿である。
2．× 尿閉とは尿は生成されているが，膀胱内にたまった尿を排出できない状態をいう。腎臓からの尿の分泌がほとんど認められない場合は無尿という。
3．○　1 日の尿量が 400 mL 以下を乏尿，100 mL 以下を無尿という。
4．×　膀胱容量は約 400 mL である。

点　健康な成人の 1 日の尿量は 1,000〜1,500 mL である。

難易度 ★

279　□□□

成人の 1 日尿量で無尿とされる基準はどれか。

1．0 mL　　2．100 mL 以下
3．200 mL 以下　　4．400 mL 以下

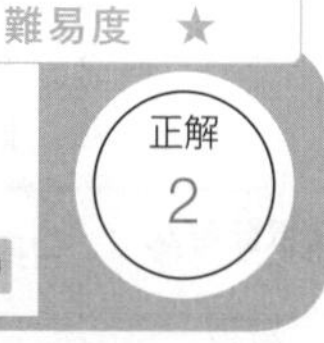

必修ポイント p.349

肢考察
1．×　尿の排出がまったくないのは尿閉。尿閉は膀胱に尿がたまっていても尿の排出ができなくなる状態であり，カテーテルを使って導尿する必要がある。
2．○　無尿とは 1 日の尿量が 100 mL 以下をいう。尿閉と混同しやすいので注意。
3，4．×　1 日の尿量が 400 mL 以下の状態を乏尿と定義している。

点　無尿は 1 日の尿量が 100 mL 以下の状態である。

難易度 ★

280　□□□

頻尿はどれか。

1．1 日の尿量が多い。
2．排尿回数が多い。
3．排尿痛が多い。
4．尿比重が高い。

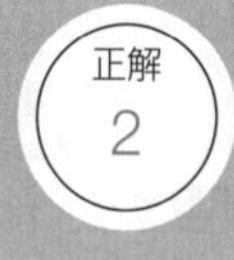

必修ポイント p.349

肢考察
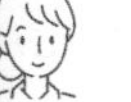
頻尿は排尿回数が日中 8 回以上/日。多尿は尿量が 2,500 mL 以上/日。

点　多尿は 1 日の尿量が多いこと。頻尿は排尿回数が多いこと。

難易度 ★

281　□□□

浮腫をきたすのはどれか。

1．狭心症
2．軽度腎機能低下
3．ネフローゼ症候群
4．痛　風

必修ポイント p.350

肢考察
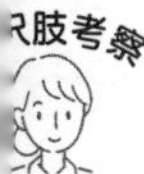
1．×　同じ心疾患でも右心不全では全身からの静脈還流が障害される結果，浮腫が発生するが狭心症のみでは浮腫はきたさない。
2．×　急性糸球体腎炎では，GFR（糸球体濾過値）が低下して細胞外液が貯留するために浮腫が発生するが，軽度腎機能低下では浮腫は来さない。
3．○　ネフローゼ症候群では，低蛋白血症から血漿膠質浸透圧の低下をもたらし，血管内から血管外への体液の移動が生じて浮腫がみられる。
4．×　痛風では通常，浮腫はきたさない。

要点 ネフローゼ症候群では低蛋白血症から血漿膠質浸透圧の低下をきたし浮腫を生じる。

難易度 ★

282 □□□

全身性浮腫で起こる変化はどれか。

1．食欲亢進
2．体重増加
3．色素沈着
4．眼球突出

必修ポイント p.350

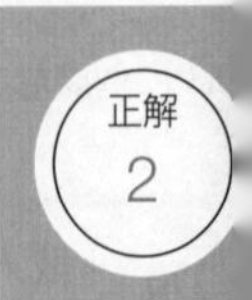

正解 2

選択肢考察 全身性浮腫では間質液が過剰に広範囲に貯留するため体重が増加する。

要点 浮腫は局所性と全身性があり，局所性浮腫は限られた部分にある浮腫で，出現は左右非対称。

難易度 ★★

283 □□□

リンパ管の閉塞が原因で起こるのはどれか。

1．心不全による浮腫
2．熱傷による浮腫
3．乳癌術後の患側上肢の浮腫
4．ネフローゼ症候群による浮腫

正解 3

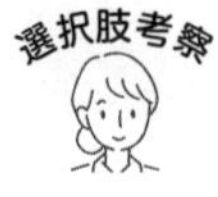

選択肢考察

1．× 心不全のような心臓性浮腫は心拍出量の減少により，腎血流の減少⇒尿量の減少⇒毛細血管内圧の上昇を招き，浮腫が生じる。
2．× 熱傷では血管壁透過性が亢進⇒アルブミンが組織間液に移行⇒アルブミンに伴い水が移動して浮腫を招く。
3．○ 乳癌術後の患側上肢の浮腫は胸管や右リンパ本管の閉塞や手術による切断により生じる。
4．× ネフローゼ症候群では尿中へ蛋白喪失⇒低アルブミン血症⇒血漿膠質浸透圧の低下⇒組織間液への水分貯蓄を起こす。また，腎糸球体濾過作用の低下により水分，ナトリウムの貯蓄をきたす。

ポイント 血漿蛋白のうちアルブミンは膠質浸透圧維持の役割を果たし，低アルブミン血症では浮腫を招く。

要点 乳癌術後の患側上肢の浮腫はリンパ管の閉塞によって生じる。

難易度 ★★

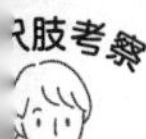

284 □□□

循環障害と疾患との組合せで正しいのはどれか。

1．浮　腫 ――― 閉塞性動脈硬化症
2．充　血 ――― 心筋梗塞
3．うっ血 ――― 下肢静脈瘤
4．虚　血 ――― 紫斑病

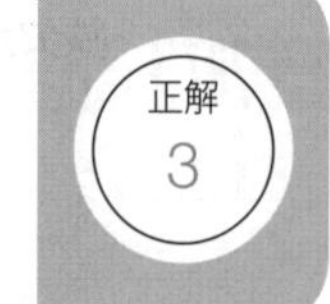

選択肢考察

1．×　浮腫は，全身または局所の細胞外液，血管外液が増加している状態である。閉塞性動脈硬化症の病態は，動脈の血栓形成による動脈閉塞であり，進行すると痛みや壊死を生じる。
2．×　充血とは，血管内に動脈血が増加し末梢の血流が滞った状態をいう。
3．○　下肢静脈瘤は，長時間の立ち仕事，肥満，女性の妊娠などによって下肢のうっ血を生じることが原因となる。
4．×　虚血は局所の動脈の血液量が減少した状態で，心筋梗塞が挙げられる。一方，紫斑病は血管の異常や血小板減少（特発性血小板減少性）などによって発症する出血性疾患である。

要点　下肢のうっ血により下肢静脈瘤を生じる。

難易度 ★

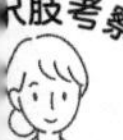

285 □□□

貧血を最も確認しやすいのはどれか。

1．眼球結膜
2．毛　髪
3．耳たぶ
4．眼瞼結膜

必修ポイント p.351

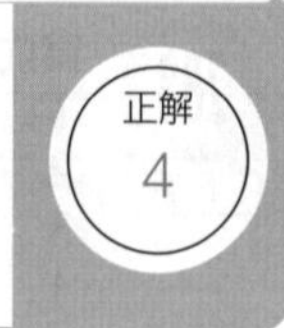

選択肢考察

1．×　黄疸は眼球結膜から始まる。
2．×　フェニルケトン尿症などの代謝異常症では毛髪が赤茶色になる。
3．×　先天性奇形の１つとして耳たぶの形成異常を認めることがある。
4．○　貧血は眼瞼結膜（まぶたの裏），爪床，手掌などが蒼白になる。

要点　黄疸は眼球結膜，貧血は眼瞼結膜で確認する。

難易度 ★

286 □□□

成人における１日の鉄の摂取基準の推奨量で正しいのはどれか。

1．5.0～ 8.5 mg
2．7.0～11.0 mg
3．12.0～16.5 mg
4．20.0～23.0 mg

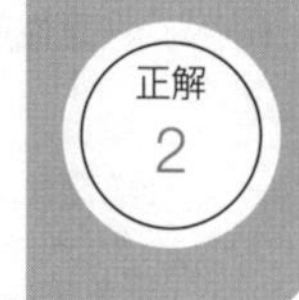

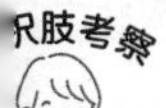

選択肢考察

日本人の食事摂取基準（2020 年版）によると，成人男性 7.0～7.5 mg，月経のある成人女性 10.5～11.0 mg を推奨量としている。ただし，月経のない女性は 6.0～6.5 mg。

要点　成人における１日の鉄の摂取基準の推奨量は，男性 7.0～7.5 mg，月経のある女性 10.5～11.0 mg。

難易度 ★

287 □□□

鉄欠乏性貧血でみられるのはどれか。

1. 黄　疸
2. 脾　腫
3. 鼻出血
4. さじ状爪
5. 白血球減少

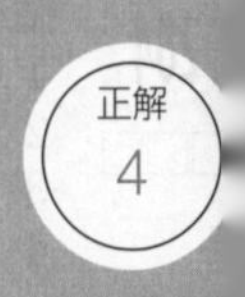

必修ポイント p.351

選択肢考察

1. × 溶血，無効造血はないので黄疸は認めない。黄疸がみられるのは溶血性貧血。
2. × 脾機能亢進とはならないので，脾腫は認めない。脾腫は溶血性貧血でみられる。
3. × 血小板減少，凝固因子異常は認めないので鼻出血は出現しない。
4. ○ 爪のような軟部組織は鉄を必要としているので，鉄不足により爪が変形する。その他では，口，舌，食道などの粘膜も鉄を必要とするため，口角炎や舌炎，嚥下困難などを起こす。
5. × 白血球を含むすべての血球の減少をもたらすのは再生不良性貧血である。

要点 鉄欠乏性貧血により爪が変形してさじ状を呈する。

難易度★★★

288 □□□

貧血を認める患者の爪の図を示す。考えられるのはどれか。

1. 腎性貧血
2. 鎌形赤血球症
3. 鉄欠乏性貧血
4. 巨赤芽球性貧血

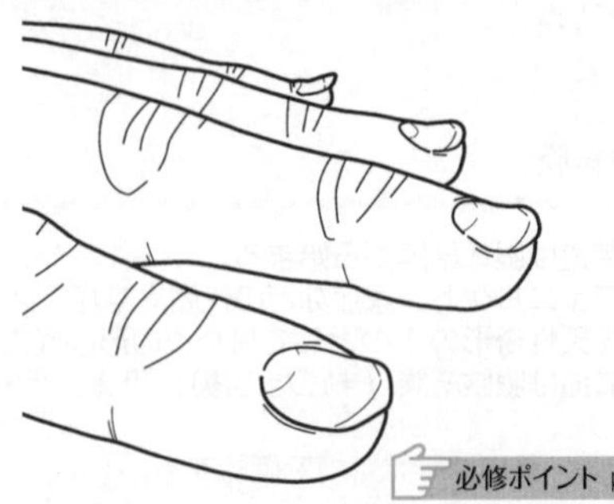

正解
3

必修ポイント p.351

選択肢考察

爪の中央部が陥凹したスプーンネイル〈spoon nail〉の所見である。慢性的な鉄欠乏性貧血の際に認められる。

1. × 腎性貧血では腎機能の低下と貧血症状（動悸，息切れ，倦怠感など）が認められる。
2. × 鎌状赤血球症はヘモグロビンのβ鎖の遺伝子異常により発症する，遺伝性溶血性貧血をきたす疾患の一つである。溶血が高度の場合は貧血症状に加えて黄疸をきたすが，匙状爪は認めない。
3. ○ 鉄欠乏性貧血では貧血症状に加えて，「鉄欠乏症状」としてさじ状爪，異味症（氷食症）や口内の炎症，舌炎，口角炎が観察される。
4. × ビタミンB_{12}欠乏性巨赤芽球性貧血で，亜急性連合性脊髄変性症を合併した場合には，脊髄の後索と側索の障害から，両下肢のしびれ感，圧覚，振動覚，触覚が低下しロンベルグ徴候陽性，バビンスキー反射陽性となる。

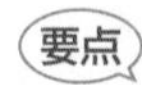

スプーンネイルは慢性的な鉄欠乏性貧血で認められる。

set 12

難易度★★★

289

□□□

貧血とその要因との組合せで正しいのはどれか。

1．溶血性貧血 ———— ビタミン B_{12}の不足
2．再生不良性貧血 ———— 赤血球の異常な破壊
3．悪性貧血 ———— 赤血球を産生する細胞のがん化
4．鉄欠乏性貧血 ———— 月経過多

必修ポイント p.351

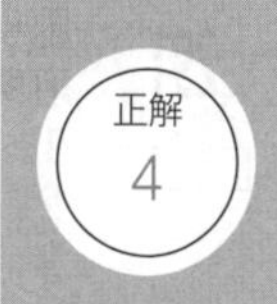

選択肢考察

1．× 溶血性貧血の原因は，自己抗体による赤血球の異常な破壊である。
2．× 再生不良性貧血の原因は，骨髄の造血細胞の減少による汎血球（赤血球，白血球，血小板）減少である。
3．× 悪性貧血の原因は，ビタミン B_{12}の体内吸収に必要な内因子（胃底腺の壁細胞から産生されるムコ蛋白）の欠乏や，抗内因子抗体などの存在によるビタミン B_{12}吸収障害である。
4．○ 鉄欠乏性貧血は若い女性に多く，月経過多が原因のことが多い。

要点 月経過多によって鉄欠乏性貧血を生じる。ビタミン B_{12} の不足により悪性貧血を生じる。

難易度 ★

290

□□□

不足すると貧血になるのはどれか。

1．ビタミン A
2．ビタミン B_{12}
3．ビタミン D
4．ビタミン E
5．ビタミン C

必修ポイント p.351

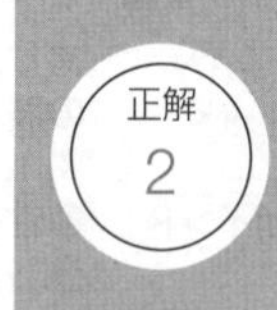

選択肢考察

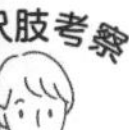

赤血球の形成や DNA の合成に関与するビタミン B_{12} 欠乏で悪性貧血。

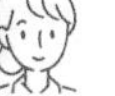

要点

・脂溶性ビタミンは A，D，E，K のみ（脂溶性ビタミンは少ないので，「これ DAKE」と覚える）
・水溶性ビタミンは B_1，B_2，B_6，B_{12}，C など（それ以外の全て）

覚え方

・ビタミン A 欠乏症 → 夜盲症……「A（えぇ）夜（よ。）」
・ビタミン B_1 欠乏症 → 脚気＋ウェルニッケ脳症……「かけっこ（脚気）」はビリ（B_1）で，ノー（ウェルニッケ「脳」症）」
・ビタミン B_{12} 欠乏症 → 悪性貧血（巨赤芽球貧血）……凶悪な住人（12）（凶 → 巨赤芽球貧血　悪 → 悪性貧血）
・ビタミン C 欠乏症 → 壊血病……C → Chi→血（壊血病）
・ビタミン D 欠乏症 → くる病……「来るでー（D）」（来る → クル病）
・ビタミン K 欠乏症 → 出血傾向……傾（K）向

難易度★★★

脳梗塞の左片麻痺の慢性期の肢位を示す。
麻痺側の肢位を正しく説明しているのはどれか。

1．肩関節の内転
2．肘関節の伸展
3．股関節の外旋
4．膝関節の伸展
5．足関節の背屈

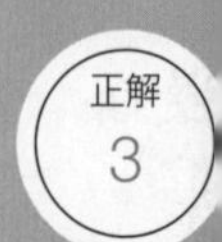

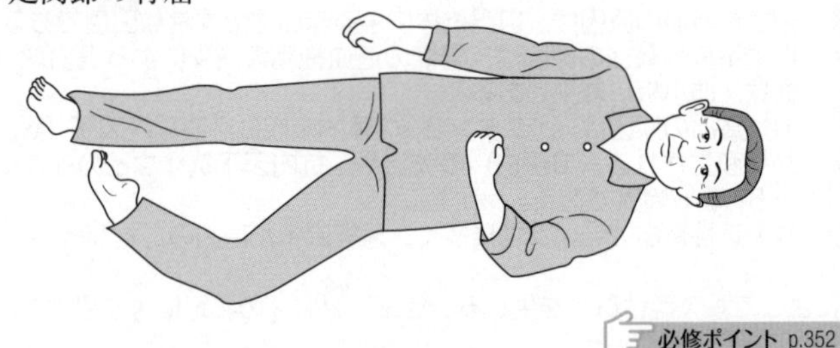

必修ポイント p.352

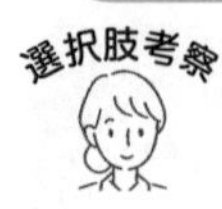

上腕は脇胸に密着し，肘が曲がり，前腕は回外し，手関節，指は屈曲して胸の前にあり，下肢は股関節が外施して尖足位をとるウェルニッケ・マン（Wernicke-Mann）の肢位を呈する。

ポイント　急性の初期は弛緩性麻痺であるが，徐々に痙縮に移行し，麻痺は上肢では伸筋群に目立ち，下肢では屈筋群で強くなる。

難易度　★

生活習慣病はどれか。

1．血友病
2．1型糖尿病
3．脂質異常症
4．過食症
5．熱中症

正解
3

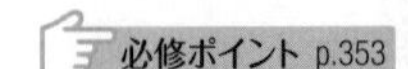

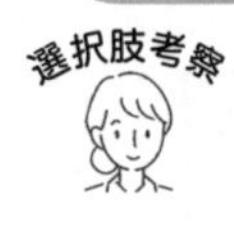

1．×　血友病は血液凝固の酵素の欠損により起こる遺伝性疾患である。
2．×　1型糖尿病では生活習慣との関連は少ない。2型ではカロリーの過剰摂取が大きなリスク要因であり，典型的な生活習慣病である。
3．○　高脂肪食が脂質異常症のリスク要因である。
4．×　精神面での何らかのトラブルが原因である。
5．×　熱中症は体温調節可能範囲を超えた高熱状態である。

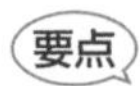

脂質異常症は，高脂肪食の日常的摂取といった生活習慣が発症要因になる。

set
12

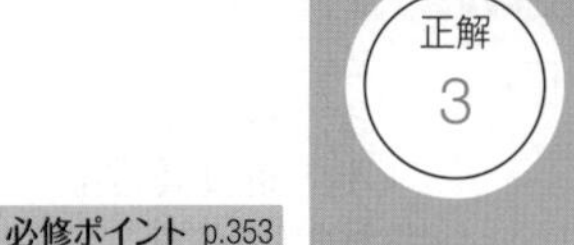

293 □□□

疾病と問診事項の組合せで誤っているのはどれか。

1．糖尿病 ―――――― 家族歴
2．肺　癌 ―――――― 喫煙歴
3．アニサキス症 ―――― 牛肉の生食
4．脳梗塞 ―――――― 塩分摂取量
5．痛　風 ―――――― 飲酒歴

正解 3

必修ポイント p.353

選択肢考察

1．○　両親に糖尿病か肥満があるかどうかなどの家系的な問診は重要である。
2．○　喫煙歴は当然重要な情報である。
3．×　アニサキス症は，サバやイカなどの海産魚介類の生食で起こる。
4．○　塩分過剰摂取によって高血圧を発症し，これが脳梗塞に結びつく。
5．○　アルコールが体内で分解されるときに乳酸が体内に尿酸を蓄積することで痛風となる。

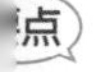

アルコールは痛風（尿酸値上昇）のリスクになる。

難易度 ★★

294 □□□

80 歳の男性。1 年前から食後に胸やけが出現するため受診した。身長 165 cm，体重 78 kg。上部消化管内視鏡像より逆流性食道炎と確定した。
生活指導として適切なのはどれか。2 つ選べ。

1.「体重を減らしましょう」
2.「就寝前に軽食を食べましょう」
3.「食後には横になって休みましょう」
4.「上半身を少し高くして眠るようにしましょう」
5.「症状が出たら前かがみの姿勢をとってみましょう」

正解 1，4

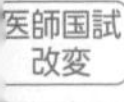

必修ポイント p.353

選択肢考察

1．○　身長 165 cm，体重 78 kg は，BMI 28.7 となり，肥満である。肥満に起因する腹部圧迫による胃内圧上昇が胃食道逆流の増悪につながるため，「体重減少」は適切な生活指導である。
2，3．×　食事摂取により胃酸分泌は亢進する。この状態で就寝（臥位）すると，胃内容物（胃酸）が食道へ逆流しやすくなるため，「就寝前摂食」や「食後臥位」は不適切である。
4．○　立位や坐位では重力の作用で胃酸を含む胃内容物の食道逆流が起こりにくくなるため，「上半身軽度挙上就寝」は適切な生活指導である。
5．×　前かがみの姿勢では腹部圧迫により胃内圧が上昇し，胃食道逆流が起こりやすくなるため，「前屈位」は不適切な生活指導である。

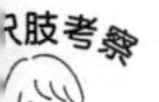

胃食道逆流症（逆流性食道炎）に対しては酸分泌抑制薬（プロトンポンプ阻害薬）が第一選択薬となる。

要点　食後の胸やけは胃酸の食道逆流による刺激症状。夜間には臥位により胃内容が食道に逆流しやすくなる。

難易度 ★★

295 □□□

肥満に関係がないのはどれか。

1．高血圧
2．痛　風
3．バージャー病（Buerger 病）
4．脂質異常症
5．糖尿病

必修ポイント p.353

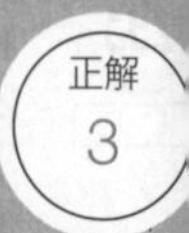

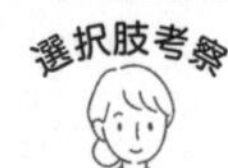

1．4．5．○　中心性肥満を背景にするメタボリックシンドロームの主要構成因子が，高血圧，脂質異常症（高中性脂肪，低 HDL コレステロール）および 2 型糖尿病である。
2．○　痛風のリスクは，飲酒と高タンパク食で，約60％の患者に肥満が認められる。
3．×　バージャー病（Buerger 病）は炎症性の動脈疾患で，閉塞性動脈硬化症より末梢に生じる。喫煙と血栓性静脈炎の既往がリスクであり，圧倒的に男性に多く，好発年齢は 20～45 歳である。

ポイント　肥満が関係しない病態として骨粗鬆症とバージャー病（Buerger 病）が挙げられる。

難易度 ★★

新傾向

296 □□□

腹部 CT を示す。
メタボリックシンドロームの発症に重要なのはどこか。

1．a
2．b
3．c
4．d
5．e

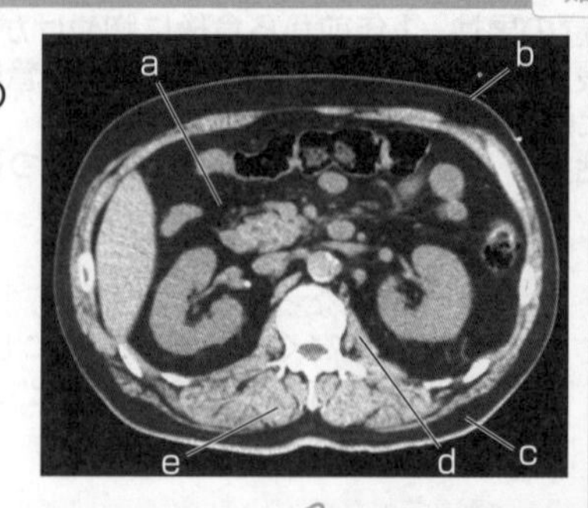

必修ポイント p.353

正解
1

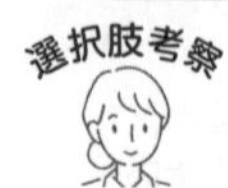

メタボリックシンドロームの診断基準には腹囲の項目が入っている（男性 85 cm 以上，女性 90 cm 以上）。これは，腹囲が内臓脂肪量のマーカーになるためで，内臓脂肪量の増加に伴い，動脈硬化性疾患の罹患リスクは高まる。

1．○　a は内臓脂肪を示している。
2．×　b は腹部皮膚を示している。
3．×　c は皮下脂肪を示している。
4．×　d は腸腰筋を示している。
5．×　e は背筋を示している。

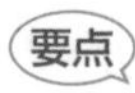

内臓脂肪量の増加に伴い，動脈硬化性疾患の罹患リスクは高まる。

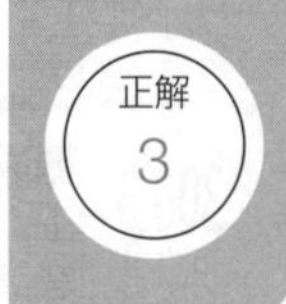

難易度 ★★

297
血圧が上昇するのはどれか。

1．心臓の1回拍出量の減少
2．末梢血管抵抗の減弱
3．大血管の弾性力の低下
4．末梢血管の拡張

必修ポイント p.353

正解 3

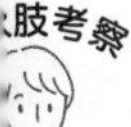

選択肢考察

1．× 「血圧＝心拍出量×末梢血管抵抗」で表され，「心拍出量＝1回拍出量×脈拍」なので1回拍出量が減少すれば血圧は低下する。
2．× 1の式より末梢血管抵抗が弱まれば血圧は低下する。
3．○ 血管に弾性力がある（やわらかい）と血圧上昇は緩和されるが，弾性力が下がる（硬くなる）とその緩和がなくなり，血圧は上昇する。
4．× 末梢血管が拡張すると血管抵抗が減弱するため，1の式より血圧は下がる。

要点 大血管の弾性力が低下すると血管が硬くなり血圧が上昇する。

難易度 ★★

298
高血圧症患者の生活指導で正しいのはどれか。

1．体重減量
2．果物の制限
3．アルコール摂取
4．1日10gの食塩摂取

必修ポイント p.353

正解 1

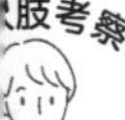

選択肢考察

1．○ 肥満は高血圧症のリスク要因である。
2．× カリウムはナトリウムとは反対に血圧を下げる。そこでナトリウムをほとんど含まず，カリウムの多い果物の摂取が推奨される。
3．× アルコールの過量摂取は血圧を上昇させるため制限が必要である。
4．× 1日6g以下の食塩制限が必要である。なお，日本人の食事摂取基準（2020年版）では食塩摂取の目標値は男性7.5g未満，女性6.5g未満。

要点 高血圧症患者の生活指導として体重を減量させ，食塩摂取は1日6g以下とする。

難易度 ★★

299
脳出血の発症について正しいのはどれか。

1．徐々に発症する。
2．激烈な頭痛がある。
3．項部硬直がある。
4．四肢の運動麻痺を伴うことが多い。

必修ポイント p.353

正解 4

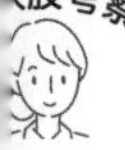

選択肢考察

1．× 脳出血，くも膜下出血もいずれも突然に発症する。
2．× 突発性の激しい頭痛で始まるのは，くも膜下出血である。
3．× くも膜下出血では項部硬直，ケルニッヒ徴候などの髄膜刺激症状を呈することが多い。
4．○ くも膜下出血では片麻痺や失語症のような局所神経症状はないことが多いが，脳出血では出血部位に応じた症状が出る。橋（きょう）出血は四肢麻痺を起こす。

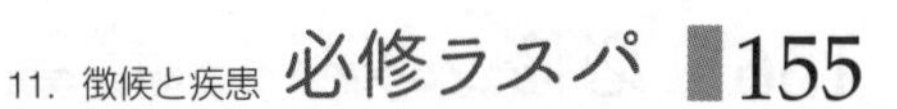

要点 脳出血を発症すると四肢の運動麻痺を伴うことが多い。

難易度 ★

300 □□□

糖尿病の合併症として誤っているのはどれか。

1. ネフローゼ症候群
2. 失　明
3. 知覚鈍麻
4. 関節痛

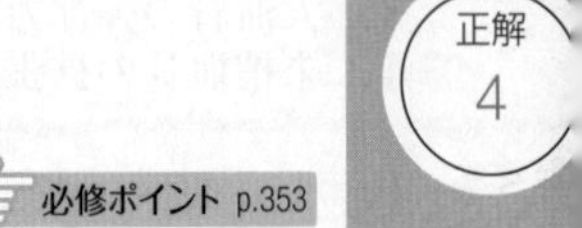
正解 4

必修ポイント p.353

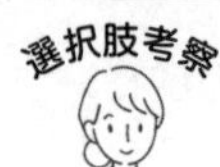
選択肢考察

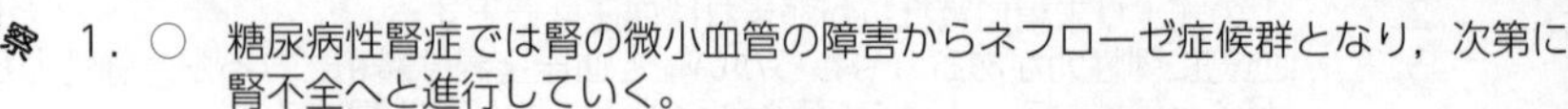
1. ○　糖尿病性腎症では腎の微小血管の障害からネフローゼ症候群となり，次第に腎不全へと進行していく。
2. ○　糖尿病性網膜症では網膜に白斑が出現したり，網膜剝離を起こし失明の原因となる。
3. ○　糖尿病性神経障害では四肢末端の知覚鈍麻，自律神経障害，単発性神経障害（動眼神経麻痺，腓骨神経麻痺など）を生じる。糖尿病性腎症，糖尿病性網膜症，糖尿病性神経障害を糖尿病の三大合併症という。
4. ×　関節痛は痛風などでは生じるが，糖尿病の直接の合併症ではない。

要点 糖尿病では，腎症でネフローゼ症候群，網膜症で失明，神経障害で知覚鈍麻を生じることがある。

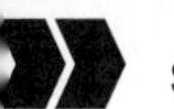

難易度 ★

301

糖尿病の合併症でないのはどれか。

□□□

1. 低血圧
2. 脂肪肝
3. 神経障害
4. 網膜症

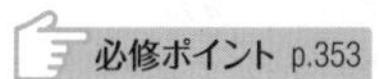

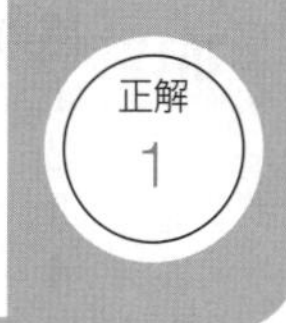

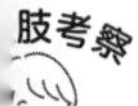

1．× 糖尿病と低血圧は無関係で，むしろ糖尿病患者の約半数が高血圧を併発している。
2．○ 肝臓で糖が中性脂肪に変換され，脂肪肝となることがある。
3，4．○ 糖尿病の三大合併症は，網膜症，腎障害，神経障害である。

イント 糖尿病の三大合併症は，網膜症，腎障害，神経障害で，これらの原因はいずれも「微小血管障害」による。

点 インスリンの効きが悪くなる２型糖尿病では，肝臓で糖が中性脂肪に変換され脂肪肝となることがある。

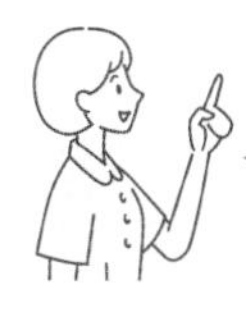

糖尿病は全身病！

糖尿病の合併症といえば網膜症，腎障害，神経障害などが有名ですが，最近では，聴覚障害（難聴）や認知症にもなりやすいことがわかってきました。

難易度 ★

302

２型糖尿病で多いのはどれか。

□□□

1. 家族集積性
2. 急激な発症
3. 若年発症
4. や　せ

必修ポイント p.353

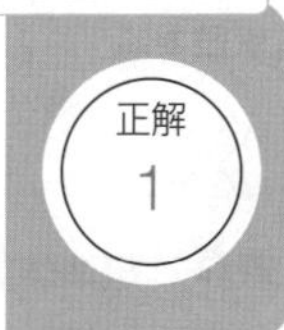

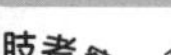

1．○ 家族歴を有するのがこの型の特徴である。
2．× 発症形式は緩徐である。
3．× 若年例でも体重の増加に関連し，最近では発生頻度が増える傾向にあるが，一般的には中年過ぎから発症する。
4．× 体型との関連は重要であり，２型糖尿病患者は肥満が多い。肥満があると細胞に対するインスリンの効きが悪くなる。

点 ２型糖尿病は家族集積性が多い。つまり同じ家系内でよく発症するということ。

難易度 ★

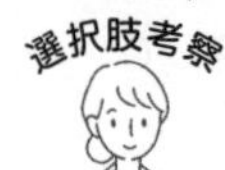

303 感染症に罹患しやすくなるのはどれか。

□□□

1．甲状腺機能低下症
2．原発性アルドステロン症
3．脂質異常症
4．糖尿病

必修ポイント p.353

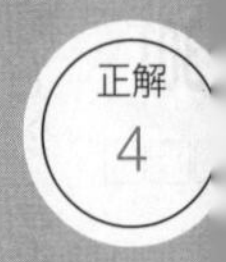
正解 4

選択肢考察

1．× 甲状腺機能低下症は甲状腺ホルモンの合成・分泌が低下する病態をいうが，感染症には直接は影響しない。

2．× 原発性アルドステロン症は副腎皮質自体にアルドステロンの分泌過剰を起こす病態が存在する場合をいい，狭義にはアルドステロン産生腺腫のみを指し，中年女性に多い。主徴候は高血圧による頭痛，低カリウム血症による筋力低下，四肢麻痺，多飲や多尿などで，感染症には直接は影響ない。

3．× 脂質異常症はLDLコレステロール値あるいはトリグリセリド値が増加した病態，またはHDLコレステロール値が減少した病態のことで，感染しやすくなることはない。

4．○ 糖尿病では白血球の成分の1つである好中球の機能が低下するため，感染症に罹患しやすくなる。このため，糖尿病性壊疽や足白癬などを起こしやすい。

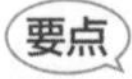

要点 糖尿病患者は感染症に罹患しやすくなる。

難易度 ★

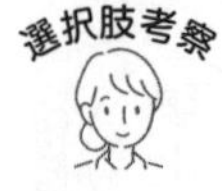

304 食事療法における標準体重の算出に必要なのはどれか。

□□□

1．体　温　　2．腹　囲
3．身　長　　4．体表面積

正解 3

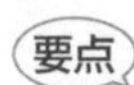

選択肢考察

食事療法は適正なエネルギー摂取量を守ることが基本で，具体的には標準体重〔標準体重（kg）＝身長（m）×身長（m）×22〕を求めて，身体活動量を考慮して，1日あたりに必要なエネルギーを求める。

要点 標準体重（kg）＝身長（m）×身長（m）×22

難易度 ★

305 日本人が一生のうちにがんと診断される確率に近いのはどれか。

□□□

1．90%　　2．70%
3．50%　　4．25%

必修ポイント p.358

正解 3

選択肢考察

日本では全年齢で悪性新生物が多く，男女とも2人に1人はがんにかかり（累積罹患リスクが男性65.5%，女性51.2%。2019年），男性は4人に1人，女性は6人に1人はがんで死亡する（累積死亡リスクが男性26.2%，女性17.7%。2021年）といわれる。

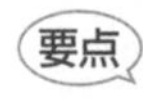

要点 日本では2人に1人ががんになり，男性は4人に1人，女性は6人に1人ががんで死亡する。

難易度 ★

306

□□□

ある生活習慣による臓器別の発がん相対危険度の図を示す。この生活習慣はどれか。

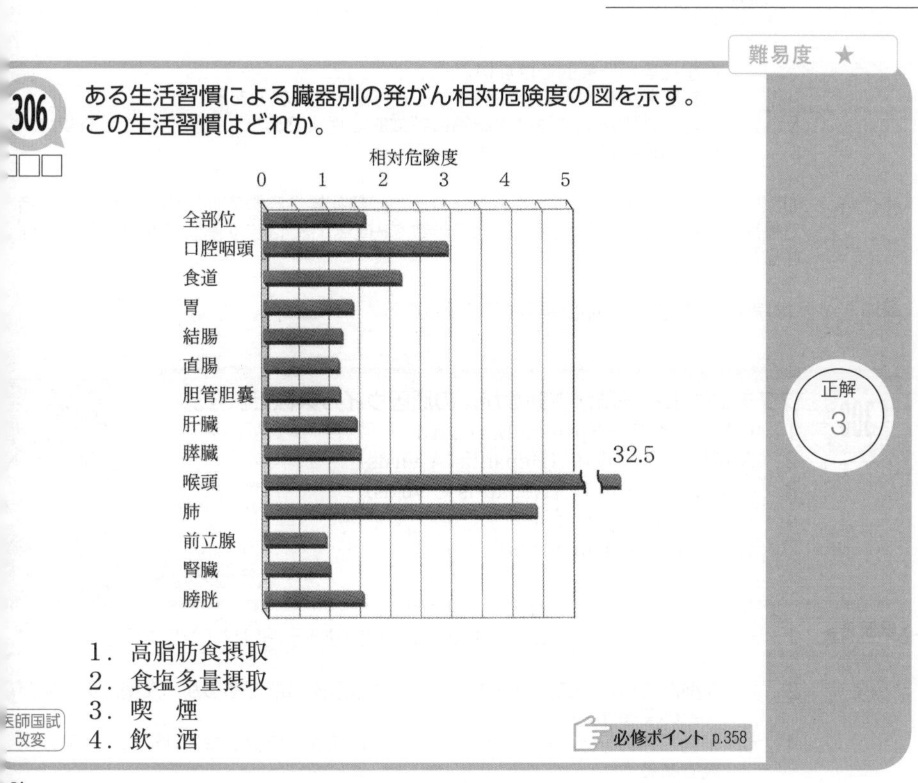

1．高脂肪食摂取
2．食塩多量摂取
3．喫　煙
4．飲　酒

医師国試改変

必修ポイント p.358

正解 3

肢考察

1．× 高脂肪食摂取は大腸癌，乳癌の危険因子である。
2．× 食塩多量摂取は胃癌の危険因子である。
3．○ 喫煙者では喉頭癌の発がんリスクは約 30 倍以上，肺癌では約 4 倍高い。
4．× 口腔・咽頭癌，食道癌については喫煙と飲酒はリスクが大きい（2～4 倍）。また飲酒，肝炎ウイルスキャリアー，アフラトキシン（ピーナッツなどに付いているカビの出す天然毒）などは肝癌の危険因子である。

点 喫煙習慣によって喉頭癌の発症リスクは約 30 倍以上になる。

難易度 ★

307

□□□

膀胱癌に特徴的な症状はどれか。

1．多　尿　　2．頻　尿　　3．排尿時痛
4．排尿困難　　5．肉眼的血尿

必修ポイント p.358

正解 5

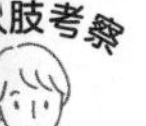

肢考察

1．× 多尿は糖尿病や尿崩症など内科的疾患で起こることが多い。日常診療では水分の過剰摂取が最も多い。
2．× 膀胱上皮内癌など特殊な膀胱癌では頻尿になるが，日常臨床では過活動膀胱，前立腺肥大症によるものが多い。
3．× 急性膀胱炎で特徴的な症状である。膀胱癌でも進行したり，感染を合併する

と起こるが一般的ではない。
4．× 前立腺肥大症や神経因性膀胱などで特徴的な症状である。
5．○ 無症候性肉眼的血尿は膀胱癌に特徴的な症状であり，主訴として最も多い。高齢の長期喫煙者ではまず膀胱癌を疑う。

ポイント 血尿は膀胱炎，尿管結石などでもみられるが，無症候性肉眼的血尿のある男性高齢者で長期喫煙者（喫煙は膀胱癌の原因の半数を占める）ではまず膀胱癌を疑わなければならない。

要点 血尿は膀胱癌，膀胱炎，尿管結石などでみられる。

難易度 ★

308 □□□

ワクチンによる予防が有効ながんの原因ウイルスはどれか。

1．EB ウイルス（Epstein-Barr virus）
2．A 型肝炎ウイルス（Hepatitis A virus）
3．C 型肝炎ウイルス（Hepatitis C virus）
4．ヒトパピローマウイルス（Human Papillomavirus）

正解 4

必修ポイント p.358

選択肢考察
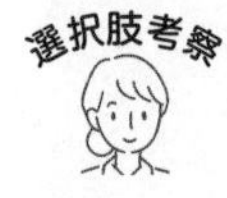

1，3．× EB ウイルス，C 型肝炎ウイルスに対する予防ワクチンは開発されていない。
2．× A 型肝炎ウイルスはワクチン接種により予防可能であるが，A 型肝炎と発がんとの関連は知られていない。
4．○ 子宮頸癌の原因のヒトパピローマウイルスは，ワクチン接種により予防が可能である。

要点 ヒトパピローマウイルスは子宮頸癌の原因となり，ワクチンがある。

難易度★★★

309 □□□ 医師国試改変

悪性腫瘍とリスクファクターとの組合せで正しいのはどれか。

1．肺　癌 ──── 高食塩食
2．子宮体癌 ──── ヒトパピローマウイルス（HPV）
3．大腸癌 ──── 高脂肪食
4．肝細胞癌 ──── 喫　煙
5．食道癌 ──── 低蛋白食

正解 3

必修ポイント p.358

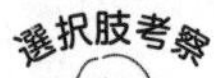
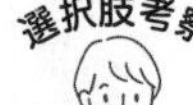

一般的に各悪性腫瘍とリスクファクターの関係性は以下の通りである。
・大腸癌と高脂肪食，高蛋白食，低繊維食
・胃癌とヘリコバクター・ピロリ感染
・食道癌と高アルコール飲酒歴，高食塩食，熱い食べ物
・肺癌（特に扁平上皮癌，小細胞癌）と喫煙
・喉頭癌と喫煙
・肝細胞癌と高アルコール飲酒歴，C 型肝炎
・子宮頸癌とヒトパピローマウイルス（HPV）感染

点 高脂肪食，高蛋白食は大腸癌のリスクファクターである。

難易度★★★

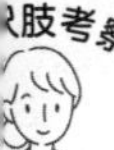

310 □□□

悪性腫瘍とリスク因子の組合せで適切なのはどれか。

1．運　動 ―――――― 結腸癌
2．授　乳 ―――――― 乳　癌
3．塩分過多 ―――――― 胃　癌
4．多　産 ―――――― 子宮体癌
5．乳製品 ―――――― 直腸癌

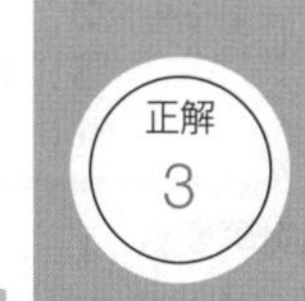

必修ポイント p.358

肢考察

1．×　運動は結腸癌のリスクを下げる。
2．×　授乳は乳癌のリスクを下げる。
3．○　塩分過多は胃癌のリスクを上昇させる。
4．×　子宮体癌は未経産婦でリスクが高い。
5．×　牛乳の摂取は大腸癌のリスクを下げると考えられている。

点 経産婦は子宮体癌や乳癌のリスクが下がる（授乳により乳癌リスク↓）。

難易度★★★

311 □□□

医師国試改変

病原体と悪性腫瘍の組合せで正しいのはどれか。2 つ選べ。

1．ヒトパピローマウイルス ―――――― 子宮体癌
2．成人 T 細胞白血病ウイルス ―――― 肺　癌
3．C 型肝炎ウイルス ―――――― 肝細胞癌
4．ヘリコバクターピロリ
　(Helicobacter pylori) ―――――― 胃　癌
5．EB ウイルス ―――――― 膵　癌

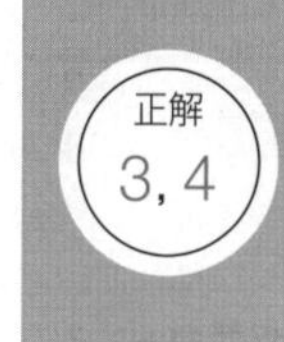

肢考察

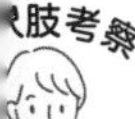

1．×　ヒトパピローマウイルスはパピローマウイルス科に属し，子宮頸癌の発症に関与する。
2．×　ヒト T 細胞白血病ウイルス 1 型〈human T-cell leukemia virus type 1：HTLV-1〉は成人 T 細胞白血病・リンパ腫〈adult T-cell leukemia：ATL〉，HTLV-1 関連脊髄症〈HTLV-1 associated myelopathy：HAM〉および HTLV-1 ぶどう膜炎〈HTLV-1 uveitis：HU〉などの疾患を引き起こす。
3．○　日本では肝癌の 90％が B 型・C 型肝炎ウイルスによるものである。
4．○　Helicobacter pylori はヒトなどの胃に生息するグラム陰性微好気性細菌で，この感染は胃癌や MALT リンパ腫，びまん性大細胞型 B 細胞性リンパ腫などの発生につながる。
5．×　EB〈Epstein-Barr〉ウイルスは上咽頭癌，Burkitt リンパ腫などの発症と関連が深い。

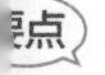

点 ヒトパピローマウイルスは子宮癌，ヘリコバクターピロリは胃癌の発症に関与。

難易度 ★★

前立腺癌で上昇する腫瘍マーカーはどれか。

1．AFP
2．CA19-9
3．CEA
4．PSA

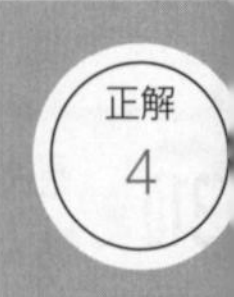

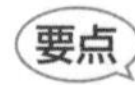

1．× AFP（アルファ・フェトプロテイン）は肝細胞癌に特徴的な腫瘍マーカーである。
2．× CA19-9（シアリルルイスA糖鎖抗原）は膵臓癌に特徴的な腫瘍マーカーである。
3．× CEA（癌胎児性抗原）は大腸癌に特徴的な腫瘍マーカーである。
4．○ PSA（前立腺特異抗原）は前立腺癌に特徴的な腫瘍マーカーである。

要点 PSAは前立腺癌の腫瘍マーカーであるが，前立腺肥大でも上昇するので鑑別が必要。

難易度 ★★

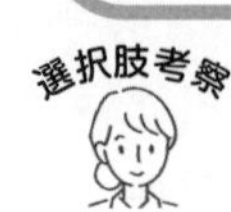

がん緩和ケアの薬物療法について正しいのはどれか。

1．がんの疼痛が強ければ，医療用麻薬を積極的に使用する。
2．医療用麻薬と非ステロイド性消炎鎮痛薬〈NSAIDs〉は同時に使用しない。
3．がん患者の呼吸困難はモルヒネで緩和できない。
4．がん患者のせん妄には抗精神病薬は無効である。

正解 1

必修ポイント p.358

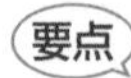

1．○ 医療用麻薬（モルヒネ）を積極的に使用して疼痛緩和（ペインコントロール）を徹底する。
2．× 麻薬とNSAIDsは併用するのが原則。
3．× がん患者の呼吸困難はモルヒネが有効であるが，呼吸抑制が起こりやすいので注意が必要。
4．× ハロペリドールなどの抗精神病薬が有効なことが多い。

要点 がんの疼痛には，麻薬（モルヒネ）を積極的に使用する。

難易度 ★

悪性腫瘍の特徴はどれか。

1．組織破壊は少ない。
2．予後は良好である。
3．発育形式は浸潤性である。
4．転移は起こらない。

必修ポイント p.358

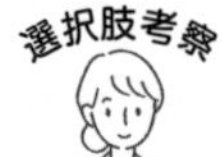

1．×「悪性」では腫瘍の発育が速く，周囲の組織を破壊する。
2．×「良性」は腫瘍を摘出すればよいので予後はよいが，「悪性」は悪い。
3．○「良性」は膨張性に増殖するが，「悪性」は浸潤性である。
4．× 転移を起こすことが多いのは「悪性」。

点 浸潤性に増殖するのが悪性腫瘍の特徴である。

難易度★★★

315 □□□

がん細胞の特徴はどれか。

1．核/細胞質比が小さい。
2．核分裂像が少ない。
3．分化度が低い。
4．異型性は少ない。

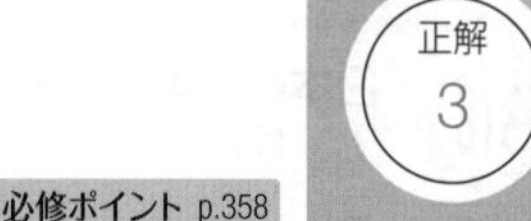

必修ポイント p.358

肢考察

1．× 悪性腫瘍細胞では核/細胞質比が大きくなる。つまり核が大きい。
2．× 核分裂を繰り返し無限の増殖性を有する。
3．○ 悪性腫瘍は細胞の分化度が低いほど一般に細胞異型が高度で，発育も速く転移をきたしやすい。
4．× 異型性とはある組織や細胞が形態上，正常範囲を逸脱した場合をいう。それが正常範囲に近い場合は軽度異型，悪性腫瘍に近ければ高度異型と表現する。

点 がん細胞の特徴は，核/細胞質比が大きい，核分裂像が多い，分化度が低い，異型性が多いなど。

難易度 ★★

316 □□□

組織型として腺癌が多いのはどれか。

1．子宮頸癌
2．大腸癌
3．食道癌
4．皮膚癌

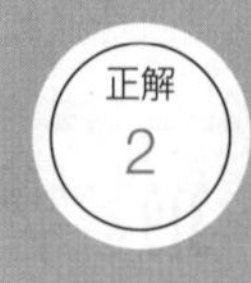

必修ポイント p.358

肢考察

1．× 子宮体癌は腺癌，子宮頸癌は日本では扁平上皮癌が多い。
2．○ 大腸癌は腺癌が多い。
3．× 食道癌は日本では扁平上皮癌が多い。
4．× 表皮は角化細胞を主とする重層扁平上皮である。

点 大腸癌，子宮体癌の組織型は腺癌が多い。子宮頸癌，食道癌の組織型は扁平上皮癌が多い。

難易度 ★★

317 □□□

乳癌について正しいのはどれか。

1．好発年齢は 60 歳代である。
2．発生部位別では乳房の内上四分円が最も多い。
3．初期の転移はリンパ性転移が多い。
4．自己検診法は月経直前に行うよう指導する。

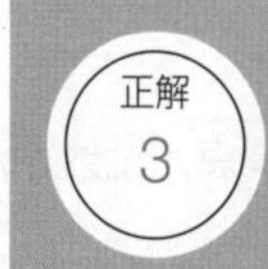

必修ポイント p.358

肢考察

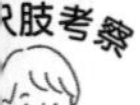

1．× 発症年齢は 50 歳前後で，女性 100 に対し，男性 1 の割合で発生する。
2．× 部位頻度別では乳房外上四分円が最も多く，次いで内上半円である。
3．○ 初期はリンパ行性に，進行してくると血行性に転移するのが特徴である。
4．× 乳腺の充血の最も少ない月経終了後に行うのが自己検診法の時期としては最もよい。

要点 乳癌の好発年齢は50歳前後，発生部位は乳房の外上四分円が最も多い。

難易度 ★★

318 日本の対策型がん検診で行われる乳癌の検査方法はどれか。

医師国試改変

1．CT
2．MRI
3．超音波検査
4．マンモグラフィ

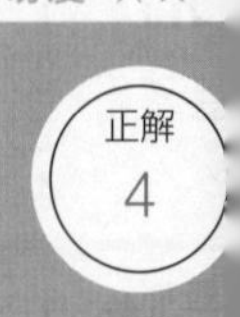

必修ポイント p.358

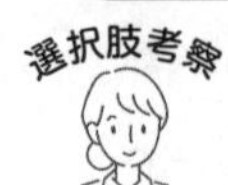

がん検診は，対策型がん検診（国が決めた市区町村の住民検診）と任意型がん検診（一般の人間ドック型がん検診）に分類される。

1，2．× CT，MRIはどの対策型がん検診にも入っていない。
3．× 超音波検査はマンモグラフィの二次検査で精査として行う。
4．○ マンモグラフィは対策型乳がん検診の一次検査方法に決められている。対策型乳がん検診では，40歳以上の女性は2年ごとに問診とマンモグラフィを行い，触診と超音波検査は二次精査で行う。

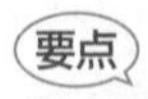

対策型がん検診は胃，大腸，肺，女性の乳房，子宮頸部に決められているが，前立腺は入っていない。

難易度 ★

319 肺癌について正しいのはどれか。

1．腺癌が多い。
2．気管支に好発する。
3．腹膜への転移が多い。
4．腺癌ではADH（抗利尿ホルモン）を産生することが多い。

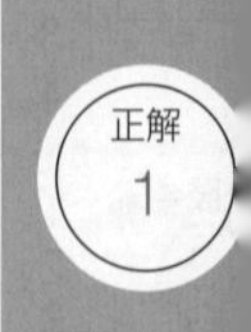

必修ポイント p.358

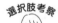

1．○ 腺癌が40～45%と一番多い。
2．× 肺門部（中枢）に好発するのは扁平上皮癌で，肺野部（末梢）に好発するのは腺癌と大細胞癌であるが，気管支に好発することはない。
3．× 血行性とリンパ行性の転移をするので，腹膜への転移は少ない。
4．× 腺癌より小細胞癌でADHやACTHなどの異所性ホルモンを産生することが多い。

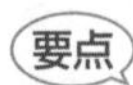

肺癌では腺癌が一番多い（40～45%）。

set 13

難易度 ★

嗄声の原因となり得るのはどれか。

医師国試改変

1．肺　癌
2．自然気胸
3．急性肝炎
4．尿路感染症

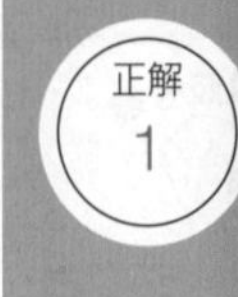

必修ポイント p.358

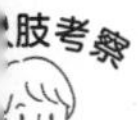

1. ○ 肺癌で縦隔浸潤を起こしたものでは，反回神経麻痺を起こし嗄声をきたすことがある。
2. × 気胸は胸腔内に空気がたまる病態であり，縦隔への障害は起こらない。
3，4. × いずれも嗄声を起こす病態にはなり得ない。

肺癌で反回神経麻痺を起こせば嗄声をきたすことがある。

難易度★★★

321 胃癌の患者に写真のような腫瘤がみられた。
最も考えられるのはどれか。

1. Wilms〈ウィルムス〉腫瘍
2. Schnitzler〈シュニッツラー〉転移
3. Krukenberg〈クルッケンベルグ〉腫瘍
4. Virchow〈ウィルヒョウ〉転移

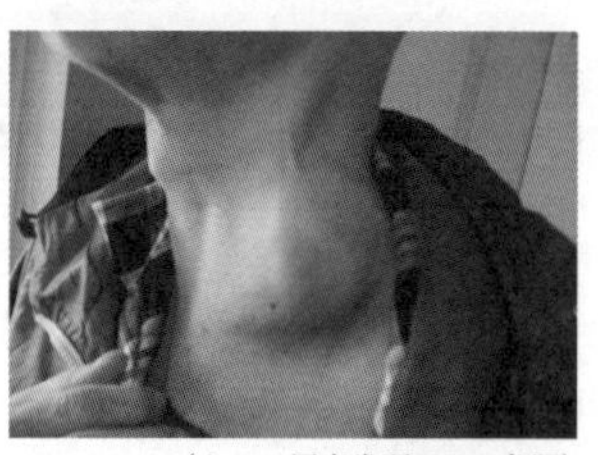

（カラー写真巻頭 No. 2 参照）

正解 4

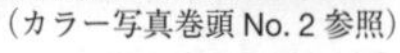

必修ポイント p.358

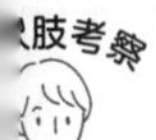

胃癌の転移に関する問題であり，転移部位により，発見者の固有名詞がついている。有名なのは，ウィルヒョウ転移（左鎖骨上窩リンパ節），シュニッツラー転移（ダグラス窩），そしてクルッケンベルグ腫瘍（卵巣）である。写真は左鎖骨上窩の腫瘤でありウィルヒョウ転移が疑われる。

ウィルヒョウ：左鎖骨上窩リンパ節，クルッケンベルグ：卵巣，シュニッツラー：ダグラス窩

難易度 ★★

322 胃全摘術後にみられる可能性が少ないのはどれか。

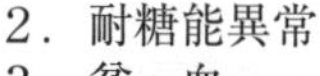

医師国試改変

1. 胆　石
2. 耐糖能異常
3. 貧　血
4. 体重増加

正解 4

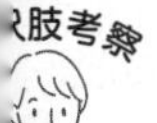

1. ○ 胃全摘では胆嚢収縮に関与する迷走神経を切除するために，胆汁うっ滞が起こり胆石の原因となる。胃全摘後に胆石・胆嚢炎の発症が多いことから，予防的に胆嚢摘出を行うことがある。
2. ○ 胃全摘後，食物が胃の中で消化されずに小腸の吸収が起こるため，血糖値の急激な上昇の原因となる。一過性の血糖値上昇の後は，インスリンの過剰によって逆に低血糖症状（後期ダンピング症状）が出る。このため術後は少量・小分けの食事が推奨される。
3. ○ 胃全摘後にはビタミン B_{12} 吸収に必須である内因子の欠乏による巨赤芽球性貧血や，低栄養による鉄欠乏性貧血の発症がみられる。
4. × 胃は食物の消化・吸収に関わるため，術後は体重減少をきたすことが多い。

要点　胃全摘後，巨赤芽球性貧血に対するビタミン B_{12} 補給は筋肉注射で行う（胃がないため，経口では吸収できないから）。

難易度　★

323　□□□　医師国試改変

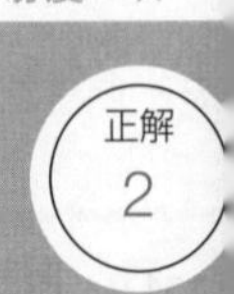

転移性卵巣腫瘍の原発巣で頻度が高いのはどれか。

1．肺　癌
2．胃　癌
3．膀胱癌
4．甲状腺癌

選択肢考察

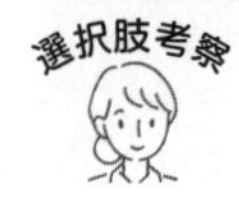

1．×　転移性卵巣腫瘍の原発巣としての報告はほとんどない。
2．○　日本において，転移性卵巣腫瘍の原発巣で最も頻度が高いのは胃癌である（クルッケンベルグ腫瘍）。胃以外には，大腸，乳腺，子宮体部（内膜）が報告されている。
3．×　米国での転移性卵巣腫瘍の原発巣としては報告があるが，日本ではほとんどみられない。
4．×　転移性卵巣腫瘍の原発巣としての報告はほとんどない。

要点　胃癌が転移して生じた卵巣腫瘍はクルッケンベルグ腫瘍とも呼ばれる。

難易度　★

324　□□□

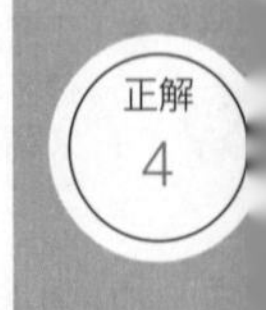

感染症と病原体の組合せで正しいのはどれか。

1．疥　癬 ――― 細　菌
2．白　癬 ――― 寄生虫
3．百日咳 ――― 真　菌
4．帯状疱疹 ――― ウイルス

選択肢考察

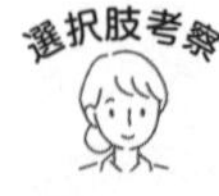

1．×　疥癬はヒゼンダニと呼ばれるダニの一種が皮膚に寄生して起こる。強い痒みを伴うのが特徴で，近年，介護施設や老人保健施設でのまん延が問題になっている。
2．×　白癬は俗称「みずむし」のことで，カビ（真菌）の一種である白癬菌が皮膚角質（ケラチン）に感染して起こる。一般に痒みが強い。真菌は細菌と異なり真核生物である。
3．×　百日咳は細菌の百日咳菌で起こる疾患で，主に咽頭部や喉頭部の感染が中心である。持続するしつこい咳から百日咳と呼ばれる。
4．○　帯状疱疹は，水痘・帯状疱疹ウイルスの再活性化で発症する続発性疾患である。子どものころに水痘ウイルスに感染すると，症状が治まってもウイルスは神経根などに潜んで，後に加齢や他の疾患などで免疫抵抗が弱くなると，再び皮膚まで移動してきて活発に増殖し，発疹を集団で形成する。

要点　帯状疱疹は水痘（水ぼうそう）と同じウイルス（水痘・帯状疱疹ウイルス）によって生じる。

難易度 ★★

325 □□□

47 歳の男性。3～4 日前から疼痛に引き続き腹部から背部に皮疹が散在して，帯状疱疹と診断された。
皮疹の分布図を示す。
罹患した神経支配領域として正しいのはどれか。

1．第 4 胸髄
2．第 10 胸髄
3．第 1 腰髄
4．第 5 仙髄

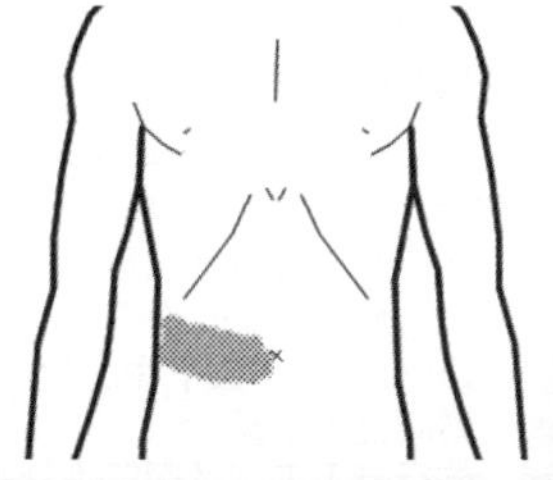

医師国試改変

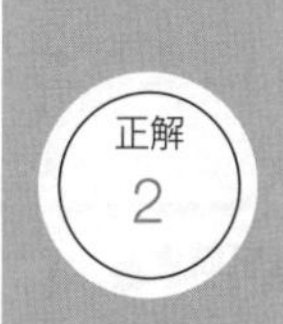

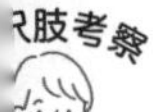

選択肢考察

帯状疱疹（herpes zoster）は水痘（水ぼうそう）と同じ，水痘・帯状疱疹ウイルスの再活性化により，疼痛に引き続いて 3～4 日後，後根神経節領域に皮膚の発赤と水疱が出現し，アシクロビルなどの抗ウイルス薬が用いられる。画像に示されている皮膚の皮疹は右わき腹から臍にかけてあり，右第 10 胸髄神経支配領域（T_{10}）である。

1．×　第 4 胸髄神経（T_4）は乳頭周囲が支配領域である。
2．○　第 10 胸髄神経（T_{10}）は臍周囲が支配領域である。
3．×　第 1 腰髄神経（L_1）は鼠径靱帯付近が支配領域である。
4．×　第 5 仙髄神経（S_5）は肛門周囲が支配領域である。

要点

帯状疱疹は罹患した神経領域（デルマトーム）に疼痛と発疹を引き起こす。以下のデルマトームは覚えておく。

C_3…前頸部
T_4-T_5…乳頭
T_{10}…臍
L_1…鼠径靱帯
S_5…肛門周囲

脊髄神経が支配する皮膚感覚の領域（デルマトーム）

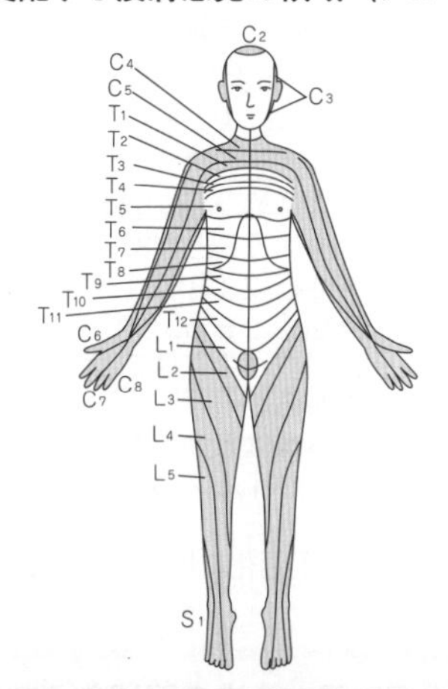

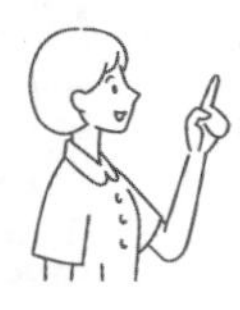

帯状疱疹の治った後にも痛みが残ることがあります

帯状疱疹（herpes zoster）では 2 週間ほどで水疱はかさぶたになり，色素沈着を有する瘢痕を残して治りますが，治った後にも痛みが残ることがあります。これは帯状疱疹後神経痛といい，高齢者ほど痛みが残る頻度が高く，60 歳代以上では約半数に残ります。

難易度 ★★

326 □□□

病原性大腸菌 O-157 について正しいのはどれか。
1．腸管出血性大腸菌に分類される。
2．エンテロトキシンを産生する。
3．旅行者下痢症の主な原因菌である。
4．ネフローゼ症候群を併発させる。

必修ポイント p.363

1．○　病原性大腸菌は腸管病原性，腸管毒素原性，腸管侵入性，腸管出血性，腸管付着性の 5 型に分類される。O-157 は腸管出血性大腸菌である。
2．×　O-157 はベロトキシン（ベロ毒素）を産生する。エンテロトキシンは腸管毒素原性大腸菌。
3．×　旅行者下痢症は腸管毒素原性大腸菌によって引き起こされ，コレラ様症状を特徴とする。
4．×　O-157 は溶血性尿毒症症候群を併発させることがあり，主要な死亡原因となっている。ネフローゼ症候群はきたさない。

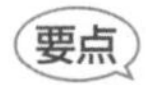

病原性大腸菌 O-157 は腸管出血性大腸菌に分類され，ベロ毒素を産生する。

難易度 ★★

□□□

医師国試改変

ノロウイルスの不活化に有効なのはどれか。
1．逆性石鹸
2．40℃の温水
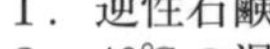
3．40％アルコール
4．1 分間の赤外線照射
5．1,000 ppm（0.1％）次亜塩素酸ナトリウム

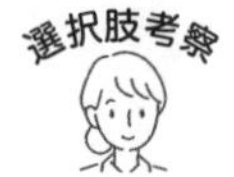

ノロウイルスは約 2 日の潜伏期で発症する腸炎の原因ウイルスで，二枚貝の食中毒の形で集団発生することがある。
1．×　逆性石鹸（塩化ベンザルコニウムなど）で，ノロウイルスの不活化は難しい。
2．×　少なくとも 85℃で 1 分以上の加熱が必要である。
3．×　ノロウイルスはエンベロープ構造をもたず，アルコールでの消毒では不十分である。
4．×　赤外線は無効である。
5．○　ノロウイルスの消毒の第一選択となる。

要点　ノロウイルスの不活化には，ドアノブなどを次亜塩素酸ナトリウムを用いて消毒する。

難易度★★★

328 □□□

食中毒に関する次の記述のうち，正しいものはどれか。
1．ノロウイルスには，アルコール消毒が有効である。
2．腸管出血性大腸菌 O-157 の感染予防には，食品の加熱処理が有効である。
3．黄色ブドウ球菌は，ベロ毒素を産生する。
4．食中毒の原因には，化学物質は含まれない。
5．アニサキス症は，冷凍処理では予防できない。

正解
2

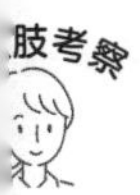

1. × ノロウイルスはカキ，アサリなどの二枚貝に生息し，人がこれを経口摂取することで感染性胃腸炎を引き起こす。秋から冬に多発する。ノロウイルスに対しては消毒用アルコールや逆性石けんでは効果がなく，塩素系漂白剤（次亜塩素酸ナトリウム）や加熱（85℃，1 分以上）が有効である。
2. ○ O-157 は，75℃，1 分以上の加熱で死滅するとされている。
3. × ベロ毒素を産生するのは O-157 である。黄色ブドウ球菌は，食中毒の原因菌でエンテロトキシンを産生する。抗生剤の乱用によりメチシリン耐性黄色ブドウ球菌（MRSA）が出現し，院内感染の原因となっている。
4. × 食中毒の原因には，細菌やウイルス，寄生虫のほかに自然毒（フグ，キノコ等）や農薬，食品添加物の化学物質も含まれる。
5. × アニサキス症とは，海産魚介類の生食を原因とする寄生虫症であり，日本で多数発生している。海産魚介類の生食を避けることや加熱処理（60℃，1 分以上）が確実な予防法とされるが，冷凍処理（－20℃，24 時間以上）でもアニサキス幼虫は感染性を失うため有効であるとされる。

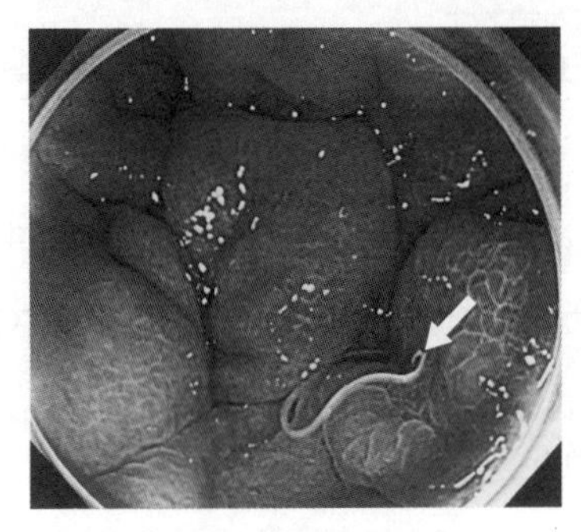

胃粘膜に刺入しているアニサキス

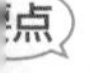

細菌やウイルス，寄生虫などの食中毒原因には加熱での対策が有効である場合が多い。

難易度 ★★

82 歳の男性。発熱，嘔吐および水様下痢を主訴に入院した。入院時検査で便中ノロウイルス抗原が陽性であった。診察にあたり，①手指消毒を行ったのち，②ビニールガウンを着用し，③プラスチック手袋を着用した。その後，腹部の聴診を行った。診察後はプラスチック手袋とビニールガウンを外し，④聴診器を白衣のポケットにしまった。
下線部のうち感染対策として誤っているのはどれか。

医師国試改変

1. ①　2. ②　3. ③　4. ④

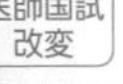

ノロウイルスはごく少量のウイルス粒子でもヒトに感染する。ウイルスは乾燥すると空気中に舞い上がることがあるので，吐物の処理はガウン，手袋，マスクを装着して行い，汚染部位は次亜塩素酸ナトリウムを用いて消毒する。

1. ○ 標準予防策として診察前に行う行為である。
2. ○ 接触感染予防策として，まず，ディスポーザブルのガウンを着用する。
3. ○ 手袋を着用し，ガウンの袖は手袋内に入れる。

4．× 聴診器は患者専用にすべきで，専用化できないときは消毒してから非汚染領域に収納する。

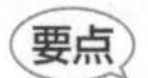
要点 ノロウイルスの汚染部位は次亜塩素酸ナトリウムを用いて消毒する。

難易度 ★★

330

毒素型食中毒を引き起こすのはどれか。

1．サルモネラ菌
2．ボツリヌス菌
3．腸炎ビブリオ
4．カンピロバクター

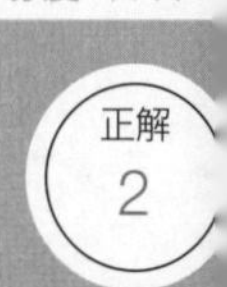

選択肢考察

1．× サルモネラ菌による食中毒は感染型食中毒である。感染型は，食品や飲み水とともに体内に入った細菌が小腸や大腸で増殖して毒素を出したり腸管組織内に侵入して食中毒を起こす。
2．○ ボツリヌス菌による食中毒は毒素型食中毒である。毒素型は，細菌が食品中で増殖した際に産生された毒素を食品とともに摂取することで食中毒を起こす。
3．× 腸炎ビブリオによる食中毒は感染型食中毒である。
4．× カンピロバクターによる食中毒は感染型食中毒である。食中毒件数では多い。

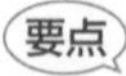
要点 サルモネラ菌・腸炎ビブリオ・カンピロバクターは感染型，ボツリヌス菌は毒素型。

難易度 ★

331

A 型肝炎で正しいのはどれか。

1．血液で感染する。
2．肝硬変や肝癌へと進行する。
3．慢性化しやすい。
4．予防にはワクチンを用いる。

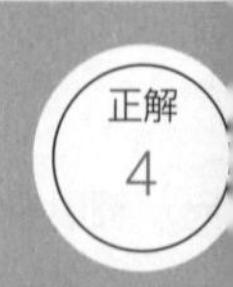

必修ポイント p.363

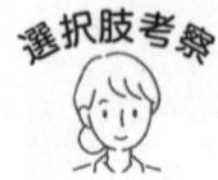

1．× A 型肝炎は経口感染。B 型，C 型は血液を介して感染するので輸血や針刺し事故で問題となる。
2．× C 型は慢性化しやすく，肝硬変から肝癌へ進行しやすい。
3．× 4．○ A 型は慢性化しない。予防には HA ワクチンを用いる。

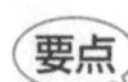
要点 A 型肝炎の予防に HA ワクチンを用いる。

set 14

難易度★★★

332
□□□

24 歳の看護師。採血中に患者に使用した注射針を誤って指に刺した。患者と看護師の検査結果を示す。

患　者：HBs 抗原（+），HBs 抗体（−），HCV 抗体（−）
看護師：HBs 抗原（−），HBs 抗体（−），HCV 抗体（−）

看護師への対応として適切なのはどれか。

1．無投薬
2．HB ワクチンの単独投与
3．抗 HBs ヒト免疫グロブリンの単独投与
4．HB ワクチン及び抗 HBs ヒト免疫グロブリンの投与

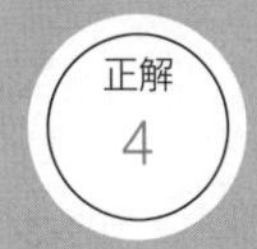

医師国試改変

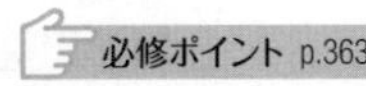
必修ポイント p.363

選択肢考察

看護師は感染既往抗体（HBs 抗体）が陰性のため，HBV に感染している可能性がある。

1．×　患者は現時点で HBV に感染しており，そのウイルスが針刺し事故により看護師の体内に侵入している可能性が高く，劇症肝炎のリスクがある（禁忌肢）。
2．×　HB ワクチンを接種してから看護師の体内で初期抗体が産生されるまでに 1～2 週間かかるため，それまでは HBV に対する感染防御ができず，不適切。
3．×　抗 HBs ヒト免疫グロブリンの単独投与（0・1・6 か月の間欠的投与）だけでは，その効果が持続している 3 か月間は感染防御が有効であるが，それ以降もHBVが仮に残存していれば感染防御できず，持続感染のリスクが出現する。
4．○　HBV の初感染の 3 か月間は，抗 HBs ヒト免疫グロブリン抗体製剤を 24 時間以内に投与することにより，HBV の初期感染およびその増殖を抑えることができる。この効果は免疫グロブリン投与が完了してから 3 か月間なので，それ以降は HB ワクチン接種により感染既往抗体である HBs 抗体を誘導し，HBV 感染あるいはその増殖による B 型肝炎の重症化を抑制できる。

要点　HBs 抗原（+）の患者の注射針の針刺し事故で，HBV 感染の可能性があるときは，抗 HBs ヒト免疫グロブリンと HB ワクチンをいずれも投与する必要がある。

難易度★★★

333
□□□

感染症について正しいのはどれか。

1．デング熱はマダニを介して感染する。
2．結核は，空気中に浮遊する病原菌を吸引することで感染する。
3．ヒト免疫不全ウイルス〈HIV〉は，食べ物を通して感染する。
4．C 型肝炎ウイルスの感染予防にはワクチンが使用される。
5．疥癬の予防には患者が使用した食器を消毒する。

正解
2

医師国試改変

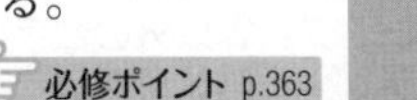
必修ポイント p.363

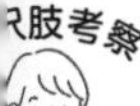

1．×　デング熱は，デングウイルス感染患者の血液を吸血した「蚊」を介して感染する。マダニが媒介する感染症には，重症熱性血小板減少症候群〈SFTS〉，日本紅斑熱，ライム病，ツツガムシ病，野兎病などがある。
2．○　結核は空気感染する（飛沫核感染）。
3．×　ヒト免疫不全ウイルス〈HIV〉は，患者の血液，精液，膣分泌液，母乳などに多く含まれているが，それらの体液を介しての接触がない限り，日常生活で感染する可能性は極めて低い。したがって，主な感染経路は，性行為による

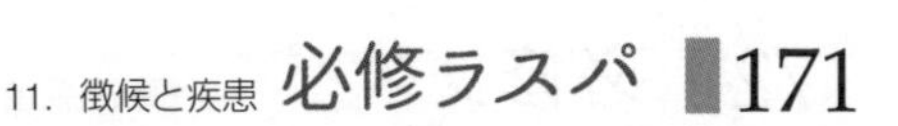

感染，血液および血液製剤を介する感染，母子感染（経胎盤，経産道，経母乳）である。

4．× C型肝炎に対するワクチンは，B型肝炎と異なり現時点では実用化されていない。C型肝炎ウイルスは患者血液を介して感染するため，感染予防には患者血液への曝露を避けることである。

5．× 疥癬はヒゼンダニによる皮膚感染症で，患者が使用した寝具や衣類を介しても感染する。

要点 デング熱は「蚊」，疥癬，ライム病，ツツガムシ病などは「ダニ」を介して感染する。

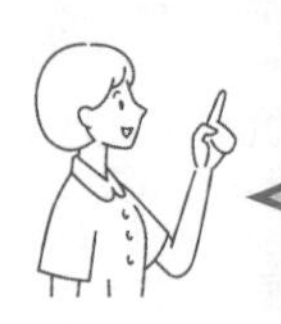

飛沫感染と空気感染（飛沫核感染）の違い

飛沫感染と空気感染（飛沫核感染）の違いは，水分を含んでいて直径の大きな「飛沫」と，小さくて軽い「飛沫核」の違いです。そのため，咳やくしゃみで飛び散る飛沫よりも，飛沫核は長い間空気中に浮遊し，遠くに飛んでいくことができます。

感染爆発した新型コロナウイルス感染症の感染経路は当初「飛沫感染」のみでなく，「空気感染」が疑われました。

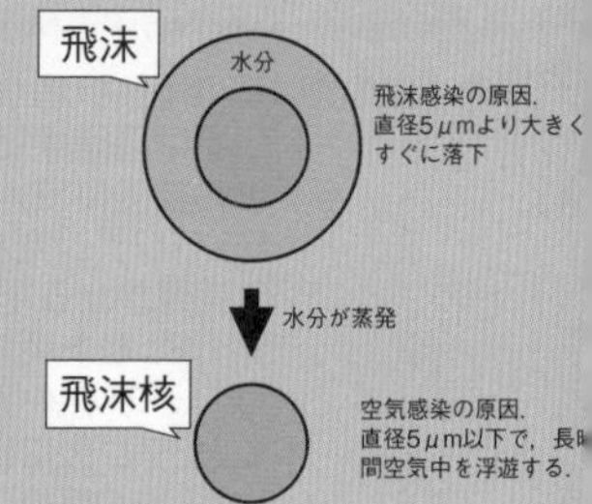
飛沫
水分
飛沫感染の原因.
直径5μmより大きく
すぐに落下
水分が蒸発
飛沫核
空気感染の原因.
直径5μm以下で，長
間空気中を浮遊する.

難易度 ★★

334 □□□

日本の結核について正しいのはどれか。

1．罹患率は欧米より低い。
2．喀痰検査で陰性でも結核は否定できない。
3．リファンピシンは禁忌である。
4．核酸同定検査を行う。
5．1類感染症である。

必修ポイント p.363

正解 4

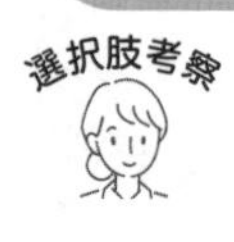

選択肢考察

1．× 日本の結核は令和3（2021）年に11,519人の患者が発生し，罹患率は人口10万対で9.2。フランスは8.2，ドイツは5.5，アメリカは2.4である（日本以外の数字は2020年のもの）。

2．× 肺結核を疑う場合には3日間連続で喀痰検査を行い，これが陰性であれば結核は否定的である。

3．× 現在の抗結核薬治療は，イソニアジド，リファンピシン，ピラジナミド，エタンブトールまたはストレプトマイシンの4剤併用が主流である。

4．○ 核酸同定検査は，治療開始時，肺結核としてほかの呼吸器疾患との鑑別のため使用する。

5．× 結核は公費対象となる2類感染症である。2007（平成19）年4月より『結核予防法』が廃止され，『感染症法』の2類感染症に組み込まれた。1類および2類感染症患者が入院する場合は公費対象となる。

点 結核の鑑別診断に核酸同定検査を行う。結核の薬物療法は4剤併用。

難易度★★★

335 マイコプラズマ肺炎に対する第一選択薬はどれか。

1. アミノグリコシド系抗菌薬
2. ペニシリン系抗菌薬
3. セフェム系抗菌薬
4. マクロライド系抗菌薬

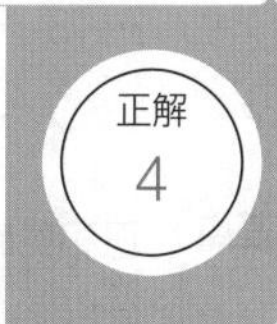
正解 4

必修ポイント p.363

肢考察
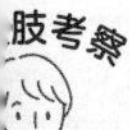

マイコプラズマは細胞壁を有していない。このため細胞壁合成障害により抗菌作用を有するペニシリン系，セフェム系，カルバペネム系やアミノグリコシド系はマイコプラズマには無効である。髄膜炎菌，ブドウ球菌，緑膿菌，レンサ球菌には細胞壁があり，β-ラクタム系抗菌薬などの細胞壁合成阻害薬が有効である。

マイコプラズマに有効な抗菌薬はマクロライド系，テトラサイクリン系，ニューキノロン系薬などで，マクロライド系が第一選択薬となる。

点 マイコプラズマにはマクロライド系が第一選択薬となる。

難易度 ★

336 HIV感染症/AIDSについて正しいのはどれか。

1. HIVはB細胞に感染する。
2. HIV感染のみでAIDSと診断される。
3. 治療は1剤の薬物療法が基本である。
4. 治療効果判定は血中ウイルス量が重要である。

正解 4

必修ポイント p.363

肢考察

1. × HIVは主としてヘルパーT細胞（CD4陽性）に感染し，これを破壊することによって複合的免疫不全をもたらし，日和見感染症や悪性腫瘍を併発する。
2. × 抗体陽性と23種類の指標の1つ以上が明らかに認められる場合にAIDSと診断。
3. × 抗AIDS薬を3剤以上併用する多剤併用療法によりAIDS感染者の予後は飛躍的に改善してきている。
4. ○ 治療開始後の治療効果判定には血中のウイルス量の低下が重要である。

点 HIV感染症/AIDSの治療効果判定は，血中ウイルスの低下量が重要。

難易度 ★★

337 日和見感染症でないのはどれか。

医師国試改変

1. 結 核
2. 食道カンジダ症
3. 肺炎球菌性肺炎
4. ニューモシスチス肺炎

正解 3

必修ポイント p.363

肢考察
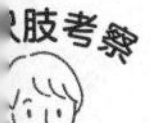

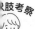

日和見感染は，免疫力が低下した人が健康人では問題とならないような病原体に感染すること。

1. ○ 結核などの抗酸菌感染症は，Tリンパ球機能不全でよく認める日和見感染症である。
2. ○ カンジダ症などの真菌感染症も日和見感染症である。
3. × 肺炎球菌のような一般細菌感染症は健康な人でも感染するため，日和見感染になることは少ない。
4. ○ ニューモシスチス肺炎はAIDSで最も頻度が高い日和見感染症。

要点 日和見感染となるのは，ニューモシスチス肺炎，カンジダ症，サイトメガロウイルス感染症，緑膿菌感染症，トキソプラズマ症，結核など。

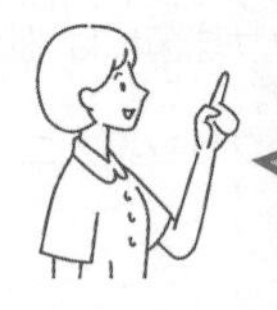

AIDSで日和見感染症やがんになりやすい理由

後天性免疫不全症候群（Acquired immune deficiency syndrome；AIDS）は，ヒト免疫不全ウイルス（HIV）が免疫細胞のTリンパ球に感染・破壊して後天的に免疫不全を起こす疾患で，Tリンパ球機能不全となるため，日和見感染症や悪性腫瘍になりやすくなります。日和見感染症はもともと自分がもっていた病原体が活動を始めて発症することで，AIDSでは，カビの仲間であるニューモシスチスによる肺炎が一番多い日和見感染症です。

難易度 ★

338 □□□ 医師国試改変

うつ病の症状でないのはどれか。
1. 睡眠障害
2. 無関心
3. 連合弛緩
4. 思考制止

必修ポイント p.366

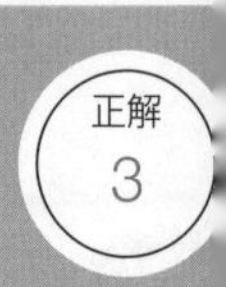

正解 3

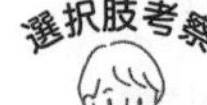

選択肢考察

1. ○ 夜中から明け方にかけて目が覚め，そのまま眠れないという早朝覚醒が特徴的。
2. ○ 無関心は興味の喪失ともいわれ，うつ病の基本症状である。
3. × 連合弛緩は個々のアイデアの間に論理的な結びつきがなく，何を言っているのかわからない状態のこと。統合失調症によく認められる。
4. ○ 思考制止はアイデアが浮かばないため考えが前に進まないといううつ病の基本症状である。

要点 睡眠障害，無関心，思考制止はうつ病の症状である。

難易度 ★

339 □□□

うつ病に特徴的なのはどれか。
1. 日内変動
2. 強迫観念
3. 気分変調
4. 情動麻痺

必修ポイント p.366

正解 1

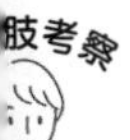

1. ○　抑うつ気分は午前中悪く，午後に軽快する日内変動を示す。睡眠障害は早朝覚醒が特徴的。
2. ×　強迫観念（無駄だとわかっていてもしてしまうこと）は神経症性障害の１つ。
3. ×　然るべき理由もなく，急に機嫌が変わるもの。多くは不機嫌になることが多い。てんかんなどにみられる。
4. ×　災害や事件に巻き込まれたときなど，心理的に大きな衝撃を受け，茫然と何も考えられなくなる状態をさす。心因反応の１つ。

抑うつ気分は午前中悪く，午後に軽快する日内変動を示す。

難易度　★

340　集団精神療法の効果が最も期待できるのはどれか。

1. 統合失調症
2. 躁状態
3. 薬物依存症
4. 小児自閉症

正解 3

必修ポイント p.366

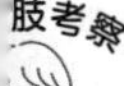

1. ×　統合失調症では集団精神療法より薬物療法を優先する。
2. ×　躁状態の患者は気分の高揚や多弁，易怒性など他者を巻き込んだり，トラブルになる場合もある。集団精神療法によって症状悪化の可能性もあるため，集団ではなく個別に対応する。
3. ○　アルコール依存症や摂食障害とともに，薬物依存の患者には集団精神療法の効果が大きい。仲間意識や集団凝集性の醸成，自己洞察と行動変容などが期待できる。
4. ×　自閉症は，対人関係やコミュニケーションが苦手であるため，集団精神療法は適さない。

アルコール依存症，摂食障害，薬物依存症には集団精神療法が適する。

難易度★★★

341　成人において，自閉症スペクトラム障害には少ない症状はどれか。

看護師国試改変

1. 視線が合わない。
2. 冗談が通じない。
3. ケアレスミスが多い。
4. 左右対称であることにこだわる。

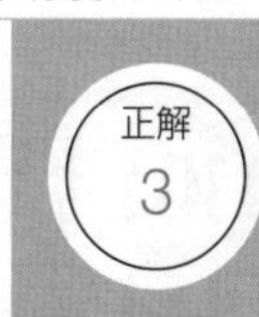
正解 3

1. ○　自閉症スペクトラム障害の特徴はコミュニケーションの障害で，興味の限局や相手の気持ちに共感できないなどの傾向がある。
2. ○　自閉症スペクトラム障害では字義どおりに受け止めてしまい冗談が通じない。こだわりが強く頑固で融通が利かないといった症状は自閉症スペクトラム障害の特徴になる
3. ×　不注意のためケアレスミスは自閉症スペクトラム障害に比べて注意欠如・多動性障害〈ADHD〉で高頻度にみられ，「不注意・集中力欠如，多動，衝動的」が特徴である。集中ができない，遅刻を繰り返す，課題が間に合わない，忘れ物やなくしものが多いといった症状も ADHD で認める。
4. ○　自閉症スペクトラム障害では左右対称やプリントの束の角を厳密にそろえる

など細部へのこだわりを認める。

自閉症スペクトラム障害ではコミュニケーションに問題がある。注意欠如・多動性障害〈ADHD〉は「不注意・集中力欠如，多動」である。

難易度★★★

342 □□□

7歳の男児。落ち着きのなさを心配した両親に連れられて来院した。学校の担任から，授業中，勝手に席から離れること，忘れ物が多いことを指摘されている。出生時に異常はなく，乳幼児期の発達で遅れや，神経診察を含む身体所見に異常を認めない。
現時点で考えられる疾患について正しいのはどれか。

1．知的障害を伴う。
2．有効な薬物療法がある。
3．成人になると症状は消失する。
4．出生後の養育が発症要因である。

医師国試改変

正解 2

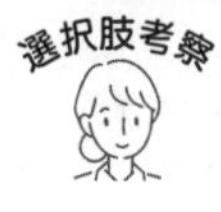

本症は注意欠如・多動性障害〈ADHD；Attention deficit hyperactivity disorder〉である。ADHDは小児の3～7%に出現し，不注意，多動・衝動性の症状が12歳以前に存在し，2つ以上の状況（家庭と学校）で認められる。治療は薬物療法，行動療法，教育的介入である。

1．×　ADHDに知的障害を伴う症例は少ない。本症でも発達の遅れや神経診察に異常がないので，知的障害はなさそうである。
2．○　ADHDに有効な薬物はメチルフェニデートなどの中枢神経刺激薬があり，集中力を高め，衝動的な行動の抑制を期待できるが，薬物療法は心理療法と併用する必要がある。
3．×　ADHDは常に小児期から始まるが，症例の約半数は成人期へ持ち越す。
4．×　原因は遺伝と環境要因など，多くの要因があるとされる。

注意欠如・多動性障害〈ADHD〉は男児に多い（男女比2：1）。

難易度★★

343 □□□

妄想をきたすのはどれか。2つ選べ。

1．うつ病
2．てんかん
3．統合失調症
4．強迫性障害
5．不安障害

医師国試改変

必修ポイント p.366

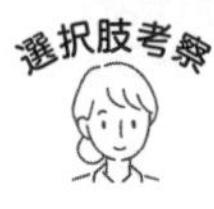

1．○　うつ病，躁病では二次妄想をきたす。二次妄想は他人にも理解できる妄想で，躁病で起こる誇大妄想，うつ病で起こる微小妄想（貧困妄想や罪業妄想），被害妄想などがある。
2．×　てんかんでは発作による意識障害がみられるが，妄想はきたさない。
3．○　統合失調症では一次妄想をきたす。一次妄想はその発生が他人には理解できないもので，妄想気分，妄想知覚，妄想着想に分けられる。
4．×　強迫性障害では妄想は認められない。「強迫」とは，自分でもばかばかしく無

set 14

意味であるとわかっているにもかかわらず，ある考えや行動を繰り返すことがやめられない症状のことである。
5．× 不安障害では強い不安が生じる。妄想はない。

点 うつ病は他人が理解できる二次妄想，統合失調症は他人は理解できない一次妄想。

難易度 ★★

344 □□□

疾患と治療法との組合せで正しいのはどれか。
1．統合失調症 ―――――― 作業療法
2．てんかん ―――――― 抗うつ薬
3．躁うつ病 ―――――― 精神分析療法
4．アルコール依存症 ――― 電気ショック療法

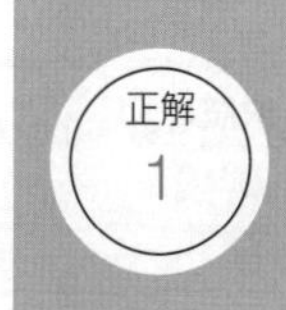

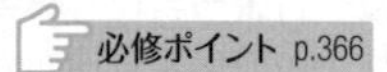

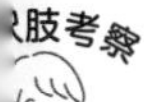

1．○ 園芸や木工，手芸などに参加することにより，患者の自発性，対人関係能力を高める。
2．× てんかん発作の出現を抑制するために，抗けいれん薬による薬物療法が行われる。
3．× フロイトの精神分析理論に基づく精神療法である。自由連想による患者の自己洞察を目指している。主に神経症性障害の患者の治療に用いられる技法である。
4．× 頭部に通電することによりけいれん発作を起こさせる。統合失調症の強い緊張病性興奮や，うつ状態で自殺の危機が迫っているときなど適応は限られる。

点 統合失調症の治療に作業療法，神経症性障害の治療に精神分析療法がある。

難易度 ★

345 □□□

17 歳の女性。最近トイレに行った後や電車のつり革に触れた後は，手を 2 時間以上洗わないと安心できないと訴えている。診断はどれか。
1．統合失調症
2．うつ病
3．強迫性障害
4．身体表現性障害

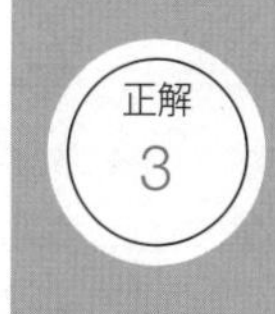

必修ポイント p.366

1．× 統合失調症は特有な幻聴や特有の妄想を呈する疾患である。
2．× うつ病は気分が沈む抑うつ気分が主症状である。
3．○ 強迫性障害は強迫観念と強迫行為のいずれかが主症状をなす神経症性障害である。「戸じまり」を何度も確認しないと気がすまないなどもよくみられる症状。
4．× 身体表現性障害は，かつて心気症と呼んでいたもので，何の根拠もなく自分が重症な病気と思い込んでしまう神経症性障害のことである。

トイレ後に何時間もかけて手を洗わないと安心できない状態は強迫性障害。

難易度 ★★

346 □□□

56 歳の男性。大酒家。最近イライラすることが多いと訴えて来院した。
欠乏が予想されるのはどれか。

1．ビタミン B_1
2．ビタミン B_2
3．ビタミン C
4．ビタミン D

医師国試改変

正解 1

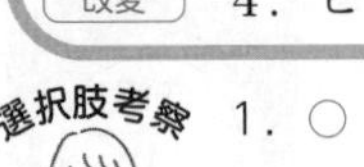

選択肢考察

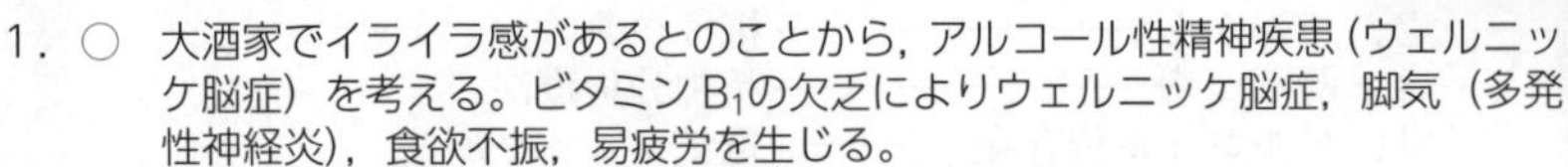

1．○ 大酒家でイライラ感があるとのことから，アルコール性精神疾患（ウェルニッケ脳症）を考える。ビタミン B_1の欠乏によりウェルニッケ脳症，脚気（多発性神経炎），食欲不振，易疲労を生じる。
2．× リボフラビン欠乏で，舌・口唇・口角炎や脂漏性皮膚炎を起こす。
3．× 欠乏により壊血病を起こす。
4．× 欠乏によりくる病，骨軟化症を起こす。

要点 アルコール性精神疾患のウェルニッケ脳症はビタミン B_1 が不足する。

難易度★★★

347 □□□

気管支喘息について正しいのはどれか。

1．喘息増悪は冬場が最も多い。
2．喫煙により吸入ステロイド薬の作用が増強する。
3．抗 IgE 抗体は長期管理薬の第一選択である。
4．急性増悪時には作用時間が長い薬剤が第一選択になる。

医師国試改変

必修ポイント p.368

正解 1

選択肢考察

1．○ 冬場ではウイルス感染により増悪患者が顕著に増加する。しかし厚生労働省発表の喘息による死亡者総数は減少傾向にある。
2．× 喫煙は直接気道に悪影響を及ぼすだけでなく，ヒストン脱アセチル酵素〈HDAC〉活性を低下させ，吸入ステロイドの効果を減弱させる。
3．× 喘息の治療の長期管理薬は吸入ステロイド薬が第一選択薬である。抗 IgE 抗体のオマリズマブ（ゾレア®）は新しい喘息治療薬で，アレルギー反応に関連した IgE に作用して効果を発揮し，難治性喘息に用いる。
4．× 急性増悪時の第一選択薬は「短時間」作用性 β_2刺激薬である。

要点 喘息治療の長期管理薬は吸入ステロイド薬が第一選択薬である。

難易度 ★★

348 □□□

気管支喘息患者の看護について正しいのはどれか。

1．発作時は体位を水平位にする。
2．患者を一人にしない。
3．発作中は飲水制限をする。
4．症状が軽減したら服薬を中止してよい。

必修ポイント p.368

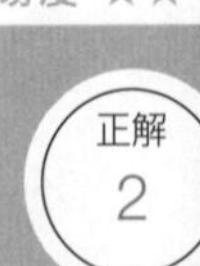

正解 2

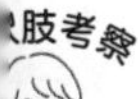

肢考察

1. × 発作時は起坐位をとらせて呼吸困難の軽減をはかる。起坐位は心臓への静脈還流が減少するため呼吸が楽になる。
2. ○ 不安・不穏状態は呼吸困難を増悪させることがあるため，精神的な安静をはかる。このため，患者を一人にしない。
3. × 発作時は過度の呼吸運動や発汗によって脱水状態になるので水分補給を心がける。また，水分補給によって喀痰を容易にする。
4. × 長期にわたる薬物療法が必要である。患者が勝手に服薬を中止しないよう指導する。

点 気管支喘息患者の発作時は起坐位と水分補給が重要。

難易度 ★★

349 □□□

起坐位の呼吸・循環器系への影響はどれか。

1. 呼吸面積の増大
2. 1回換気量の減少
3. 下肢の静脈血うっ滞の改善
4. 心臓への静脈還流量の増加

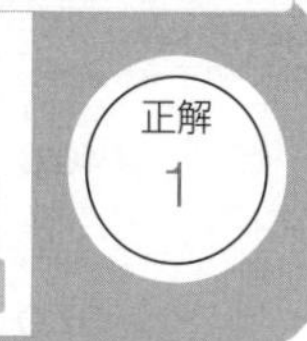

必修ポイント p.368

肢考察

1. ○ 起坐位により，心臓への静脈還流量が減少し，呼吸面積の増大と1回換気量の増加が起こる。
2. × 起坐位になると重力に伴い横隔膜が腹腔側へ下がりやすくなり，肺が拡張しやすくなり1回換気量は増加する。
3. × 起坐位では，下肢や腹部よりも心臓の位置が高くなるため静脈血が心臓に戻りにくくなり，下肢の静脈血はうっ滞する。そのため心・肺への負荷が軽くなる。
4. × 起坐位では，心臓の位置が高くなるため下肢や腹部の静脈血が心臓に戻りにくい。

点 起坐位では，心臓に戻ってくる静脈還流量が減少し，心・肺への負荷が軽くなる。

難易度 ★★

350 □□□ 医師国試改変

ウイルス性疾患はどれか。

1. 結　核
2. ニューモシスチス肺炎
3. 流行性耳下腺炎
4. マラリア

必修ポイント p.368

肢考察

1. × グラム陽性桿菌の結核菌による。
2. × ニューモシスチス肺炎は，真菌に分類されるニューモシスチス・ジロベチによる日和見感染症である。AIDS患者，副腎皮質ステロイド薬の長期投与患者などT細胞性免疫の低下した宿主に発症しやすい。
3. ○ ムンプスウイルスによる。
4. × マラリア原虫による。

点 結核は細菌，ニューモシスチス肺炎は真菌，マラリアは原虫。

難易度 ★

351 □□□

コプリック斑が見られるのはどれか。
1．麻　疹
2．風　疹
3．水　痘
4．帯状疱疹

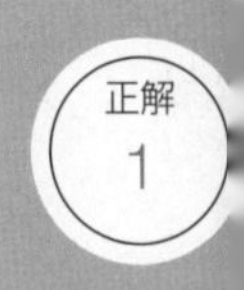

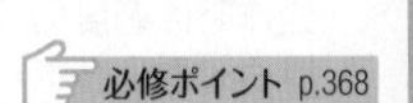

選択肢考察 口腔内（頬の内側）に白い水疱がポツポツとできる症状で，麻疹の 9 割に出現する。

ポイント

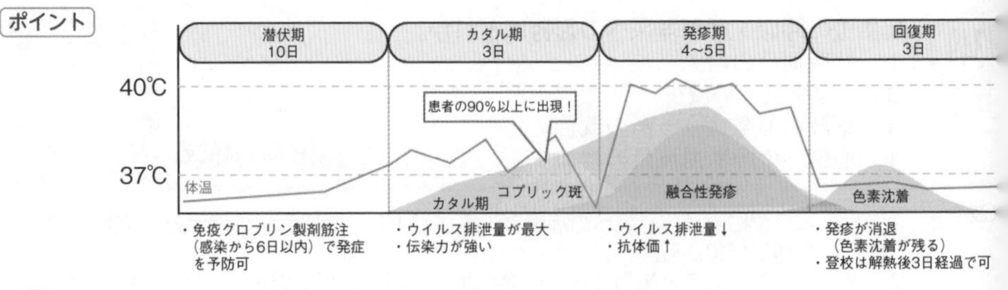

要点 コプリック斑は発熱などの発症の 2 ～ 3 日後（すなわち，全身の発疹が出現する前）に注意！

覚え方

コプリック斑は発疹の約 2 日前に出るが，全身の発疹の最盛期には消失する。

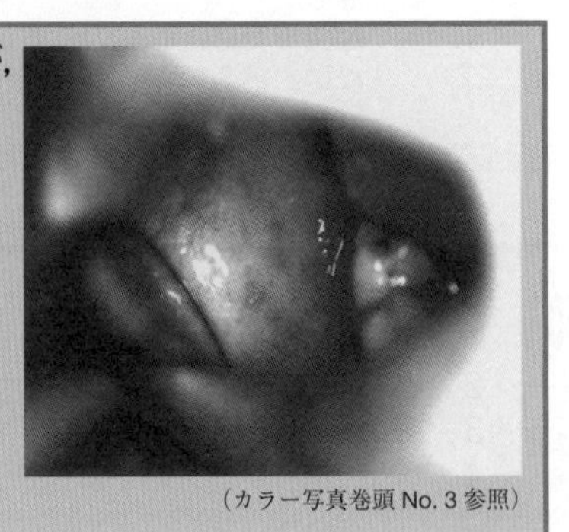

（カラー写真巻頭 No. 3 参照）

難易度 ★★

352 □□□

小児の感染症について正しいのはどれか。

1．麻疹では皮膚に帯状の水疱が現れる。
2．水痘は新生児には認められない。
3．百日咳の潜伏期間は 1～2 週である。
4．風疹は発疹が消失して 3 日経つまで学校に出席させない。

必修ポイント p.368

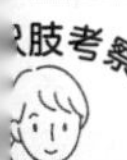
選択肢考察

1．× 神経の領域に沿った帯状の水疱は帯状疱疹で現れる。麻疹では，カタル期に現れる頬粘膜の白色小斑点のコプリック斑が特徴。
2．× 好発年齢は 2～8 歳だが，新生児にも発症する。
3．○ 百日咳の潜伏期間は 1～2 週間。
4．× 発疹が消えれば出席できる。

要点 麻疹はコプリック斑が出現。百日咳の潜伏期間は 1～2 週間。風疹は発疹が消えるまで出席停止。

難易度 ★

353 □□□

体幹部の写真を別に示す。
最も疑われるウイルス感染症はどれか。

1．伝染性軟属腫
2．伝染性紅斑
3．水　痘
4．風　疹

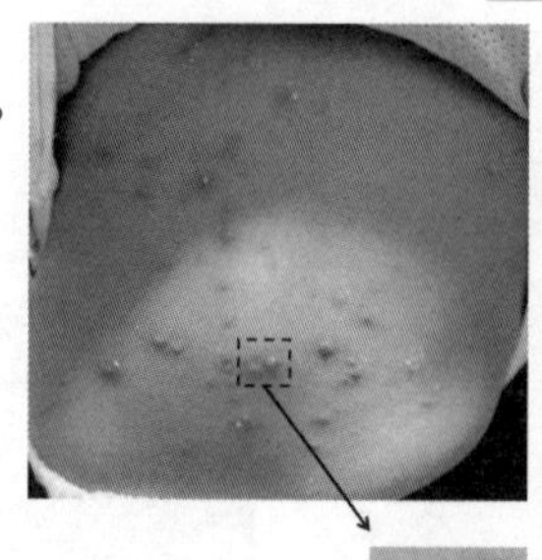

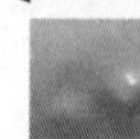

（カラー写真巻頭 No. 4 参照）

必修ポイント p.368

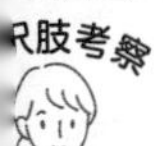
選択肢考察

1．× 伝染性軟属腫ウイルスの接触感染による皮膚感染症。臨床像は常色から紅褐色の小丘疹，小結節で単発あるいは多発し，中心臍窩を有することが多い。幼小児期によくみられる。水いぼともいわれる。
2．× ヒトパルボウイルス B19 感染によるウイルス性発疹症で，小児に多くみられ，顔面を平手で打ったような紅斑で始まり，後に四肢に網状紅斑がみられる。りんご病ともいわれる。
3．○ 水痘は水ぼうそうともいわれ，水痘・帯状疱疹ウイルスの初感染による感染症で，本症は幼児に多い。自然感染により終生免疫を獲得する。潜伏期は 2～3 週間。軽い発熱，倦怠感，発疹で発症。発疹は紅斑から始まり 2～3 日のうちに水疱，膿疱，痂皮の順に急速に進行する。好発部位は体幹と顔面で，四肢には少ない。
4．× 風疹は発疹，耳介後部のリンパ節腫脹，発熱を 3 主徴とするウイルス性疾患。

潜伏期は2〜3週間，好発年齢は5〜15歳，発疹は3〜5日で消退し，発熱は発疹とともに出現。合併症は関節炎，脳炎，紫斑病がある。妊婦の初感染により胎児が感染し奇形児が生まれる（先天性風疹症候群）。予防に生ワクチンを用いる（p.314，表「ワクチンの種類」参照）。

ポイント　風疹は「3日はしか」，麻疹は「はしか」と呼ばれ，全く異なるウイルスが原因で起こる。一般に麻疹の方が症状が重い。

水痘（水ぼうそう）の治療には抗ヘルペス薬のアシクロビル，予防には水痘生ワクチン。

難易度★★★

354 □□□

7歳の男児。昨日からの発疹で来院した。体温37.3℃。頭皮を含めた全身に写真のような発疹が認められた。
登校について正しいのはどれか。

1．発症後5日間は出席停止
2．発疹が消失するまで出席停止
3．解熱後3日を経過するまで出席停止
4．全ての発疹が痂皮化するまで出席停止

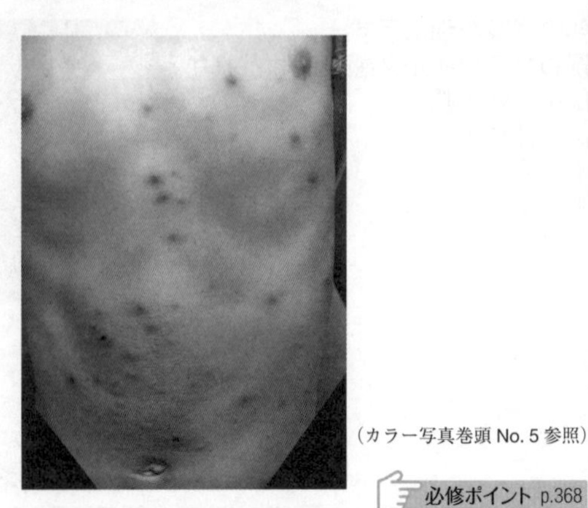

（カラー写真巻頭 No. 5 参照）

医師国試改変

必修ポイント p.368

正解 4

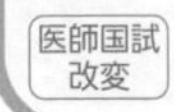
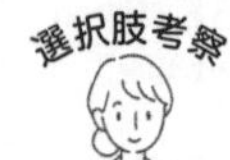
写真の発疹は痂皮，水疱，紅斑が混在しているため，水痘が考えられる。

1．× インフルエンザでは，発症後5日経過し，解熱後2日経過するまで出席停止である。
2．× 風疹では発疹消失まで出席停止である。
3．× 麻疹では，解熱後3日経過するまで出席停止である。
4．○ 水痘ではすべての発疹が痂皮となるまでが出席停止の基準である。

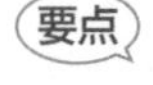
水痘（水ぼうそう）は，水痘・帯状疱疹ウイルスによって生じる，感染力が強い疾患。ワクチンは生後1年から1年3か月の間に1回目，1回目のあと6か月〜1年の間隔をおいて2回目を接種する。

難易度 ★

355 □□□ 医師国試改変

乳幼児突然死症候群〈SIDS〉に関連する危険因子はどれか。

1．父母の飲酒
2．母乳栄養
3．肥満児
4．うつ伏せ寝

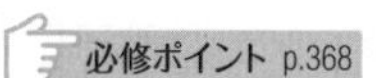

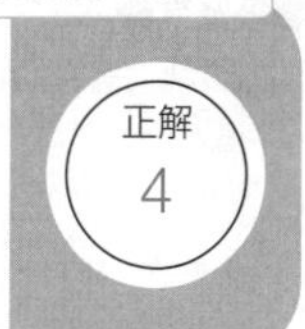

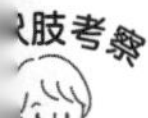
肢考察

1．×　父母の喫煙は因子になるが飲酒は因子ではない。
2．×　非母乳栄養が因子の 1 つに挙げられている。
3．×　低出生体重児は危険因子の 1 つである。
4．○　うつ伏せ寝，軟らかい寝具などは危険因子である。

点　うつ伏せ寝，父母の喫煙，非母乳栄養，低出生体重児は SIDS の危険因子。

難易度 ★

356 □□□

21 トリソミーはどれか。

1．クラインフェルター症候群
2．ターナー症候群
3．ダウン症候群
4．猫鳴き症候群

必修ポイント p.368

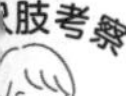
肢考察

1．×　性染色体異常の 1 つ。過剰な X 染色体をもつ男児に起こる性腺機能不全である。
2．×　性染色体異常の 1 つ。X 染色体が 1 個しかないため卵巣機能不全をきたす。女児に発生する。相同染色体が 1 個しかない数的異常をモノソミーという。
3．○　相同染色体が 3 個ある数的異常をトリソミーという。ダウン症候群は，21 番目の常染色体が 3 個ある 21 トリソミーである。
4．×　5 番染色体短腕部分の欠失（染色体の一部が断裂して消失）による。新生児期の泣き声が子猫の鳴き声に似ていることから命名された。女児に多い。

点　ダウン症候群は 21 番目の常染色体が 3 個ある 21 トリソミーである。

難易度 ★★

357 □□□

生後 1 か月の乳児。母乳栄養である。
頭部単純 CT を示す。
考えられる疾患はどれか。

1．夜盲症
2．壊血病
3．くる病
4．硬膜下血腫

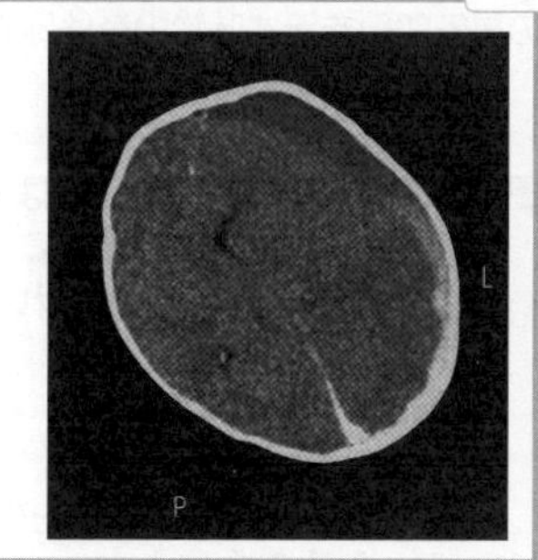

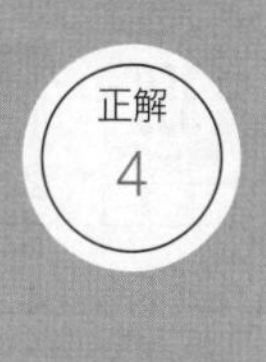

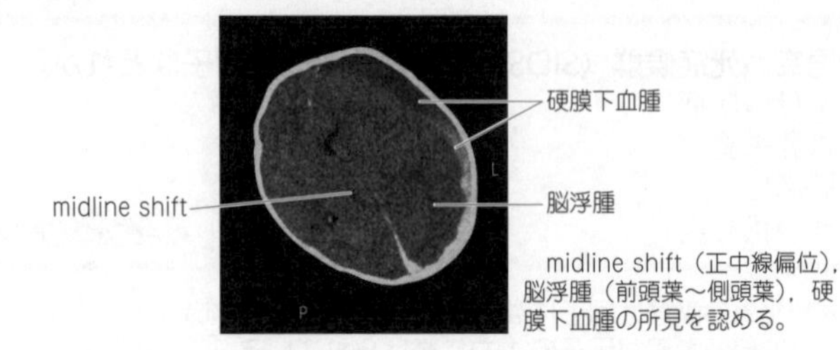

midline shift（正中線偏位），脳浮腫（前頭葉〜側頭葉），硬膜下血腫の所見を認める。

母乳栄養ではビタミンKと鉄が不足しやすい。ビタミンKの不足では頭蓋内出血を生じ，予後が不良なので，新生児期と生後1か月にビタミンKの内服をして予防する。鉄不足は乳児貧血になるので離乳食で鉄分の多い食事を与える。

1．× 夜盲症や，骨端骨形成障害はビタミンA欠乏症で生じる。
2．× 壊血病はビタミンC欠乏症で起こる。
3．× くる病や骨軟化症はビタミンD欠乏症で起こる。
4．○ ビタミンK欠乏症により出血傾向が起き，頭蓋内出血やCTのような硬膜下血腫が起こる。

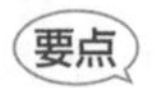 ビタミンK欠乏症により出血傾向が起き，頭蓋内出血やCTのような硬膜下血腫が起こる。

難易度 ★★

358 新生児の腸管閉鎖を示す吐物の色はどれか。
1．白
2．黒
3．赤
4．緑

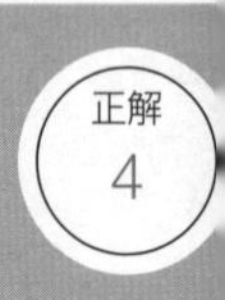

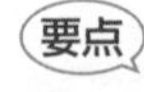

肝細胞で生成された胆汁は一時，胆嚢にストックされ，後に十二指腸に分泌される。胆汁の色はビリルビンの色で，酸性で黄色，中性で黄褐色〜茶褐色，アルカリ性で緑色と色調が変化し，胆嚢内はほぼ中性のため黄褐色であるが，十二指腸に分泌されると，アルカリ環境下なので緑色調となる。胆汁吐物は新生児の腸管閉鎖や腸管の回転異常での所見で重要。一方，吐物が黒色なら消化管出血を疑う。

要点 新生児の腸管閉鎖を示す吐物の色は緑である。

難易度 ★★

359 肥厚性幽門狭窄症で正しいのはどれか。
1．代謝性アシドーシスを起こす。
2．出生直後から嘔吐がみられる。
3．体重が増加しなくなる。
4．外科的処置は必要ない。

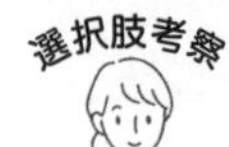

1．× 嘔吐により多量の胃液を失うので，H^+，K^+が減少するため，代謝性アルカローシスに傾く。
2．× 特有の噴水状嘔吐は，生後2〜3週ころからみられるようになる。
3．○ 体重増加は停止し，時には生下時体重以下にまで減少することがある。

4．× 治療にはラムステッドの手術という外科的手術が一般的である。

点 肥厚性幽門狭窄症では体重増加不良や体重減少がみられる。

難易度 ★★

360 □□□

認知症をきたさないのはどれか。
1．アルツハイマー病
2．脳血管性疾患
3．ギラン・バレー症候群
4．ピック病

必修ポイント p.371

肢考察
1．○ 大脳皮質に広範な萎縮を起こす変性疾患である。記憶力低下，見当識障害から始まり，失語・失認・失行・計算障害などの巣症状も出現する。
2．○ 脳の血管性病変によって脳組織が破壊され，記銘力低下，意欲の低下，見当識障害を起こす。人格や病識は比較的保たれるため，“まだら認知症”と呼ばれる。
3．× 自己免疫機序により末梢神経が脱髄を生じる疾患。運動麻痺・感覚障害・自律神経障害など多彩な症状を呈するが，末梢神経疾患であり認知症はきたさない。
4．○ 側頭葉や前頭葉の限局性萎縮を呈する疾患。発症年齢は40〜60歳代が多く，自発性の低下や反社会的な行動を繰り返すなど，特有な人格変化を特徴とする。進行するにつれて記憶障害や見当識障害も明らかになる。

要点 アルツハイマー病，脳血管性疾患，ピック病は認知症をきたす。

難易度 ★

361 □□□

60歳の男性。物忘れを主訴に来院した。1年前から物忘れを自覚していたが徐々に増悪してきた。
この患者の見当識を調べるのに適切な問いかけはどれか。
1．「今日は何年何月何日ですか」
2．「自宅の電話番号を教えてください」
3．「日本の首都はどこですか」
4．「これから言う数字を逆から言ってください。3-5-2-9」

医師国試改変

正解 1

必修ポイント p.371

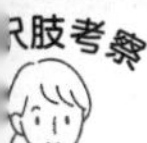
肢考察
1．○ 見当識とは「現在の状況（時，場所など）を正しく認識できていること」である。最も障害されやすい“時の認識”を問う，見当識を調べる質問である。
2．× 記憶に関する質問である。
3．× 記憶に関する質問，特に知的機能に関する質問である。
4．× 短期記憶に関する質問である。

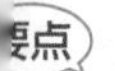
要点 「今日の年月日は？」「ここはどこか？」は見当識を調べる質問として適している。

難易度 ★

362 □□□

高齢者の骨折について正しいのはどれか。

1. 大腿骨頸部骨折では自然治癒しやすい。
2. なるべく手術は行わない。
3. 主な原因は腫瘍である。
4. 長期安静が必要である。
5. 予防に運動を勧める。

必修ポイント p.371

正解 5

選択肢考察

1. × 大腿骨頸部骨折は関節包の内側の血流の悪い所に生じるため骨癒合しにくい。
2. × 早期離床のため，手術の適応があれば積極的に行う。
3. × 骨粗鬆症が原因となることが多い。
4. × 関節拘縮予防などのため，安静期間は短いほうがよい。
5. ○ 運動により筋力を高めることで予防になる。

要点 高齢者に多い大腿骨頸部骨折の主な原因は骨粗鬆症。予防には運動が効果的。

新傾向　難易度 ★★

363 □□□

50 歳の男性。交通事故に遭い，救急車で搬送されてきた。左下肢内側に開放創がみられる。写真 A，B を示す。
まず行うべき処置はどれか。

1. 抗菌薬全身投与
2. 皮膚縫合
3. 神経縫合
4. デブリドマン

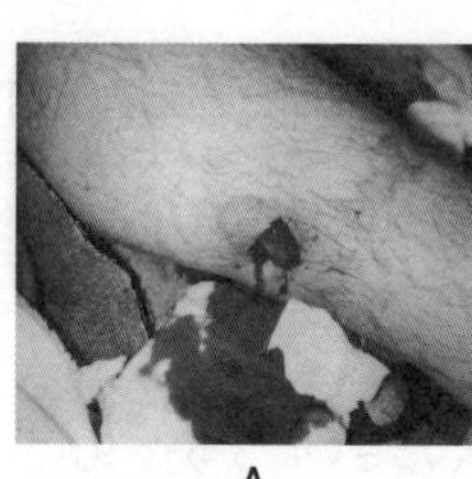

A

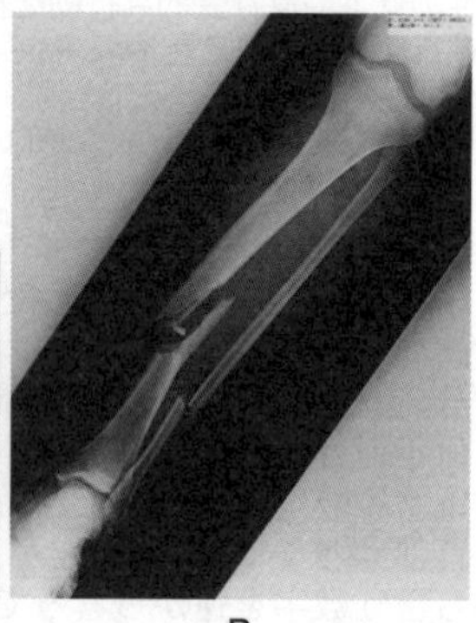

B

必修ポイント p.372

正解 4

写真 A：創縁は不規則で，創内の挫滅も大きい。
写真 B：腓骨，脛骨骨折が認められる。

選択肢考察

1. × 抗菌薬を全身投与は直ちに感染病巣に薬剤が到達するわけではないので，まず行うべき処置ではない。
2. × 創縁は不規則で創内の挫滅も大きいため，デブリドマンを優先する。
3. × 新鮮外傷時の神経の完全切断でも感染の危険があるので，神経縫合は完全治癒するまで行わない。
4. ○ デブリドマンにより創を洗浄，ブラッシング，鋭的切除など物理的手段により，血腫，異物，壊死組織を除去する必要がある。

下腿骨折は脛骨が皮下の浅層にあり，軟部組織の被覆が少ないため，開放骨折となりやすい。

創内の挫滅が大きい下肢開放骨折の患者にまず行う処置はデブリドマン。

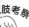

難易度 ★

364

□□□

看護師国試改変

四肢開放骨折の合併症で受傷後８時間以内に最も重視すべきなのはどれか。

1．感　染
2．出血傾向
3．骨癒合不全
4．深部静脈血栓

必修ポイント p.372

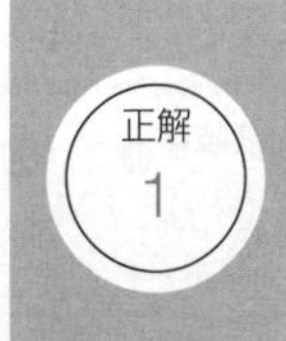
正解 1

選択肢考察

1．○　開放性骨折（複雑骨折）は８時間以内に創部の処置ができないと感染の危険性が高くなるため，受傷から6〜8時間後までは golden time もしくは最適期とも呼ばれる。受傷後８時間以内 (golden time) であれば，創部の洗浄，デブリドマンを行い，創部を閉鎖することができる。
2．×　DICなどを発症すると問題となるが，受傷後８時間以内に重視することではない。
3．×　感染，固定不良，過剰牽引，骨欠損過大，軟部組織の嵌入などが原因で骨癒合が得られず，遷延治癒することもあるが，受傷後８時間以内に最も重視することではない。
4．×　大腿骨骨幹部骨折などの骨折では深部静脈血栓や脂肪塞栓症候群を起こしやすいが，受傷後８時間以内に最も重視するものではない。

要点　開放骨折は受傷後８時間以内に処置しないと感染の危険が高くなる。

難易度★★★

365

□□□

正しいのはどれか。

1．骨折の固定は損傷部の上部の１関節のみ行う。
2．高齢者の大腿骨頸部骨折では保存的に治療するのが原則である。
3．関節リウマチでは関節の腫脹が片側性にみられる。
4．腓骨神経麻痺では下垂足になる。

必修ポイント p.372

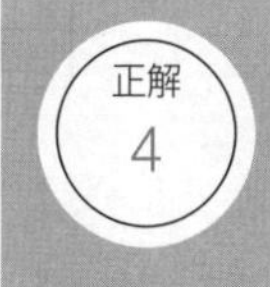
正解 4

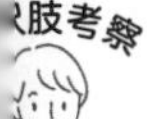
選択肢考察

1．×　損傷部の固定は，上下２関節固定が原則である。
2．×　外側骨折では血流が豊富なため骨癒合を得やすいが，大腿骨頸部骨折のような内側骨折や高齢者の骨折では骨癒合が悪いため人工骨頭置換術が行われる。
3．×　関節の腫脹は左右対称性にみられることが多い。
4．○　腓骨神経麻痺では足関節の背屈が不能となり下垂足になる。

要点　骨折の固定は損傷部の上下２関節を固定するのが原則。腓骨神経麻痺では下垂足になる。

難易度★★★

366 □□□

「手をまっすぐ伸ばしてください」と指示すると図のようになった。異常のある神経はどれか。

1．腋窩神経
2．尺骨神経
3．正中神経
4．橈骨神経

正解 3

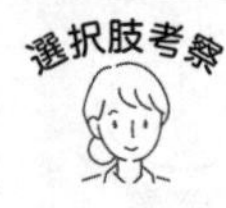

選択肢考察

図は猿手と呼ばれ，正中神経が障害される高位麻痺で生じる。

1．× 三角筋を支配し，肩関節の挙上，外転，伸展に関与し，主に外転運動で強く作用する。
2．× 尺骨神経は小指球，骨間筋，母指内転筋，尺側の虫様筋，尺側の深指屈筋を支配し，指の内外転，母指の内転，環指・小指の中手指節（MP）関節の屈曲，指節間（IP）関節の伸展，環指・小指の遠位指節間（DIP）関節の屈曲に関与する。
3．○ 正中神経は母指球筋，長母指屈筋，浅指屈筋，示指・中指の深指屈筋を支配し，母指対立，母指・示指・中指の屈曲に関与する。
4．× 上腕三頭筋，腕橈骨筋，長橈側手根伸筋，長母指伸筋，総指伸筋などの上肢の伸筋を支配し，肘関節の伸展，手関節の背屈，手指の伸展に関与する。

ポイント

手指・足趾の変形と原因麻痺

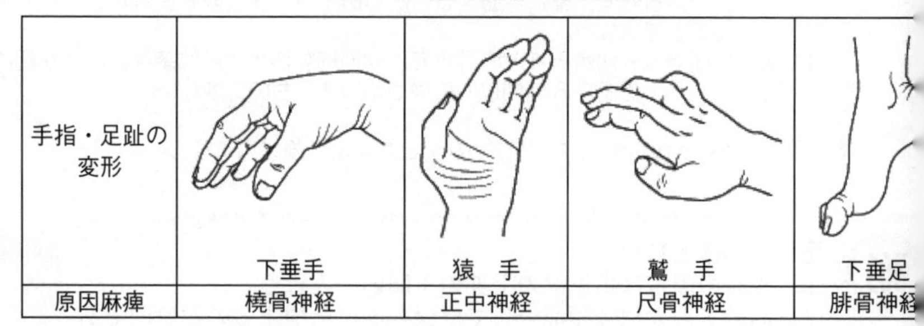

手指・足趾の変形	下垂手	猿　手	鷲　手	下垂足
原因麻痺	橈骨神経	正中神経	尺骨神経	腓骨神経

難易度★★★

367 □□□

9 歳の男児。左上腕部痛を主訴に父親に連れられて来院した。すべり台から転落したという。左上腕中央部に腫脹を認める。左手関節の背屈ができず，左手背に感覚鈍麻を認める。左上腕骨エックス線写真を示す。

障害されている神経はどれか。

1．筋皮神経
2．尺骨神経
3．正中神経
4．橈骨神経

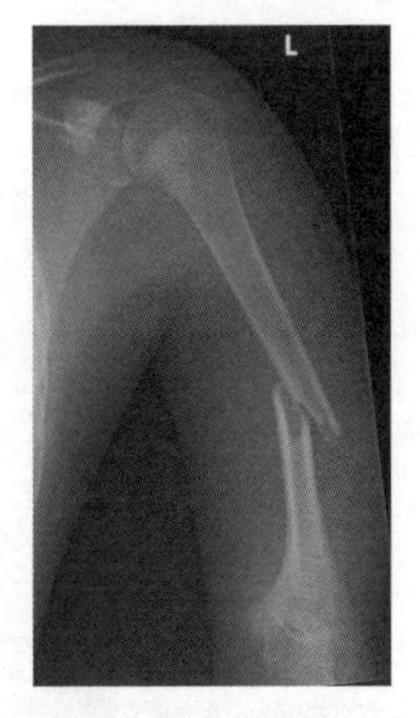

正解 4

師国試
改変

必修ポイント p.372

肢考察

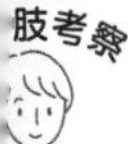

本症は左上腕骨エックス線写真で転位を伴った上腕骨骨幹部骨折があり，これに伴う急性期合併症として下垂手（橈骨神経麻痺）を起こしている。「左手関節の背屈ができず，左手背に感覚鈍麻を認める」のは，橈骨神経麻痺の症状である。

1．× 筋皮神経支配筋は上腕二頭筋であり，この麻痺は肘関節屈曲が障害される。
2．× 尺骨神経麻痺は，鷲手を呈し，環指・小指の PIP 関節（近位指節間関節）の屈曲位と MP 関節（中手指節関節）の過伸展を呈する手の変形である。
3．× 正中神経麻痺は「猿手」（母指球部の萎縮によりサルの手に類似）になる。母指の対立運動が困難となる。
4．○ 橈骨神経の高位麻痺（上腕部での障害）は，手関節と指の MP 関節の伸展ができない。

点 神経損傷が好発する骨折には，上腕骨骨幹部の橈骨神経麻痺や，上腕骨顆上骨折の正中神経麻痺などがある。

難易度★★★

368 □□□

関節リウマチの関節外症状としてみられるのはどれか。

1．後腹膜線維症
2．消化性潰瘍
3．満月様顔貌
4．間質性肺炎

肢考察

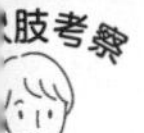

1．× IgG4 関連疾患でみられる合併症である。IgG4 関連疾患とは，血液中の免疫グロブリンの IgG4 が上昇し，全身の臓器に IgG4 を作る形質細胞などが浸潤して腫れてくることを特徴とした疾患。
2．× 消化性潰瘍は NSAIDS などの鎮痛薬の副作用で見られる。
3．× 満月様顔貌はクッシング症候群で見られる。

4．○　無症候性も含めればRAの30%以上に認める。治療薬のメトトレキサートで薬剤性間質性肺炎を起こす例もある。

要点　関節リウマチ〈RA〉患者には関節外症状として無痛性皮下結節，心外膜炎，間質性肺炎，眼症状（上強膜炎），多発単神経炎，アミロイド腎症を認める。

難易度★★★

369 □□□

図に示す装具が適応となる疾患はどれか。

1．大腿骨頸部骨折
2．外反母趾
3．内反尖足
4．股関節脱臼

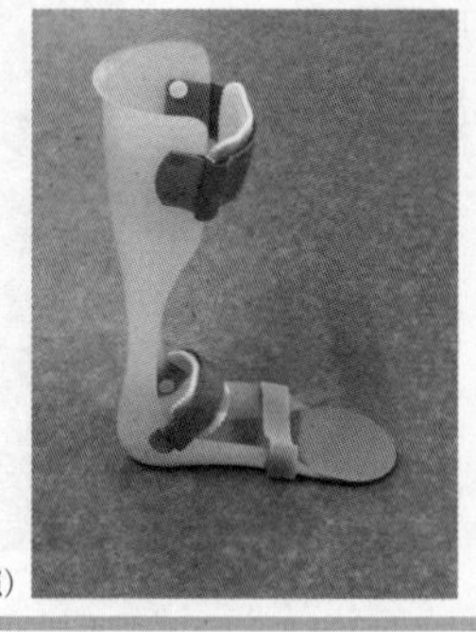

（カラー写真巻頭 No. 6 参照）

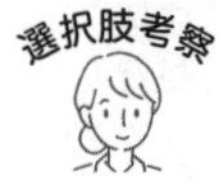

医師国試改変

正解 3

選択肢考察　図は下腿から足底までの短下肢装具のシューホーン型装具に相当する。

1．×　大腿骨頸部骨折は下垂足や尖足は起こらず，適応にならない。
2．×　外反母趾は足の母趾が第二趾の方にくの字に曲がる変形。外反母趾用装具があり，これは母趾と第二趾の間に挟む装具である。
3．○　内反尖足は，脳卒中により下肢の筋緊張異常の結果生じる足部の変形である。短下肢装具の適応となる。他に腓骨神経麻痺にみられる下垂足もこの装具の適応となる。
4．×　股関節脱臼は足関節の不安定や下垂足・尖足は起こらず，適応にならない。

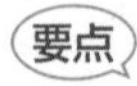

要点　内反尖足と下垂足は短下肢装具の適応となる。

難易度★★

新傾向

370 □□□

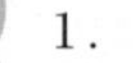

図の診察器具を用いて，検査する疾患はどれか。

1．感音難聴
2．滲出性中耳炎
3．アデノイド増殖症
4．扁桃周囲膿瘍

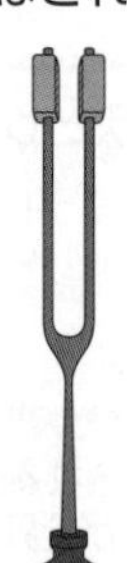

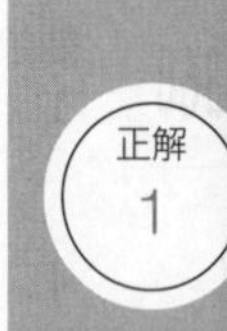

正解 1

図は音叉である。耳鼻咽喉科領域の診察器具の 1 つである。
1．○　音叉を用いて行う簡易聴力検査で，感音難聴，伝音難聴いずれも検査できる。
2．×　耳鏡を用いて外耳道，鼓膜を観察できる。中耳炎，外耳炎の診断が可能である。
3．×　アデノイドは上咽頭にあり，後鼻鏡や喉頭ファイバーにより観察する。
4．×　扁桃を含む中咽頭を観察するときは舌が邪魔になるため，舌圧子を用いて舌を下方に圧して観察する。

音叉を用いて行う簡易聴力検査で，感音難聴も伝音難聴も検査できる。

難易度 ★★

56 歳の男性。眼に異変を感じて来院した。5 日前より右眼に浮遊物を感じ，今朝起きると，右眼下方の視野が狭くなっているように感じたという。
考えられる疾患はどれか。
1．白内障
2．緑内障
3．加齢黄斑変性
4．網膜剝離

正解 4

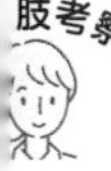
「浮遊物を感じる」症状は飛蚊症である。視野の中に虫や糸くずのようなものがフワフワと飛んでいるように見える現象。網膜剝離は，感覚網膜と網膜色素上皮の間の間隙に液体（液化硝子体）がたまって両者が分離し，剝離した部分の視野が欠損する。網膜剝離の前触れとして現れやすい自覚症状に，「飛蚊症」と「光視症」がある。
光視症は目を閉じたときや暗い部屋にいるときに，視野の中に稲妻のような光が走って見える現象で，後部硝子体剝離で網膜が引っ張られたときに，その刺激が電気信号として脳に伝わることで起こると考えられている。

網膜剝離の前触れとして現れやすい自覚症状に，飛蚊症と光視症がある。

難易度 ★

腰髄損傷患者の看護で優先度が低いのはどれか。
1．褥瘡の予防
2．拘縮の予防
3．呼吸の管理
4．排泄の管理

正解 3

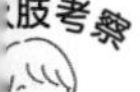
1，2．○　褥瘡や拘縮の予防のため体位変換のスケジュールやリハビリ計画を優先する。
3．×　第 4 頸椎の脱臼骨折および頸髄損傷では呼吸停止の危険があるため，人工呼吸器の準備が必要だが，腰髄損傷なら下肢の自動運動や排泄の障害などの腰髄以下の障害の管理が優先される。
4．○　膀胱留置カテーテルの準備など排泄の管理を優先する。

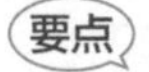

第4頸髄（C_4）損傷では横隔膜が麻痺し，呼吸が停止する。C（しー）→死，4（し）→死ぬほど危ないと覚える。

要点 腰髄損傷患者の看護では，褥瘡の予防，拘縮の予防，排泄の管理が優先される。

難易度 ★

373 □□□

4歳の女児。砂場で転んで足に擦過傷を負った。
まず行うべき処置は何か。

1．水で洗う。
2．消毒する。
3．冷やす。
4．ガーゼを押し当てる。

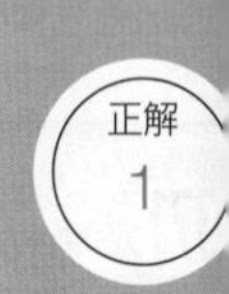

必修ポイント p.372

選択肢考察

1．○　まず土砂・泥などの汚れは水道水で洗い流して患部を清潔に保つ。
2．×　最初にポビドンヨードなどで傷口を消毒すると，傷の具合いがわかりにくくなることがあるので，水で洗うのが先。
3．×　冷やすことにより患部の毛細血管が収縮するため内出血を抑え，はれを最小限に防ぐことができるが，最初に行う処置ではない。
4．×　創の保護は止血にも有効で，出血をしている部分に清潔なハンカチ，タオル，ガーゼなどを当てて圧迫するが，最初に行う処置ではない。

要点 砂場で擦過傷を負った場合，まず創部の汚れを水で洗い流して患部を清潔に保つ。

難易度★★★

374 □□□

創傷治癒メカニズムとして正しいのはどれか。

1．受傷直後には毛細血管が収縮する。
2．炎症期にTリンパ球が増殖する。
3．増殖期には毛細血管の透過性が亢進する。
4．炎症期には線維芽細胞がコラーゲンを産生する。

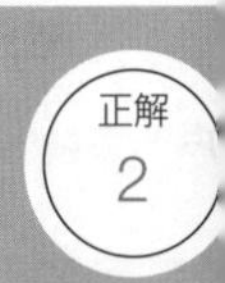

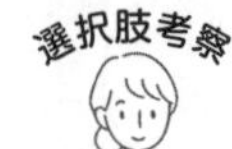

創傷の治癒過程に起こる現象は頻出している。

1．×　受傷直後には毛細血管は拡張し，血管透過性の亢進がみられる。
2．○　炎症期に毛細血管の透過性が亢進し，滲出液が創に溜まり，主に働く細胞はTリンパ球をはじめとした炎症細胞である。
3．×　毛細血管の透過性が亢進するのは炎症期である。
4．×　増殖期に線維芽細胞がコラーゲンを産生し，毛細血管の新生を促す。

ポイント

炎症期：ヒトの創傷治癒の機転は，まず受傷直後より創周囲に炎症反応が起こり，毛細血管やリンパ管の透過性亢進，白血球やマクロファージの遊走が起こって細菌や壊死物質が貪食除去されるとともにフィブリン沈着が始まる。
増殖期：3～4日後より毛細血管の新生，線維芽細胞の増殖が始まり，顆粒状の肉芽が出現する。フィブリンは吸収され，コラーゲンに置き換わっていき，創の張力は増加していく。
成熟期：1～2週間後には新生血管や滲出細胞は減少し始め，コラーゲン量が増加し，また創の収縮が起こって張力はさらに増加する。

創傷の治癒過程

	炎症期 (0〜3 日)	増殖期* (3 日〜2 週間)	成熟・再構築期 (月〜年単位)
主要細胞	炎症細胞	線維芽細胞	線維細胞
血　管	毛細血管の拡張 (透過性亢進)	毛細血管の新生	退　縮
変　化	滲出液出現	肉芽が瘢痕へ変化	創収縮

*肉芽が瘢痕へと変化するのは増殖期である。

点 炎症期に毛細血管の透過性が亢進し，滲出液が創に溜まる。主にＴリンパ球が働く。

難易度 ★

375

一次治癒するのはどれか。

1．3 度熱傷
2．切　創
3．感染創
4．開放骨折
5．挫滅創

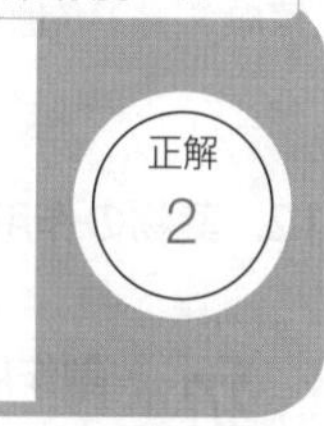

正解 2

肢考察

1．× 3 度熱傷では皮膚，皮膚付属器のすべてが壊死を起こし，焼痂となるため一次治癒は難しい。創感染が起こる前に焼痂を切除するとともに，植皮により創を閉鎖する。

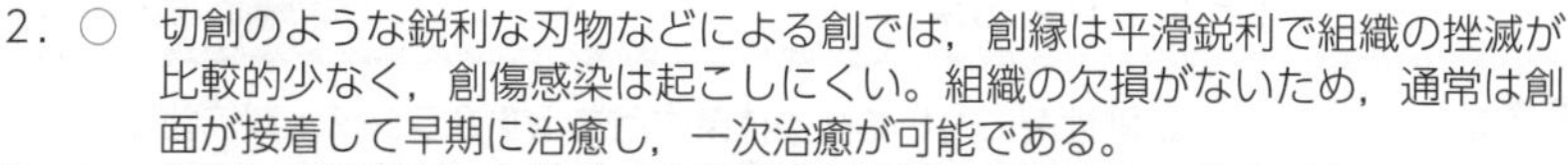

2．○ 切創のような鋭利な刃物などによる創では，創縁は平滑鋭利で組織の挫滅が比較的少なく，創傷感染は起こしにくい。組織の欠損がないため，通常は創面が接着して早期に治癒し，一次治癒が可能である。

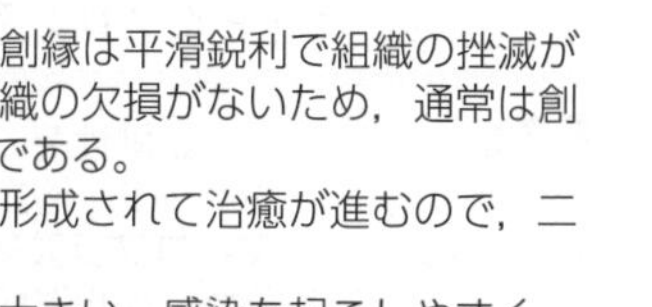

3．× 創傷に感染があった場合，肉芽組織が大量に形成されて治癒が進むので，二次治癒になる。

4．× 開放骨折では創縁は不規則で，創内の挫滅も大きい。感染を起こしやすく，二次治癒の形式をとる。

5．× 挫滅創は切創に比べ感染が起こりやすく，一次縫合が難しい。汚染した挫滅創から異物や壊死組織を除去する。

イント 〈創傷治癒の形式〉

①一次治癒 primary healing

汚染が少なく，創縁が相接する創傷での治癒をいう。遷延一次治癒は三次治癒と同義である。

②二次治癒 secondary healing

開放創で血腫や感染のために治癒が遅延する場合の治癒過程であり，傷口同士の面がつかず，その隙間に血液が溜まり，その血液から結合組織ができ，その結合組織で傷口が埋まる場合など。創の収縮が治癒のための重要な因子となる。

③三次治癒 healing by third intention

ある期間開放創として処置し，創が清浄化したのちに縫合した際の治癒過程である。

点 切創は感染の恐れのない創であり，治癒形式は一次治癒である。

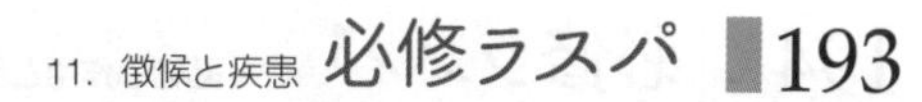

難易度 ★

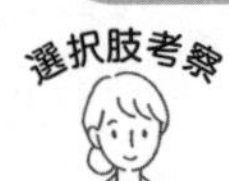

376 □□□

40℃以上に体温が上昇するのはどれか。
1．熱射病
2．熱けいれん
3．熱疲労
4．甲状腺機能亢進症

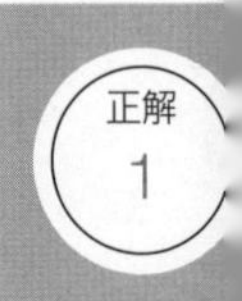

正解 1

必修ポイント p.372

選択肢考察

1．○ 40℃以上に体温が上昇し多臓器不全を引き起こし，意識障害や発汗異常がみられる。
2．× 多量の発汗による塩分喪失性の脱水で，意識は正常で局所の筋けいれんが起こるが，体温の上昇は通常伴わない。
3．× 発汗による脱水により末梢循環障害が引き起こされ，体温は上昇するが 40℃以上にはならない。
4．× 代謝が亢進するため微熱がみられる。

要点 熱射病は体温が 40℃以上に上昇する。

12. 薬物の作用とその管理

難易度 ★★

377 □□□

副作用で難聴を生じる可能性があるのはどれか。
1．ペニシリン系薬
2．マクロライド系薬
3．アミノグリコシド系薬
4．ニューキノロン系薬

正解 3

必修ポイント p.378

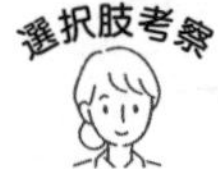

選択肢考察

1．× グラム陽性菌に対して強い抗菌作用を示すβラクタム系抗菌薬。副作用には，ショック，溶血性貧血，偽膜性大腸炎などがある。
2．× マイコプラズマ，クラミジア，レジオネラなどに有効の抗菌薬。副作用は肝障害，消化器症状など。
3．○ グラム陽性菌，陰性菌のみならず抗酸菌に対しても抗菌作用を示す抗菌薬。副作用としては，難聴などの第Ⅷ脳神経障害が有名である。
4．× ブドウ球菌，レンサ球菌，緑膿菌，肺炎球菌など幅広い抗菌スペクトルをもつ合成抗菌薬。副作用は，全身倦怠感，けいれん，光線過敏症など。

要点 アミノグリコシド系薬の副作用に難聴などの第Ⅷ脳神経障害がある。

難易度 ★★

378 □□□

抗真菌薬はどれか。
1．インターフェロン
2．オセルタミビル
3．ブレオマイシン
4．アムホテリシンB

正解 4

必修ポイント p.378

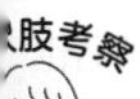

肢考察

1．× インターフェロンはウイルス性肝炎などに用いる抗ウイルス薬である。
2．× オセルタミビル（タミフル®）はＡ型，Ｂ型インフルエンザに用いる抗ウイルス薬である。
3．× ブレオマイシンは皮膚癌，頭頸部癌，肺癌などに用いる抗がん薬である。
4．○ アムホテリシンＢは深在性真菌感染症に用いる抗真菌薬である。

点 インターフェロン，オセルタミビルは抗ウイルス薬。ブレオマイシンは抗がん薬。

難易度 ★★

379 □□□

医薬品とウイルスとの組合せで正しいのはどれか。

1．インターフェロン ―――― Ｃ型肝炎ウイルス
2．アマンタジン ―――― 麻疹ウイルス
3．ジドブジン ―――― インフルエンザウイルス
4．ザナミビル ―――― HIV

必修ポイント p.378

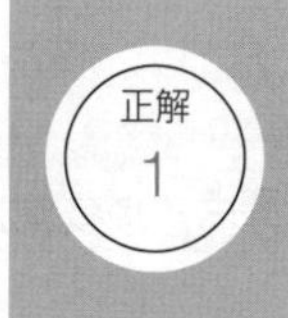

正解 1

肢考察

1．○ Ｃ型肝炎の治療にインターフェロンが使用されている。
2．× アマンタジンはＡ型インフルエンザウイルスに有効な治療薬である。
3．× ジドブジンは，HIV の RNA から DNA を合成する酵素を阻害して増殖を抑制する逆転写酵素阻害薬である。
4．× ザナミビル（リレンザ®）はＡ型，Ｂ型インフルエンザウイルスに有効。

点 Ｃ型肝炎にインターフェロン，インフルエンザにザナミビルやオセルタミビルが有効。

難易度 ★★

380 □□□

抗がん薬として用いるのはどれか。

1．メトトレキサート
2．テトラサイクリン
3．プレドニゾロン
4．アスピリン

必修ポイント p.379

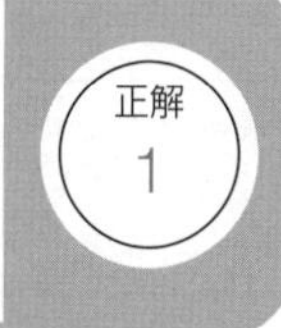

正解 1

肢考察

1．○ 急性リンパ性白血病や婦人科の絨毛癌の治療に用いる。
2．× 感染症治療薬（抗菌薬）でマイコプラズマ，クラミジアに対して有効である。
3．× 副腎皮質ステロイド薬で抗炎症，抗リウマチ作用をもつ。
4．× アスピリンは非ステロイド性消炎鎮痛薬〈NSAIDs〉である。

点 メトトレキサートは急性リンパ性白血病などに使用する抗がん薬。

難易度★★★

381 □□□

免疫療法薬であるのはどれか。

1．ニボルマブ
2．フロセミド
3．プロプラノロール
4．イソプロテレノール
5．インスリン

必修ポイント p.379

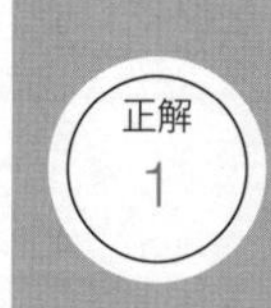

正解 1

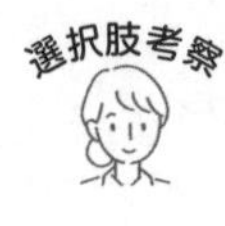

1．○ 免疫療法薬には，身体にもともと備わった，がんに対する免疫機能を賦活化することを目的とした免疫チェックポイント阻害薬がある。免疫ががん細胞を攻撃する時にブレーキがかかるのを防ぐ薬である。免疫チェックポイント阻害薬にはニボルマブやペムブロリズマブなどがあり，そのがん治療への有効性が近年，注目されている。
2．× フロセミドはループ利尿薬の一つで，心不全などによる浮腫の治療に用いられる。
3．× プロプラノロールはβ遮断薬で，血圧低下作用がある。高血圧症や心不全の治療に用いられる。
4．× イソプロテレノールはβ刺激薬で，徐脈に用いられる。
5．× 膵臓のランゲルハンス島より分泌されるインスリンやグルカゴンなどのホルモン薬は血糖コントロールに用いられる。

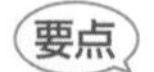

免疫療法薬とはニボルマブなどの免疫チェックポイント阻害薬である。

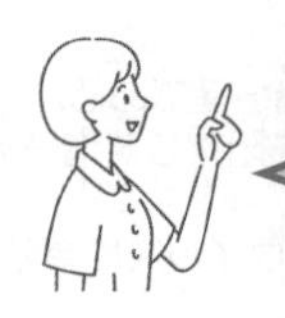

最近，話題の「免疫チェックポイント阻害薬（PD-1/PD-L1 抗体薬）」ってなに？

Tリンパ球細胞の表面受容体の PD-1（Programmed cell Death 1）が，がん細胞に発現する PD-L1（Programmed cell Death 1-Ligand 1）と結合して活性化されると，T細胞はがん細胞への攻撃を中止してブレーキがかかります。このため，がん細胞は自分の細胞表面上に PD-L1 を出し，T細胞からの攻撃を避けようとします。PD-1，PD-L1 に対する抗体により，PD-1 と PD-L1 の結合を防ぐことでT細胞が，がん細胞の攻撃にブレーキがかからないようにする薬が，PD-1，PD-L1 抗体薬です。

難易度 ★

ジギタリスの作用・副作用について正しいのはどれか。
1．難　聴
2．心拍出量増加
3．尿量減少
4．心拍数増加

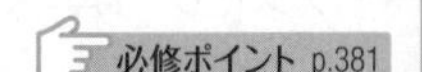

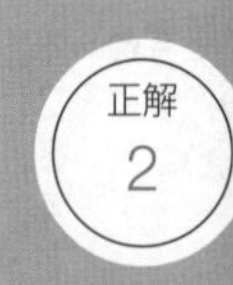

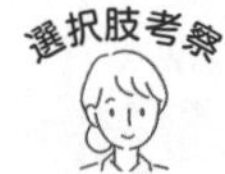

1．× 聴力障害ではなく，視力障害と悪心・嘔吐などの消化器症状がジギタリス中毒の初期症状である。
2．○ 心筋細胞膜上の Na ポンプを阻害することで，細胞内 Ca^{2+} 排泄が抑制され心収縮力が増大し，心拍出量は増加する。
3．× ジギタリスによる心拍出量増加の結果，腎血流量は増加し，利尿作用が発現する。
4．× 房室伝導の抑制により心拍数は減少する。

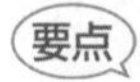

ジギタリスの薬理作用に心収縮力の増大と心拍出量の増加がある。

難易度 ★

383 □□□

心房細動の治療薬はどれか。

1．ジギタリス　　2．アトロピン
3．イソプロテレノール　　4．アドレナリン
5．エフェドリン

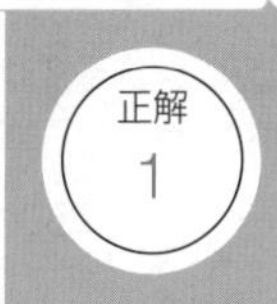

必修ポイント p.381

肢考察

1．○　ジギタリスは強心薬で，心筋収縮力の増強と徐脈を起こす作用があり，心房細動などの頻脈性不整脈に使うことがある。

2．×　アトロピンは抗コリン薬であり，副交感神経興奮剤の中毒，徐脈の治療に用いる。

3．×　イソプロテレノールはβアドレナリン性受容体刺激薬で，心臓に対しては頻脈および心拍出量増大を起こす。

4，5．×　アドレナリンやエフェドリンはα，βいずれの受容体も刺激するため，心拍数は増加する。

点　頻脈の治療にジギタリスを使用する。

難易度 ★

384 □□□

ニトログリセリン（硝酸薬）について正しいのはどれか。

1．血管拡張作用がある。
2．急性心筋梗塞の胸痛を取り除くのに有効である。
3．副作用に聴力障害がある。
4．皮下注射で投与する。

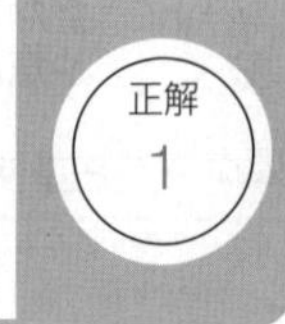

必修ポイント p.382

肢考察

1．○　冠動脈と末梢血管の拡張作用により心筋への酸素供給量を増加させ，狭心症発作を抑える。

2．×　心筋梗塞は冠動脈の閉塞で心筋細胞が壊死を起こしている。ニトログリセリンは無効。

3．×　副作用は頭痛，動悸，血圧低下など。聴力障害はアミノグリコシド系抗菌薬が有名。

4．×　即効性を期待して舌下で投与する。

点　ニトロは舌下投与で血管拡張作用。急性心筋梗塞の胸痛には無効。副作用は血圧低下など。

難易度★★★

385 □□□

降圧作用をもたないのはどれか。

1．アンギオテンシン変換酵素阻害薬
2．抗コリン薬（抗ムスカリン作用薬）
3．利尿薬
4．β受容体遮断薬
5．カルシウム拮抗薬

必修ポイント p.382

肢考察

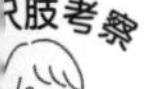

1．○　アンギオテンシン変換酵素阻害薬（ACE 阻害薬）は，アンギオテンシンⅠからアンギオテンシンⅡへの変換を阻害して，降圧作用を示す（p.383 の図）。

2．×　抗コリン薬（抗ムスカリン受容体遮断薬）は，洞房結節ムスカリン M2 受容

体を遮断して頻脈を誘発するが，降圧作用，昇圧作用のいずれも示さない。
3．○　利尿薬は，体液量を減少させて降圧作用を示す。
4．○　β受容体遮断薬は，心臓および腎傍糸球体装置に存在するβ_1受容体を遮断して降圧作用を示す。
5．○　カルシウム拮抗薬は，血管を拡張させて降圧作用を示す。

ポイント　抗コリン薬は点眼で散瞳薬としても用いられるが，降圧薬としては用いられない。

難易度 ★

386　□□□

重症高血圧症をβ遮断薬で治療するときの副作用の観察で最も重要なのはどれか。

1．意識レベル
2．呼吸数
3．脈拍数
4．便　通
5．水分摂取量

正解 3

必修ポイント p.382

選択肢考察

プロプラノロールなどのアドレナリンβ受容体遮断薬は，高血圧症，不整脈，狭心症などの治療に使われるが，徐脈や過度の血圧下降を起こすため注意する。うつ状態や意欲低下が出ることもあるが，意識の低下をきたすことはない。

要点　降圧薬使用時には過度の血圧低下と徐脈に注意する。このため脈拍数の観察が重要となる。

難易度 ★

387　□□□

低カリウム血症をきたす降圧薬はどれか。

1．β遮断薬
2．カルシウム拮抗薬
3．アンジオテンシン変換酵素阻害薬（ACE 阻害薬）
4．ループ利尿薬

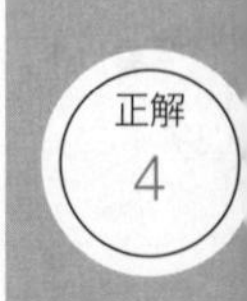

必修ポイント p.382

選択肢考察

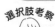

1．×　レニン分泌を抑制し，アルドステロンが低下する。このため，細胞内K^+が細胞内から細胞外へ流出するので高カリウム血症を起こす。
2．×　本剤は細胞内へのCa^{2+}流入を低下させる。細胞内Ca^{2+}濃度が低下すると平滑筋弛緩に働き，血圧が低下する。低カリウム血症は起こさない。
3．×　ACE 阻害薬はアンジオテンシンⅠからアンジオテンシンⅡへの変換を阻害するのでアルドステロンが抑制され高カリウム血症となる。
4．○　ヘンレループの太い上行脚に作用し，この部の Na-K-Cl 輸送を阻害して利尿作用を発揮するので低カリウム血症となる。

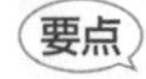
要点　ループ利尿薬は副作用として低カリウム血症をきたすことがあるので注意する。

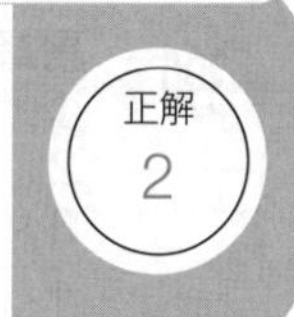

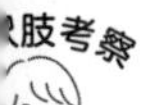

388 □□□

胃潰瘍の治療薬はどれか。

1．ネオスチグミン
2．ヒスタミン H_2受容体拮抗薬
3．カルシウム拮抗薬
4．ビタミン K

必修ポイント p.384

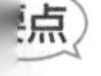

選択肢考察

1．× ネオスチグミンは，コリン作動薬として腸管運動を促進させるので腸管麻痺に有効である。

2．○ 消化性潰瘍の治療法の 1 つに胃液分泌を抑制する方法がある。ガストリンによって遊離されたヒスタミンが H_2受容体に結合して胃液の分泌を促進する。ヒスタミン H_2受容体拮抗薬は H_2受容体で拮抗してヒスタミンの作用を遮断する。

3．× カルシウム拮抗薬は高血圧の治療薬として使われる。

4．× ビタミン K は腸内細菌で合成される脂溶性ビタミンである。肝臓で生成される血液凝固因子の形成に関与し，血液凝固を促進し，骨の形成に深く関わる。抗血液凝固薬ワルファリンとは拮抗するため，ワルファリンを服用している患者にはビタミン K（納豆などに含まれる）の摂取が制限される。

要点 胃潰瘍の治療薬にヒスタミン H_2受容体拮抗薬がある。

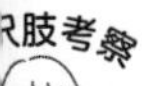

389 □□□

下剤について正しいのはどれか。

1．閉塞性腸閉塞の便秘には刺激性下剤を服用する。
2．刺激性下剤は長期間，連用する。
3．塩類下剤は便を軟化させる。
4．酸化マグネシウムは腎不全患者の便秘に用いられる。

必修ポイント p.384

選択肢考察

1．× 刺激性下剤は腸が刺激を受け，活発になることで排便を促す。緊急性の高い閉塞性腸閉塞では便が腸に詰まっている状態のため，下剤を使用すると，腸管内圧はさらに高まり腸管穿孔を起こす危険性があるため禁忌。

2．× 長期間，刺激性下剤で毎日，蠕動を促進させると，大腸が疲弊して弛緩性便秘になる可能性がある。

3．○ マグネシウム製剤などの塩類下剤は腸内へ水分を引き寄せ便を柔らかくし，膨張させることで排便を促す。一方，刺激性下剤は腸粘膜を刺激することで蠕動運動の亢進作用などにより排便を促す。

4．× 酸化マグネシウムは塩類下剤で，便を軟らかくするマイルドな作用をもつが，腎機能が低下している場合は高マグネシウム血症を引き起こすので注意する。

要点 酸化マグネシウムなどの塩類下剤は便を柔らかくすることで，刺激性下剤は腸蠕動を高めることで排便を促す。

難易度 ★

390 □□□

副腎皮質ステロイド薬の副作用はどれか。

1．消化性潰瘍
2．体重減少
3．低血糖
4．脱　毛

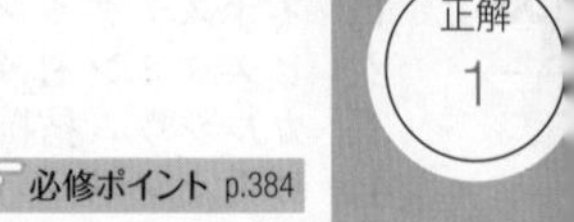

正解 1

必修ポイント p.384

選択肢考察

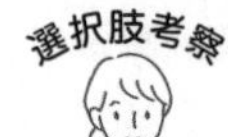

1．○　胃粘膜保護作用の低下により消化性潰瘍を起こす。
2．×　食欲の増加により肥満傾向（特に中心性肥満）になりやすい。
3．×　糖代謝異常により高血糖になることがある。
4．×　多毛（男性化）になることがあるが脱毛は少ない。

要点　副腎皮質ステロイド薬の副作用に消化性潰瘍がある。

難易度★★★

391 □□□

糖尿病の治療について正しいのはどれか。

1．低血圧の危険がある。
2．2 型糖尿病にはインスリンが第 1 選択である。
3．GLP-1（グルカゴン様ペプチド-1）受容体作動薬が用いられる。
4．ビグアナイド薬は妊婦の血糖コントロールに用いられる。

正解 3

必修ポイント p.385

選択肢考察

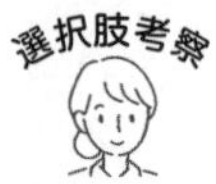

1．×　血糖を下げるため低血糖の危険があり，低血圧は生じない。
2．×　1 型糖尿病ではインスリンが分泌できないのでインスリン注射が不可欠であるが，2 型糖尿病では食事療法，運動療法，経口糖尿病薬をまず行うことが多い。
3．○　GLP-1 受容体作動薬はインスリン分泌を促進するため，糖尿病治療に用いられる。
4．×　ビグアナイド薬は催奇形性があるため妊婦には禁忌で，妊婦に対してはインスリンを使用する。

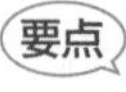

要点　糖尿病治療薬は低血糖を起こす可能性がある。また，催奇形性のため妊婦には使用不可。

難易度 ★★

392 □□□

疾患と治療薬との組合せで正しいのはどれか。

1．統合失調症 ———— フェニトイン
2．躁　病 ———— シアナミド
3．神経症性障害 ———— ジアゼパム
4．てんかん ———— アミトリプチリン

正解 3

必修ポイント p.385

選択肢考察

1．×　統合失調症にはフェノチアジン系（クロルプロマジン），ブチロフェノン系などの抗精神病薬を用いる。フェニトインは抗てんかん薬。
2．×　躁病には炭酸リチウムなどを用いる。シアナミドは抗酒薬。
3．○　神経症性障害にはベンゾジアゼピン誘導体のジアゼパムを使う。

4．× てんかんには抗けいれん薬を用いる。アミトリプチリンは三環系抗うつ薬である。

点 統合失調症にクロルプロマジン，躁病に炭酸リチウム，神経症性障害にジアゼパム。

難易度 ★★

393 三環系抗うつ薬の副作用はどれか。
1．高血圧
2．尿 閉
3．下 痢
4．徐 脈
5．縮 瞳

必修ポイント p.385

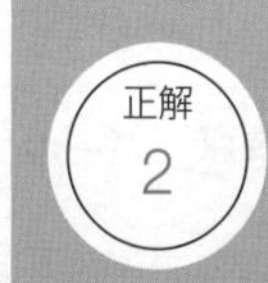
正解 2

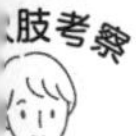
肢考察 三環系抗うつ薬（イミプラミン，アミトリプチリン）には抗コリン作用があるため，口渇，視力調節障害，頻脈，便秘，尿閉などの副作用がある。散瞳し眼圧が上がるため緑内障には禁忌。

点 三環系抗うつ薬の抗コリン作用で，口渇，頻脈，便秘，尿閉などの副作用が出る。

難易度★★★

394 パーキンソン病様の副作用を呈する薬はどれか。
1．メチルドパ
2．アマンタジン
3．ハロペリドール
4．レボドパ

必修ポイント p.385

正解 3

肢考察
1．× メチルドパはα-メチルノルアドレナリンに変換され，血管運動中枢アドレナリンα_2受容体を刺激して，降圧作用を示す。
2．× アマンタジンはドパミン遊離促進作用を有するパーキンソン病治療薬である。
3．○ ハロペリドールは大脳皮質や大脳辺縁系のドパミンD2受容体を遮断して統合失調症に有効性を示すが，線条体のドパミンD2受容体も遮断するため錐体外路障害（パーキンソン病様症状）の副作用がある。
4．× レボドパはドパミン前駆体であり，パーキンソン病の治療に用いられる。

点 ハロペリドールには錐体外路障害（パーキンソン病様症状）の副作用がある。

難易度 ★

395 パーキンソン病の症状について正しいのはどれか。
1．満月様顔貌になる。
2．腕を振らずに歩く。
3．後ろに反り返って歩く。
4．急激に進行する。

必修ポイント p.385

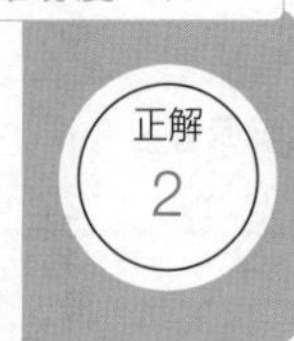
正解 2

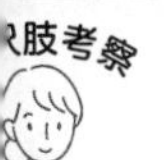
肢考察 パーキンソン病は，脳幹に属する中脳の黒質という部分と，大脳基底核にある線条体という部分に異常が起こるため，「静止時振戦」，「強剛（固縮）」，「無動・寡動」，「姿

勢反射障害（転倒防止が困難）」がみられる。

1．× パーキンソン病では麻痺がないのに動作の開始に時間がかかり，緩慢となる。表情は乏しくなり仮面様顔貌がみられる。
2．○ 進行とともに歩行・姿勢反射障害が目立つようになる。歩行は前かがみで小刻みで，また強剛の目立つ側の腕の振りが小さくなる。
3．× 歩行中に前のめりで小走りになること（突進歩行）がみられる。
4．× 中脳の黒質でつくられるドパミンの量が低下している状態であり，症状は年単位でゆっくり進行する。

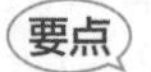
要点 パーキンソン病の初期症状には片方の手足のふるえがある。

難易度★★★

両側下肢に痙縮を呈する患者の歩容はどれか。

1．すくみ足
2．動揺歩行
3．はさみ歩行
4．分回し歩行

□□□
医師国試改変

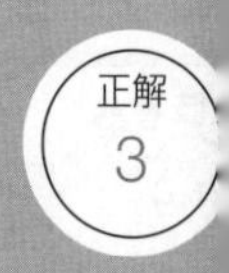

選択肢考察

1．× 一歩が踏み出せない歩行のことで，小刻み歩行とともにパーキンソン病や多発脳梗塞のときにみられる。
2．× 動揺歩行は脳卒中（小脳障害）や脊髄小脳変性症でみられ，体のバランスが不安定なため体幹が左右に動揺し，歩幅が拡大するのが特徴である。
3．○ 小児麻痺や痙性歩行のときにみられ，下肢の内転筋の緊張が高くなり振り出した下肢が支持脚と交差するような歩行になる。左右の体幹の揺れも大きく，足先が内側に向いてしまうのが特徴である。
4．× 脳卒中片麻痺患者にみられる特徴的な歩行である。麻痺側下肢は膝関節の屈曲が不十分であり，踏み出すときは振り出しが大きくなり，外側に旋回させるような歩行になる。

要点 はさみ歩行は小児麻痺や痙性歩行のときにみられ，足先が内側に向くのが特徴。

難易度 ★

モルヒネの副作用はどれか。

1．骨髄抑制
2．呼吸抑制
3．聴力低下
4．満月様顔貌
5．下　痢

□□□

必修ポイント p.387

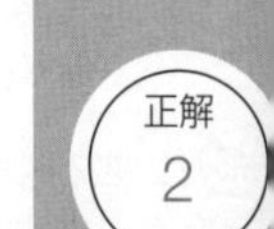

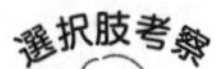

1．× 抗癌剤の一般的な副作用である。
2．○ 特に静脈内投与や大量投与で起きやすい。
3．× アミノグリコシド系抗菌剤の副作用である。
4．× クッシング症候群の症状である。
5．× 腸ぜん動が低下するため，下痢ではなく便秘が必発である。

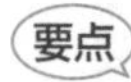
要点 モルヒネの副作用の呼吸抑制は特に静脈内投与で強く出る。

難易度 ★

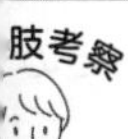
398 WHO 方式がん性疼痛治療法における麻薬性鎮痛薬の投与法で誤っているのはどれか。

1．経口投与を原則とする。
2．毎日決まった時間に投与する。
3．痛みが出現したときのみ使用する。
4．患者ごとの適量を決める。

必修ポイント p.387

正解 3

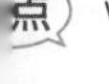
選択肢考察 WHO 方式がん性疼痛治療法における基本原則は，①経口投与を原則とする（by mouth），②時刻を決めて投与する（by the clock），③患者ごとの適量を決める（for the individual），④細かい配慮を行う（with attention to detail）の 4 つである。

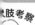

要点 WHO 方式がん性疼痛の治療原則は，経口投与，定時投与，患者ごとの適量を決定など。

難易度★★★

399 77 歳の女性。胃癌による上腹部痛に非ステロイド性抗炎症薬〈NSAIDs〉が投与されたが，痛みが軽減しないため，麻薬性鎮痛薬（オピオイド）の投与を開始することとなった。
対応として適切なのはどれか。

1．下剤は便秘が出現したら投与する。
2．まずオピオイドの持続的皮下投与を行う。
3．NSAIDs の投与を中止する。
4．悪心が出現した場合は中止する。
5．悪心にはハロペリドールを投与する。

医師国試改変

必修ポイント p.387

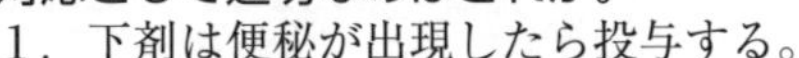

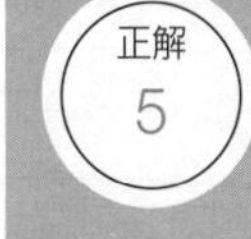
正解 5

選択肢考察
1．× オピオイドは腸液の分泌低下とともに蠕動運動を低下させ，腸内容の通過時間の延長に伴って水分吸収が促進され硬便となる。オピオイドによる便秘対策のための下剤投与は，便秘が出現してからでなく，オピオイドの投与開始と同時に始める。
2．× オピオイドの投与は経口投与が原則。まずは経口投与を行う。
3．× オピオイドと NSAIDs は末梢と中枢で補完的に作用するため，併用が原則。しかし，NSAIDs では胃腸障害（消化性潰瘍），腎障害，出血傾向などの副作用に留意する。
4．× オピオイド自体による悪心・嘔吐は，特に短期間に増量した場合にも認められることが多いが，2 週間ほどで耐性が形成されるので，悪心が出現しても中止はしない。悪心は制吐薬でコントロールを考える。
5．○ 悪心はハロペリドールなどの制吐薬でコントロールを考える。

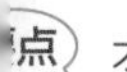
要点 オピオイドの副作用は①便秘，②悪心・嘔吐，③眠気・傾眠，④呼吸抑制。

難易度★★★

薬物とその副作用の組合せで正しいのはどれか。

1. アミトリプチリン ――― 歯肉腫脹
2. イソプロテレノール ――― 空　咳
3. フロセミド ――― 低血糖
4. プレドニゾロン ――― 白内障
5. 塩酸モルヒネ ――― 下　痢

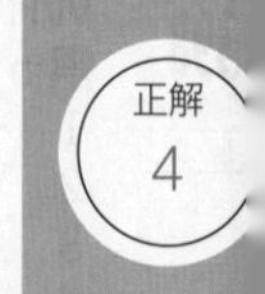

正解 4

必修ポイント p.384

選択肢考察

1. ×　アミトリプチリンは三環系抗うつ薬であり，動悸，口渇，便秘，尿閉などの抗コリン作用，起立性低血圧，傾眠，悪性症候群などの副作用がある。
2. ×　空咳の副作用で有名なものはアンジオテンシン変換酵素阻害薬（ACE 阻害薬）である。
3. ×　フロセミドは低カリウム血症をきたす。
4. ○　プレドニゾロンに限らず，副腎皮質ステロイド薬により白内障が起こる。
5. ×　塩酸モルヒネでは便秘の副作用が必発であり，緩下剤を併用する。

要点　プレドニゾロンの副作用に白内障がある。塩酸モルヒネの副作用に便秘がある。

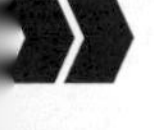

set 17 No.401～425

難易度 ★

401

□□□

炎症の徴候はどれか。

1．発 汗
2．疼 痛
3．かゆみ
4．チアノーゼ
5．冷 感

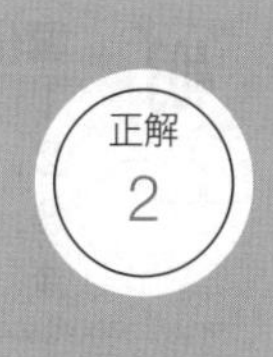

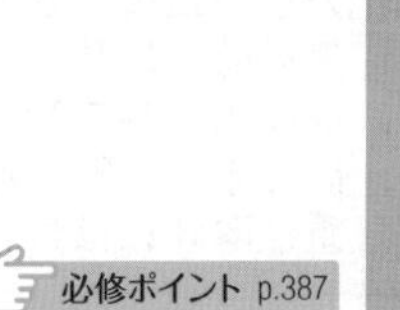
必修ポイント p.387

肢考察

炎症の４徴候は，①発熱，②発赤，③腫脹，④疼痛である。これに機能障害を加えて５徴候とする場合もある。

炎症の治療には，非ステロイド性消炎鎮痛薬（NSAIDs）が主に使用される。

〈炎症の４徴候〉

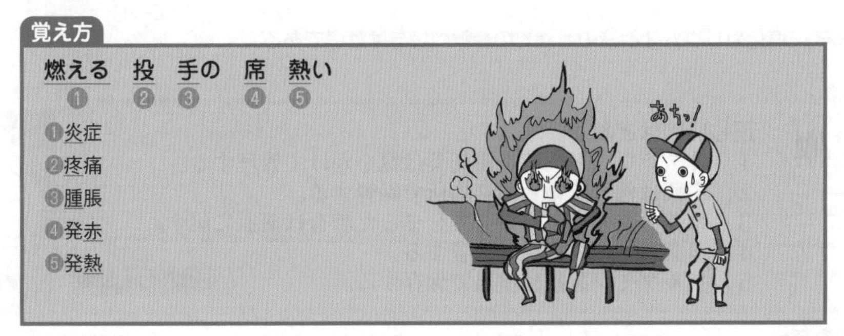
覚え方
燃える 投 手の 席 熱い
① ② ③ ④ ⑤
①炎症
②疼痛
③腫脹
④発赤
⑤発熱
あちっ!

点　炎症の４徴候は発熱，発赤，腫脹，疼痛である。

難易度 ★★

402

□□□

妊婦に使用する薬剤で誤っているのはどれか。

1．ペニシリン
2．インスリン
3．ビタミンC
4．麻疹・風疹混合ワクチン

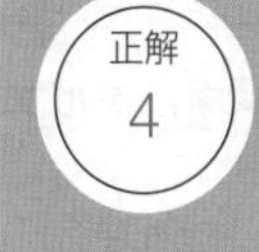

必修ポイント p.388

肢考察

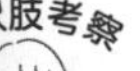

1．○　ペニシリンは梅毒の妊婦にも処方される。
2．○　妊婦の血糖コントロールにはインスリンが使われる。経口血糖降下薬は催奇形性があるので妊婦には禁忌。
3．○　ビタミンＣは妊婦が服用しても問題はない。
4．×　麻疹・風疹生ワクチンは経胎盤感染を起こすことがあり，妊婦には禁忌。

点　麻疹・風疹混合ワクチンは生ワクチンで，胎盤を通して胎児に感染する。

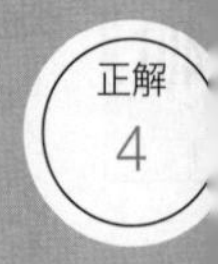

難易度 ★★

403 □□□

塩化カリウム投与で誤っているのはどれか。
1．無尿時には禁忌である。
2．静脈内投与を行うときは希釈する。
3．副作用に心臓伝導障害がある。
4．重症嘔吐には禁忌である。

正解 4

必修ポイント p.388

選択肢考察

1．○ 無尿時や腎不全では高カリウム血症となるため禁忌。
2．○ 希釈し緩徐に静注し，原液では使用しない。
3．○ 心電図で変化（T 波増高など）がみられることがあり，致死的な不整脈が起こる危険がある。
4．× 重症嘔吐や重症下痢のときの低カリウム血症に，カリウムを補給するために使用することがある。

要点 塩化カリウム注射液の原液での静脈内投与は禁忌である。

難易度 ★★

404 □□□

正しいのはどれか。
1．非ステロイド性消炎鎮痛薬は鍵をかけて管理する。
2．毒薬は他の薬物と同じ場所で保管する。
3．水薬を薬杯に多く移してしまった場合は薬瓶に戻す。
4．坐薬はすべて常温で保管する。
5．アルブミン製剤は室温で保存する。

正解 5

必修ポイント p.389

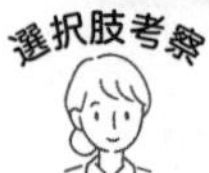

選択肢考察

1．× 非ステロイド性消炎鎮痛薬（NSAIDs）は麻薬ではないので鍵は不要。
2．× 毒薬は誤薬しないよう他の医薬品と区別し，必ず鍵をかけなければならない。
3．× 薬瓶の中の水薬の汚染・変質を防ぐために一度出した水薬は薬瓶に戻してはいけない。
4．× 坐薬は体温程度で溶けてしまうので冷所保存とする。
5．○ アルブミンは凍結を避けて室温（1～30℃）で保存する。

要点 アルブミン製剤は室温で，坐薬は冷所に保存。毒薬は鍵をかけて他の医薬品と区別。

13. 看護における基本技術

難易度 ★

405 □□□

気持ちのつらさから「死にたい」と言っている患者へのコミュニケーションで正しいのはどれか。
1．開かれた質問をする。
2．安楽死は認められていないことを説明する。
3．前向きになるように励ます。
4．話題を変える。

正解 1

必修ポイント p.390

選択肢考察

1．○　医療面接は Yes か No で答えられる closed question ではなく，具体的な苦痛について聞くという open-ended question から始め，足りない部分を直接的質問法で補う。

2，3．×　医療者の態度類型は①評価的態度，②解釈的態度，③調査的態度，④支持的態度，⑤理解的態度，⑥逃避的態度の6つに分けられ，医療面接で望ましい態度は理解的態度と支持的態度である。2，3ともに評価的態度であり不適である。患者の考え方に対して善悪を医療者側が判断・評価してそれを患者にすぐ伝える態度は，情報や思いを収集しにくくなる。

4．×　話題を変え，「死にたい」ことに触れないようにするというのは逃避的態度である。

要点　医療面接で望ましい態度は理解的態度と支持的態度である。

難易度★★★

406

Broca〈ブローカ〉失語のある患者とのコミュニケーション方法で適切なのはどれか。

1．ひらがなを書かせる。
2．患者の言い間違いは言い直すよう促す。
3．言葉で話しかけるよりもイラストを見せる。
4．closed question（クローズドクエスチョン）で質問する。

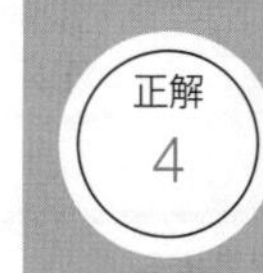

選択肢考察

ブローカ失語では，他者が話す言語の理解はできるが，自分で言語を表出することが困難となる。

1．×　漢字の書き取り・読み・理解は比較的よいが，ひらがなを表示させることは難しく，五十音表を使うことはできない。

2．×　話したくても上手く言葉が出ない状態であることを理解して接する。

3．×　他者が話す言語の理解はできる。

4．○　ブローカ失語ではぎこちなく口ごもる，口数が少ないといった様子がみられるため，短い答えの「はい」，「いいえ」で答えられる質問（クローズドクエスチョン）をする。

ポイント　失語症とは言語中枢のある大脳の損傷により，いったん獲得された言葉の機能が失われコミュニケーションに障害をきたすものである。失語症の型によりコミュニケーションの方法は異なり，状態に応じた工夫が必要である。

要点　ブローカ失語では言葉の理解はできるが，発語が困難となる。

難易度　★

407

医師国試改変

患者に説明するための医学用語と日常用語の組合せで誤っているのはどれか。

1．心窩部 ―――― みぞおち
2．腋　窩 ―――― わきのした
3．口蓋垂 ―――― のどぼとけ
4．外　果 ―――― くるぶし

選択肢考察

医療従事者は専門用語の使用を控えて，患者にとってわかりやすい言葉で伝えるよう心がける。

1．○　心窩部は剣状突起の下の部分で「みぞおち」ともいう。
2．○　腋窩は「わきのした」のことである。
3．×　「のどぼとけ」は喉頭隆起のことで甲状軟骨の突起を指し，「アダムのりんご」ともいう。男子では思春期に目立つようになる。
4．○　外果は腓骨末端の外側に突出した部分で「くるぶし」ともいう。

要点　心窩部＝みぞおち，腋窩＝わきのした，喉頭隆起＝のどぼとけ，外果＝くるぶし

set 17

難易度 ★★

□□□

看護過程について正しいのはどれか。

1．アセスメント ――― 優先度決定
2．看護診断 ――― 情報収集と分析
3．看護計画 ――― 看護活動の実施
4．看護の評価 ――― 各段階の見直しと修正

正解 4

必修ポイント p.390

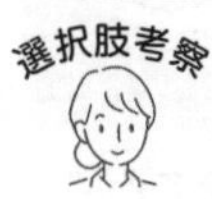

1．×　アセスメントは，収集した情報を分析して解釈することであり，対象の状態をよくみて対象が必要としている援助がどういうものかを探る段階といえる。
2．×　看護診断は，実際にいま存在している看護上の問題と今後起こりうる問題を明確化することである。そして，このあとに問題の優先度を決定する。
3．×　看護計画は，実際に看護活動を実施する前に解決策を立案することである。
4．○　看護の評価は，目標が達成されたかどうかを判断したり，目標達成度に影響した要因を洗い出し，看護過程の各段階で必要な修正を行うことである。

要点　アセスメント―情報収集と分析　看護診断―問題の明確化　看護計画―解決策の立案

難易度 ★★

□□□

情報収集について適切なのはどれか。

1．カルテの記載情報は重視しない。
2．触診により主観的データが得られる。
3．血圧値は客観的な情報である。
4．患者の思いを予測したものは主観的な情報である。

正解 3

必修ポイント p.390

1．×　カルテに記載されている情報は事実を記録した重要な情報である。
2．×　視診，触診，聴診，打診は身体の客観的データを得るために使う。
3．○　血圧値などのバイタルサインは客観的な情報である。
4．×　患者や家族の訴えを主観的情報という。看護師が患者の思いを予測したことは患者本人の主観的情報にはならない。

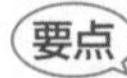

フィジカルアセスメントで得たデータ，バイタルサイン測定値は客観的情報。

難易度 ★

問題志向型診療録〈POMR〉の標準記載事項でないのはどれか。

1．主観的データ
2．参考データ
3．評　価
4．計　画

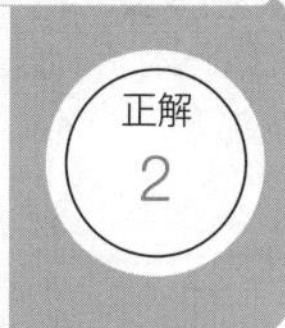

必修ポイント p.390

肢考察

1．○　問題志向型診療録〈POMR〉とは，問題志向型システム〈POS〉に従った診療録記載形式である。POMRでは診療経過をSOAP形式で記載するのが標準で，患者のデータは主観的データ＝S（subjective data）と客観的データ＝O（objective data）である。
2．×　参考データという記載はSOAP形式にはない。
3．○　評価＝A（assessment）である。
4．○　計画＝P（plan）である。

点　問題志向型診療録〈POMR〉の標準記載事項は，主観的データ，客観的データ，評価，計画。

難易度 ★★

医療記録の保存義務期間が最も長いのはどれか。

1．エックス線写真
2．看護記録
3．手術記録
4．処方箋
5．診療録

医師国試改変

必修ポイント p.390

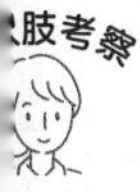

肢考察

1．×　医療法では2年間，保険医療機関及び保険医療養担当規則では3年間の保存義務が課されている。
2，3，4．×　全てエックス線写真と同様である。
5．○　診療録，いわゆるカルテは，医師法により5年間の保存義務が課されている。

イント　まず，医師法第24条によって，診療録（カルテ）は5年間の保存義務が課されている。診療録以外の手術記録，エックス線写真，処方箋，看護記録などは医療法第21条で2年間の保存義務が課されている。さらに，保険に関する規則によっては，完結の日から3年間の保存義務が課されている。

点　カルテは5年間。看護記録は2年間保存する。

難易度 ★

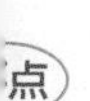

バイタルサインでないのはどれか。

1．視　力
2．意　識
3．呼　吸
4．血　圧

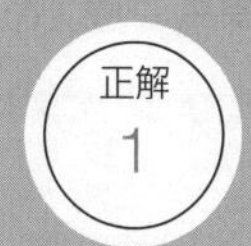

必修ポイント p.391

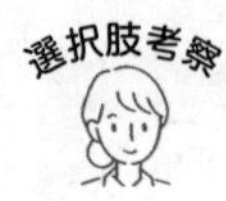

1．× バイタルサインとは，生命維持機構つまり心肺機能が正常に働いているかどうかの徴候で，視力の良し悪しだけからでは判断できない。
2．○ 意識レベルは尿量と同様，深部臓器の有効循環血液量の指標として重要である。
3．○ 頻呼吸が呼吸器障害，頭部疾患，糖尿病性昏睡，代謝亢進状態，ショックなどで現れるように，呼吸は重要なバイタルサインの1つである。
4．○ 血圧はバイタルサインの1つである。

バイタルサインは意識，呼吸，血圧，脈拍，体温である。

難易度 ★

413 □□□

体温について正しいのはどれか。
1．口腔温測定はせん妄患者に適している。
2．成人の直腸温は体温計を 10 cm 挿入する。
3．右側に麻痺のある患者の場合，右側腋窩で測定する。
4．直腸温は口腔温より高い。

正解 4

必修ポイント p.391

1．× 口腔温測定は患者の協力が必要なため，せん妄患者や意識障害者には適さない。
2．× 直腸温は体温計を 5～6 cm の位置で保持し，入れすぎたり，抜けたりするのを防ぐ。
3．× 麻痺側は血液循環が悪く体温が低いので，健側で測定する。
4．○ 直腸温＞口腔温＞腋窩温。

直腸温は体温計を肛門から 5～6 cm 挿入する。麻痺がある場合の腋窩温は健側で測る。

難易度 ★

414 □□□

成人の安静時で正常値はどれか。
1．血 圧 ―――― 140/78 mmHg
2．呼吸数 ―――― 28/分
3．脈 拍 ―――― 104/分
4．経皮的動脈血酸素飽和度 ―――― 96%

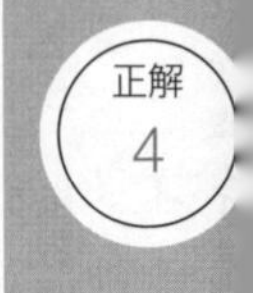

必修ポイント p.391

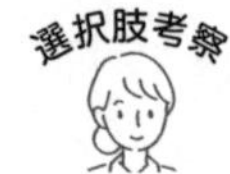

1．× 正常域血圧は 120/80 mmHg（診察室）以下なので高血圧である。
2．× 呼吸数の基準値は 15～20/分であり，28 は頻呼吸である。
3．× 脈拍の基準値は 60～80/分なので頻脈である。
4．○ 経皮的動脈血酸素飽和度（SpO_2）の基準値は 95%。

要点 成人の正常値の目安は血圧 120/80 mmHg 以下，呼吸数 15～20/分。

難易度★★

415 □□□

脈拍測定について正しいのはどれか。

1．橈骨動脈での測定は拇指で行う。
2．脈拍は 10 秒測定し 6 倍して 1 分間値を求める。
3．左右差は片方ずつ触診して調べる。
4．リズムに不整があれば心拍と一緒に測定する。
5．心室細動では一般に心拍数が増加する。

必修ポイント p.391

択肢考察

1．× 脈拍は示指，中指，薬指の指腹を血管の走行に沿って置き測定する。
2．× 脈の強弱，リズムを確認したのち 1 分間測定する。
3．× 左右同時に測定する。
4．○ 心拍と脈拍を同時に測定することによりその差（脈拍欠損）を観察する。期外収縮や心房細動などの脈拍欠損を測定する。
5．× 心室細動は心停止である。

要点 脈拍のリズムに不整があれば心拍と一緒に測定する。

難易度★★★

416 □□□

呼吸のパターンでビオー呼吸はどれか。

1．

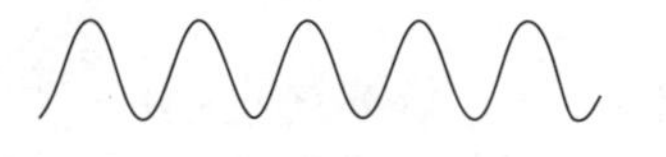

2．

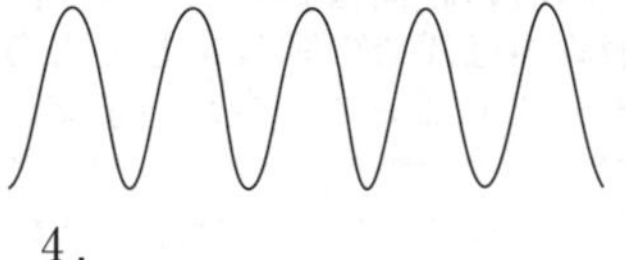

3．

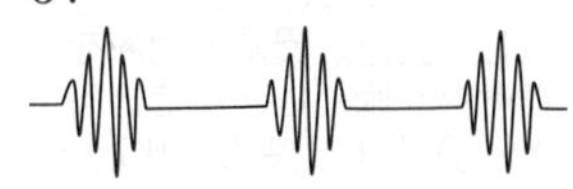

4．

正解 4

必修ポイント p.391

択肢考察

1．× 頻呼吸は 25 回以上/分，徐呼吸は 12 回以下/分。
2．× 過呼吸は 1 回の換気量が増加
3．× 深い過呼吸のあと，無呼吸となる。
4．○ ビオー呼吸は同じ深さの呼吸の後に無呼吸となる。チェーン・ストークス呼吸は心不全，尿毒症，低酸素症，ビオー呼吸は髄膜炎で起こる。

要点 呼吸のパターンでチェーン・ストークス呼吸は深い過呼吸のあと，無呼吸となるが，ビオー呼吸は同じ深さの呼吸の後に無呼吸となる。

set 17

難易度 ★

417 □□□

血圧測定で適切なのはどれか。
1．マンシェットを巻く際には上腕動脈の拍動を確認する。
2．測定部が心臓の位置より低くなるようにする。
3．高血圧の状態を把握するために，運動後に測定する。
4．成人では 9 cm 幅のマンシェットを選ぶ。

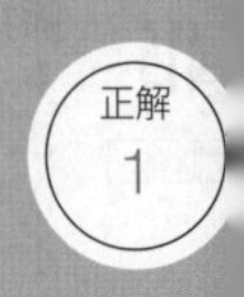

必修ポイント p.391

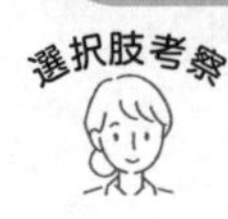

1．○　水銀血圧計を用いた場合は，ゴム嚢の中央が上腕動脈にかかるように巻く必要があるので上腕動脈を確認する。自動血圧計を用いた場合はマンシェットに装着されている血圧情報検出のためのセンサーが所定の位置に密着するように巻く。
2．×　測定部位が心臓より高いと血圧は低くなり，低いと高くなる。
3．×　体位や動作により変動するので，心身を安静にして測定する。
4．×　成人は 12～14 cm の幅のものを使う。9 cm 幅は 6～9 歳の小児用である。

要点　血圧測定では，測定部と血圧計の高さは心臓の位置と水平になるようにする。

難易度 ★

418 □□□

呼吸聴取方法で適切なのはどれか。
1．左右の対称性を比較する。
2．聴診器の膜面は胸壁から離す。
3．聴診中は浅めの呼吸をしてもらう。
4．チェストピースは冷たいまま使用する。

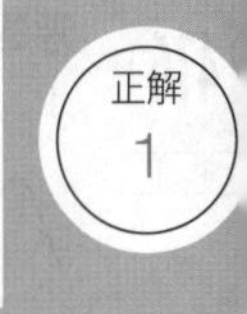

必修ポイント p.394

1．○　呼吸音は，左右の対称性を比較し，1 か所につき一呼吸以上聴診する。左右の音の強さ，音質，呼気・吸気の差など聴取し，正常・異常の判断をする。
2．×　膜面は胸壁に密着させることで肺実質の振動音を聴くことができる。
3．×　浅めの呼吸では振動音が伝わりにくいため，通常より深めの呼吸をしてもらう。
4．×　チェストピースが冷たいと筋肉の収縮を起こしやすいため温めて使用する。

要点　呼吸聴取では左右の対称性を比較。深い呼吸をしてもらうと聴診音が伝わりやすい。

難易度 ★

419 □□□

外来に救急車で患者が運ばれてきた。閉眼し，眠り込んだ状態で大きな声で名前を呼んだり体を揺さぶったりすると開眼する。意識レベル（Ⅲ-3-9 度方式）はどれか。

1．Ⅰ-3　　2．Ⅱ-10　　3．Ⅱ-20
4．Ⅱ-30　　5．Ⅲ-100

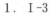

正解 3

必修ポイント p.395

1．×　Japan coma scale ではⅠ-3 は刺激しなくても覚醒している状態。
2．×　Ⅱ-10 は普通の呼びかけで容易に開眼する状態である。
3．○　Ⅱ-20 は大きな声，または体を揺さぶることにより開眼する状態で，これに相当。
4．×　Ⅱ-30 は痛み刺激を加えつつ呼びかけを繰り返すと，かろうじて開眼する状態。

5．× Ⅲ-100 は痛み刺激に払いのける動作をする状態である。

要点 Ⅲ-3-9 度方式のⅡ-20 は，大きな声，または体を揺さぶることにより開眼する状態。

難易度★★★

420

□□□

医師国試改変

78 歳の男性。2 年前に脳梗塞を発症し右半身不全麻痺を認める。週 1 回ヘルパーに①掃除と②洗濯および③買い物をしてもらっている。④食事摂取は左手で可能で，トイレ動作は自立している。下線部のうち ADL の評価項目に含まれるのはどれか。

1．①　　2．②
3．③　　4．④

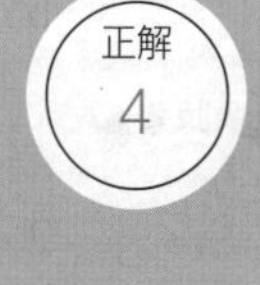
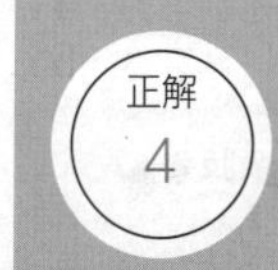

必修ポイント p.395

選択肢考察

1，2，3．× ADL には基本的 ADL（BADL）と手段的 ADL（IADL）があり，単に ADL といえば通常，基本的 ADL のことを指す。掃除，洗濯，買い物は手段的 ADL の範疇で，基本的 ADL の評価項目ではない。

4．○ ④の食事摂取やトイレ動作は基本的 ADL の範疇に入る。

要点

基本的 ADL と手段的 ADL

基本的 ADL	手段的 ADL
・屋内生活の基本動作の評価指標で，単に ADL といえば通常，基本的 ADL のことを指す ・入浴，更衣，トイレの使用，移動，排尿・排便，食事など。	・日常の生活を送るために必要な動作で，独居機能を測る指標 ・電話をする能力，買い物，食事の準備，家事，洗濯，服薬管理，金銭管理をする能力など。

難易度★★★

421

□□□

医師国試改変

問題 420 の症例で現時点での介護計画は以下のどれか。

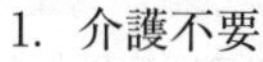

1. 介護不要
2. 要支援状態
3. 要介護状態
4. 入院加療

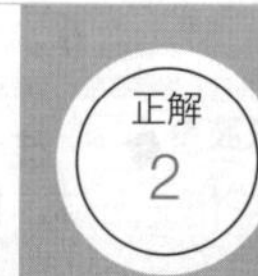

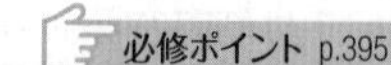

選択肢考察

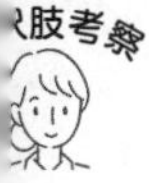

1. × 日常生活が完全に自立しているわけではない。
2. ○ 手段的 ADL の評価指標である，掃除と洗濯および買い物など日常生活には支援が必要な状態で，要支援状態である。
3. × 基本的 ADL の評価指標である，食事摂取やトイレ動作は自立しているので，要介護状態ではない。
4. × 急性期ではなく，入院加療の必要はない。

要点 基本的 ADL である，食事摂取やトイレ動作が自立していないときは，「要介護状態」。

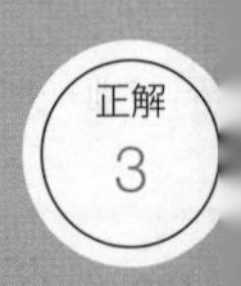

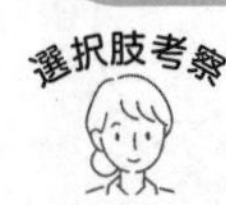

422 徒手筋力テスト（MMT）で重力に抗して完全に運動できる最小の段階はどれか。

□□□

1．5〈Normal：正常〉
2．4〈Good：優〉
3．3〈Fair：良〉
4．2〈Poor：可〉
5．1〈Trace：不可〉

医師国試改変

正解 3

必修ポイント p.395

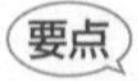

選択肢考察

1．× 5〈Normal〉は，強い抵抗を加えても，重力に抗して完全に運動できる筋力である。
2．× 4〈Good〉は，いくらか抵抗を加えても，重力に抗して完全に運動できる筋力である。
3．○ 3〈Fair〉は，抵抗を加えなければ，重力に抗して完全に運動できる筋力である。
4．× 2〈Poor〉は，重力を除けば完全に運動できる筋力である。
5．× 1〈Trace〉は，筋肉の収縮は認められるが関節の運動がまったくみられない筋力である。

要点 MMTの3〈Fair〉は，抵抗がなければ重力に抗して完全に運動できる筋力。

難易度 ★★

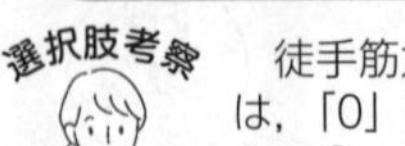

423 70歳の男性。右上肢筋力低下を主訴に来院した。徒手筋力テストで，前腕回外位で右肘を屈曲させたところ，筋肉の収縮は認められるが，関節は動かなかった。
右肘屈曲（上腕二頭筋）の徒手筋力テストの評価はどれか。

□□□

1．1
2．2
3．3
4．0

医師国試改変

正解 1

必修ポイント p.395

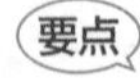

選択肢考察

徒手筋力テスト〈manual muscle testing：MMT〉で，筋肉の収縮が全くないのは，「0」で，6段階で評価する。

1．○ 1は筋肉の収縮は認められるが，関節は動かない。
2．× 2は重力を除けば完全に動く。
3．× 3は抵抗を加えなければ，重力に抗して完全に動く。4は多少の抵抗を加えても，完全に動く。強い抵抗を加えても完全に動くなら5。
4．× 0は筋肉の収縮が全くない状態。

要点 上腕二頭筋の徒手筋力テストは前腕回外位で肘を屈曲させて検査する。

難易度 ★

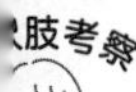

リスクアセスメント・スケールはどれか。
1．クレペリンテスト
2．ブレーデンスケール
3．ロールシャッハテスト
4．グラスゴー・コーマ・スケール

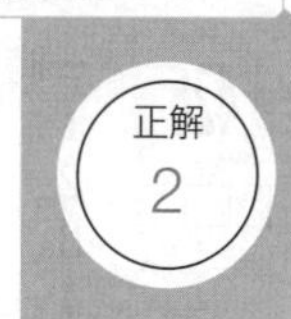

1．× クレペリンテストは計算能力や集中力，注意力などを測るためのテストです。足し算のテストの結果から，「知能」と「性格的な特徴」の両方を測る。
2．○ ブレーデンスケールはリスクアセスメント・スケールの1つ。ブレーデンスケールは，「知覚の認知」「皮膚の湿潤」「活動性」「可動性」「栄養状態」「摩擦とずれ」の6項目で構成され。それぞれの項目を「1点：最も悪い」から「4点：最も良い」で評価し，合計点を出します（「摩擦とずれ」だけは1〜3点)。合計点は6〜23点で，合計点が低いほどリスクが高くなる。
3．× ロールシャッハテストは投影法に分類される性格検査の代表的な方法のひとつ。被験者にインクのしみを見せて何を想像するかを述べてもらい，その言語表現を分析することによって被験者の思考過程を推定する。
4．× グラスゴー・コーマ・スケールは意識の清明度の評価法である。

点 ブレーデンスケールはリスクアセスメント・スケールの1つで，「知覚の認知」「皮膚の湿潤」「活動性」「可動性」「栄養状態」「摩擦とずれ」の6項目。

．日常生活援助技術

難易度 ★★

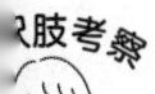

食事の援助について適切なのはどれか。
1．口腔内に炎症がある場合は薄味のものが摂取しやすい。
2．右半身に麻痺がある場合には右側から食べ物を入れる。
3．嚥下障害のある場合は細かくきざんだ食べ物にする。
4．片麻痺患者では仰臥位で介助する。

必修ポイント p.397

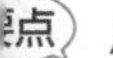

1．○ 味の濃いものや熱すぎたり冷たすぎたりするものは避ける。
2．× 麻痺がある場合には健側から入れるのが原則。
3．× 嚥下障害のある人には，きざみ食や水分は誤嚥しやすい。
4．× 坐位で少し前屈させる。仰臥位では食べ物がのどに詰まる危険がある。

点 片麻痺患者の食事援助では，坐位にして健側から食べ物を入れる。

難易度 ★

426 □□□

一時的導尿について正しいのはどれか。

1．成人女性ではカテーテルを約 3 cm 挿入する。
2．成人男性ではカテーテルを約 10 cm 挿入する。
3．実施時は無菌操作で行う。
4．48 時間以上自然排尿がない場合に適応となる。

正解 3

必修ポイント p.398

選択肢考察

1．× 成人女性の尿道の長さは 4～5 cm とされているので約 6 cm 挿入する。
2．× 男性の尿道の長さは 15～20 cm であるので約 20 cm 挿入する。
3．○ 不潔操作で行うと感染症を起こす原因となる。
4．× 600 mL 以上膀胱に尿がたまると痛みを感じる。通常 8～12 時間以上自然排尿がない場合に導尿の適応となる。

要点 一時的導尿の際のカテーテルを挿入する長さは，男性約 20 cm，女性約 6 cm とする。

難易度 ★★

427 □□□

膀胱留置カテーテルの固定用バルーンに入れるのはどれか。

1．水道水
2．滅菌生理食塩水
3．滅菌蒸留水
4．滅菌ブドウ糖水

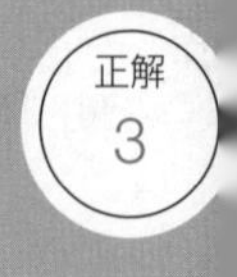

必修ポイント p.398

選択肢考察

1，2，4．× 固定用バルーンに注入する液体は，バルーンが損傷して内容が出てもよいように，滅菌されていて，膀胱への刺激が少ないもので，結晶化しないものを選択する。水道水は滅菌されていないため，使用しない。
3. ○ 滅菌蒸留水が適する。

生理食塩水やブドウ糖水では，結晶化するため，カテーテルを抜くときに結晶でバルーンを閉塞して，中の液体が抜けなくなる可能性があるため，使用しない。

難易度 ★★

428 □□□

在宅医療を想定している患者・家族への説明で適切なのはどれか。

1．胃瘻の造設を行ったので経口摂取は控える。
2．中心静脈栄養法での輸液中は体動を制限する。
3．仙骨部の褥瘡拡大防止のため円座を使用する。
4．男性では膀胱留置カテーテルを下腹部に固定する。
5．気管切開による人工呼吸療法のため入浴はできない。

医師国試改変

正解 4

必修ポイント p.398

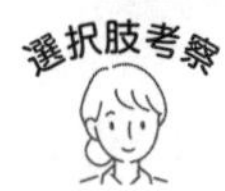

1．× 一般に嚥下障害などのある在宅患者では，比較的管理が楽なことから中心静脈栄養ではなく胃瘻からの経管栄養が選択されることが多いが，嚥下などの状況が許せば経口摂取を併用することも可能である。
2．× 中心静脈栄養は一般的には前胸壁鎖骨下方にポートを作成し施行する。点滴

ライン が引っ張られないようにすれば歩行なども可能である。

3．× 褥瘡は体重がかかる仙骨尾骨部や肩甲部，踵などに発症しやすい。円座では痛みの緩和にはなるが褥瘡が拡大する可能性がある。在宅医療では褥瘡処置とエアマット（24 時間空気を利用し圧を分散，介護保険でレンタル可能）と栄養対策が中心となる。

4．○ 膀胱留置カテーテルは尿道から挿入し水でバルーンを膨らませて膀胱内に留置するもので，体外部分のカテーテルが動くと膀胱内のカテーテルも動くので，男性の場合は膀胱粘膜の損傷による出血などをきたすことがあり，一般的にはカテーテルを下腹部に固定することが多い。

5．× 気管内挿管・人工呼吸器装着が長くなると気管切開し人工呼吸器管理となるが，人員を配置し管理すれば入浴（一般には機械浴）は可能であり，整容のためにも必要である。

男性の膀胱留置カテーテルは下腹部に固定する。

難易度 ★★

浣腸について正しいのはどれか。

1．実施の際の体位は右側臥位とする。
2．カテーテル挿入の長さは 10～12 cm とする。
3．高圧浣腸ではグリセリン浣腸液を用いる。
4．頭蓋内圧亢進症状のある患者には実施しない。

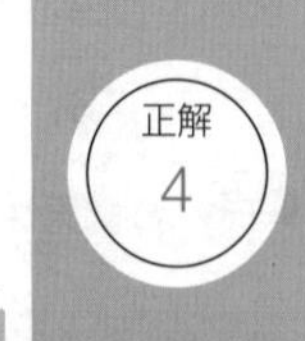

正解 4

必修ポイント p.398

選択肢考察

1．× 解剖学的にも左側臥位が合理的。浣腸液が直腸⇒下行結腸へと流入しやすい。

2．× カテーテルを 10 cm 以上挿入すると直腸壁に損傷を与える危険がある。一般的には約 5 cm 挿入する。

3．× 石けん液，生理食塩液，水を使用する。

4．○ 浣腸の努責によってさらに頭蓋内圧が亢進するため禁忌。

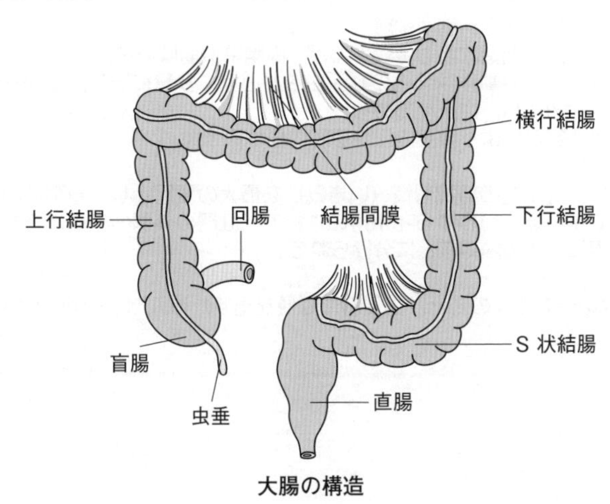

大腸の構造

要点　浣腸の際のカテーテルを挿入する長さは約 5 cm とする。体位は左側臥位とする。

難易度 ★

医師国試改変

430　尿閉の原疾患として正しいのはどれか。

1．尿道下裂
2．前立腺肥大
3．膀胱尿管逆流
4．間質性膀胱炎
5．クラミジア性尿道炎

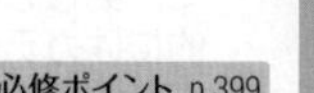

正解 2

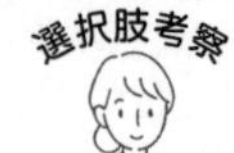

1．×　尿道下裂は外尿道口が亀頭先端になく，尿線が前に飛ばない。
2．○　高齢男性に多く排尿障害で最も多い。前立腺肥大では尿閉により溢流性尿失禁を起こす。
3．×　膀胱尿管移行部の逆流防止が機能せず，尿の逆流により，特に女性で繰り返す急性腎盂腎炎の要因となる。
4．×　膀胱の伸展が悪く蓄尿障害を生じる。頻尿や蓄尿時の膀胱痛があり「ハンナ型」と呼ばれる潰瘍病変を伴うものは指定難病とされている。
5．×　非淋菌性尿道炎で最も多い。排尿時痛はあるが，淋菌性よりも軽度とされる。

高齢男性の排尿障害で最も多い前立腺肥大症は，尿閉により溢流性尿失禁を起こす。

難易度 ★★

431　排便の努責時で正しいのはどれか。

1．内肛門括約筋は弛緩する。
2．外肛門括約筋は収縮する。
3．血圧は低下する。
4．腹腔内圧は低下する。

正解 1

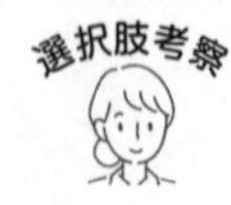

1．○　内肛門括約筋は弛緩している。
2．×　外肛門括約筋も弛緩するが，直腸平滑筋は便を押し出すため収縮する。
3．×　いきみ動作は肺内の動脈血を左心室に多量に送り，血圧を決める心拍出量が増加し，血圧を高める。
4．×　努責により胸腔内圧や腹腔内圧は高まる。

ポイント　痔核は，排便時の努責習慣（いきみ）を最大の要因とし，直腸肛門の静脈のうっ血によって生じる，いわゆるイボ痔のことで，肛門の外側の皮膚にできる外痔核と，内側の粘膜にできる内痔核とに分けられる。

要点　努責とはいきむ動作のこと。排便時には便を出すため肛門括約筋は弛緩する。

難易度 ★

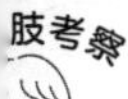

432 □□□

女性生殖器の診察において適切な体位はどれか。

1．坐　位　　2．腹臥位
3．砕石位　　4．側臥位

必修ポイント p.400

選択肢考察

1．×　坐位では，前面からの診察，背面からの診察，神経学的診察を行う。
2．×　臥位の診察は基本的には仰臥位で行うが，胆嚢の触診には半坐位，脾臓の触診には右側臥位や半坐位が適している。
3．○　肛門の視診・触診，直腸の視診，泌尿器科的診察，婦人科的診察などを行う際の体位。
4．×　胃洗浄や浣腸などの際に薬液を貯留させるために左側臥位をとる。

要点　女性生殖器の診察において適切な体位は砕石位である。

難易度 ★

433 □□□

50 歳の女性。拡張型心筋症で通院中，呼吸困難で救急外来を受診した。血圧 90/72 mmHg，脈拍 102/分，整。聴診で全肺野に湿性ラ音を聴取した。
適切な体位はどれか。

1．左側臥位　　2．右側臥位
3．仰臥位　　4．半坐位

必修ポイント p.400

選択肢考察

拡張型心筋症，呼吸困難，血圧低下，湿性ラ音聴取という所見よりうっ血性心不全が考えられる。体位を半坐位または坐位として，下半身からの静脈還流を減らし呼吸を楽にする。

要点　呼吸困難の患者の体位は半坐位か坐位がよい。

難易度 ★

434 □□□

移動・移送について適切なのはどれか。

1．3人で患者をベッドからストレッチャーに移動する場合，患者の頭のほうから身長の高い者順に並ぶ。
2．ストレッチャーで移送する場合，平坦な場所では頭のほうから進む。
3．傾斜をストレッチャーで移送する場合，下り坂では頭部を先行する。
4．下り坂では車いすは前向きにする。

必修ポイント p.401

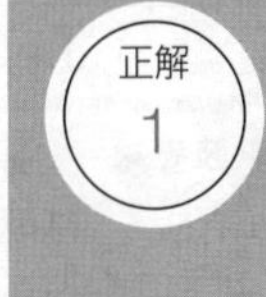

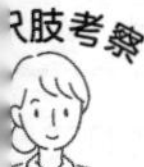

選択肢考察

1．○　患者の頭が下がらないよう安定した水平を保つためには身長の高い者から順番に並ぶ。
2．×　平坦な場所では，患者の足側を先行させる。
3．×　斜面を移送する場合は，患者の頭が高くなる向きで進む。
4．×　下り坂では車いすは後ろ向きにする。

要点 患者を移送する場合，平坦では患者の足側が先行，斜面では患者の頭が高くなる向きで進む。

難易度 ★

435 杖を使用して階段を昇る指導で正しいのはどれか。
□□□

1．杖 ──→ 健側下肢 ──→ 患側下肢の順で昇る。
2．杖 ──→ 患側下肢 ──→ 健側下肢の順で昇る。
3．健側下肢 ──→ 杖 ──→ 患側下肢の順で昇る。
4．患側下肢 ──→ 杖 ──→ 健側下肢の順で昇る。

必修ポイント p.401

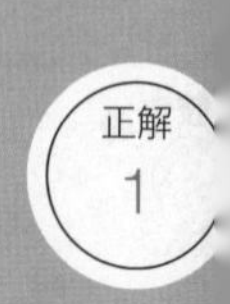

正解 1

選択肢考察
1．○ 杖と健側で体重を支える。
2．× これは階段を降りる場合の順番である。
3．× 健側下肢が先に行くと残った患側が不安定となる。
4．× 杖を出す前に患側を踏み出しても支えがない。

要点 杖を使って階段を昇る場合，健側の手に杖を持ち，杖→健側下肢→患側下肢。降りる際は杖→患側下肢→健側下肢。

難易度 ★★

436 用具の図を以下に示す。
□□□
頸髄損傷によって第6頸髄レベル以下の機能が障害されている患者が使用する自助具はどれか。

①
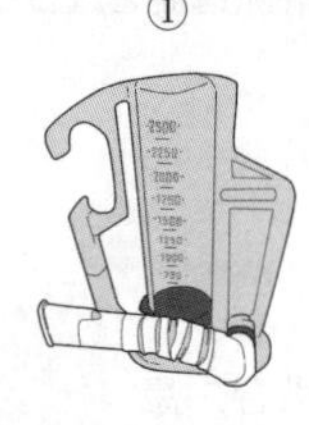
②
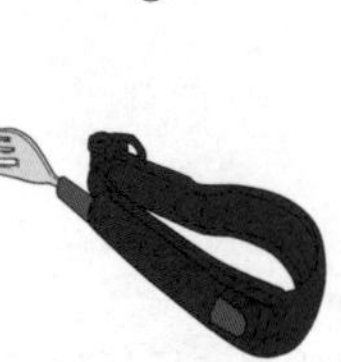
③
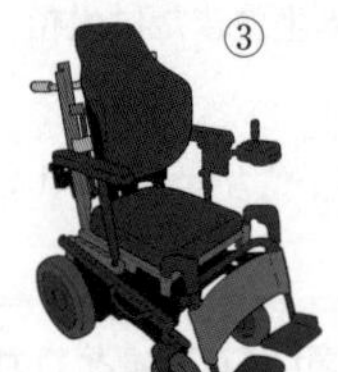
④
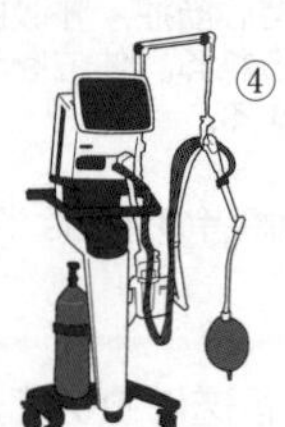

医師国試改変

1. ①　2. ②　3. ③　4. ④

正解 2

選択肢考察
本症では第5頸椎レベルが保たれるため，肩や肘の筋力は保たれるが，手指や下肢は麻痺する。
1. × インセンティブスパイロメトリー。呼吸訓練器で，拘束性換気障害患者の呼吸訓練に用いる。
2. ○ ユニバーサルカフ。手指の麻痺のため把持障害があるときに，手のひら側にフォークやスプーンを装着して使う自助具で，本症の患者に使用すれば，食事動作が自立できる。
3. × ジョイスティック付き電動車いす。本症では手関節以下の機能が障害されているため，スティックが動かせないので使用できない。
4. × 人工呼吸器。第5頸椎レベルは残存しているため，横隔膜の動きには問題なく，呼吸は停止していないため人工呼吸器は不要。

第 4 頸椎レベル以上が障害されると，呼吸が完全に停止する。

難易度 ★★

68 歳の男性。脳出血（右頭頂葉の出血）による左片麻痺。発症後 2 か月が経過し，リハビリテーション中である。整容動作は右手で行い自立しているが，顔のひげ剃りは右側だけで終わる。車いすからベッドに移る方法を指導する場合，適切なのはどれか。

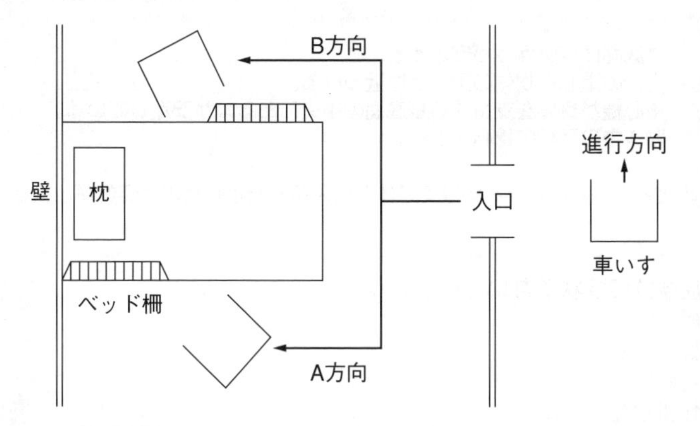

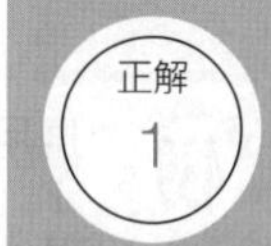

1. A 方向でベッドに近づき，最初に左側のブレーキ・フットレストを操作する。
2. A 方向でベッドに近づき，最初に右側のブレーキ・フットレストを操作する。
3. B 方向でベッドに近づき，最初に左側のブレーキ・フットレストを操作する。
4. B 方向でベッドに近づき，最初に右側のブレーキ・フットレストを操作する。

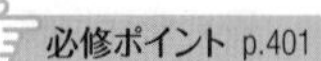
必修ポイント p.401

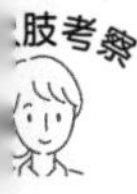
選択肢考察

左片麻痺があるので右上肢でベッド柵をつかみ，右下肢を軸に身体を回転させて腰をベッドにもっていくとよい。また，右頭頂葉の障害による左半側空間失認が原因で左側のひげ剃りを忘れる。このため左のブレーキをかけ忘れる可能性があるので，介護者は最初に左側のブレーキ・フットレストを操作する。

片麻痺患者の車いすでのベッドへの移動は，健側が使える位置に車いすを置く。

set 18

難易度★★

438 □□□

安定した作業姿勢で正しいのはどれか。

1．基底面を狭くとる。
2．自分の重心と移動させようとするものの重心を離す。
3．重心線が基底面の外側を通るようにする。
4．あらかじめ運動の方向に足先を向けて身体を構える。

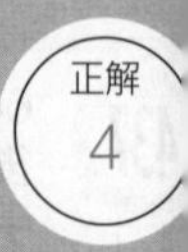

必修ポイント p.403

選択肢考察

1．× 基底面は広いほうが安定する。
2．× 自分の重心と物体の重心とは近づける。
3．× 重心線が身体を支持する基底面の中央にあるのが安定している。
4．○ 動作中の脊柱の捻転を防ぐ。

要点 あらかじめ運動の方向に足先を向けて身体を構えると安定した作業姿勢がとれる。

難易度★★★

439 □□□

廃用症候群の症状でないのはどれか。

1．褥　瘡
2．膀胱結石
3．高血圧
4．骨粗鬆症
5．便　秘

正解 3

必修ポイント p.403

選択肢考察

1．○ 褥瘡は寝たきりや不動の高齢者に多くみられる圧迫部位の皮膚欠損で，仙骨部，大転子，踵部などの骨突出部に生じる。体位交換や体動，離床をはじめ多くの工夫で予防が可能である。
2．○ 膀胱結石は寝たきりや不動によって骨粗鬆症が進行するため生じ，残尿，尿道カテーテル，尿路感染や飲水量の低下，脱水症も結石形成の誘因となる。
3．× 寝たきりや不動による臥床が長引けば起立性低血圧が起こる。
4．○ 骨粗鬆症は寝たきりや不動によって増強する。
5．○ 寝たきりや不動によって腸管の蠕動運動は抑制され，弛緩性便秘が生じる。また，食物摂取量の減少や腹筋筋力の低下でも排便が困難となる。

要点 寝たきりや不動によって腸管の蠕動運動は抑制され，弛緩性便秘が生じる。

難易度　★

□□□

陰部洗浄について適切なのはどれか。

1．長期臥床患者や失禁患者に行う。
2．42～43℃の温湯で行う。
3．女性では肛門部から尿道口へと洗浄する。
4．時間を決めて行う。

正解 1

必修ポイント p.405

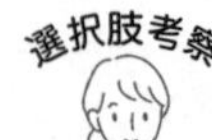

1．○ 長期臥床患者は入浴にて身体の清潔を保つことが難しいため，陰部洗浄が適切である。また失禁患者も陰部汚染が著しく，適切である。患者に爽快感を与え，感染予防にもなるケアである。

2．× 陰部洗浄の際，陰部は粘膜があるため 38～39℃の温湯を用いる。全身清拭なら 42～43℃でよい。
3．× 女性の場合，陰唇の間を十分に開いて前から後ろに向かって洗い，肛門部は最後に洗う。
4．× 必要に応じて行う。失禁患者は様子をみて頻回に洗浄する。

点 陰部洗浄の際，女性では尿道口から肛門部へと洗浄する。

難易度 ★

441 点滴静脈内注射を左前腕に実施している患者の寝衣交換で適切なのはどれか。

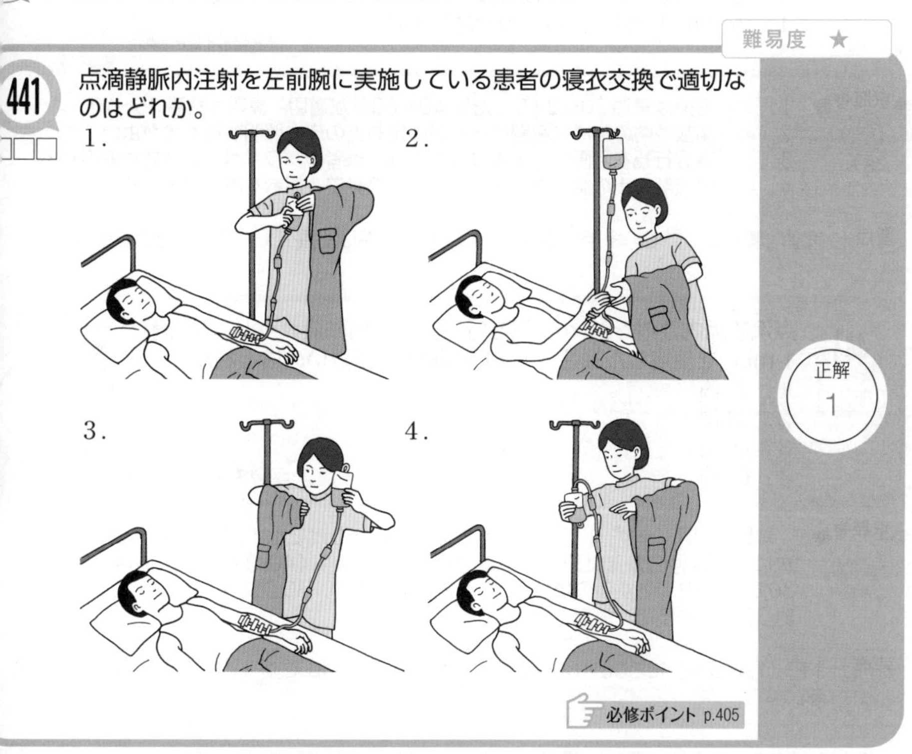

必修ポイント p.405

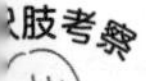

1．○ 点滴静脈内注射を実施している上肢から袖を通す。ボトルや滴下筒を通すときは，空気が点滴チューブに入らないように操作する。
2．× 可動域に制限のある側から袖を通すことで無理なく着られる。
3．× 袖の通し方が違う。袖口からではなく，身頃側から上肢を通す。
4．× 点滴筒が逆さまになっている。点滴チューブに空気が入るような持ち方である。

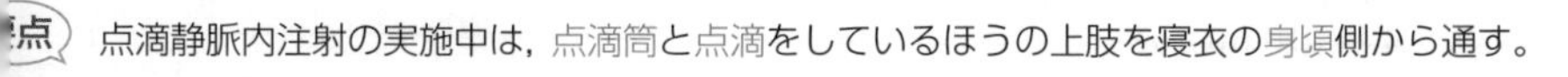
点 点滴静脈内注射の実施中は，点滴筒と点滴をしているほうの上肢を寝衣の身頃側から通す。

15. 患者の安全・安楽を守る看護技術

難易度 ★★

442 □□□

病室内環境について適切なのはどれか。

1．冬期の病室は室温 26℃が一般的である。
2．夜間は天井灯を使う。
3．看護行為をする場合は看護者側の時間を最優先する。
4．看護師同士の病室内での会話は避ける。

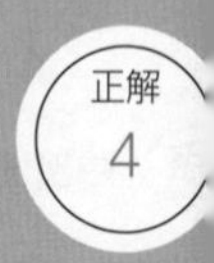

必修ポイント p.406

選択肢考察

1．× 冬期は室温 20～22℃，湿度 40～60%が適切。夏期は室温 25～27℃。
2．× 事故予防のために夜間はベッドの足もとの床を照明するものがよい。
3．× 看護行為を計画に組み入れるときは，患者のプライベート時間も考慮する。
4．○ 看護師同士の話はたとえ小声でも耳障りで，患者を不安がらせる。

要点 病室内環境について，冬期は室温 20～22℃，夏期は室温 25～27℃が適切である。

難易度 ★★

443 □□□

点滴静脈内注射 500 mL/日を行う。小児用輸液セット（60 滴≒1 mL）を使用した場合，1 分間の滴下数で近いのはどれか。

1．20 滴
2．30 滴
3．40 滴
4．60 滴

必修ポイント p.406

選択肢考察

計算の問題。まず，1 日の滴下数を 500 mL×60 滴で出す。500×60＝30,000 滴。次に 1 日は何分かを計算する。24 時間×60 分＝1,440 分である。1,440 分かけて 30,000 滴を滴下するのだから，1 分間の滴下数は，30,000÷1,440＝20.8333…，約 20 滴であることが割り出される。

要点 1 日（1,440 分）に 500×60＝30,000 滴なので 1,440 で割って約 20 滴/分と答えが出る。

難易度 ★★

444 □□□

「1% 塩酸リドカイン液 10 mL をブドウ糖液と混合し 100 mL にして 2 mg/分で点滴静脈内注射」が処方された。
注入速度で正しいのはどれか。

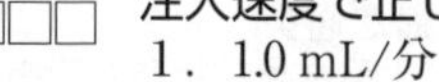

1．1.0 mL/分
2．2.0 mL/分
3．5.0 mL/分
4．10.0 mL/分

正解
2

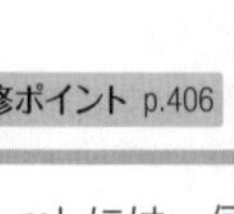
必修ポイント p.406

選択肢考察

まず，点滴用 1% 塩酸リドカイン液（キシロカイン®）10 mL には，何 g（何 mg）の塩酸リドカインが含まれているかを計算する。1%は百分の 1（0.01）なので，

10 mL×0.01＝0.1 g

となり，10 mL 中の 1% 塩酸リドカイン液には 0.1 g（100 mg）の塩酸リドカインが

含まれていることになる。
　問題は，「1 分間に 2 mg」滴下する指示のとき，「1 分間にχ mL」滴下すればよいかという，χを導き出す問いとなっている。問題では，100 mg の塩酸リドカインが，計 100 mL の液に含まれる設定だ。
　そこで，比例式で考えてみると，

$$2\ (\text{mg/分}) : \chi\ (\text{mL/分}) = 100\ (\text{mg}) : 100\ (\text{mL})$$

となり，外項の積は内項の積に等しいので，

$$2 \times 100 = \chi \times 100 \quad \rightarrow \quad \chi = 2$$

となる。つまり，「1 分間に 2 mL 滴下すればよい」ということがわかる。

10 mL の 1%＝0.1 g（100 mg）。100 mL 液に 100 mg 含まれるので 2 mg/分入れるには 2 mL/分の速度。

難易度 ★★

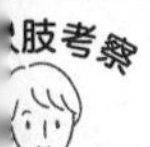
445 □□□

輸液ポンプを 100 mL/時に設定し，500 mL の輸液を午前 10 時から開始した。
終了予定時刻はどれか。

1．午後 3 時
2．午後 4 時
3．午後 5 時
4．午後 6 時

正解 1

必修ポイント p.406

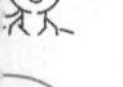
肢考察
　500 mL の輸液を輸液ポンプで 100 mL／時の速度で点滴したら，500÷100＝5 時間かかるので，午前 10 時から開始したら午後 3 時までかかることになる。

100 mL/時の輸液を 500 mL 入れるためには，500÷100＝5 時間かかる。

難易度 ★★

446 □□□

インシデントレポートで正しいのはどれか。

1．保健所に報告する義務がある。
2．医療安全管理委員会が作成する。
3．薬剤に関する報告件数が最も多い。
4．患者に実害がない場合は作成する必要はない。

正解 3

医師国試改変

必修ポイント p.407

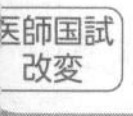
肢考察
1．× 保健所などの外部への報告義務はない。
2．× 作成は現場の医療スタッフが行い，医療安全管理委員会が，収集・分析・再発防止策を担当する。
3．○ 薬剤に関するものが最も多い。
4．× 患者に実害がない「ヒヤリハット」も報告対象である。

患者に実害がない「ヒヤリハット」でも，インシデントレポートの対象である。

難易度 ★

院内感染防止策として最も重要なのはどれか。

1．手洗い
2．マスク着用
3．汚染物廃棄
4．抗菌薬投与

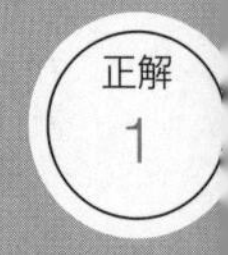

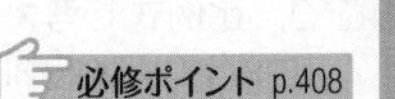

set 18

選択肢考察

1．○　手指消毒の基本は擦式消毒用アルコール製剤の使用もしくは抗菌性石けん（クロルヘキシジン・スクラブ剤，ポビドンヨード・スクラブ剤など）と流水による手指消毒である。
2．×　飛沫感染の予防策としては有効だが，最重要ではない。
3．×　感染性のあるものは密閉した容器で収集運搬する。
4．×　薬剤感受性試験に基づいて抗菌薬を選択し，多剤併用投与，長期投与を避けるが，院内感染防止策として最重要ではない。

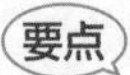

院内感染防止策として最も重要なのは手洗いである。

難易度 ★

手術時のマスク，帽子の正しい着用方法はどれか。

1．　2．　3．　4．　5．

医師国試改変

正解 2

必修ポイント p.408

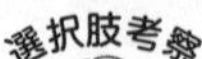

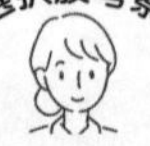

1．×　マスクがない。
2．○　手術スタッフは手術着に着替え，靴を履き替え，キャップとマスクを着用するが，マスクは鼻と口を完全に覆うようにし，キャップは髪の毛が縁から出ないようにする。
3．×　マスクのひもが外れている。
4．×　マスクから鼻が出ている。
5．×　キャップから前髪が出ている。

手術時のマスクは鼻と口を完全に覆うようにし，キャップは髪の毛が縁から出ないようにする。

難易度 ★★

449

□□□

75 歳の男性。医療スタッフが個人用防護具を使用した対応が必要な感染症で入院し，現在も咳嗽を認める。この患者の病室の間取り図を示す。廊下で個人用防護具を着用し入室して診察した。診察後，使用した個人用防護具を脱衣するのに最も適切なのはどれか。

1．①　　2．②　　3．③　　4．④　　5．⑤

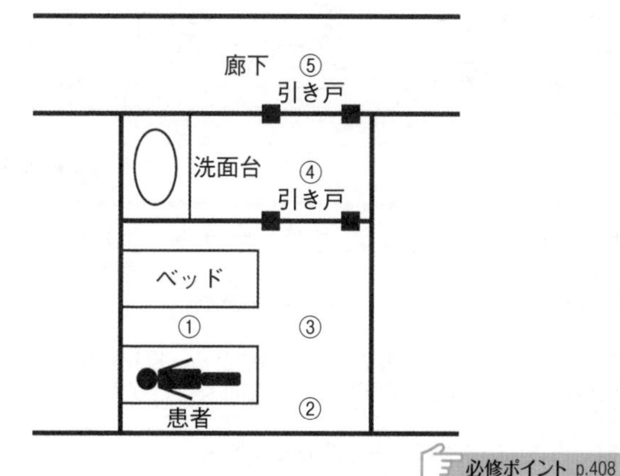

正解 4

医師国試改変

必修ポイント p.408

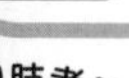

選択肢考察

1，2，3．×　廊下（⑤）と洗面台（④）が清潔区域，患者のいる部屋が汚染区域と判断できる。診察後，医療者が個人用防護具を脱衣する際には，服に新たに病原体が付着しないように心がける。患者の飛沫などで病原体が充満している①～③で防護具を脱衣すると，医療者に病原体が付着してしまう可能性が高い。

4．○　④で個人用防護具を脱衣する。

5．×　廊下の⑤で脱衣してしまうと，防護具に付着した病原体により感染を広げる形となる。

要点

防護具の着脱手順：(1) 廊下で個人用防護具を着用→(2) 居室に入室→(3) 居室内で個人用防護具を外す→(4) 廊下に戻る

難易度 ★

450

□□□

ある病院において感染制御チーム〈ICT〉は病院職員の手洗いを標準予防策に則ったものとする教育をまず行うこととした。手洗いの手順を示す。
手洗いの手順で最後に行うのはどれか。

1. ①　2. ②　3. ③　4. ④　5. ⑤

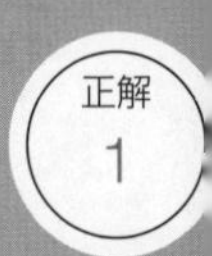

医師国試改変

必修ポイント p.409

選択肢考察　手洗いの手順としては，まず，手掌を洗った後，②手掌で手の甲を洗い，④指の間もよく洗う。その後，指をよく洗う際に，⑤親指の周囲もよく洗う。次に，③指先，爪もよく洗う。そして最後に，①両手首も洗う。

ポイント　最近の傾向として，清潔手袋の装着手順なども，視覚素材を使って出題されており，注意が必要。臨床実習などで実際にやっておくことが大事である。

要点　水滴で手指を汚さないように，手首は最後に洗う。

難易度 ★

451

清潔に手袋を装着する操作の図を示す。
適切なのはどれか。

1. ①
2. ②
3. ③
4. ④

①
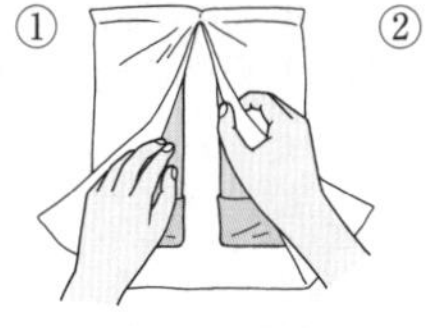

②
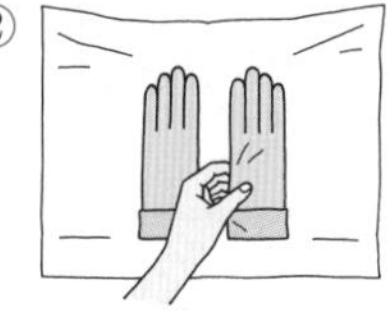

③
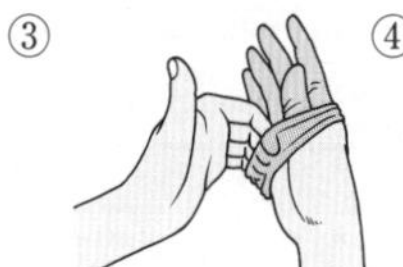

④
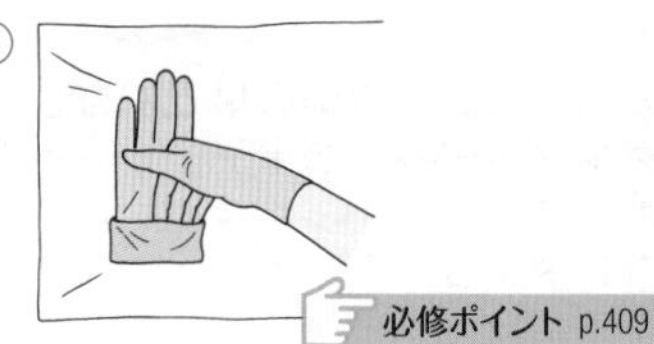

必修ポイント p.409

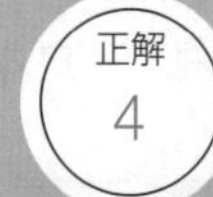

択肢考察

1. × 中の手袋に触れてしまっている。
2. × 手袋の裏返っている内側部分を持たなければならないのに清潔部分に触れている。
3. × 手袋の外側（清潔部分）を左手（素手）で触ってしまっている。右手袋の内側を左手で持って，引っぱるのが正しい。
4. ○ 左手袋の外側に触れるようにして，手袋をした右手を滑り込ませて持ち上げる。

点 手袋の外側は清潔にしておかなければいけない。素手で触ると汚染される。

難易度 ★

452

誤っているのはどれか。

1．綿球の保持の仕方

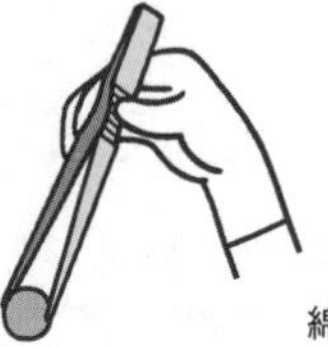

綿球を下に向ける。

2．綿球とつぼ（消毒カップ）の使い方

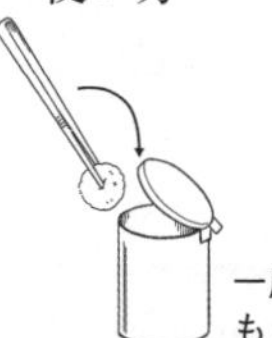

一度，出した綿球をもとに戻す。

3．手洗い後の拭き方

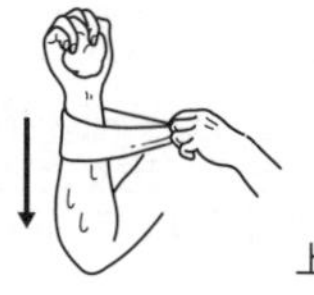

上から下へ拭く。

4．女性の外陰部の拭き方

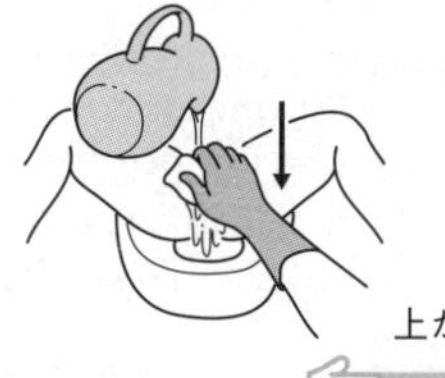

上から下へ拭く。

必修ポイント p.409

正解
2

選択肢考察

1. ○ 綿球を下に向けて保持すると，消毒液が手に伝わるのを防ぐことができる。
2. × 一度保管用の容器から出した綿球は，容器に戻すなど清潔なものと一緒にしてはいけない。
3. ○ ガーゼの両端をもって，手関節から肘関節に移動させながら拭き降ろす。
4. ○ 湿らせた綿球かガーゼを持ち，恥骨から肛門に向けて拭き降ろし，ガーゼは1回ごとに捨てる。

要点 一旦容器から出した綿球は戻さず，汚れたものとして扱う。

難易度 ★

453 □□□

手指の消毒に適さないのはどれか。

1. グルタルアルデヒド
2. エタノール
3. ポビドンヨード
4. 逆性石けん

必修ポイント p.410

正解 1

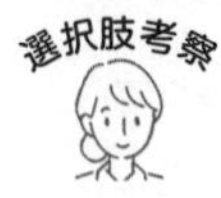
選択肢考察

1. × グルタルアルデヒドはB型肝炎ウイルスの器具の消毒に用いられる。蛋白変性作用があるため手指消毒には適さない。
2. ○ エタノールで拭き取る方法がよく用いられる。
3. ○ 手洗い用ポビドンヨード（イソジン®）が繁用されている。
4. ○ 0.1%逆性石けんが用いられる。ただし，普通石けんと共用すると消毒力が低下するので注意。

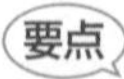
要点 グルタルアルデヒドは手指消毒に不適。エタノール，ポビドンヨード，逆性石けんが適する。

難易度 ★★

454 □□□

B型肝炎患者の取り扱いで適切なのはどれか。

1. 素手で処置を行う。
2. 汚染されたものはアルコールで消毒する。
3. 注射針はディスポーザブルのものを使用する。
4. HBe抗体陽性のときは感染力は強い。
5. HBs抗原陽性患者の針を誤って刺したらアルコールで消毒する。

必修ポイント p.410

正解 3

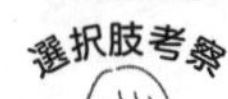
選択肢考察

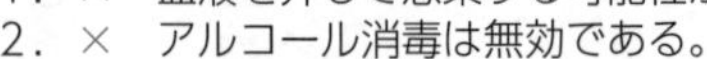

1. × 血液を介して感染する可能性があるので手袋を着用する。
2. × アルコール消毒は無効である。
3. ○ 患者に使用した針を誤って刺した場合は，抗HBsヒト免疫グロブリンによる受動免疫を行う。
4. × HBe抗原陰性，HBe抗体陽性のときは感染力は弱い。
5. × アルコールは強い疼痛刺激があるため，創傷には使用しない。HBs抗原陽性患者の血液が付着した外傷では，直ちに創部から血液を絞り出すとともに，大量の流水で十分に洗浄してウイルス量をできるだけ減らす。洗浄後に創周囲皮膚をポビドンヨードなどで消毒する。

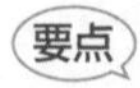
要点 HBs抗原陽性患者の血液が付着した外傷では，直ちに血液を絞り出しながら，大量の流水

で指を洗浄する。

B 型肝炎ウイルスマーカーの意義

検査項目	結果	判定
HBs 抗原	＋	感染状態
HBs 抗体	＋	既感染（治癒）
HBc 抗体	低	既感染
	高	感染状態
HBe 抗原	＋	感染力強い
HBe 抗体	＋	非活動性

難易度 ★★

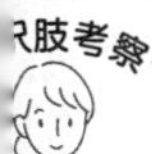

455 □□□

28 歳の男性。腹痛を主訴に来院。看護師が，末梢静脈路確保の補助の際，患者に刺した留置針を誤って自分の指に刺してしまった。流水で十分に洗い流した。
この看護師に対して行う血液検査の項目として誤っているのはどれか。

1．HBs 抗原
2．HCV 抗体
3．HIV 抗体
4．HA 抗体

医師国試改変

必修ポイント p.410

選択肢考察

1．○　B 型肝炎ウイルス（HBV）は針刺し事故や薬物中毒などの体液を介して感染する。HBs 抗原陽性は B 型肝炎ウイルス（HBV）に感染していることを示す。
2．○　C 型肝炎ウイルス（HCV）は針刺し事故を介して感染する可能性があり，HCV 抗体陽性は過去または現在の感染を示唆し，HCV-RNA 陽性は現在の感染を示唆する。
3．○　HIV（ヒト免疫不全ウイルス）は，針刺し事故を介して感染する可能性がある。HIV 抗体検査において，感染直後は陰性となる期間（ウインドウピリオド）があり，この期間内に HIV 抗体陰性と判定された場合には，HIV-RNA 量が追加検査として必要な場合がある。
4．×　HA 抗体は A 型肝炎ウイルス（HAV）に対する抗体で，HAV は，生ガキや生水などの経口摂取によって感染し，急性 A 型肝炎を発症する。針刺し事故によって感染することはない。

要点　B 型肝炎ウイルスに感染すると，約 20%で急性肝炎を発症し，約 80%で無症候性キャリアになり，これが慢性肝炎に移行することがある。

難易度 ★

456 □□□

右の写真のように，キャップをしていない注射器が処置台に放置されている。
この注射針の処理として正しいのはどれか。

1．リキャップする。
2．一般廃棄物として処理する。
3．感染性廃棄物として処理する。
4．煮沸してからゴミ箱に捨てる。

医師国試改変

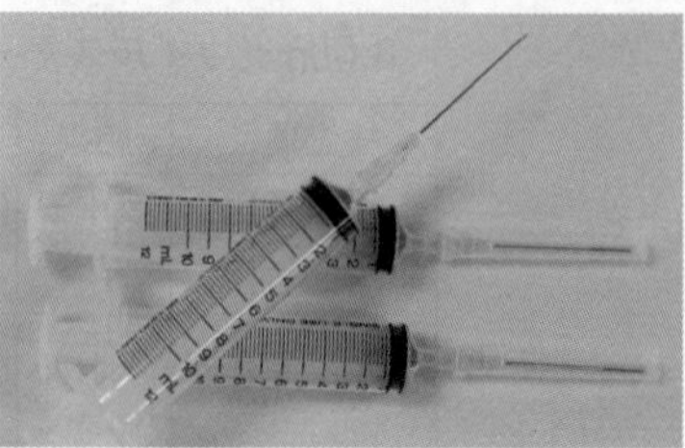

必修ポイント p.410

選択肢考察

1．× 禁忌。処置後の注射針はキャップをしないで専用の容器に捨てる。
2．× 注射針は一般廃棄物ではない。
3．○ 注射針は感染性廃棄物である。すべての患者が感染症に罹患していると考えて感染防止策を講じる。
4．× 注射針はゴミ箱でなく，感染性廃棄物コンテナに廃棄されるべきである。注射針は感染性産業廃棄物なので，煮沸などの滅菌処理を行っても一般廃棄物として処理できないため，産業廃棄物として，産廃業者に処理を委ねる必要がある。

ポイント 〈感染性廃棄物の取り扱い〉

排出される内容によって感染性「一般」廃棄物と感染性「産業」廃棄物に分けられる。感染性一般廃棄物は滅菌処理をすれば感染性が失われるため，通常の一般廃棄物として一般のゴミ収集業者に処理してもらうことができる。感染性産業廃棄物は滅菌処理を行っても産業廃棄物なので，産廃業者に処理を委ねる必要がある（p.411，表「医療廃棄物の区分と処理」参照）。

要点 注射針は感染性「産業」廃棄物である。

難易度 ★

457 □□□

バイオハザードマーク（①～③）と該当する感染性廃棄物との組合せで正しいのはどれか。

①　（赤）

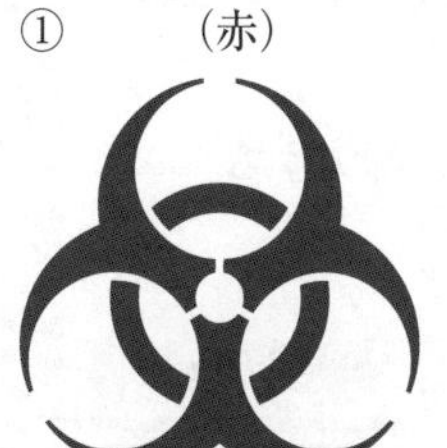

②　（黄）

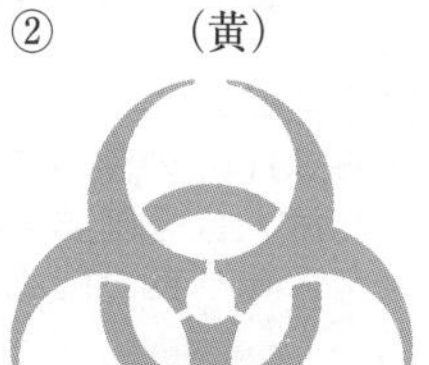

③　（橙）

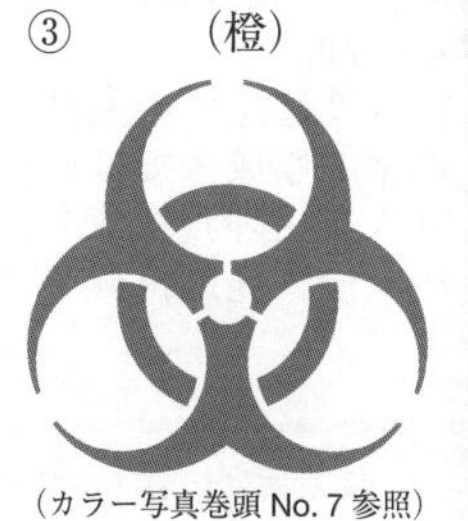

（カラー写真巻頭 No. 7 参照）

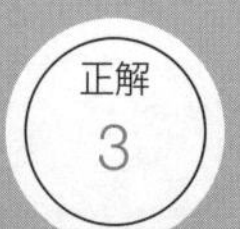

1．① ——— 手袋
2．① ——— メス
3．② ——— 注射針
4．② ——— 血液
5．③ ——— 血清

師国試改変

必修ポイント p.410

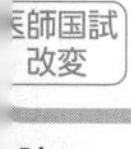

肢考察

①(赤色）は，血液など液状・泥状のもの。
②(黄色）は，注射針・メスなどの鋭利なもの。
③(橙色）は，血液が付着したガーゼなど固形状のもの。

1．×　手袋は固形状のもの，③(橙色)。
2．×　メスは鋭利なもの，②(黄色)。
3．○　注射針は鋭利なもの，②(黄色)。
4．×　血液は液状のもの，①(赤色)。
5．×　血清は液状のもの，①(赤色)。

覚え方

バイオハザードマークは，赤：液や泥状のもの，橙：固形状のもの，黄：鋭利なもの（赤は「血液」から液体，橙は「みかん」から固形物，黄は尖った「ナイフ」から鋭利なものと覚える)。

点　赤は液や泥状，黄色は鋭利なもの，橙色は固形状のもの。

難易度 ★★

458 □□□

経管栄養を目的とした仰臥位での経鼻胃管の挿入について適切なのはどれか。

1．挿入時に患者の頸部を後屈させる。
2．標準的な成人では鼻孔から 30 cm の深さまで挿入する。
3．挿入後生理食塩液を注入し流入音を確認する。
4．チューブ先端位置をエックス線写真で確認する。

医師国試改変

正解 4

必修ポイント p.412

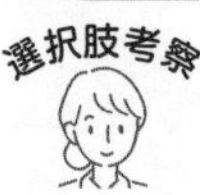

1．× 挿入時には顎を前に突き出し，頸部を前屈させ，食道への挿入を容易にする体位をとる。後屈すると食道入口部が気管により圧迫され，挿入が困難となる。
2．× 標準的な成人では門歯から噴門まで約 45 cm～50 cm であるため，鼻孔から 30 cm では胃管先端が胃内に入らない。
3．× 挿入後に空気を約 10 mL 注入することで胃液中からの気泡音を確認できるが，生理食塩液注入では音は発生しない。
4．○ 胃管先端位置の確認には気泡音（心窩部聴診）や吸引液 pH 測定（pH 5.5 以下）などがあるが，エックス線写真での確認が最も確実な方法である。

要点 経鼻胃管の挿入時は頸部を後屈させない。

難易度 ★

□□□

経管栄養のための成人の経鼻胃管挿入で適切なのはどれか。

1．無菌操作で行う。
2．体位は半坐位とする。
3．チューブが咽頭に達したら頭部を後屈させる。
4．成人ではチューブを 30 cm 挿入する。

正解 2

必修ポイント p.412

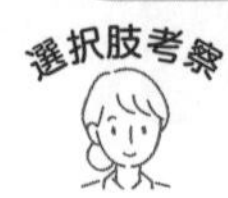

1．× 経鼻的に挿入するので無菌操作は必要ない。
2．○ 挿入時には坐位か半坐位にするとチューブをのみやすく，挿入しやすい。胃洗浄のときの左側臥位と混同しないように。
3．× 胃管が咽頭に達したら頭部を前屈させる。後屈させると声門を刺激し，むせる。
4．× 約 50～60 cm 挿入したら，注射器で胃液を吸引するか，空気を入れて胃部の音を聴いて，チューブが胃内に入ったことを確認する。

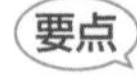

成人の経管栄養の胃管挿入は坐位か半坐位で行い，チューブを鼻腔から 50～60 cm 挿入。

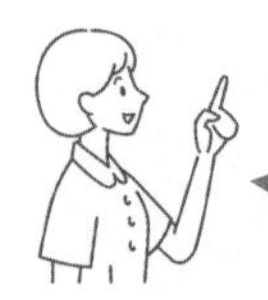

胃管チューブ挿入時に抵抗のあるところは

45 cm 以上入ってからチューブの抵抗がある場合は，食道下端（横隔膜裂孔狭窄部）での抵抗であることが多いです。

難易度 ★

460
□□□

経管栄養法について適切なのはどれか。

1．投与経路は経口である。
2．チューブが胃内に入っていることを確認するため胃液を吸引した。
3．流動食は30℃に冷やす。
4．注入速度はなるべく速くする。

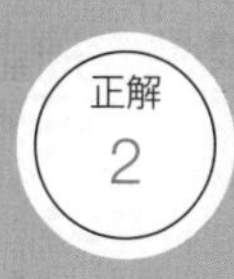

必修ポイント p.412

選択肢考察

1．×　経管栄養法の投与経路には，経鼻，経胃瘻，経空腸瘻がある。
2．○　経鼻胃管挿入でチューブが正しく胃内に留置されているかを確認する方法には，胃液を吸引したり，空気を入れて音を確認したりする。
3．×　冷たすぎると下痢や便秘を起こす。熱すぎると胃粘膜の火傷の恐れがある。37～40℃に温める。
4．×　注入速度は患者の状態を観察しながら調節する。速すぎると急激に食物が入り，腹部膨満や嘔吐を誘発する。一般的には約100 mL/30分の速度がよい。

要点　チューブの胃への到達の確認は，胃内容物吸引，空気音聴取，X線撮影。

難易度 ★★

461
□□□

高カロリー輸液中の患者の管理で適切なのはどれか。

1．カテーテルの留置は末梢血管に行う。
2．血糖を定期的にチェックする。
3．施行中は体位変換は制限する。
4．カテーテル感染にはまず抗菌薬の投与を行う。

正解
2

必修ポイント p.412

選択肢考察

1．×　高カロリー輸液は高浸透圧のため，末梢血管に入れると静脈炎を起こすので中心静脈に入れる。
2．○　高血糖にならないように定期的なチェックが必要である。
3．×　点滴スタンドにより歩行も可能である。
4．×　カテーテルの抜去が第一である。

要点　高カロリー輸液中の患者は，高血糖にならないように血糖値を定期的にチェック。

難易度 ★★

462
□□□

中心静脈カテーテル挿入に伴う合併症として考えにくいのはどれか。

1．気　胸
2．血　胸
3．空気塞栓
4．急性大動脈解離
5．血腫による気道狭窄

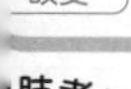

必修ポイント p.412

選択肢考察

1，2，3，5．○　中心静脈カテーテル挿入に伴う合併症としてありうる。
4．×　急性大動脈解離の原因は粥状硬化および結合織疾患である。中心静脈カテー

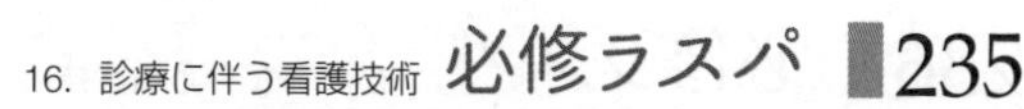

テル挿入に伴う動脈の誤穿刺は原因とならない。

合併症の早期診断には挿入時のバイタルサイン監視が重要である。SpO_2の確認，心電図，血圧などのモニタリングを行う。

難易度 ★★

463

□□□

注射法について正しいのはどれか。

1．薬剤過敏症テストでは主に皮下注射が用いられる。
2．筋肉内注射の刺入部位として三角筋は適切である。
3．皮下注射の刺入角度は 90° である。
4．静脈内注射は注入が終わるまで駆血帯を巻いておく。

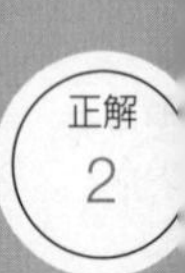

必修ポイント p.413

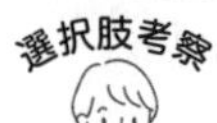

1．× 薬剤過敏症テストは主に皮内注射が用いられる。抗菌薬などの薬剤過敏テスト，ツベルクリン反応，アレルギー反応などで行なわれる。
2．○ 筋肉内注射の刺入部位は三角筋（肩峰先端より 3 横指下前面），中殿筋などが用いられる。
3．× 皮下注射の刺入角度は 10～30°。
4．× 刺入時は静脈を怒張させるために駆血帯を巻くが，針が静脈内に入ったら薬液を注入する前に駆血帯をはずす。

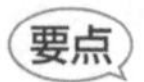

筋肉内注射の刺入部位として上腕三角筋，中殿筋などがある。

難易度 ★

464

□□□

成人へのワクチンの筋肉内注射について適切なのはどれか。

1．注射針は 18 G を使用する。
2．接種後は接種部位をよく揉む。
3．血液逆流を確認後に薬液を注入する。
4．注射針は皮膚に対し直角に刺入する。
5．接種後は 5 分間観察して帰宅を許可する。

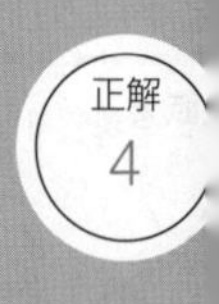

必修ポイント p.413

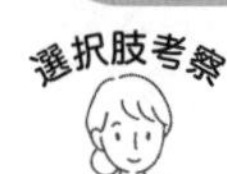

1．× ワクチンの筋肉内注射に使用する針は 25 G である。
2．× 接種後は接種部位を揉まずに，数分間止血するまで圧迫する程度でよい。
3．× 血液逆流の確認は必須ではない。
4．○ 筋肉内注射施行時には，注射針は皮膚に対して直角に刺入し，皮膚から筋肉まで最短距離で針が到達できるようにする。
5．× 接種後は最短でも 15 分以上観察してから帰宅を許可することが原則である。これは，接種してからアレルギーの最重症型であるアナフィラキシーを生じるのにかかる最短時間が 15 分程度であるからである。

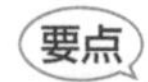

筋肉内注射には 25 G 針を直角に刺入する。

難易度 ★

465 □□□

中間型インスリン製剤の正しい注射部位はどれか。

1．皮　内
2．皮　下
3．筋　肉
4．静　脈

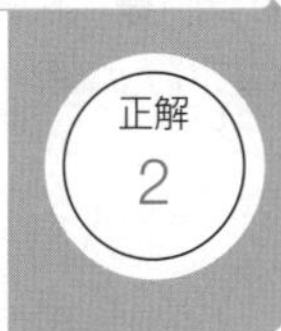

必修ポイント p.413

解説考察　インスリンは皮下脂肪組織中の毛細血管から血中に入り，目的の細胞で作用を発現する。中間型インスリン製剤の作用発現は約 1.5 時間後。効果のピークは 4〜12 時間，作用持続時間は 20〜24 時間である。ほかに，超速効型，速効型，持効型，混合型がある。

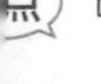

要点　中間型インスリン製剤は皮下注射を行う。

難易度 ★

466 □□□

食物アレルギーのある８歳の児童がアナフィラキシーショックを発症した場合の対応としてまず行うべきなのはどれか。

1．輸　液
2．抗ヒスタミン薬の内服
3．副腎皮質ステロイドの吸入
4．アドレナリンの筋肉内注射

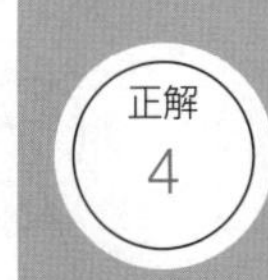

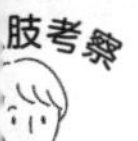

解説考察

1．×　輸液は静脈の確保とともに必要であるが，脱水ではないのでアドレナリンの投与を優先する。
2．×　ショックに対して，酸素吸入をし，アドレナリン投与後，静脈の確保をして，ステロイドと抗ヒスタミン薬を静注する。内服はショック状態では不適切な対応である。
3．×　喘鳴，陥没呼吸，多呼吸には気管支拡張薬の β_2 受容体刺激薬を吸入する。ステロイドの吸入は不適切な対応で，ステロイド剤は全身投与の静注で行う。
4．○　アナフィラキシーショックと判断したら，直ちにアドレナリンの筋注を行う。

ポイント　アナフィラキシーは，IgE 抗体を介した免疫複合体が補体系を活性化し，肥満細胞・好塩基球からヒスタミン，ロイコトリエンなどのメディエーターが産生されて発症する。アナフィラキシーショックとは，アナフィラキシーに起因する気道閉塞による呼吸不全や，循環不全の厳しい状況をいう。

要点　アナフィラキシーショックでまず行うことはアドレナリンの投与。

難易度★★★

467 □□□

医師国試改変

各病態で使用する医薬品と投与経路の組合せで正しいのはどれか。

1．アナフィラキシーショックにおける
　　アドレナリン ―――――――――――― 筋肉内注射
2．下腿挫創における破傷風トキソイド ――――― 静脈内注射
3．高血圧緊急症におけるカルシウム拮抗薬 ――― 舌下投与
4．糖尿病性ケトアシドーシスにおけるインスリン ― 皮下注射

正解
1

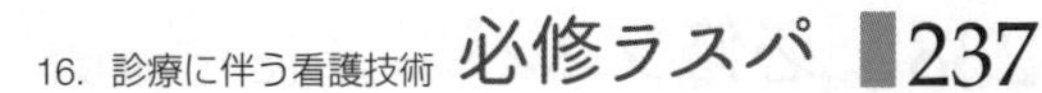

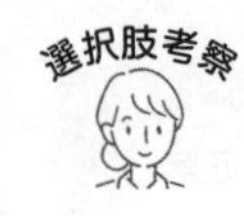

1．○ アナフィラキシーショックにおけるアドレナリンは，大腿外側（外側広筋）に筋注する。皮下注では，血中濃度の上昇に時間がかかり，静注では不整脈をきたしやすいため，血流が豊富である骨格筋に筋注を行う。患者自らが注射（筋注）できるアドレナリン自己注射製剤も存在する。

2．× 破傷風トキソイドは，破傷風の予防のための不活化ワクチンである。通常，ワクチンは皮下注あるいは筋注で行う。

3．× 高血圧緊急症では，血圧の異常高値だけでなく臓器障害が急速に進行するため，迅速な降圧治療が必要となる。必要以上の急速な降圧は，臓器灌流圧の低下による虚血性障害を引き起こす危険性が高いため，降圧の程度や速度が予測できる注射薬（静脈注射あるいは持続静注）を用いる。なお，カルシウム拮抗薬の舌下投与は，過度の降圧や反射性頻脈を起こすことがあるため，禁忌である。

4．× 糖尿病性ケトアシドーシスでは，経時的な血糖値のモニタリングが必要となるが，血糖降下の速度を変更・予測できるよう，持続静注にてインスリン投与を行う。

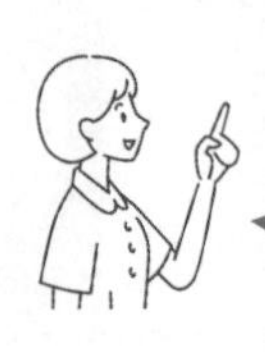

ワクチン接種は筋注，皮下注，どっち？

新型コロナワクチンでは筋注されていたように，ワクチンの投与経路は国際的には抗体ができやすい，筋注が主流です。日本だけが皮下注が主流になった理由は筋注による大腿四頭筋短縮症が社会問題となった歴史的背景があります。

難易度★★★

□□□

薬物の吸収について正しいのはどれか。

1．内服薬は大部分が胃から吸収される。
2．舌下錠は唾液腺から吸収される。
3．坐薬はＳ状結腸粘膜から吸収される。
4．貼付剤の皮膚からの吸収率は患者の状態によって異なる。

必修ポイント p.414

正解 4

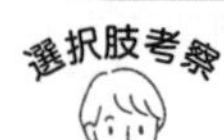

1．× ほとんどが腸で吸収されるが，胃でも薬の崩壊と吸収が行われる。

2．× 口腔粘膜から吸収される。

3．× 坐薬は直腸粘膜から吸収され，一部は肝臓を通り静脈へ入り，一部は肝臓を通らずに直接静脈に入る。内服より早く作用する。

4．○ 貼付剤の利点は作用の持続性であるが，個人差があり，吸収率は体温や発汗状態など患者により異なる。

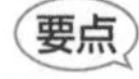

内服薬は大部分が腸から，舌下錠は口腔粘膜から，坐薬は直腸粘膜から吸収される。

難易度★★★

469 □□□

無尿患者の輸液に含まれると生命の危険を生じるのはどれか。

1．Na^+
2．Ca^{2+}
3．Cl^-
4．K^+

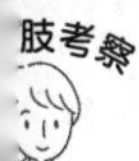
肢考察　無尿になるとK^+の排泄が低下しているため，輸液にK^+が含まれるとさらに高K血症になり，心停止になる危険がある。したがって病態のタイプを問わず，初期輸液にはK^+を含まない輸液を選択する。

点　無尿患者の輸液にKが含まれると，高K血症から心停止になる危険がある。

参考　電解質異常とその原因・症状

①低ナトリウム血症：
原因）Na喪失（嘔吐・下痢，利尿薬，アジソン病），水分過剰（水中毒）
症状）急性では，意識障害
②低カリウム血症：
原因）嘔吐・下痢，利尿薬，原発性アルドステロン症
症状）筋無力状態，意識障害はほとんどきたさない。
③高カリウム血症：
原因）熱傷，腎不全・尿路閉塞，アジソン病，抗アルドステロン薬の使用
症状）心電図異常（T波の増高），心停止
④低カルシウム血症：
原因）慢性腎不全，上皮小体（副甲状腺）機能低下症，ビタミンD欠乏
症状）腱反射亢進，テタニー，けいれん
⑤高カルシウム血症：
原因）上皮小体機能亢進症，がんの骨転移，ビタミンD過剰，サルコイドーシス
症状）筋緊張の低下，意識障害，腎結石

難易度★★

470 □□□

成人に急速全血輸血をする際，最も適した注射針はどれか。

1．16 G
2．22 G
3．27 G
4．30 G

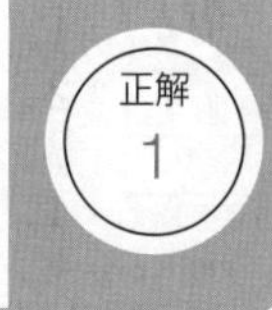

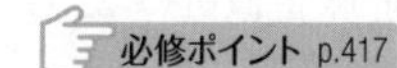

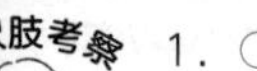
肢考察

1．○　16 Gはかなり太い注射針であり，急速大量輸血に適している。
2．×　22 Gは静脈血採血に用いられる注射針である。
3．×　27 Gは皮内注射か皮下注射に用いられる。
4．×　30 Gはかなり細く穿刺時の痛みが少ないので，インスリン自己注射などに使用されている。

静脈血採血には21〜22Gが適する。16，18Gは太いため全血や赤血球の輸血に適する。

難易度★★★

□□□

19歳の男性。交通外傷により開放創を認め，出血の持続と凝固障害の合併が懸念されるため，血液型の確定を待たずに院内にある輸血製剤を用いて輸血療法を行うことになった。
投与が可能な濃厚赤血球液と新鮮凍結血漿の組合せはどれか。

	濃厚赤血球液		新鮮凍結血漿
1．	O型Rh（+）	――	O型Rh（+）
2．	O型Rh（+）	――	AB型Rh（+）
3．	AB型Rh（+）	――	O型Rh（+）
4．	AB型Rh（+）	――	AB型Rh（+）
5．	AB型Rh（+）	――	AB型Rh（−）

医師国試改変

正解 2

必修ポイント p.417

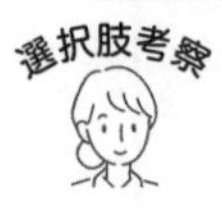

血液型とは赤血球膜上の抗原によって規定されているものであり，その抗原と反応する抗体は血清中に存在する。つまり濃厚赤血球液の輸血ではその血液型の抗原が，新鮮凍結血漿ではその血液型の人がもつ抗体が，それぞれ投与されることになる。

血液型が未確定の場合での異型輸血では，患者がどの抗原/抗体を持っているか不明であることから，A・Bいずれの抗原/抗体も持たない製剤を使用しなくてはいけない。つまり，濃厚赤血球液ではA抗原・B抗原ともに陰性であるO型を使用し，新鮮凍結血漿ではA抗体・B抗体ともに陰性であるAB型を使用する必要がある。したがって2が正しい組み合わせである。

Rh型血液型とは，Rh関連抗原のうち抗原性の高いD抗原の有無によって規定されているが，日本人ではRh（−）型は0.5%と少なく，緊急輸血（赤血球）ではやむをえずRh（+）型製剤が使用されている。また患者がRh（−）型であっても，過去にRh不適合輸血や妊娠・出産などによりD抗原感作を受けていなければ通常は抗D抗体を持っていないため，即時的な有害事象は通常起こらない。

難易度★★★

□□□

輸血について正しいのはどれか。

1．輸血後GVHD（移植片対宿主病）は，輸血直後に発症する。
2．輸血後GVHDの予防には輸血製剤の放射線照射が有効である。
3．血小板輸血では，ABO式血液型を合わせる必要がない。
4．静脈留置針は22 Gを用いる。

医師国試改変

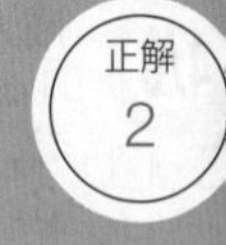

必修ポイント p.418

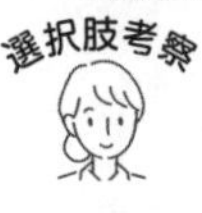

1．× 輸血後GVHD（移植片対宿主病）は患者の体の中をドナーのリンパ球が回ってから起こるので，症状はすぐに出ない。発熱や紅斑が1〜2週間で発現する。
2．○ 放射線照射はリンパ球を不活化させるため，輸血後GVHDの予防が可能になる。
3．× 血小板製剤では赤血球がほとんど含まれないため，緊急時の異型輸血は可能であるが，抗 A，抗 B 抗体が混ざることがあるので，原則として同型の ABO 式血液型の血小板製剤を使用することになっている。

4．× 採血では 21～22 G を用いるが，輸血の場合は落下速度を上げるために 16～18 G の太い針を用いる。

点 輸血後 GVHD（移植片対宿主病）はドナーのリンパ球が生着し，患者の体組織を傷害することで起こる病態である。

難易度 ★★

採血で正しいのはどれか。

1．血液を吸引する時間はできるだけ長くする。
2．血管が怒張しているときは駆血帯は使用しない。
3．点滴静脈内注射中はその刺入部位より末梢側で行う。
4．18 G の注射針を使用する。

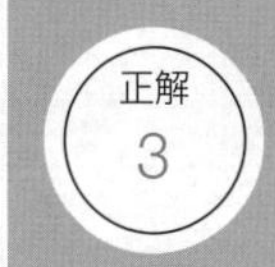

正解 3

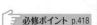

必修ポイント p.418

肢考察

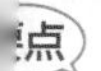

1．× 吸引時間が長すぎると凝固系に影響する。
2．× 駆血帯は常時使用する。
3．○ 静脈での血流は末梢側から中枢側に流れている。点滴静脈内注射中にその刺入部位よりも中枢側で採血を行うと，点滴が混合した血液を採取してしまう。
4．× 細い針では断面積あたりにかかる陰圧が大きくなるため，血液中の赤血球は陰圧で引っ張られ，溶血を起こしやすくなる。一般には 22 G の針を用いる。18G は急速輸血の際に使われる。

点 採血で血液吸引時間が長いと血液凝固が始まる。注射針が細いと溶血を起こしやすい。

難易度 ★

474 シリンジを用いて静脈採血を行う手順を示す。
駆血帯を外す時点はどれか。

□□□

1．①
2．②
3．③
4．④
5．⑤

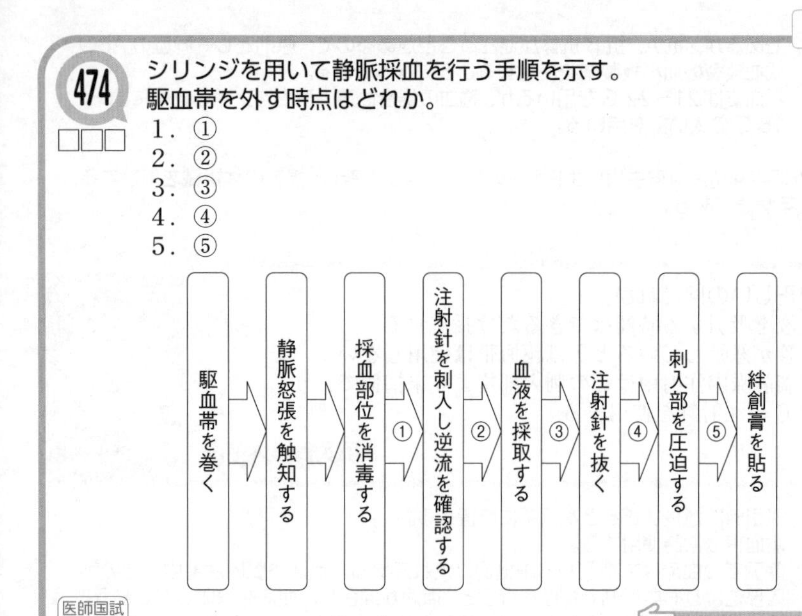

駆血帯を巻く
静脈怒張を触知する
採血部位を消毒する
①
注射針を刺入し逆流を確認する
②
血液を採取する
③
注射針を抜く
④
刺入部を圧迫する
⑤
絆創膏を貼る

医師国試改変

必修ポイント p.418

set 19

正解 3

選択肢考察

1．× ここで駆血帯を外すと，静脈怒張が起きないため注射針が刺入できなくなる。
2．× ここで駆血帯を外すと，静脈に注射針が刺入できても圧がかからないので血液の逆流が起こらず，採取ができなくなる。
3．○ このタイミングで駆血帯を外すと，針の抜去後の出血を最小限にできる。
4．× 駆血帯を外さないと注射針を抜いた瞬間，まだ駆血されているので，血液が噴出する。
5．× 駆血帯を外さないで刺入部を圧迫しても，血腫で皮膚が膨隆する。

要点 採血後，手を開いてもらい駆血帯を外し，アルコール綿を当て抜針する。

難易度 ★★

475 □□□

血液ガス分析用の動脈血採取についての図を示す。
正しく行われているのはどれか。

1．①　2．②　3．③　4．④　5．⑤

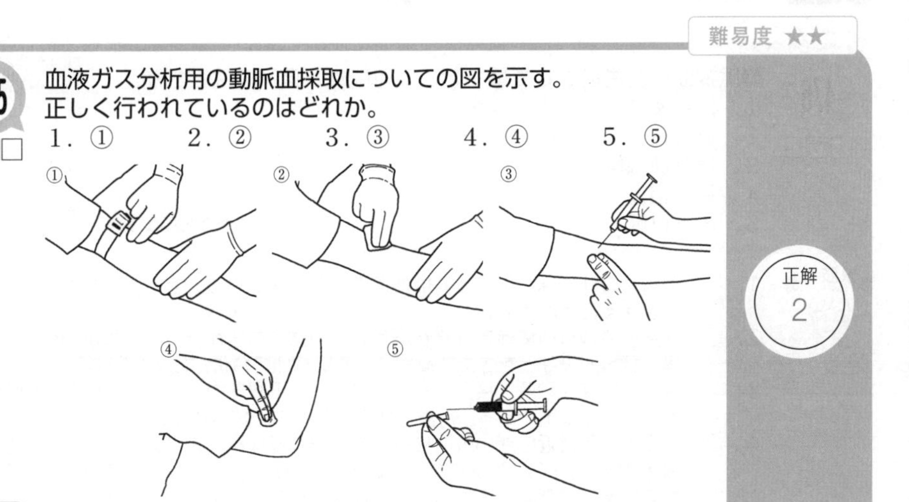

正解 2

医師国試改変

必修ポイント p.418

選択肢考察

1．×　動脈血採血には駆血帯は必要ない。
2．○　アルコールによるしっかりとした消毒が必要である。
3．×　患者から体液を受ける可能性のある手技では手袋を使用する必要がある。
4．×　腕は曲げずに伸ばすほうが，うっ血を防ぎ，止血効果がある。
5．×　穿刺針のリキャップは禁忌である。

要点　動脈血採血は駆血帯をしない。実施時は手袋を着用。穿刺後のリキャップは禁忌。

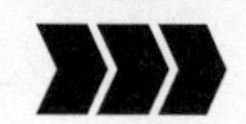

set 20 No.476~500

難易度 ★

医師国試改変

静脈採血の合併症として最も起こる可能性が低いのはどれか。

1．消毒薬に対するアレルギー反応
2．血管迷走神経反射
3．横紋筋融解症
4．神経損傷
5．皮下血腫

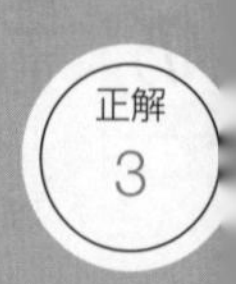

必修ポイント p.418

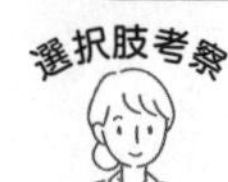

1．○　消毒薬の種類などによっては瘙痒感，発疹をはじめとするアレルギー症状が出現することがある。
2．○　検査前や検査中に迷走神経が興奮して急激に血圧が低下し，めまいや気分不良，意識消失などをきたす反射で，静脈採血の合併症の一つである。
3．×　骨格筋細胞が融解・壊死することにより，下腿を中心とした筋肉痛や脱力などを生じる疾患である。静脈採血の合併症には該当しない。
4．○　皮膚の表層付近の浅い位置に存在する皮神経は個人差が大きいため，神経損傷を100%防ぐことができず，約1万～10万回に1回の頻度で起こるとされている。穿刺時に手指への強い痛みやしびれが出現した場合に神経損傷が疑われる。
5．○　採血後の不十分な止血操作が原因で起こるが，通常は圧迫止血すれば，ほとんどが1週間程度で自然に改善する。

横紋筋融解症は主に脂質異常症に対する治療薬のHMG-CoA還元酵素阻害薬などの内服薬により生じることが報告されている。

難易度 ★

温湿布の適応について正しいのはどれか。

1．腹膜炎による腹痛の緩和
2．切傷による出血の緩和
3．打撲直後の腫脹の緩和
4．腸管蠕動運動の促進

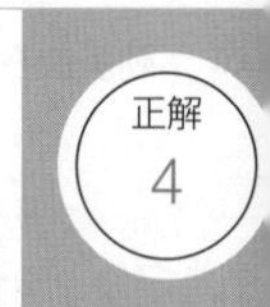

必修ポイント p.420

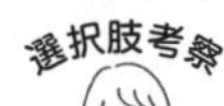

1．×　温湿布をすると血液循環が促進され，炎症産物の産生や細菌の繁殖が促進される。
2．×　出血部位の血管が拡張し，止血しにくくなる。
3．×　打撲直後などの急性期で炎症症状の強いときには，血管収縮により消炎・鎮痛効果をもたらす冷罨法を適応する。
4．○　腰部への温湿布は排便・排ガスを促す効果がある。

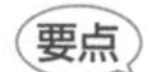

温湿布は腸管蠕動運動を促進し，排便・排ガスを促す。

難易度 ★

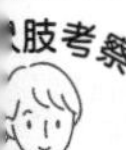

酸素吸入について正しいのはどれか。

1．鼻腔カニューラは 10 L/分までの酸素を投与できる。
2．球状流量計では球状上縁の目盛りを読む。
3．酸素吸入中は口呼吸を控えるよう指導する。
4．中央配管からの酸素吸入では加湿器は必要ない。

必修ポイント p.420

選択肢考察

1．× 鼻腔カニューラは 1〜5 L/分までの酸素を投与できる。6 L/分以上は副鼻腔に疼痛が生じることがあるので適さない。
2．× 球状流量計では球状中央の目盛りを読む。
3．○ 口呼吸を行うと酸素濃度が低下し口腔の乾燥をまねく。効果的に酸素吸入するためには口呼吸を控えるよう指導する。
4．× ボンベでも，中央配管でも加湿器は必要である。乾燥した酸素を直接吸入すると気管支粘膜の線毛運動がそこなわれるので加湿が必要である。

要点 酸素吸入時は加湿が必要で，吸入中は口腔の乾燥を防ぐため口呼吸を控える。

難易度 ★★

479

一時的吸引について適切なのはどれか。

1．1 回の吸引時間は 20〜25 秒とする。
2．気管内吸引は吸入で痰を柔らかくしてから行う。
3．陰圧をかけながらカテーテルを挿入する。
4．吸引圧は 300 mmHg 以下とする。
5．鼻孔から気管内までカテーテルを挿入するときは 5 cm 入れる。

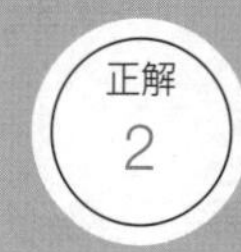

必修ポイント p.422

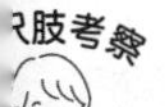
選択肢考察

1．× 低酸素症を防ぎ，患者の苦痛を最小限にするため 10 秒以内とする。
2．○ 吸入すると痰の粘稠度が下がり痰が切れやすくなる。
3．× 陰圧がかかると吸引部位より手前で吸いついてしまう。陰圧をかけないようにカテーテルを指で押さえて挿入する。
4．× 吸引圧は 150 mmHg 以下にする。
5．× 鼻孔からカテーテルを挿入するときは 15〜20 cm 入れないと気管に届かない。

要点 吸引圧は 150 mmHg 以下，吸引時間は 10 秒以内とする。口腔内吸引カテーテルは 7〜10 cm，鼻腔内吸引カテーテルは約 15 cm 挿入する。気管内吸引の場合は 15〜20 cm の長さを目安とする。

難易度★★★

体位ドレナージについて適切なのはどれか。

1．排痰する部位を下にした体位をとる。
2．体位の保持は 15 分から 60 分を目安とする。
3．右上葉区域の排痰には右側臥位がよい。
4．心不全の患者にも用いることができる。

必修ポイント p.422

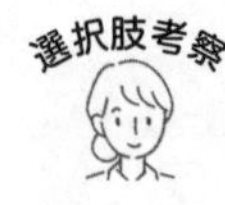

選択肢考察

1．× 喘鳴が多く聞こえるほう，つまり排痰する部位を上にして体位を整える。
2．○ 体位の保持は 1 つの体位につき 15～60 分程度とし，患者の状態に合わせて行う。
3．× 右上葉区域の排痰には排痰部位が上になるように左側臥位がよい。
4．× ドレナージは体位の高低差を利用するので循環動態に影響を及ぼしやすい。心不全，重篤な呼吸困難の患者には適応しない。

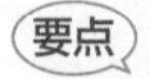

要点 体位ドレナージは排痰する部位を上にした体位をとる。

難易度★★★

481 □□□ 医師国試改変

一次救命処置について正しいのはどれか。

1．胸骨圧迫と人工呼吸の比は 5：1 である。
2．呼吸がない場合は最初に気道の確保をする。
3．胸骨圧迫は発見時に瞳孔径が 4 mm 以上あれば適応がない。
4．胸骨圧迫の回数は 100～120 回/分である。

正解 4

必修ポイント p.424

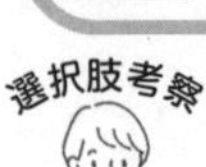

選択肢考察

1．× 『救急蘇生法の指針 2020』では，胸骨圧迫心臓マッサージ 30 回，人工呼吸 2 回の組み合わせとある。
2．× 『救急蘇生法の指針 2020』では，呼吸がないときは心停止を優先して，胸骨圧迫を気道確保より前に行うとある。
3．× 瞳孔の直径は正常では 2.5～4 mm の範囲にあり，たとえ散瞳していても胸骨圧迫の適応となり，蘇生が成功すれば瞳孔径は正常になる。
4．○ 圧迫の回数は年齢に無関係に 100～120 回/分で行う。

要点 呼吸がないときは最初に胸骨圧迫を行う。圧迫回数は 100～120 回/分。

難易度★★★

482 □□□ 医師国試改変

病院の待合室で倒れている患者を発見した。患者の意識と自発呼吸はなく，頸動脈は触知できなかったため，心肺蘇生を開始した。すぐに心電図モニターを装着し，胸骨圧迫を一時中断してモニター画面を確認すると，心拍数 20/分の波形がみられた。このとき，患者の意識はなく頸動脈も触知できなかった。
次に行うべき処置はどれか。

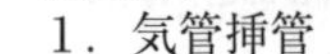

1．気管挿管　2．胸骨圧迫　3．電気的除細動
4．アトロピン静注　5．リドカイン静注

正解 2

必修ポイント p.424

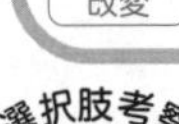

選択肢考察

1．× 確実な気道の確保，誤嚥の予防には，器具を使った気管挿管が最も適切であるが，現状で，呼吸が用手的に確保されているなら，次に行う必要はない。
2．○ 脳および心への血流を保つために，中断されている胸骨圧迫をすぐに再開する。
3．× モニターの心電図から心拍数 20/分の波形が確認されている。心室細動では脈が触れないため，その可能性は低い。
4．× モニター画面で心拍数 20/分の徐脈であるが，意識なく，頸動脈触知しないので，心肺停止状態（PEA）である。徐脈の治療薬の硫酸アトロピンより，

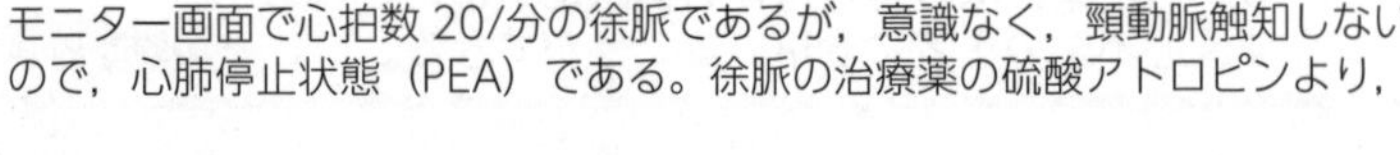

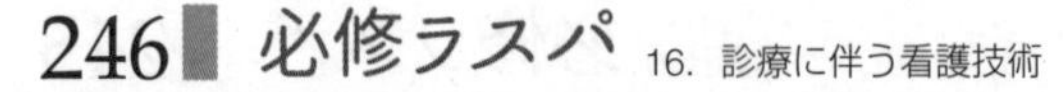

アドレナリン投与が優先される。
5．× リドカインは自己心拍が回復した後に心室性不整脈が頻発する場合，使用する可能性が出てくるが，心停止では抗不整脈薬のアミオダロンが優先される。

点 人が倒れて呼びかけに反応なく，呼吸をしていないときには，心肺停止と判断し，人を呼び，AED を手配しながら，直ちに胸骨圧迫と人工呼吸を開始・継続。この場合，人工呼吸よりも胸骨圧迫を先行させるのが原則。

難易度 ★★

483 □□□

心静止に最も有効な治療法はどれか。

1．電気的除細動
2．硫酸アトロピン
3．胸部叩打
4．心臓マッサージ

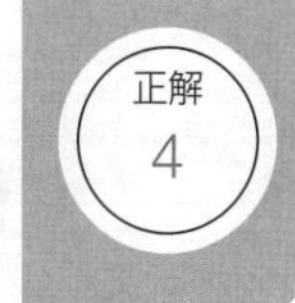

必修ポイント p.424

肢考察
1．× 心静止は心停止の 1 つで，心電図が「フラット（平坦）」になる状態。電気的除細動は心室細動に有効である。
2．× 硫酸アトロピンは徐脈に有効であるが，心静止には無効である。薬物投与するならアドレナリンを用いる。
3．× 心臓からの血液拍出を補助し心拍動を戻すためには不確実である。
4．○ 心静止は心臓が電気的に活動していない状態であり，心臓マッサージなど迅速な処置を行って心拍動の再開をはかる。

点 心静止に電気的除細動は無効で，心臓マッサージによって再拍動を図る。

難易度 ★

484 □□□

駅の構内で中年男性が倒れているのを発見した。
まず行うのはどれか。

1．脈の触知
2．呼吸の確認
3．気道の確保
4．意識状態の確認

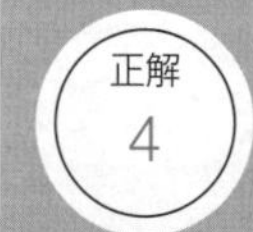

必修ポイント p.424

肢考察

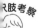

倒れている人がいれば，まず声をかけ，反応がなければ大声で人を呼び，119 番通報と AED を持ってきてもらう。声をかける行為は「意識の確認」であり，意識があれば，酸素が（呼吸はこれで大丈夫）脳へ運ばれている（循環も大丈夫）状態であり，心肺停止であることはない。反応がなければ緊急通報と AED を手配し，すぐさま胸骨圧迫心臓マッサージを 30 回行う。そして人工呼吸ができる場合は，気道確保をした上で 2 回行う。これを AED 到着までくり返す。

点 倒れている人を発見したら，まず声をかけて意識があるかどうかを確認する。

難易度 ★

485 □□□ AED（自動体外式除細動器）の存在を示すマークはどれか。

1.
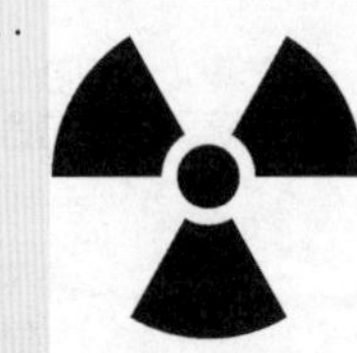

2.
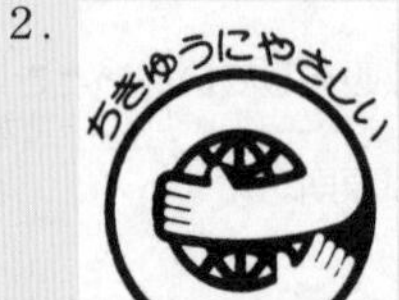

3.
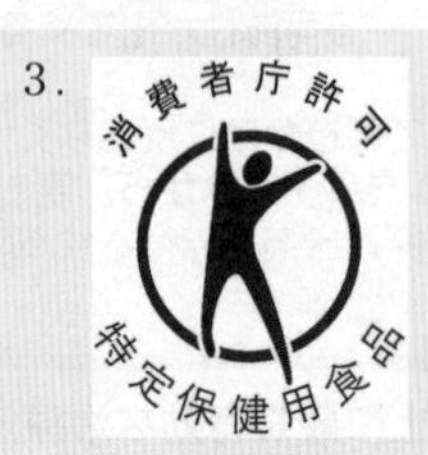

4.

5.

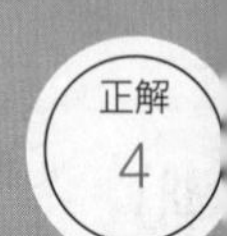

set 20

選択肢考察

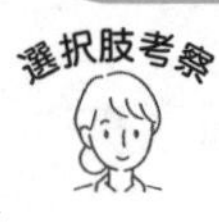

1．× 放射能標識：放射性同位元素使用室，放射線発生装置使用室，管理区域，放射性廃棄物等，「放射線」に関する標識板で，文字をそれぞれ入れて使用する。

2．× エコマーク：生産から廃棄に至るライフサイクル全体を通して環境への負荷が少なく，環境保全に役立つと認められた商品につけられる環境ラベル。

3．× 特保マーク：特定保健用食品の許可を取得した事業者が使用できる。消費者庁が許可する。

4．○ AED（自動体外式除細動器）のマークで，これは心室細動に対して電気ショックを与える機器である。心臓のマークは共通であるが，矢印マークが入っているものや稲妻様のマークが入っているものがある。

5．× バイオハザードマーク：一目で感染性廃棄物であることが認識できるように，このマークを添付することを厚生労働省は奨励している。血液（赤），注射針（黄），血液付着のガーゼなど固形物（橙）の３種類を色で区別している。

要点 1：放射能，2：エコ，3：特保，4：AED，5：バイオハザード

難易度 ★★

486

□□□

写真を示す。
心肺蘇生術で**用いない**器具はどれか。

1. ①
2. ②
3. ③
4. ④
5. ⑤

① 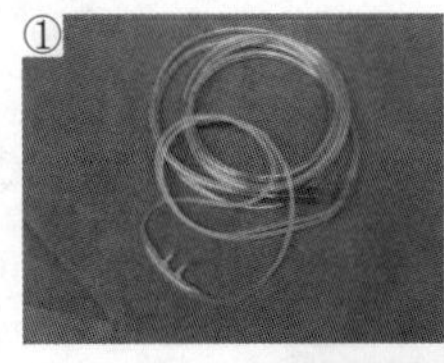
② 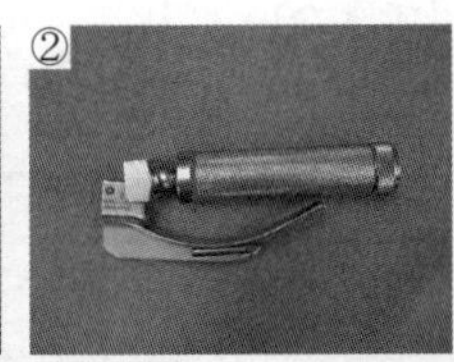
③ 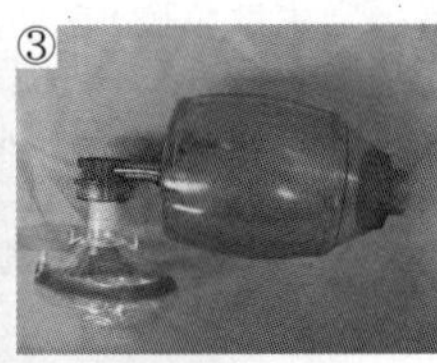
④ 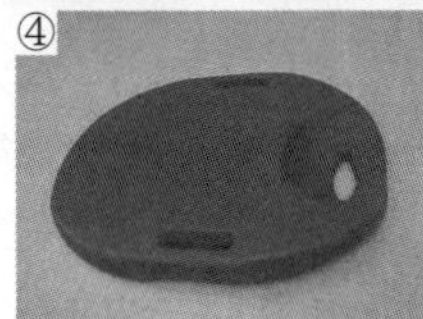
⑤ 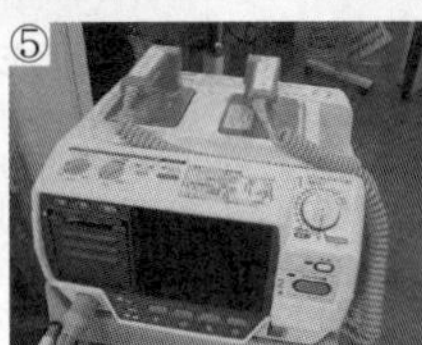

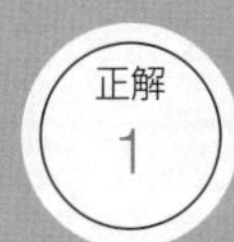
正解
1

医師国試改変

肢考察

1. × 経鼻カニューラ（経鼻用酸素供給カニューラ）。カニューラ先端を鼻孔に挿入して酸素を吸入する。呼吸停止の患者には意味がない。
2. ○ 喉頭鏡。気管内挿管するのに使用。蘇生の際に使用する。
3. ○ アンビューバッグ（バッグバルブマスク）。アンビューバッグとは，正確に言うと商品名で，手動式人工呼吸器のこと。両手でバッグの中央部を押し，その圧力で肺に空気を送り込む。蘇生の際に使用する。
4. ○ 背板（心臓マッサージ板）。心臓マッサージをする際に，背中の下に入れる。
5. ○ 除細動器。電気的なショック（除細動）を与える医療機器。蘇生の際に使用する。

点 喉頭鏡，アンビューバッグ，心臓マッサージ板，除細動器は心肺蘇生術で用いる器具。

難易度 ★★

487

□□□

乳児の心肺蘇生法で正しいのはどれか。

1. 胸骨圧迫の深さは胸の厚さの約 1/3 である。
2. 胸骨圧迫は 60～80 回/分の速さで行う。
3. 2 人の救助者で行う場合の胸骨圧迫と人工呼吸の比は 30：2 である。
4. 脈拍の触知は大腿動脈で行う。

医師国試改変

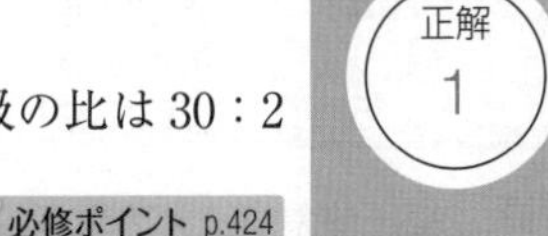
正解
1

必修ポイント p.424

肢考察

1. ○ 深さは胸の厚さの1/3で，剣状突起のある胸骨の下端は押さないようにする。
2. × 圧迫回数は年齢に無関係に少なくとも 100 回/分。

3．× 2人なら，15：2が1サイクル。30：2は1人法である。
4．× 乳児では上腕動脈で脈拍を確認する。1歳以上なら頸動脈か大腿動脈で行う。

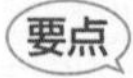
要点 胸の厚さの約1/3の深さで胸骨圧迫を行う。乳児では「死線期呼吸」を認めたら，効率的な換気ができていないと考えて，心肺蘇生を開始する必要がある。

難易度★★★

488 □□□

AEDを用いた除細動に関して正しいのはどれか。

1．看護学生はAEDを使用できない。
2．汗で胸が濡れている場合は拭いてからAEDを装着する。
3．AEDを装着する前に必ず心臓マッサージを10分間行う。
4．AEDを装着後は患者の体を手でしっかり保持する。
5．電極パッドは左右前胸部につける。

必修ポイント p.424

正解 2

set 20

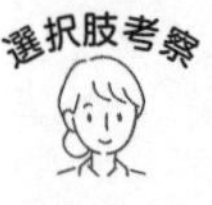
選択肢考察

1．× 看護学生のみならず一般市民でもAEDを使用できる。
2．○ 体表が濡れていると，体表面の水をつたって電気が流れてしまい，心臓に電気的除細動が伝わらない可能性がある。また，救助者が感電する危険もある。
3．× AEDは到着次第直ちに装着し，心臓マッサージはその指示に従って進めていく。
4．× AEDの指示に従って患者から離れる。
5．× 貼付部位は右胸上部と左側胸部である。AED本体や電極パッドに図示されている。音声の指示に従って電極パッドを貼付する。

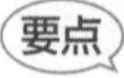
要点 汗などで体表が濡れている場合は，乾いたタオルで拭いてから電極パッドを装着。

難易度★★

489 □□□

医療機器使用上の注意点で正しいのはどれか。

1．高圧酸素療法時の患者の衣類に制限はない。
2．電気毛布使用中に心電図をとる。
3．輸液ポンプ使用時には携帯電話を使用する。
4．除細動器使用時には素手でパドルを握る。
5．AED使用時には患者から離れる。

必修ポイント p.424

正解 5

選択肢考察

1．× 合成繊維の下着だと静電気による火災の危険があるため綿100%の衣類を着用。
2．× 電磁気が波形に影響するため，心電図をとるときは電気器具から離れた場所で行う。
3．× 携帯電話の電磁波によって輸液ポンプが誤作動することがあるので使用禁止。
4．× 除細動器からは直流高電圧の電流が流れるので，ゴム手袋を装着して感電を防止する。
5．○ 患者に触れていると感電するため，AEDの指示に従い，患者から離れる。

要点 高圧酸素療法時の患者は静電気の起こらない綿の衣服着用。AED使用時には患者から離れる。

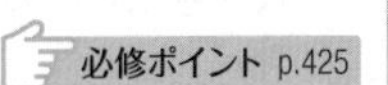

難易度 ★★

490

動脈性外出血の止血で正しいのはどれか。

1．昇圧剤を投与する。
2．出血部より中枢側を圧迫する。
3．現場では直接圧迫のみを行う。
4．圧迫部位を心臓より低く保つ。

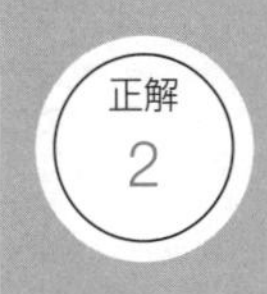

必修ポイント p.425

肢考察

1．× 昇圧剤は出血を促進する。
2．○ 動脈性外出血の間接止血は出血部より中枢側を圧迫する。
3．× 動脈性の出血では，直接圧迫のみでは止血できないことが多いため，圧迫点を圧迫する間接止血を試みる。
4．× 患部を心臓より上に保つ。

点 動脈性出血の止血は，出血部より中枢側の圧迫点を圧迫する間接圧迫法が有効。

難易度★★★

491

小児の救急処置について正しいのはどれか。

1．けいれん発作時はガーゼを巻いた割りばしをかませる。
2．熱湯による熱傷では直ちに水で冷やす。
3．ショックの場合は頭が高くなる体位をとらせる。
4．溺水を発見したら腹部を圧迫して水を吐かせる。

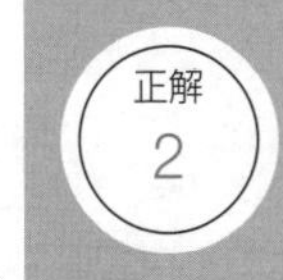

必修ポイント p.426

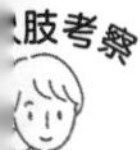

肢考察

1．× けいれん発作時には窒息を防ぐために気道を確保する。ガーゼを巻いた割りばしをかませるのは，実際は歯を食いしばっていて実施不可能なことが多い。
2．○ 熱傷を受けたら直ちに熱傷部位を水で冷やす。
3．× ショック時の体位は頭を低くし手足を高くする。
4．× 溺水時にハイムリック法などで腹部を圧迫して胃の中の水を吐かせるのは，誤嚥の危険があるので禁忌である。

点 熱傷は水で冷やす。ショック時は頭低位・上下肢挙上。溺水時に水を吐かせると誤嚥の危険。

難易度★★★

492

医師国試改変

緊張性気胸について正しいのはどれか。

1．外傷以外では発症しない。
2．心臓は患側に偏位する。
3．患側の横隔膜は上昇する。
4．直ちに患側胸腔にドレーンを挿入する。
5．人工呼吸を行う。

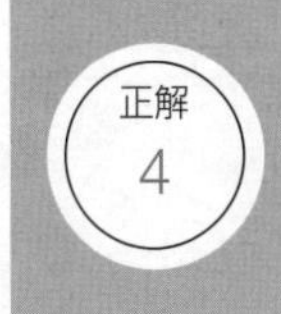

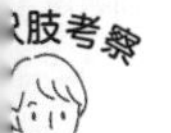

肢考察

緊張性気胸とは，肺および気管支の損傷部位が一方通行の弁となり，呼吸をするたびに一方的に空気が胸腔へ入ってくる状態をいい，呼吸困難，突然の血圧低下，チアノーゼ，皮下気腫，患側の頸動脈の怒張などを起こす。

1．× 外傷以外でも自然気胸から緊張性気胸になることがある。

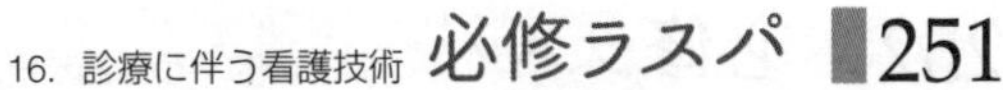

2．× 患側胸腔に空気が入って心臓は健側に押される。胸部エックス線写真を以下に示す。
3．× 心臓が押されるのと同様に，横隔膜は下に押される。
4．○ 5．× 気管内挿管を行って人工呼吸を行うと胸腔に空気がもれ，さらに症状が悪化するので，すみやかに胸腔ドレナージを実施して脱気する必要がある。

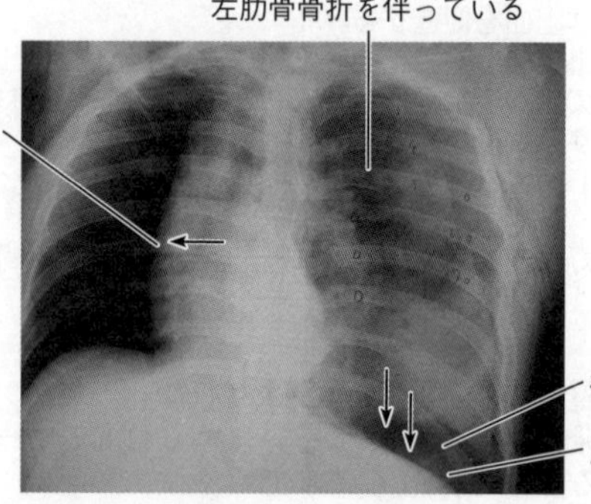

外傷による緊張性気胸の胸部エックス線所見

要点 緊張性気胸では，ただちに胸腔ドレナージを行って脱気をする必要がある。

難易度★★★

493 □□□

背部を刺された患者が運ばれてきた。出血は止まっている。来院時の身体所見：意識は清明，脈拍 80/分，血圧 130/80 mmHg。まず行うべきなのはどれか。

1．気管挿管
2．胸部エックス線検査
3．創の縫合
4．心電図検査

正解 2

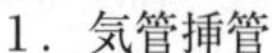

選択肢考察

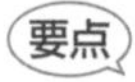

1．× 意識が清明なので，呼吸が抑制していることは考えにくく，気道の確保は不要。
2．○ 刺創により緊張性気胸が起こった場合，直ちに脱気しないと，胸腔内圧が異常に高くなり，患側の肺虚脱と縦隔の健側偏位が生じ，循環虚脱を起こし致命的となる。胸部エックス線所見で肺紋理を欠く気胸腔，虚脱肺，縦隔の健側への偏位がみられ，特に呼気正面像は虚脱が増強，胸膜癒着の部位診断などにすぐれる。
3．× 出血は止まっており，まず縫合する必要はない。
4．× 循環器症状はなく，バイタルサインも安定しており，心電図検査の優先順位は低い。

要点 背部を刺された患者。緊張性気胸の有無を診断するため胸部エックス線検査を行う。

難易度★★★

494 □□□

気管挿管の合併症としてみられないのはどれか。

1．肺梗塞
2．嗄　声
3．食道挿管
4．歯牙損傷

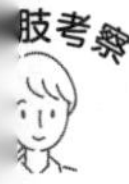
肢考察

1．×　気管挿管との因果関係はない。
2．○　喉頭の浮腫や声帯の損傷により挿管チューブを抜いた後，発症することがある。
3．○　声門確認が難しい症例では食道誤挿管になることがある。そのまま気付かないと低酸素血症から重篤な状態に陥る。
4．○　ぐらついている歯や差し歯では，挿管や抜管時に抜け落ちることがある。

ポイント　気管挿管時にはまず確実に食道誤挿管されていないことを確認する。

難易度　★

495 □□□

「待機的治療群」を示すトリアージタッグの色は図のどれか。

1．0
2．Ⅰ
3．Ⅱ
4．Ⅲ

トリアージ・タッグ
(一次トリアージ→対策本部用)

No.	氏　名 (Name)	年齢(Age)	性別(Sex) 男(M) 女(F)
住　所 (Address)		電　話 (Phone)	
トリアージ実施月日・時刻　月　日　AM PM　時　分		トリアージ実施者氏名	
搬送機関名		収容医療機関名	

症状・傷病名

バイタルサイン		
意識	清明　覚醒している　刺激で覚醒する　刺激しても覚醒しない	
呼吸	回/分，呼吸困難，無呼吸	
脈拍	回/分，整，不整，触知せず	
血圧	/　mmHg	

トリアージ区分　0　Ⅰ　Ⅱ　Ⅲ

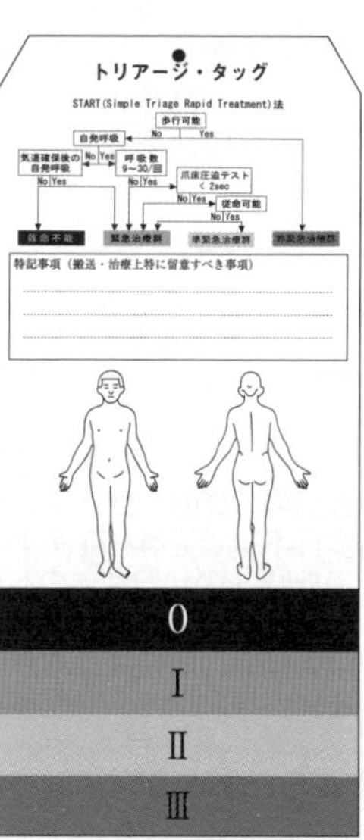

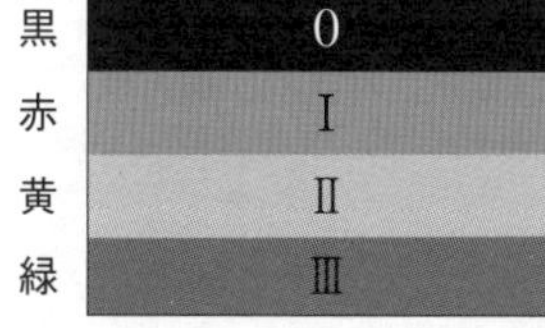

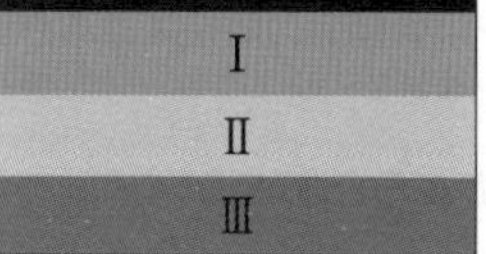

（カラー写真巻頭 No. 8 参照）

必修ポイント p.426

正解
3

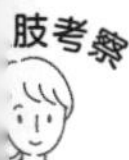
肢考察

トリアージは医療の要否判断を含む。トリアージタッグは右手首に付ける。

1．×　0（黒）は「死亡群」を示し，生命徴候のないもの，心肺蘇生をして蘇生の可能性がないと判断されるものとして分類される。
2．×　Ⅰ（赤）は「最優先治療群」を示し，直ちに処置をしなければ生命に危険があるものとして分類される。気道閉塞，呼吸困難，大量出血，多発外傷，広範囲熱傷などが挙げられる。

3．○　Ⅱ（黄）は「待機的治療群」を示し，治療は要するが基本的にバイタルサインが安定しており，時間が遅れても悪化しないものとして分類される。四肢骨折，気道熱傷を伴わない全身熱傷などが挙げられる。

4．×　Ⅲ（緑）は「保留群」を示し，処置が不要のもの，または処置が必要でも簡単なものとして分類される。脱臼，打撲，擦過傷，軽度熱傷などが挙げられる。

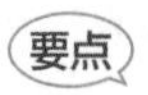

「待機的治療群」を示すトリアージタッグの色は黄である。中等症：準緊急治療群ともいう。

難易度 ★★

□□□

土砂崩れが起こり，大勢の死者や負傷者が発生した。START 法における症状とトリアージ区分の組合せで正しいのはどれか。

1．歩行が可能で負傷もなし ―――― 緑
2．歩行不能で，気道を確保して かろうじて呼吸ができる状態 ―――― 赤
3．歩行不能で，呼吸が 30 回/分以上で 橈骨動脈を触知しない ―――― 黄
4．歩行不能で，橈骨動脈の触知はあるが，簡単な指示に従えない。 ―――― 黒

必修ポイント p.426

正解 2

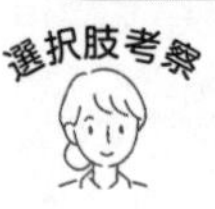

傷病者を緊急度・重症度で選別し搬送・治療順位を決めるのがトリアージで，START 法の判定基準が普及しており，最優先治療群（重症群）は赤（Ⅰ），待機的治療群（中等症群）は黄（Ⅱ），保留群（軽症群）は緑（Ⅲ），死亡群・無呼吸群は黒（0）である。

1．×　傷病者ではないのでトリアージ不要である。歩行が可能で負傷ありの場合は軽症群の緑のトリアージである。

2．○　歩行不能で気道を確保する必要がある場合は赤のトリアージである。

3．×　選択肢 3 の状況は赤のトリアージである。黄は治療が遅れても生命の危険がなく基本的にバイタルサインが安定しているものをさす。

4．×　橈骨動脈の触知はあるが簡単な指示に従えない場合は，赤のトリアージである。

要点　生命の危険があるときは「赤」

難易度 ★

497 三角巾による提肘固定で適切なのはどれか。

1. 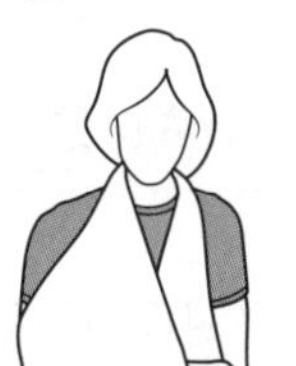
2. 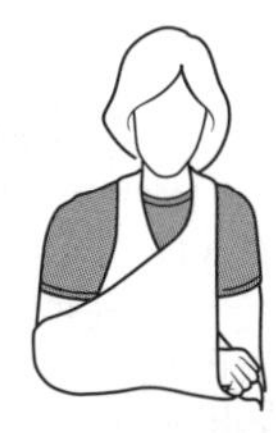
3. 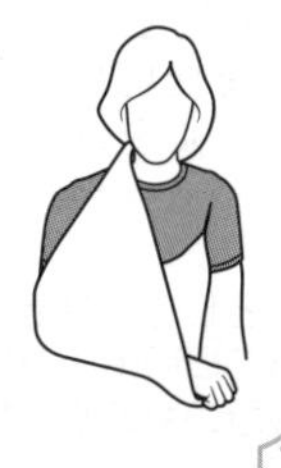
4. 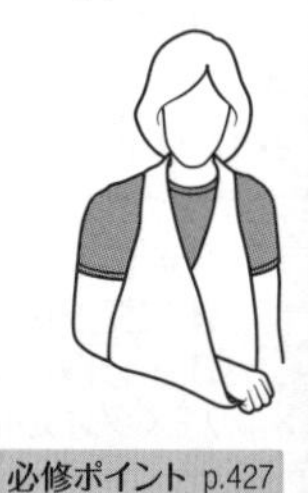

正解 1

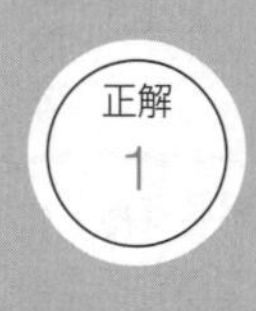

必修ポイント p.427

肢考察 肘関節の角度を直角にするためには1か2だが，1の方法がしっかり被覆固定される。

覚え方

正しい方法は肘まで隠れていて，首からつるした三角巾はクロスしない。

点 三角巾の固定は，手関節が支持され，肘関節の角度が90°，患肢を覆うようにする。

難易度 ★★

498 創傷管理で適切なのはどれか。

1．剃　毛
2．消　毒
3．栄養状態の改善
4．頻回なドレッシング交換

正解 3

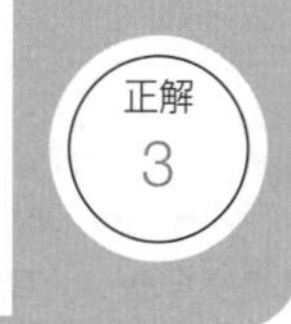

必修ポイント p.427

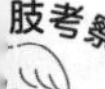

肢考察
1．× 剃毛で微細な傷がつき，それが感染巣となることがある。
2．× 消毒薬によって創傷治癒が遅延することがあるので不必要な消毒は避ける。
3．○ 低栄養は創傷治癒を遅延させる。その他，細菌感染，高齢，ステロイド長期投与も創傷治癒に悪影響を及ぼす。
4．× ドレッシング交換時に感染のリスクが高くなるので，頻回に行う必要はない。

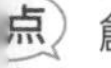

点 創傷治癒を遅延させるのは，低栄養，感染，高齢，ステロイドの長期使用。

難易度 ★

499 □□□

終日臥床患者の褥瘡防止の援助で適切なのはどれか。

1．発赤部をマッサージした。
2．4時間ごとに体位変化を行った。
3．エアーマットレスを使用した。
4．身体の下にバスタオルを敷いた。

必修ポイント p.428

正解 3

選択肢考察

1．×　発赤部をマッサージすると炎症を悪化させてしまう。
2．×　体位変換は原則として2時間ごとに行う。終日臥床患者ではさらに必要。
3．○　体圧分散によって局所の圧迫を軽減できる。
4．×　バスタオルは局所の摩擦やずれの原因になる。

要点　寝たきり患者の褥瘡予防にエアーマットレスが適している。

set 20

難易度 ★

500 □□□

仙骨部の褥瘡の写真を示す。深達度（米国褥瘡諮問委員会 NPUAP の分類）はどれか。

1．ステージⅠ
2．ステージⅡ
3．ステージⅢ
4．ステージⅣ

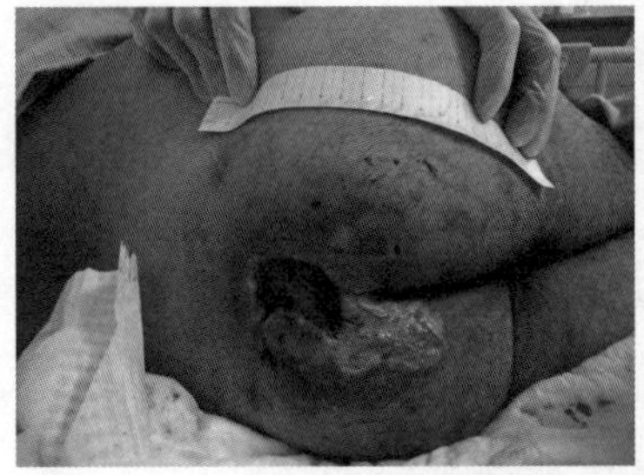

（カラー写真巻頭 No. 9 参照）

必修ポイント p.428

正解 4

選択肢考察

写真の褥瘡は明らかに皮下組織を越えているので NPUAP 分類（p.429, 表「褥瘡深達度の分類（NPUAP 分類）」参照）のステージⅣである。ステージⅣは筋肉・腱・関節包・骨にまで達する損傷で，骨髄炎や敗血症を併発することもある。

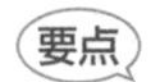

要点　ステージⅣの褥瘡は皮下組織を越えて筋肉・腱・骨にまで達する。

表皮
真皮
皮下組織
筋肉
骨

褥瘡模式図　ステージⅣ

必修ポイント

1．健康の定義と理解

健康の定義

★世界保健機関＜WHO＞の定義 予想問題 1 107-P1, 111-P9

- 健康とは，病気でないとか，弱っていないということではなく，肉体的にも，精神的にも，そして社会的にも，すべてが満たされた状態にあることをいう（WHO 憲章）。

★健康日本 21 予想問題 2 107-P2, 112-P2

- 生活習慣病についての目標値を定めた「21 世紀における国民健康づくり運動（健康日本 21）」は平成 12～24 年度まで実施。
- 平成 25～令和 5 年度の期間で，健康日本 21（第二次）がスタートした。
- 令和 6～17 年度の期間で，健康日本 21（第三次）がスタートする。
- 健康寿命の延伸や健康格差の縮小などを目標としている。

健康に関する指標

★総人口（令和 4 年） 予想問題 3 102-A1, 110-A1

- 1 億 2,494 万 7 千人
- 平成 17 年に戦後初めて前年を下回る。平成 23 年以降は低下傾向

★年齢別人口（令和 4 年） 予想問題 5, 6 100-P1, 101-P8, 104-P7, 105-A1, 108-P1, 109-P9

年少人口（0～14 歳）	生産年齢人口（15～64 歳）	老年人口（65 歳以上）
11.6% ↓傾向	59.4% ↓傾向	29.0% ↑傾向

- 人口ピラミッドはベビーブームを反映した 2 つの膨らみをもつつぼ型

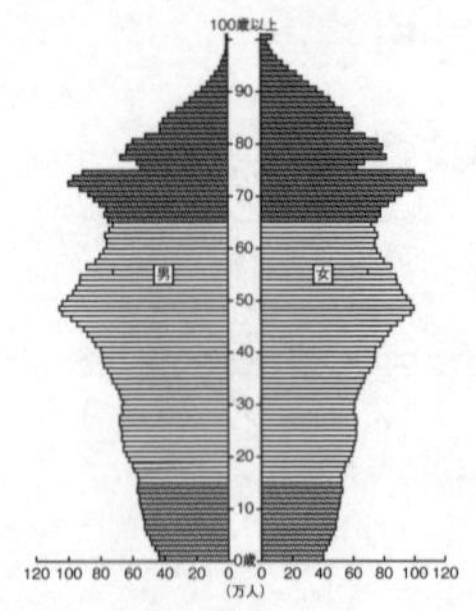

日本の人口ピラミッド

★労働人口（令和４年） 予想問題 7 111-A1

- 労働力人口：15 歳以上の就業者と完全失業者を合わせた数。6,902 万人（男性 3,805 万人，女性 3,096 万人）
- 完全失業者数：179 万人，完全失業率：2.6％
- 女性の労働力率は 20 歳代と 40 歳代に高くなる。

★将来推計人口 104-A1，111-P7

- 長期にわたって減少し，令和 38（2056）年には 1 億人を割ると予測
- 65 歳以上の老年人口の総人口に占める割合は，令和 52 年に 38.7％と予測

★世帯数（令和３年） 予想問題 8，9 99-A9，109-A7，110-A9，113-A1

- 総数は 5,191 万 4 千世帯，最多は「単独世帯」で 29.5％
- 1 世帯当たりの平均世帯人員は 2.37 人で↓傾向⇒核家族化
- 65 歳以上の者のいる世帯は全世帯の約 49.7％で↑傾向。この中で最多は「夫婦のみの世帯」（32.0％），次いで「単独世帯」（28.8％）
  世帯構造と割合については p.292 も参照。

★婚姻，家族形態 112-A1，113-P9

- 婚姻件数は横ばいからやや減少傾向。令和４年の婚姻率は人口千対 4.1 で前年と同率である。

★出生の動向（令和４年） 予想問題 10，11 100-A1，102-A21，103-A1，104-P1，110-P1，113-P10

- 年間出生数：77 万 747 人，出生率（人口千対）：6.3

将来推計人口（出生中位〈死亡中位〉推計）

令和 2～令和 52（2020～2070）年

	人口（千人）		年齢３区分割合（％）			指数（％）		
	総数	うち 65 歳以上	0～14 歳	15～64 歳	65 歳以上	年少人口	老年人口	従属人口
令和 2 (2020)	126 146	36 027	11.9	59.5	28.6	20.0	48.0	68.0
12 ('30)	120 116	36 962	10.3	58.9	30.8	17.5	52.2	69.8
22 ('40)	112 837	39 285	10.1	55.1	34.8	18.4	63.2	81.6
32 ('50)	104 686	38 878	9.9	52.9	37.1	18.8	70.2	89.0
42 ('60)	96 148	36 437	9.3	52.8	37.9	17.6	71.8	89.3
52 ('70)	86 996	33 671	9.2	52.1	38.7	17.6	74.2	91.8

資料　国立社会保障・人口問題研究所「日本の将来推計人口」（令和５年推計）
（注）　年齢３区分割合は，年齢不詳をあん分補正した人口を分母として算出している。

年少人口指数＝年少人口／生産年齢人口×100　**老年人口指数＝老年人口／生産年齢人口×100**
従属人口指数＝(年少人口＋老年人口)／生産年齢人口×100　**老年化指数＝老年人口／年少人口×100**

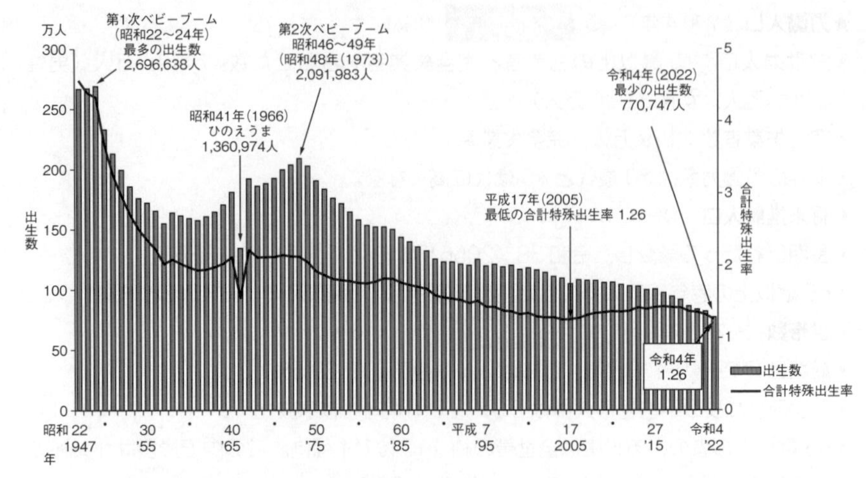

資料：厚生労働省「人口動態統計」（令和 4 年）

出生数および合計特殊出生率の年次推移

- その年次の 15～49 歳までの女子の年齢別出生率を合計した合計特殊出生率（期間合計特殊出生率）：1.26。↓傾向
- 合計特殊出生率が 2.1 を下回ると将来人口は減少する。
- 1 人の女性が一生の間に生む子どもの数はコーホート合計特殊出生率：同一世代の女性の各年齢の出生率を過去から積み上げたもの
- 母の年齢別出生率を女児だけでみた令和 3 年の総再生産率：0.64，女児が妊娠可能な年齢を過ぎるまでの死亡を見込んだ純再生産率：0.63
- 純再生産率が 1 を下回ると将来人口は減少する。

★死亡の動向 予想問題 12 98-A1, 106-P1, 111-A2, 113-A2

- 令和 4 年の死亡数：156 万 8,961 人，粗死亡率（人口千対）：12.9。緩やかな↑傾向
- 年齢調整死亡率（令和 3 年）：男性 13.6，女性 7.4。↓傾向
- 年齢階級別死亡率（令和 4 年）：新生児・乳児・高齢者で高い。40 歳以降になると年齢とともに高くなる。
- 65 歳以上死亡数の死亡総数に占める割合（令和 3 年）：91.2。上昇傾向
- 乳児死亡率（令和 4 年，出生千対）：1.8。日本は世界的に有数の低率国
- 周産期死亡率（令和 4 年，出産千対）：3.3
- 妊産婦死亡率（令和 3 年，出産 10 万対）：2.5
- 令和 4 年の自殺死亡数：約 2 万人，自殺死亡率（人口 10 万対）：17.4。

- 年齢階級別の自殺死亡率は20～59歳でやや高くなっている（令和3年）。
- 自殺の動機については，「健康問題」が最も多く，次いで「家庭問題」となっている（令和4年）。

★死因の概要 予想問題 13～18 99-A1，100-A6，101-A23，102-A8，103-P1，104-P2，108-A2，109-A1

- 令和4年における主要な死因は，悪性新生物〈腫瘍〉，心疾患，脳血管疾患，肺炎（老衰も死因に含めると，令和4年ではこれが第3位となる）で，この4つで全死亡数の51％を占める。全年齢ではこの順位だが，死因は年齢によって異なる。
- 悪性新生物の部位別死亡数順位（令和4年）は，
  男性：①肺癌，②大腸癌，③胃癌，④膵癌，⑤肝癌
  女性：①大腸癌，②肺癌，③膵癌，④乳癌，⑤胃癌
- 昭和30年代，40年代からの年齢調整死亡率の推移をみると，増加傾向にあるのは肺癌，大腸癌，膵癌，乳癌（近年でみると肺癌は微減，大腸癌は横ばい）。減少傾向にあるのは胃癌，子宮癌（子宮癌は近年横ばい）。食道癌は男性では減少傾向で女性では横ばい。肝癌は平成8年以降低下傾向。

年齢階級別死因順位の上位3位 （令和4年）

<table>
<tr><th>年齢階級</th><th>第1位</th><th>第2位</th><th>第3位</th></tr>
<tr><td>0歳</td><td rowspan="2">先天奇形，変形及び染色体異常</td><td>周産期に特異的な呼吸障害等</td><td>不慮の事故</td></tr>
<tr><td>1～4歳</td><td>不慮の事故</td><td>悪性新生物〈腫瘍〉</td></tr>
<tr><td>5～9歳</td><td>悪性新生物〈腫瘍〉</td><td>先天奇形，変形及び染色体異常</td><td rowspan="2">不慮の事故</td></tr>
<tr><td>10～14歳</td><td rowspan="6">自　殺</td><td>悪性新生物〈腫瘍〉</td></tr>
<tr><td>15～24歳</td><td>不慮の事故</td><td>悪性新生物〈腫瘍〉</td></tr>
<tr><td>25～29歳</td><td rowspan="3">悪性新生物〈腫瘍〉</td><td>不慮の事故</td></tr>
<tr><td>30～34歳</td><td rowspan="3">心疾患</td></tr>
<tr><td>35～39歳</td></tr>
<tr><td>40～49歳</td><td rowspan="4">悪性新生物〈腫瘍〉</td><td>自　殺</td></tr>
<tr><td>50～54歳</td><td rowspan="6">心疾患</td><td>自　殺</td></tr>
<tr><td>55～84歳</td><td>脳血管疾患</td></tr>
<tr><td>85～89歳</td><td>老　衰</td></tr>
<tr><td>90～94歳</td><td rowspan="3">老　衰</td><td rowspan="2">悪性新生物〈腫瘍〉</td></tr>
<tr><td>95～99歳</td></tr>
<tr><td>100歳以上</td><td>脳血管疾患</td></tr>
</table>

★平均余命，平均寿命，健康寿命 予想問題 19，20 101-A1，102-P1，103-A2，105-P1，107-A1，109-P1，112-P1，113-P1

- 平均余命とは，ある年齢の人があと何年生きることができるかを算出したもの。このうち0歳の平均余命を平均寿命と呼ぶ。令和3年の平均寿命は男性81.47年，女性87.57年でともに過去最高を更新。日本は世界トップクラスの長寿国である。
- 健康寿命は「健康上の問題で日常生活が制限されることなく生活できる期間」のことをいい，令和元年の日本人の健康寿命は男性72.68年，女性75.38年となっている。一方，同年の平均寿命は男性81.41年，女性87.45年のため，平均寿命と健康寿命との差（日常生活に制限のある「不健康な期間」）は，令和元年で男性8.73年，女性12.07年となる。

〈男性の悪性新生物死亡数の部位別順位（令和4年）〉

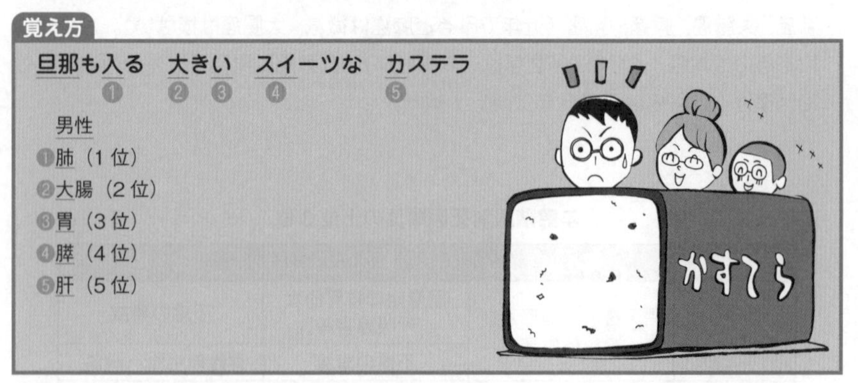
覚え方
旦那も入る①　大きい②③　スイーツな④　カステラ⑤
男性
①肺（1位）
②大腸（2位）
③胃（3位）
④膵（4位）
⑤肝（5位）
かすてら

〈女性の悪性新生物死亡数の部位別順位（令和4年）〉

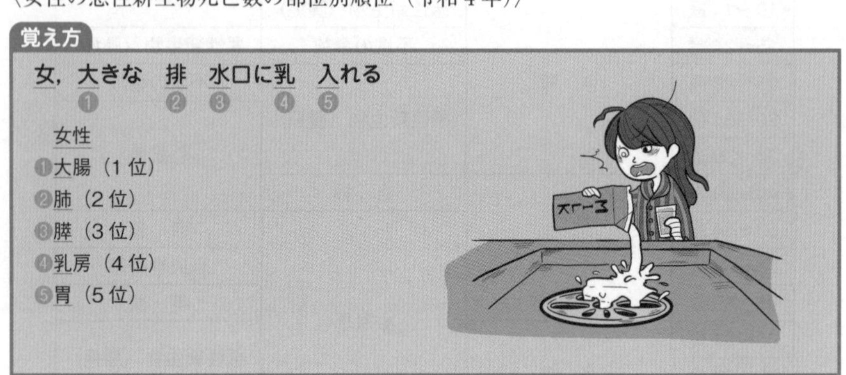
覚え方
女，大きな①　排②　水口③に乳④　入れる⑤
女性
①大腸（1位）
②肺（2位）
③膵（3位）
④乳房（4位）
⑤胃（5位）

受療状況

★有訴者の状況（令和元年） 予想問題 21 106-A1, 109-A25, 112-A2

- 有訴者とは，病気やけがなどで自覚症状を覚えている人をさす。有訴者率（人口千対）は 302.5
- 高齢になるほど増え，65 歳以上では国民の約半数が有訴者である。
- 自覚症状の内容は，多いほうから，男性は「腰痛」「肩こり」「鼻がつまる・鼻汁が出る」，女性は「肩こり」「腰痛」「手足の関節が痛む」となっている。

★有病率，罹患率

- 有病率は，ある時点において患者がどれだけいるかを表す。罹患率は，一定期間内（通常は 1 年間）で新たにどれだけの患者が発生したかを表す。両者の間には次の式が成り立つ。

  有病率＝罹患率×平均罹病期間

★受療行動

- かかりつけ医の診療を受けたり，長い待ち時間を覚悟のうえで大学病院まで行ったり，あるいは，市販薬を飲んですませてしまったり，と人によってさまざまな対処方法がある。このような人間の受療行動は医療システムを考えるうえで大切な情報となる。

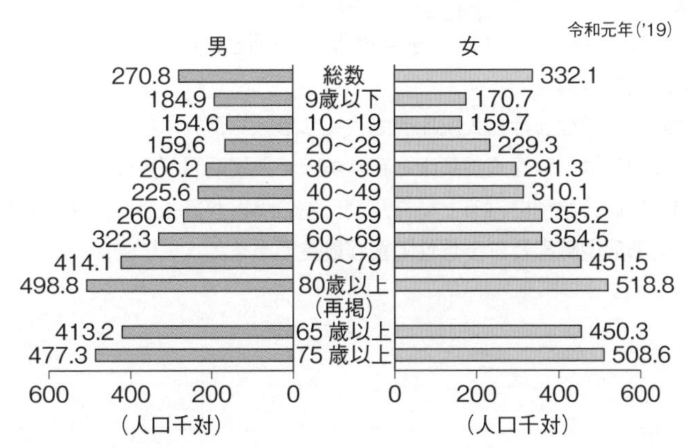

資料：厚生労働省「国民生活基礎調査」
注：総数には年齢不詳を含む。
＊令和 2 年（'20）の国民生活基礎調査については COVID-19 の影響で中止となった。

性・年齢階級別にみた有訴者率（人口千対）

★**受療率**（令和２年） 予想問題 22，23 110-A2

- 人口10万対の入院受療率：960，外来受療率：5,658。これは調査日に人口の1.0％が入院しており，5.7％が外来を受診したことを示している。入院・外来とも女性のほうが高い。

【入院】

- 年齢階級別では，入院での受療率は男女とも5～9歳が最低で，年齢が上がるほど高くなり，90歳以上が最高。
- 傷病分類別入院受療率では，「精神及び行動の障害」「循環器系の疾患」が１位，２位。

【外来】

- 外来患者数は，病院と一般診療所，歯科診療所いずれも前回調査の平成29（2017）年に比べて減少した。
- 外来受療率は男性の20～24歳と女性の15～19歳で最も低く，男性は80～84歳，女性は75～79歳が最も高い。
- 傷病分類別外来受療率では，「消化器系の疾患」（歯及び歯の支持組織の疾患を含む）が最も多い。

★**通院者率**（令和元年） 104-A2，108-P2

- 人口千対の通院者率は404.0。性別では女性のほうが高い。
- 傷病別にみると，男女とも高血圧症が最も高い。

★**入院期間**（令和２年） 予想問題 24 107-A2

- 平均在院日数は病院33.3日，一般診療所19.0日と，前回（平成29年）に比べ増加している（患者調査）。
- 患者の年齢が高くなるほど入院期間も長くなる。
- 病床の種類別では，介護療養病床と精神病床で入院期間が長くなっている。
- 入院期間を傷病分類別にみると精神及び行動の障害が最も長く，なかでも統合失調症，統合失調症型障害及び妄想性障害が最長である。

2．健康に影響する要因

生活行動・習慣

★食事・栄養，睡眠，運動 予想問題 25 98-P1, 99-P1, 100-P2, 101-A2, 103-P25, 105-A2, 106-P2, 107-A25, 107-P2, 108-A10, 109-A2, 110-P2, 112-P2, 113-P2

- 食事・栄養，睡眠，運動は健康増進の3要素といわれる。
- 生活習慣によって肥満を来し，健康を阻害することもある。肥満か否かは身長あたりの体格指数（BMI：body mass index）を元にして判定する。
- 「高齢者の医療の確保に関する法律」により，40歳以上75歳未満の者を対象とした特定健康診査（特定健康診査・特定保健指導）が各医療保険者の義務として実施されている。この健診には，メタボリックシンドローム有病者を早期に見つけ出し，心疾患や脳血管障害などの生活習慣病に移行するのを防ごうという目的がある。

★排　泄 予想問題 28 102-P25, 105-A18

〈尿〉成人の1日の平均尿量は1,000～1,500 mLであり，100 mL以下の場合は腎臓から膀胱に尿が運ばれない状態で無尿である。

〈便〉成人の糞便量は約150 g/日，糞便中の水分量は通常70～80％で，それより多くなると下痢となる。

★喫煙，嗜好品 予想問題 29 101-P1, 105-P2, 109-P2, 112-A3, 113-A6

- たばこによる健康障害：肺癌，喉頭癌，口腔癌，食道癌／慢性閉塞性肺疾患〈COPD〉／心筋梗塞，動脈硬化などの循環器疾患／胃・十二指腸潰瘍などの消化器疾患／低出生体重児，早産・死産の危険性（妊婦の喫煙）
- ブリンクマン指数：1日の平均喫煙本数×喫煙年数（高いほど肺癌リスク↑）。400以上は肺癌危険群，600以上は肺癌高度危険群
- 令和元年の喫煙習慣者の割合は，男性27.1％，女性7.6％。男性は低下傾向である

肥満の判定基準

BMI	判　定
＜18.5	低体重（やせ）
18.5≦～＜25	普通体重
25≦～＜30	肥満（1度）
30≦～＜35	肥満（2度）
35≦～＜40	肥満（3度）
40≦	肥満（4度）

※ $\text{BMI（体格指数）} = \frac{\text{体重（kg）}}{\text{身長（m）}^2}$

が諸外国に比べて高率，女性は横ばい傾向で諸外国と比べて低率

★**ストレス** 99-A2

- 生命にかかわるような，ショッキングな体験をし，恐怖を覚えたときに心的外傷後ストレス障害〈PTSD〉を引き起こすことがある。

★**メンタルヘルス**

- 精神疾患の患者数は近年急増していて，平成20（2008）年には320万人を超え，令和2年には総患者数は615万人と増加している。

★**性行動** 106-A2

- 令和2年の感染症発生動向調査による年間の性感染症〈STD〉報告数で最も多いのは，性器クラミジア感染症である。

★**予防医学の3段階** 予想問題 30 108-A1，111-P2

予防医学の3段階

予防医学の段階	一次予防	二次予防	三次予防
疾病の自然史	感受性期	不顕性期～顕性期	顕性期～回復期
予防手段の5段階	健康増進・特異的予防 ①健康増進 健康教育，栄養・保育・労働環境・遺伝相談 ②特異的予防 予防接種，個人衛生，環境衛生，職業病予防，事故防止，公害防止	早期発見・早期治療 ③早期発見・早期治療 集団検診，選択的検診	機能障害防止・リハビリ ④機能障害防止 合併症や後遺症の予防，適切な治療と施設の提供 ⑤リハビリテーション 病院・公共施設，適正配置，作業療法 ⇒社会復帰

覚え方

一次予防は予防接種と生活習慣改善，二次は早期発見・治療，三次はリハビリ。

生活環境

★**水質，大気，土壌** 予想問題 31 103-P2，105-P3，106-P3，107-P3，110-A3，112-P3

- 「環境基本法」では，大気の汚染，水質の汚濁，土壌の汚染，騒音に関する環境基準が定められている。
- 水の問題点：病原性微生物クリプトスポリジウムの発生，水道水に含まれる発がん物質のトリハロメタン

- 空気の問題点：硫黄酸化物や窒素酸化物が大気中に排出され生じる酸性雨，大量の二酸化炭素の排出によって進む地球温暖化，フロンの排出が原因のオゾン層の破壊など。二酸化炭素やメタンは温室効果ガスとして排出削減が求められている。
- 「環境基本法」には，大気の汚染に関わる環境基準として，二酸化硫黄，一酸化炭素，浮遊粒子状物質（大きさが 2.5 μm 以下のものは PM2.5 という），二酸化窒素そして光化学オキシダントの基準値が設定されている。
- 土壌の問題点：トリクロロエチレン，テトラクロロエチレン，鉛，水銀，六価クロム，セレン，カドミウム，ヒ素，ダイオキシンなどの汚染物質
- ダイオキシンは，ごみの焼却や紙パルプなどの漂白過程，金属精錬の燃焼過程などで生じ，発がん性や催奇形性がある。

★食品衛生 予想問題 32 99-P3，100-P3，104-P3，113-A3

- 「食品衛生法」では，食品の名称，製造年月日，製造者の氏名・所在地などの表示を義務づけている。対象は，マーガリン，清涼飲料水，食肉製品，冷凍食品，生菓子など。
- HACCP（Hazard Analysis and Critical Control Point）：食品等事業者が，食中毒菌汚染や異物混入等の危害要因（ハザード）を除去するために，製品の安全性を確保する手法。食中毒の件数で最も多いのは寄生虫のアニサキス，次いで細菌のカンピロバクターと続く。患者数はノロウイルスが最多（令和 4 年）。
- 「食品表示法」では 2020 年から，食品表示法に基づいた新しい表示に完全移行，加工食品および添加物について栄養表示が義務化された。
- 国内初の牛海綿状脳症（BSE）の発生をはじめとする食品安全をめぐる様々な問題の発生を契機として，平成 15（2003）年 5 月に食品安全基本法が成立，同年 7 月に施行された。BSE に罹患した牛の脳や脊髄を摂取することでクロイツフェルト・ヤコブ病に感染する。

環境問題

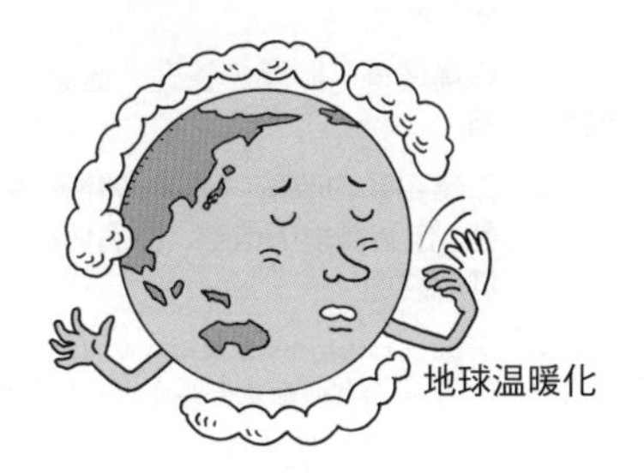

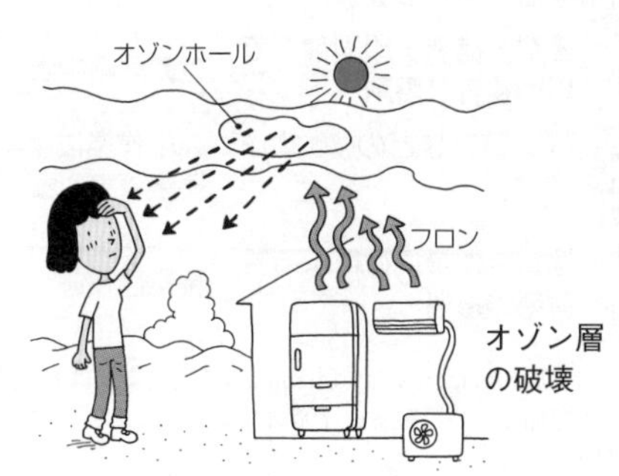

★**住環境** 101-P2, 107-A3, 111-A3

- 近年，気密性の高い構造の建造物が増加し，また，建材や内装材，家具には化学物質を放散するものが使用されるようになってきた。このような住環境によって，目がチカチカする，のどが痛くなるなどの症状が生じることがあり，これをシックハウス症候群と呼んでいる。
- シックハウス症候群を引き起こす主な原因物質として，建材，接着剤や塗料の溶剤に含まれる多種の揮発性有機化合物（ホルムアルデヒド，トルエン，キシレン）がある。

社会環境

★**職業と健康障害** 予想問題 33, 34 98-A2, 99-A4, 100-A22, 102-P2, 104-A25, 105-A3, 109-P3, 111-P3

- 職業病あるいは職業性疾病の要因には，物理的・化学的な作業環境によるものと作業方法などの作業条件によるものがある。

職業病の原因と対策

	原　因	職業病	防護対策
物理的要因	長時間騒音に曝される。	職業性難聴	耳栓使用，音量調節，健康診断
	長時間振動器具から振動を受ける。	振動障害，白ろう病（手指の血行障害，知覚障害など）	振動工具の改良 作業時間の短縮化 健康診断
	医療現場，原子力関係の仕事や研究所での被曝	電離放射線被曝	放射線源の隔離，遮蔽，線量測定と管理，健康診断
化学的要因	土ぼこりや石綿（アスベスト）などの粉塵の発生する環境での吸入	じん肺，中皮腫	職場環境の整備，防護マスク使用，健康診断
	塗料・塗装・印刷などで用いる有機溶剤	有機溶剤中毒	常に換気，防護マスク使用，健康診断
作業条件要因	パソコンなどのVDT*作業	VDT作業による健康障害，頸肩腕障害	作業環境・時間の管理，健康診断
	過重な作業負荷による腰背部の損傷	職業性腰痛	作業姿勢の改善，作業時間の調整，作業環境の改善，腰痛体操，健康診断

*VDTは，visual display terminals（視覚または画像表示端末）の略。パソコンの普及によりVDT作業が増加し，眼精疲労，ドライアイ，肩こり，腰背部痛，精神神経疲労などの症状を訴える人が増えている。

・令和３年の業務上疾病で最も多いのは病原体による疾病で，ほとんどが新型コロナウイルスの罹患によるもの。

★労働環境 108-P3, 113-P3

・平成 26（2014）年の労働安全衛生法改正では，常時 50 名以上の労働者を使用する事業者に対し，ストレスチェックを実施することが義務付けられた。

★ワーク・ライフ・バランス 107-P4

・「仕事と生活の調和」と訳され，働くすべての人が「仕事」と「仕事以外の生活や余暇」との調和をとり，その両方を充実させる働き方・生き方のことである。2007（平成 19）年に仕事と生活の調和（ワーク・ライフ・バランス）憲章が策定された。

★母性保護 予想問題 35 99-P2, 103-A3, 112-A4

・母子保健法：①知識の普及　②妊娠の届出　③母子健康手帳の交付　④健康診査（妊産婦・乳幼児）　⑤保健指導（妊産婦・乳幼児）　⑥訪問指導（妊産婦・乳幼児など）　⑦母子健康センター　⑧低出生体重児の届出　⑨養育医療

・労働基準法：

①産前休業：産前 6 週間（多胎妊娠時は 14 週間）【妊婦本人の請求】

②産後休業：産後 8 週間【事業主の義務】

ただし本人が希望した場合は産後 6 週を経過すれば就業可

③妊産婦の有害危険業務制限：【事業主の義務】

④妊産婦の時間外労働・深夜業の制限【妊産婦本人の請求】

⑤育児時間：【生後 1 年に達しない生児を育てている女子の請求】

・母体保護法：①不妊手術　②母体保護のための人工妊娠中絶　③受胎調節実地指導

・育児休業法（育児休業，介護休業等育児又は家族介護を行う労働者の福祉に関する法律）：

①育児のための休業（満 1 歳未満）【本人の請求】

⇒保育所に入所できない場合や養育を行っている配偶者が死亡したり疾病などで養育することが困難な場合は，子が 1 歳 6 か月まで育児休業をとれる。さらに，その後も保育園に入れないなどの場合には再度申請することで 2 歳まで延長できる。

②育児休業をとらない場合，勤務時間の短縮【本人の請求】

・男女雇用機会均等法：妊娠中および出産後の健康管理に関する配慮および措置。例えば，保健指導や健康診査のための時間確保，時差通勤の配慮など

3．看護で活用する社会保障

医療保険制度の基本

★医療保険の種類 100-A2, 104-A3, 112-P4

- 医療保険には，職域を基にした被用者保険（健康保険など）と地域（市区町村）を基にした国民健康保険，および75歳以上の後期高齢者などを対象とした後期高齢者医療制度（通称は長寿医療制度）がある。被用者保険はサラリーマンや公務員などの被用者を対象とし，国民健康保険は自営業者や会社の定年退職者などを対象としている。家族は被扶養者としてそれぞれの医療保険が適用される。

★国民皆保険 102-A3, 109-P4

- 日本の特徴は，すべての国民が何らかの医療保険に加入する権利と義務があるという点にある。また，年金制度もすべての国民が加入する権利と義務があるが，これを国民皆年金という。

★国民医療費 予想問題 36 103-A4, 106-A3, 110-P3

- 医療機関などで傷病を診療する際に生じる費用。その内容は，診療費，調剤費，入院時食事療養費，訪問看護療養費，健康保険などで支給される移送費などで，正常

医療保険の種類

<table>
<tr><th colspan="4">制　度</th><th>保険者</th><th>被保険者</th></tr>
<tr><td rowspan="7">医療保険</td><td rowspan="4">職域保険（被用者保険）</td><td rowspan="2">健康保険</td><td>協会けんぽ</td><td>全国健康保険協会</td><td>健康保険組合の設立されていない事業所（主に中小企業）の被用者</td></tr>
<tr><td>組合健保</td><td>健康保険組合</td><td>健康保険組合の設立されている事業所の被用者</td></tr>
<tr><td colspan="2">船員保険</td><td>全国健康保険協会</td><td>船員（一定の船舶に乗り込む者）</td></tr>
<tr><td colspan="2">各種共済保険組合</td><td>各共済組合</td><td>国家公務員，地方公務員，私立学校の教職員など</td></tr>
<tr><td rowspan="2">地域保険</td><td colspan="2" rowspan="2">国民健康保険</td><td>都道府県と市町村（特別区含む）</td><td rowspan="2">被用者保険の対象者以外の者（農業従事者，自営業者，建築業従事者，医師，小規模事業者の被用者，退職者など）</td></tr>
<tr><td>国民健康保険組合</td></tr>
<tr><td colspan="3">後期高齢者医療制度（長寿医療制度）</td><td>広域連合（都道府県単位）</td><td>75歳以上の者または65歳以上75歳未満で，広域連合から障害認定を受けている者</td></tr>
</table>

な妊娠・分娩費用や定期健康診断費用，予防接種費用などは含まれない。また，差額ベッド代のような自己負担する費用も計上されていない。

- 令和２年度の国民医療費は 42 兆 9,665 億円で，国民１人当たりの医療費は 34 万 600 円。国民医療費は増加傾向を示すが，令和２年度は新型コロナウイルスの感染拡大に伴う受診控え等により，前年度から減少した。

★**高齢者医療制度** 予想問題 37 106-P4, 111-A4

- 「高齢者の医療の確保に関する法律（高齢者医療確保法）」に基づく後期高齢者医療制度（通称は長寿医療制度）が施行されている。
- 保険者：都道府県を単位とする広域連合（後期高齢者医療広域連合）
- 被保険者：広域連合の区域内に住所を有する 75 歳以上の高齢者と 65 歳以上 75 歳未満で広域連合から障害認定を受けた者
- 保険料：所得に応じて徴収する。対象となる高齢者は個人単位で保険料を支払う（年

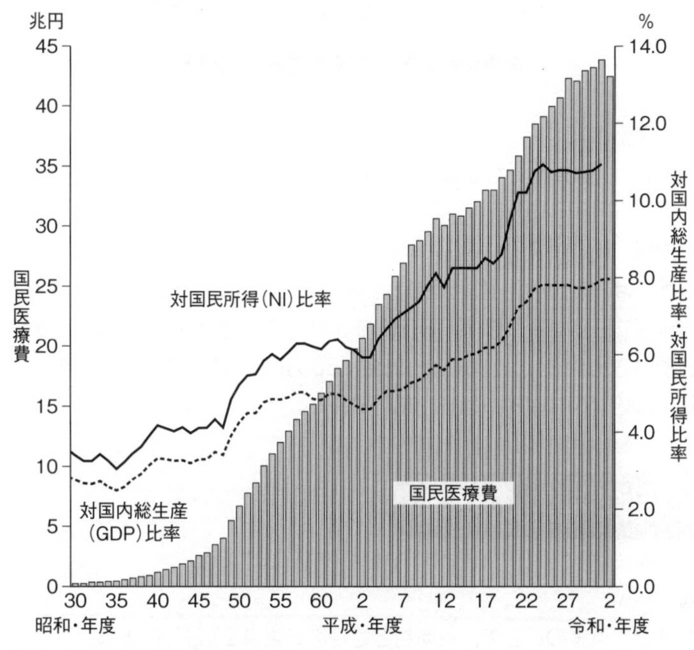

資料：厚生労働省「国民医療費」 注：令和２年度の対国民所得比率は未公表

国民医療費と対国民所得比の推移

必修ポイント

自営業者妻
私たちは国民健康保険の被扶養者です。私の自己負担率は 3 割です。この子は小学生なので自己負担率は同じく 3 割です。
(未就学児は 2 割)
サラリーマン
私は健康保険に加入しています。自己負担率は 3 割です。
私たちは健康保険の被扶養者です。私の自己負担率は 3 割です。この子は幼稚園児なので，自己負担率は 2 割です。
(小学生以上は 3 割)
サラリーマン妻
私は国民健康保険に加入しています。自己負担率は 3 割です。
子
子
酒
BEER
自営業者
私は 75 歳以上なので，後期高齢者医療制度の適用を受けます。自己負担率は 1 割です。年収の多い高齢者は 2 割あるいは 3 割を負担します。
75 歳以上の高齢者

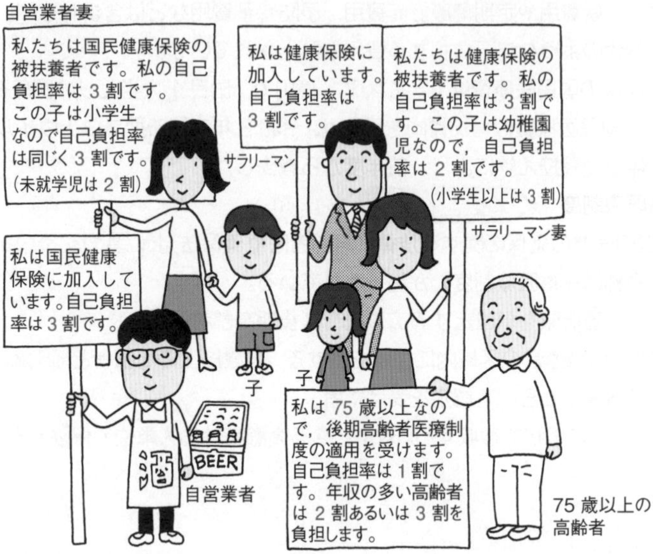

医療保険の種類とその対象・負担率

金からの天引き)。

- 自己負担率：1 割負担。ただし一定以上の所得者は 2 割，現役並み所得者は 3 割負担

★給付の内容 予想問題 38 98-P2, 99-A3, 101-A4, 109-A4

- 健康保険では，療養の給付，入院時食事療養費，高額療養費，訪問看護療養費，傷病手当金（1 日当たり，標準報酬日額の 3 分の 2），出産手当金（1 日当たり，標準報酬日額の 3 分の 2），出産育児一時金（50 万円），埋葬料などがある。
- 医療保険の給付のスタイルは現物給付である。

介護保険制度の基本

★保険者 108-A4

- 保険を運営する者のことで，市町村と特別区（東京 23 区）である。

★被保険者 予想問題 39, 40 101-P3, 106-A4, 109-A3

- その地域に居住する 40 歳以上の者。第 1 号被保険者（65 歳以上）と第 2 号被保険者（40 歳以上 65 歳未満の医療保険加入者）に分けられる。ただし，第 2 号被保険

特定疾病

①がん（医師が一般に認められている医学的知見に基づき回復の見込みがない状態に至ったと判断したものに限る）
②関節リウマチ
③筋萎縮性側索硬化症
④後縦靱帯骨化症
⑤骨折を伴う骨粗鬆症
⑥初老期における認知症
⑦進行性核上性麻痺，大脳皮質基底核変性症およびパーキンソン病
⑧脊髄小脳変性症
⑨脊柱管狭窄症
⑩早老症（ウェルナー症候群））
⑪多系統萎縮症
⑫糖尿病性神経障害，糖尿病性腎症および糖尿病性網膜症
⑬脳血管疾患
⑭閉塞性動脈硬化症
⑮慢性閉塞性肺疾患
⑯両側の膝関節または股関節に著しい変形を伴う変形性関節症

者の場合は介護保険法施行令に定める特定 16 疾病に罹患している場合のみ給付対象となる。

★給付の内容 予想問題 41～43 105-A4, 111-P4

- 要介護状態の人は在宅サービス，施設サービス，地域密着型サービスが受けられる。
- 要支援状態の人は，介護予防を目的とした在宅介護予防サービスと地域密着型介護予防サービスを受けられる。要支援者は施設サービスによる給付は受けられない。
- ケアマネジメント（居宅介護支援）：保健・医療・福祉を含む総合的サービスの中から利用者が常にニーズに合ったサービスが受けられるよう，利用者や家族の相談に応じながら情報を提供したり，介護サービスの具体的な内容を決めたりすること。
- ケアマネジャー（介護支援専門員）：ケアマネジメントを担う専門職。生活上の解決すべき問題を分析し，利用者に合ったサービス内容をまとめた居宅サービス計画（ケアプラン）を作成し，サービス提供機関との連絡調整を行う。資格は医師，看護師，保健師，理学療法士，社会福祉士，介護福祉士などの資格を得たうえで，実務を 5 年以上経験し，都道府県が実施するケアマネジャー試験に合格後，実務研修を修了して取得する。資格は 5 年ごとの更新制になっている。

★要介護・要支援の認定 予想問題 44〜47 99-A10, 100-P4, 102-P3, 103-P3, 104-P4, 110-A4, 112-A5

- 介護保険を利用したい場合は，居住地の市町村・特別区に要介護認定の申請を行う。
- 要介護認定は介護認定審査会によって行われる。
- 要介護認定は要支援 1，2，要介護 1〜5 の 7 段階となっている。要支援 1 と要支援 2 を対象に介護予防サービスが設けられている。介護サービスも介護予防サービスも現物給付が原則である。
- 利用者の自己負担割合は原則 1 割である。
- 認定者数は介護保険制度発足時と比較して約 3 倍に増えている。

★地域支援事業 113-A4

- 市町村が中心になって地域住民が要支援・要介護の状態にならないよう支援し，また，要介護状態になっても可能な限り地域で自立した日常生活を営めるように支援する事業のこと。

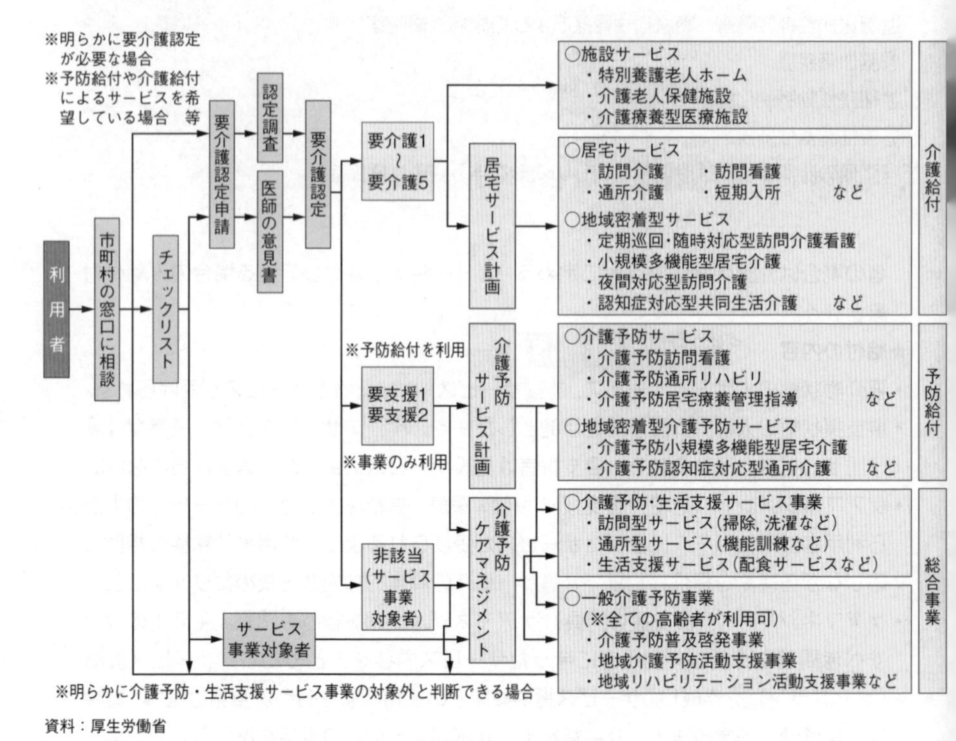

資料：厚生労働省

介護サービスの利用手続き

4．看護における倫理

基本的人権の擁護

★個人の尊厳，患者の権利，自己決定権と患者の意思 予想問題 50 99-A16，105-A5，105-P4，110-P4，113-A5，113-P4

- 基本的人権を擁護するということは，個人の尊厳を傷つけないようにし，患者の権利をよく理解し，そしてそれを守り（権利擁護＝アドボカシー），患者の自己決定権と意思を尊重する，ということである。

★インフォームドコンセント 100-A3，102-A4，104-A4，111-A5

- 病状や治療法，予後などについて，患者が理解できる説明を受けて，納得すること。

★ノーマライゼーション 予想問題 49 98-A3，103-A5

- 最近ではノーマライゼーション（障害者であろうと健常者であろうと，同じ条件で生活を送ること）の精神が社会全体のテーマとして強調されてきている。

★情報管理（個人情報の保護） 予想問題 51 99-P4

- 守秘義務
  - 法的側面：保健師助産師看護師法に基づいている。
  - 倫理的側面：専門職として知り得たことを口外しない。
- 個人情報保護法
  - 原則：患者から情報を収集する場合は，利用目的を明確にし，患者に同意を得る。
  - 利用目的以外に利用してはならない。
  - 無断で第３者に情報を提示してはならない。
  - 患者の求めがあるときには開示しなければならない。

倫理原則

★医療倫理の４原則（自律尊重，善行，正義，無危害） 102-P4，106-P5，107-P5

- 自律尊重原則（respect for autonomy：自律的な患者の意思決定を尊重），無危害原則（non-maleficence：患者への危害を避ける），善行原則（beneficence：安楽を促進し，患者に利益を），正義原則（justice：患者差別をなくす）からなる。
- 自律尊重原則は，患者が治療上の決定を下すために必要な情報を開示し，自律的な決定を促進すること。①真実を語る，②プライバシー尊重，③同意，④重要な決定を下す援助，などが含まれる。

必修ポイント

• 自律と自立の違いは？
自律：自分の決めた規律に従い，自分で自分をコントロールすること。「自戒自律の精神」「自律神経」
自立：他のものからの援助を受けたり管理されたりせず，独立していること。「経済的に自立する」

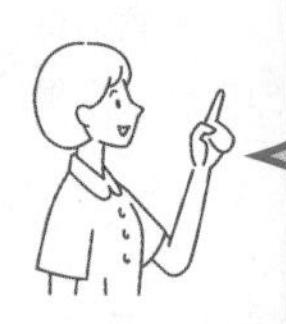

「約束を守る」ことは「正義原則」には入らない！
第 107 回 P5 に出題された「倫理原則」の問題は言葉の意味から捉えると間違います。「約束を守ること」は，「正義原則」ではなく，守秘義務と同様，「自律尊重原則」に含まれます。
第 107 回 P5　倫理原則の「正義」はどれか。（正解：4）
1. 約束を守る。
2. 害を回避する。
3. 自己決定を尊重する。
4. 公平な資源の配分を行う。

★患者の権利憲章　予想問題 52
• 医療の主体は，医療者ではなく，患者である。
• 患者には法律が許す範囲で治療を拒絶する権利がある。

看護師等の役割

★説明責任〈アカウンタビリティ〉，エンパワメント
• 説明責任：行われる治療や措置に関する内容について患者や家族へ説明する責任のこと
• エンパワメント：その人が本来もっている力を十分発揮していくことを目指すこと

★倫理的配慮
• 看護者の倫理綱領により，「看護者は人間の生命，人間としての尊厳および権利を尊重する」ことが定められている。

★権利擁護〈アドボカシー〉 99-A5, 101-A5, 108-P4
• 看護職員は個々の患者の立場に立ち，患者にとって何が一番よいことなのかを考え，患者の自己決定を支え，患者の代弁者となり，患者の権利擁護者（アドボケイト）となる役割がある。

5．看護に関わる基本的法律

保健師助産師看護師法（保助看法）

必修ポイント

★保健師・助産師・看護師の定義と業務 100-A4，103-P4，105-P5，106-A5，109-P5

- 保健師は，保健指導に従事する者。助産師は，助産または妊婦，褥婦，新生児の保健指導を行う者。看護師は，傷病者や褥婦に対する療養上の世話または診療の補助を行う者。3者とも国家試験に合格し，厚生労働大臣の免許を受ける必要がある。
- 保健師は名称独占で，看護師，准看護師，助産師は従来の業務独占に加え，平成19（2007）年4月から名称独占も規定されている。
- 保健師，助産師，看護師，准看護師は，欠格事由がある場合に免許を与えられないことがある。
- 欠格事由
  - 罰金以上の刑に処せられた者
  - 保健師，助産師，看護師，准看護師の業務に関する犯罪・不正行為者
  - 心身の障害により保健師，助産師，看護師，准看護師の業務を適正に行うことができない者として厚生労働省令で定めるもの
  - 麻薬，大麻，あへんの中毒者

★看護師に禁止されている業務

- 主治の医師（歯科医師）の指示がなければ，診療機械を使用し，医薬品を授与し，医薬品について指示を行ってはならない。
- 医師（歯科医師）が行わなければ衛生上危害を生じる危険性がある行為をしてはならない。ただし，臨時応急手当の必要が生じた場合は医師（歯科医師）の指示を受けなくてもこれを行うことができる。

★保健師助産師看護師の義務（守秘義務，業務従事者届出の義務，臨床研修等を受ける努力義務） 予想問題 53 98-P3，100-P5，101-P4，102-A5，103-P8，108-A6，108-P5，110-A5，112-P5，113-P5

- 保健師，看護師，准看護師は，正当な理由がなく，業務上知り得た人の秘密を漏らしてはならない。これは，職を辞したあとでも同じである。なお，助産師の守秘義務は刑法に規定されている。
- 業務に従事する保健師，助産師，看護師，准看護師は，厚生労働省令で定める2年ごとの年の12月31日現在における氏名，住所，その他厚生労働省令で定める事項を，その翌年の1月15日までに就業地の都道府県知事に届け出なければならない。

・保健師助産師看護師法の第 28 条の 2 において，臨床研修等を受ける努力義務が規定されている。

★養成制度 予想問題 54

・准看護師としての就業経験が 7 年以上ある場合は，2 年課程（通信制）の教育を受ければ看護師国家試験の受験資格が得られる。

看護師等の人材確保の促進に関する法律

★目的，基本方針，ナースセンター 99-P5, 100-A8, 110-P5

・この法律でいう看護師等とは，看護師，准看護師，保健師，助産師のこと

・都道府県知事は都道府県ナースセンターを都道府県ごとに 1 か所，厚生労働大臣は中央ナースセンターを全国に 1 か所指定することができる。

★就業状況

・令和 2 年末の看護職員就業者数は 165 万 9,035 人（実数）。看護職員数の内訳は，看護師 128 万 911 人，准看護師 28 万 4,589 人，保健師 5 万 5,595 人，助産師 3 万 7,940 人となっている。

・看護師と准看護師の実数の推移をみてみると，看護師は増加傾向，准看護師は減少傾向を示している。

・看護師・准看護師の就労場所は病院が最も多く，それ以外は診療所，訪問看護ステーション，保健所，介護老人保健施設などで働いている。

・看護師の人材確保の促進に関する法律の改正により，平成 27 年より看護師等免許保持者の届出制度が施行された。
保健師・助産師・看護師・准看護師の免許を持ちながら，その仕事をしていない者は，都道府県ナースセンターに届出をすることが努力義務化されている。

6．人間の特性

人間と欲求

★基本的欲求 予想問題 55，56 100-P6，102-P5，107-P25，108-P6

- マズローが提唱した理論において，最も低次にあるのは生理的欲求，最も高次にあるのは自己実現の欲求である。
- 生理的欲求：食事，睡眠，排泄など人間が生きていくための本能的な欲求
- 安全の欲求：危険な状況に身を置きたくない，不安から解放されたいという欲求

★社会的欲求 101-A6，104-P5，109-P17，111-A6

- 所属と愛の欲求：組織や仲間の一員となりたい，関わっていたいという欲求
- 承認の欲求：他者や社会に自分の存在や実力を認めてもらいたいという欲求
- 自己実現の欲求：追い求めてきた自分らしい人間に，あるいは自分が満足できる自分になりたいという欲求

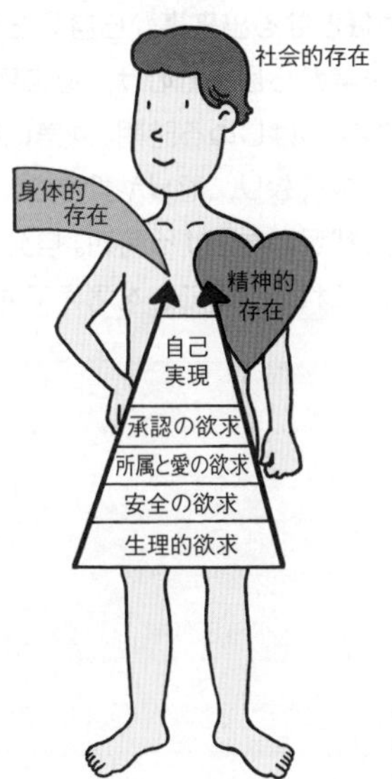

マズローの「欲求の階層」理論

対象の特性

★**QOL** 98-A4, 107-A5, 110-A16, 112-A6

- 「生活の質」と訳され，どの程度満足した生活が行われているかを評価する。

★**健康や疾病に対する意識**

- 令和元年国民生活基礎調査による，過去1年間の健診や人間ドックの受診状況：男74.0%，女65.6%で男のほうが高い。年齢階級別では，男女とも50～59歳が最も高い。
- 健診や人間ドックを受けなかった者について，その理由：「心配な時はいつでも医療機関を受診できるから」が男性32.9%，女性36.3%と最も高く，次いで「めんどうだから」，「時間がとれなかったから」となっている。

★**疾病・障害・死の受容** 101-P5, 107-P6, 111-P6

- 受容過程はフィンクの危機モデルが有名である。

第1段階「衝撃」：最初の心理的な衝撃を受ける時期。強い不安を感じ，混乱した行動を示す。

第2段階「防御的退行」：危機となる出来事から自分を守ろうとする時期。自分に起こった事実から目をそむけ，心の奥に押し込めようとする。

第3段階「承認」：現実を吟味しはじめる時期。次第に新しい現実に目を向けていかざるをえなくなり，怒りや抑うつ，無力感などを経験する。

第4段階「適応」：積極的に状況に対応する時期。自分の残存能力や周囲の状況を受け入れ，これからのことを考えて対処しようとする。

7．人間のライフサイクル各期の特徴と生活

胎児期

★形態的発達と異常 予想問題 57〜59 100-A5, 101-A7, 102-A6, 104-A5, 106-P6

- 胎児の形態的特徴を妊娠週数別に表で示す。
- 先天異常は出生前に発生原因がある形態的・機能的異常の総称である。形態的異常には先天奇形があり，機能的異常には先天性代謝異常症や先天性神経・筋疾患，先天性内分泌疾患などがある。
- 胎児病は胎芽期を過ぎて出生までの間に生じる異常のことだが，これには，母体の梅毒トレポネーマが血行性に胎児に感染するために発症する先天梅毒や，妊娠中に母親がアルコールを飲用したことにより起こる胎児性アルコール症候群などがある。

妊娠週数別にみた胎児の特徴

胎芽期間								胎児期間			
2週	3週	4週	5週	6週	7週	8週	9週	10週	17週	31週	38週
		4mm	8mm	13mm	18mm	3cm	5cm	8cm	20cm	40cm	50cm

妊娠週数	発達の状態
5	**経腟エコーで胎児心拍動が確認できる**
10	胎児の身長 8 cm，体重 15 g（妊娠 10 週〈胎生 8 週〉から胎児と呼ばれる）/ヒトとしての外形を呈する/外陰部の分化が始まり両性の区別が可能になる/
15	胎児の身長 15 cm，体重 100 g/皮膚は赤みを帯び，うぶ毛が生える/男女の区別がはっきりしてくる/妊娠 15 週末〜16 週で胎盤が完成する
27	胎児の身長 35 cm，体重 1,000 g/しわが多く老人様顔貌を呈する/この時期での娩出は NICU の重点的管理下でほとんどが生育可能
35	胎児の身長 45 cm，体重 2,000 g/皮膚の赤みが薄くなり皮下脂肪の増加で老人様顔貌がなくなる/爪が指頭に達する
38	胎児の身長 50 cm，体重 3,000 g/頭部は全身の 1/4 を占める/頭髪 3 cm，爪は指頭を越え成熟児となる

• フェニルケトン尿症やメープルシロップ尿症などは，新生児マス・スクリーニング検査の対象疾患である。

新生児・乳児期

★発達の原則 予想問題 62，64～67 98-A4，102-P6，103-A6，106-A6，107-A6，109-P7，110-A6，112-P7，113-P6

• 新生児期：出生後 4 週まで，乳児期：出生後 1 年まで
• 生理的体重減少：出生後 3～4 日目ころ，体重が出生時の 5～10％減少
• 体重：出生後 3 か月で 2 倍，出生後 1 年で 3 倍。乳児期の 1 年間で最も身長・体重が増える。
• 新生児の原始反射：原始反射は在胎中の中枢の成熟を示すもので，出生後，抑制機構の完成によって消失していく。

主な原始反射の発現時期と消失時期

反　射	発現時期	消失時期
手掌把握	出生時	3～4 か月
モロー	出生時	4 か月
緊張性頸	出生時	5～6 か月
足底把握	出生時	9～10 か月
バビンスキー	出生時	2 歳
吸啜	出生時	6～7 か月
パラシュート	7～9 か月	永　続

・手掌（しゅしょう）把握反射：児の手に検者の指を入れて手掌を押すと，その指を握りしめる。
・モロー反射：児を仰向けにして頭を急に後方に落とすと，反射的に上肢を伸展・外転させ，次いで上肢を抱え込むように屈曲させる。
・緊張性頸反射：頭を横向きにすると，同側の上下肢が伸展，反対側の上下肢が屈曲
・足底把握反射：足底を刺激すると指が屈曲
・バビンスキー反射：足底の外側縁を踵から上に向かってこすり上げると母趾が背屈し，母趾以外の四趾が広がる。小児では 2 歳ころまでは正常でもみられる。
・吸啜（きゅうてつ）反射：上唇から口角に向けて指などでこすると，口をとがらせて乳を吸おうとする。
・パラシュート反射：抱き上げた児を手の中で落下させると，児は防御的に両上肢・指を伸展

• 出生時は頭囲が大きいが，1 歳を過ぎると胸囲のほうが大きくなる。
• 体脂肪率：1 歳ころに最も高くなり約 30％に達する。その後，筋肉の発達とともに 7，8 歳ころまで低くなっていく。それから思春期が始まるまで，再びゆっくり上昇する。

- 体液量：新生児は体重の約75%を占める。乳児は約70%，1歳になると成人と同じ約60%。乳児期までは特に細胞外液量の割合が多いため，脱水を起こしやすい。
- 発達過程には一定の方向性がある。頸がすわる→おすわり→つかまり立ち→自立歩行のように，頭から足（上から下）の方向へ発達が進む。その他，中心部から末梢部に向かう発達もある。たとえば，上肢の運動は肩と肘の運動→手首・手掌の運動→指先の運動へと進んでいく。
- スキャモンの臓器別発育曲線：小児の身体の発育は各器官によって異なる（これが「子どもは大人のミニチュアではない」という理由）。スキャモン（Scammon, R. E.）は各臓器の重量を計測し，それらを4つのグループに分けて年齢別発育状態を示した。

20歳（成熟時）の発育量を100%とし，各年齢の割合を示している。
①一般型：身長，体重，体表面積，外形計測値（頭径を除く），呼吸器，消化器，腎，心大動脈，脾，筋，骨，血液量
②神経系型：脳*，脊髄，視覚器，頭径
③生殖器系型：精巣（睾丸），卵巣，精巣上体（副睾丸），子宮，前立腺など
④リンパ系型：胸腺，リンパ組織
＊脳は3歳で新生児の3倍，5歳で成人の90%の重量になる。

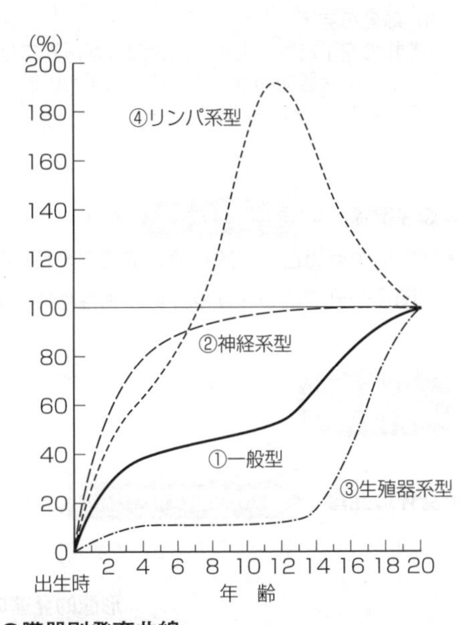

スキャモンの臓器別発育曲線

- 身長・体重：新生児期・乳児期と思春期に目立って成長する。
- 神経系：乳幼児期に著明に成長し，10歳を過ぎるとそのスピードを弱めながら100%に近くなる。
- 生殖器系：思春期から急速に成長する。
- リンパ系：10～12歳ころに20歳時の2倍になる。

★**身体の発育** 106-P21, 110-P7

- 乳歯は2歳半～3歳ころに20歯が生えそろう（永久歯は28歯）。

★**栄　養** 予想問題 68～70 105-P25, 112-A25

離乳の基準

(1) 離乳の定義
離乳とは，母乳または育児用ミルク等の乳汁栄養から幼児食に移行する過程をいう。

(2) 離乳の開始
離乳の開始とは，首がすっかりすわり，支えると座れ，食物を見せると口を開けるなどが目安となり，はじめてドロドロした食物を与えたときをいう。時期はおよそ生後5～6か月，体重7kgになったころが適当

(3) 離乳の完了
離乳の完了とは，栄養素の大部分が母乳または育児用ミルク以外の食物からとれるようになった状態をいう。その時期は通常生後12か月で，遅くとも18か月ころまでに完了する。

★**親子関係** 予想問題 69 102-P8

- 授乳による母と子の触れ合いや見つめ合いなどが，母子間の愛着形成，安定した母子関係の確立につながり，母子相互作用を高めることになる。

幼児期

★**身体の発育** 予想問題 71，72 99-P6, 102-A7, 102-P7, 106-P21, 112-P6

形態的発達の推移

	新生児	1歳	3歳	4歳
体重	約3kg	約9kg（約3倍）	約13kg	約15kg（約5倍）
身長	約50cm	約75cm（約1.5倍）	約95cm	約100cm（約2倍）
歯		約6か月で下顎乳中切歯から萌出	乳歯20本萌出（2歳半～3歳）	
頭蓋		大泉門閉鎖（1歳6か月までに）		

（1歳で体重3倍，身長1.5倍。1歳までは一生のうちで最も体重が増える。）

1 日の体重増加

月齢	0〜3 か月	3〜6 か月	6〜9 か月	9〜12 か月
体重増加	30〜25 g	25〜20 g	20〜15 g	15〜10 g

形態的発達の評価

①カウプ指数：乳幼児期に用いる（正常範囲は 15〜18）	[体重（g）/身長（cm）^{2}] ×10
②ローレル指数：学童期以降に用いる（正常範囲は 110〜160）	[体重（g）/身長（cm）^{3}] ×10,000

③成長曲線：乳幼児身体発育値はパーセンタイルで示されている。パーセンタイル値は全体を 100 として分けたもので，10 パーセンタイルから 90 パーセンタイルは正常と考え，10 パーセンタイル未満と 90 パーセンタイルを超える者は「発育の偏り」として，『要経過観察者』とする。そして，3 パーセンタイル未満と 97 パーセンタイルを超える者は精密検査が必要とされる。ただし，「3〜97 パーセンタイルの間に入っていても成長が停滞した場合，精密検査を必要とする」という問題が過去の国試（第 90 回）に出題された。

バイタルサインの推移（平均値）

	乳児期	幼児期	学童期
呼吸	30〜40 回/分	20〜30 回/分	18〜22 回/分
脈拍	110〜130 回/分	90〜110 回/分	80〜90 回/分
血圧	80〜90/60 mmHg マンシェットの幅 3 か月未満：3 cm 3 か月以上：5 cm	90〜100/60〜65 mmHg マンシェットの幅 3 歳未満：5 cm 3〜5 歳：7 cm	100〜110/60〜70 mmHg マンシェットの幅 6〜9 歳未満：9 cm 9〜12 歳：12 cm
体温	37.0〜37.5℃	36.8〜37.3℃	36.5〜37.0℃

（測定の順序：呼吸→脈拍・心拍→体温→血圧）

★運動能力の発達，言語の発達，社会性の発達

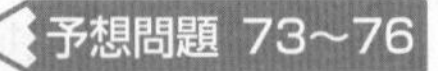

99-A8, 99-P7, 100-P7, 104-P6, 108-P7, 112-A7

乳幼児の精神運動発達

月・年齢	運動発達	言語発達	社会性の発達
2か月			顔をじっと見つめる
3〜4か月	首がすわる	喃語が始まる	あやすと声を出して笑う
5〜6か月	寝返り		
7〜8か月	おすわり		人見知りする
8〜9か月	這い這い	意味のない言葉(「マンマ」など)をいう	
10か月	つかまり立ち		バイバイする
1歳	ひとり立ち 親指と人差し指で物をつかむ	意味のある言葉(「パパ，ママ」など)を話す	
1歳〜 1歳6か月	ひとり歩き		
1歳6か月	上手に歩く コップを持って水を飲む		
2歳	スプーンを使う その場跳びをする 走る ボールをける	2語文(「ブーブーはやい」など)を話す	
2歳6か月			トイレで排尿ができる
3歳	片足立ちをする 丸を描く	自分の姓名を言う 3語文〜会話ができる	トイレで排便ができる
3歳6か月	けんけんをする	色の名前を言う	
4歳6か月			排便後に紙でおしりを拭く

情緒の発達は快・不快から分化・統合され，2歳には基本的情緒が分化され，5歳には成人と同様になる。

〈乳幼児の運動発達〉

覚え方

しっかりと首がすわる（3〜4か月で首がすわる）
4

覚え方

2歳で2語文，3歳で3語文と名前（な・ま・え〈3文字〉）が言える。
年齢と同じ数と覚えよう！

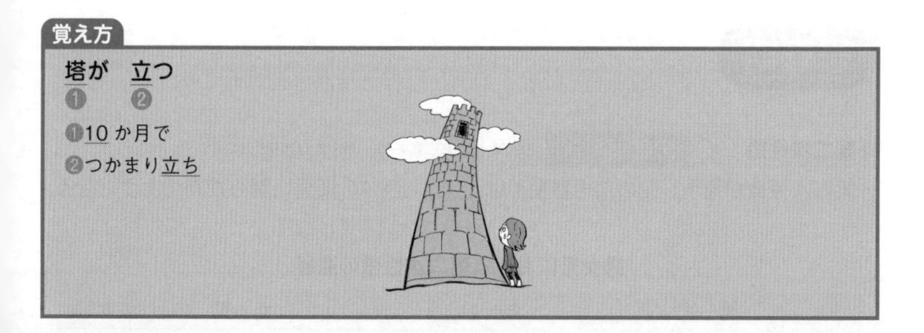
覚え方
塔が　立つ
❶　❷
❶10か月で
❷つかまり立ち

学童期

★運動能力の発達，体力の特徴　110-A7

- 学童期は運動能力の発育が顕著で，特に，走力，ジャンプ力，投てき力などが急激に発達する。
- 形態的特徴をみると，9歳ころまでは男子が，身長，体重，胸囲，座高の発育が早いが，10歳以降は女子が男子を上回り，13～14歳，つまり中学生になると再び男子が女子を上回る。第二次性徴は女子のほうが男子より1～2年早く現れる。

★社会性の発達　予想問題 80　112-P8, 113-A7

- ギャングエイジは，親や教師から離れ，同世代の仲間と徒党集団を組み行動する時期のことである。これにより仲間意識に目覚め，仲間との約束が親よりも優先されるようになる。
- 学童期において友だちとの集団遊びの機会を確保することは，社会性の発達へとつながる。

★学習に基づく行動

- 学童期の学習においては，特に8～10歳ころに暗記能力が伸びる時期であり，最後に論理的記憶力が発達する。

★アスペルガー症候群

- 対人関係の障害と興味・関心の偏りが特徴で，一般に学童期以降に診断される。
- 知的能力の発達は保たれ，言語の発達に遅れはない。

思春期

★第二次性徴　予想問題 81　99-P8, 103-P5, 106-A7, 109-A5, 110-P8, 113-P7

- 第二次性徴が発現し始めた思春期では，自己の身体の変化に関心が向くようになる。

男女児における第二次性徴の進展

男　児	年　齢	女　児
精巣（睾丸）・陰茎発育の開始	10～11 歳	乳房発育の開始，骨盤発育の開始
前立腺発育の開始	11～12 歳	恥毛の発生，身長増加の促進，母趾種子骨の出現，乳頭・乳頭輪の突出，内・外性器の発育，腟粘膜の成熟
恥毛の発生，身長増加の促進，母趾種子骨の出現	12～13 歳	乳房の成熟，乳頭の着色，腋毛の発生，初経（はじめは排卵を伴わない出血）
声変わり，腋毛の発生，鼻の下に柔らかいひげが発生する	14～15 歳	周期性，排卵性月経，妊娠能力の出現

★アイデンティティの確立　103-P24, 104-A6

- ヒトは幼児期に最初の自我の成長を経験する。いわゆる第一反抗期である。思春期になると第二の自我である精神的自我が形成され，第二反抗期といわれる。

★親からの自立　107-A7, 108-A9

- 思春期は家庭以外での人間関係が深まる時期でもあるため，親に対して反抗・反発するようになる。親と敵対することなく，健全な親子関係を保ちつつ，一人の人間として成長していくことが望まれる。

★異性への関心

- 自分の性を意識し，生まれもった性に見合った言動を行うことを性同一性という。思春期は，性同一性が確立する時期であり，これによって異性への関心や興味をもつようになる。

成人期

★臓器の発達 予想問題 82

- 健康成人では肝臓が最も重い内臓で，男性で 1,500 g，女性で 1,350 g 程度となる。

★生殖機能の成熟と衰退 予想問題 83，84 103-A7，105-A7，107-P7，111-A9，113-A8

- 生殖器系機能の年齢に伴う漸進的な不全は女性に著しく，更年期といい，最終的に閉経に至る。
- 更年期障害：30％近い女性はエストロゲンの減少により，身体的・精神的変化を訴える。エストロゲン投与によって治療する。男性はテストステロンの減少で起こる。
- 閉経：45～55 歳の間に月経周期が不規則になり，月経量が少なくなって発現してくる。
- 閉経後のエストロゲンの分泌部位は副腎皮質である。

★基礎代謝の変化 101-P7，102-A9，106-P8，111-P8

- 基礎代謝とは，呼吸，体温，心拍など，人間が生命を維持するのに必要とする最低限度のエネルギー量のことである。成人男性で 1 日約 1,400～1,500 kcal，成人女性で約 1,100～1,200 kcal が一般的な数値
- 成人期になると，加齢に伴う基礎代謝量の低下など 1 日のエネルギー消費量が減少し，その結果肥満などのメタボリックシンドロームが問題になってくる。

老年期

★心理社会的変化 予想問題 85

- 心理面では，抑うつ傾向，自分が病気だと思い込む心気傾向がみられる。また，社会的に孤立しやすくなり，人間関係から築かれた信用，地位などを喪失して自尊心も傷つきやすくなる。

★身体的機能の変化 予想問題 86～88 98-P5，101-A8，103-A23，105-P7，106-A8，107-A8，109-P8，113-P8

- 高齢者は筋力が低下し，反射が遅くなるため動作が緩慢になる。また，精神運動機能が衰えるので反応時間が遅延する。
- 視覚，聴覚，味覚，皮膚感覚の感覚器系の衰えがみられる。視覚では視野狭窄と老視が，聴覚では高音域の障害が，味覚では塩味の障害が顕著。皮膚感覚では触覚・振動覚が減退する。聴覚の低下に老人性難聴があるが，これは加齢に伴う生理的難聴であり，内耳から中枢が障害される感音性難聴が特徴

• コルチゾールなど生命の維持に重要なホルモンの分泌は，加齢によって変わらない。

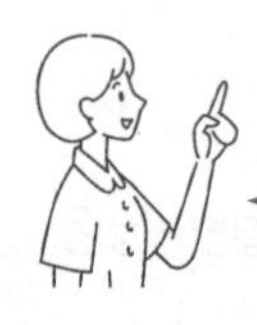

お年寄りには体温計の音が聞こえにくい

高齢者は高音域がとくに聞き取りづらいため，体温計の「ピッピッ」という音が聞こえにくいです。

【フレイル】

フレイルとは，「加齢によって心身が老い衰えた（脆弱化した）状態でありながらも，適切な介入によって生活機能の維持・向上を図ることができる段階」のことであり，自立と要介護状態の中間に位置する状態を指す。フレイルには，身体的フレイル，精神・心理的フレイル，社会的フレイルがあり，それぞれが相互に影響し合っている。

〈身体的フレイルの指標〉

以下の３つ以上に該当する場合を身体的フレイルとしている。

①体重減少

②筋力（握力）低下

③疲労感

④歩行速度の低下

⑤身体活動の低下

★認知能力の変化 104-A7

• 最近の事柄を記憶する（短期記憶）のが苦手である一方，昔の記憶や日常の慣例的なこと，長い間身についた習慣はいつまでも保持される。

覚え方

お年寄りが昔の話が好きなのは，長期記憶が保たれているから。

高齢者に注意すべき副作用

薬　物	副作用	徴候の観察
抗コリン薬	眼圧の上昇	頭痛・眼痛・散瞳
	尿閉の出現	排尿障害
	腸管蠕動低下	便秘
ジギタリス	消化器症状	食欲不振，悪心，嘔吐
	徐脈などの不整脈	バイタルサインのチェック 心電図，血中カリウム
L-ドーパ（抗パーキンソン病薬）	幻覚，妄想	言動，精神神経症状
抗精神病薬（クロルプロマジン，ハロペリドール）	錐体外路症状，抑うつ	パーキンソン病様症状の有無
非ステロイド性消炎鎮痛薬（NSAIDs）	消化性潰瘍，出血傾向，腎障害	食欲不振，栄養不足，貧血

★エリクソンとハヴィガーストの発達課題 108-P8, 109-P6, 110-A8, 112-A8

- エリク・H・エリクソンとロバート・J・ハヴィガーストは，生涯の各段階における発達課題を提言した。
- エリクソンは，人間の生涯をライフサイクルととらえ，8つの段階に分け，小児期に獲得すべき心理社会的発達課題として「自律性」と「同一性」をあげている。「自律性」は幼児初期に獲得すべき課題であり，自ら自主的に動こうとする行動を示している。また，青年期の子どもは，急激な身体変化の表れに応じて，自分が「何者であるのか」ということが最大の関心事となる。現在の自分が過去にしっかり根ざしていることに確信をもつことで，「同一性」を獲得することができる。

エリクソンの発達課題

第Ⅰ期	（乳児期）	…	基本的信頼	対	不信感
第Ⅱ期	（幼児初期）	…	自律性	対	恥・疑惑
第Ⅲ期	（幼児期）	…	主導性	対	罪悪感
第Ⅳ期	（学童期）	…	勤勉性	対	劣等感
第Ⅴ期	（青年期）	…	同一性	対	同一性拡散
第Ⅵ期	（成人期）	…	親密性	対	孤　立
第Ⅶ期	（壮年期）	…	生殖性	対	自己停滞
第Ⅷ期	（老年期）	…	統合性	対	絶　望

- ハヴィガーストは，ライフサイクルを乳幼児期，児童期，青年期，壮年期，中年期，老年期に分けて乗り越えるべき発達課題を示した。主なものを挙げる。
  ①乳幼児期：歩く，食べる，話す，排泄することの学習／両親，兄弟・姉妹との人間関係の学習／善悪の区別と良心の学習
  ②児童期：遊びを通した身体技能の学習／仲間との付き合い，性役割の学習／親と自分との区別／良心・道徳性の発達
  ③青年期：男女の社会的役割の学習／経済的に独立することへの自信の獲得／職業の選択と準備／結婚と家庭生活の準備
  ④壮年期：適切な社会集団の発見と認識／配偶者選択，家庭生活の学習と管理／子どもの誕生と養育
  ⑤中年期：経済力の確保と維持／子どもの成長援助／老親の世話への適応
  ⑥老年期：退職と収入の減少への適応／健康衰退への適応／死への準備と受容

8．看護の対象としての患者と家族

家族の機能

★家族構成員 112-P9

- 家族とは，一般的に血縁と婚姻を基礎として日常生活をともにしている形態のことを指す。その家族を構成している人々を家族構成員という。フリードマンらによると，家族とは２人かそれ以上の人々と定義づけられる。

★家族関係

- 親子，夫婦，兄弟，姉妹などの家族構成員間の人間関係のこと。

★疾病が患者・家族に与える心理・社会的影響 107-P8

- 死期が迫った患者の家族に対しては，予期悲嘆・死別後の悲嘆へのケア，死の受容への援助などが重要となる。

家族形態の変化

★家族の多様性と構成員の変化 100-P8，101-A9，102-P9，103-P6，104-P8，105-A8，111-A10，113-A9

- 加速度的な少子高齢化社会は家族形態の急速な変容をもたらしている。令和３年の国民生活基礎調査をみても，核家族世帯が約６割を占めている（59.1%）。世帯構造別にみると，単独世帯（29.5%）が最も多く，次いで夫婦と未婚の子のみの世帯（27.5%）となっている。

```
全世帯（100%）
├単独：29.5%
├核家族：59.1%
│ ├夫婦のみ：24.5%
│ ├夫婦と未婚の子のみ：27.5%
│ └ひとり親と未婚の子のみ：7.1%
├三世代：4.9%
└その他：6.5%
```

9．主な看護活動の場と看護の機能

看護活動の場と機能・役割

★病　院（令和３年）　予想問題 91　102-A10, 106-A9, 106-P10, 107-A9, 110-P9

- 20 床以上のベッド数をもつ医療施設。全国に 8,205 か所あり，減少傾向にある。開設者は医師でなくてもよいが，管理者（通常は院長）は医師でなくてはならない。

★診療所（令和３年）　予想問題 92　99-P9, 105-P8, 109-P10, 113-A10

- ベッド数０床あるいは１～19 床のベッド数をもつ医療施設。ベッドをもっていないものを無床診療所，もっているものを有床診療所という。歯科診療所を除く一般診療所は 10 万 4,292 か所あり，無床診療所は増加傾向，有床診療所は減少傾向にある。病院同様，開設者は医師でなくてもよいが，管理者は医師であることが条件。

★助産所

- 助産師が業務を行う医療施設で，その業務内容は，助産のほかに妊婦，褥婦，新生児に対する保健指導がある。全国に約 2,500 か所あるが，その数は減少傾向にある。開設者は助産師でなくてもよいが，管理者は助産師に限定されている。助産所は医療法に基づき設置され，正常分娩のみを扱う。

★訪問看護ステーション　予想問題 93～95　101-A24, 104-P9, 107-P9, 111-P10, 112-A9

- 看護職による独立した訪問看護事業所で，最低常勤換算 2.5 人の看護職員がいれば開設でき，管理責任者は原則として常勤の保健師か看護師である。
- 活動内容は，主治医の指示書をもとに保健師・看護師・准看護師・助産師*・理学療法士・作業療法士・言語聴覚士が訪問し（１回 30 分から１時間程度），病状の観察，清拭，主治医の医療処置の補助，リハビリテーションなどを行う。具体的なサービスの内容を以下に示す。

　＊：助産師は健康保険法上の訪問看護ステーションのみ

訪問看護ステーションのサービスの内容

●病状観察　●日常生活の介助　●体位変換　●リハビリテーション　●創傷・褥瘡の処置　●カテーテルなどの管理　●ターミナルケア　●療養上の相談・指導　●家族への療養上の相談・指導　●医療依存度の高い人の管理（中心静脈栄養，在宅酸素療法，人工呼吸器など）

覚え方

往診：呼ばれて行くだけ
訪問診療：計画的・定期的に行くこと

★介護保険施設 予想問題 97〜101 100-A7, 104-A8, 106-P9, 108-P10, 109-A8

- 介護保険の被保険者である利用者が介護保険でサービス提供を受けることができる施設。介護老人福祉施設，介護老人保健施設，介護医療院がある。介護療養型医療施設は令和6年度末で完全廃止。

覚え方

介護老人福祉施設，介護医療院⇒介護が主
介護療養型医療施設⇒病院（医療）の形態，介護医療院へ移行
介護老人保健施設⇒介護＋ちょっと医療（リハビリ），前二者の中間

- 介護老人保健施設は，病状は安定して入院の必要はないが，リハビリを主に，在宅ケアをめざすため短期の入所になる。寝たきりの高齢者や認知症高齢者は介護老人福祉施設の対象となる。これらの施設に入所できるのは，いずれも要介護認定を受けた要介護者ということになる。

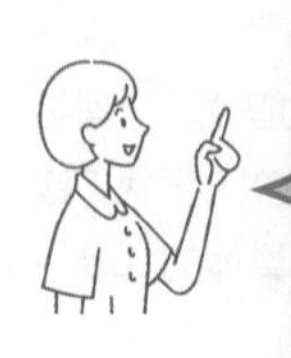

介護老人福祉施設と介護老人保健施設

「保健」施設では，リハビリなどをして在宅移行を目指すため，「福祉」施設より入所期間が短くなります。「福祉」施設は，認知症などで終身や長期入所の方が多いです。

	介護老人福祉施設（特別養護老人ホーム）	介護老人保健施設
利用対象者	65歳以上，要介護3〜5の認定を受けた方（常に介護が必要な状態）	65歳以上，要介護1〜5の認定を受けた方。病院での入院治療を終えた高齢者の方が，リハビリによって家庭復帰することを目的とする。
サービス内容	日常生活の身体介護	身体介護，リハビリ（医療ケア）
入居期間	終身利用可能	6ヵ月以内

介護保険施設の特徴（介護 4 施設）

	介護老人福祉施設（特別養護老人ホーム）	介護老人保健施設（老健）	介護療養型医療施設（療養病床）	介護医療院
保険給付	介護保険		介護保険＋医療保険	介護保険
対象者	身体・精神上の著しい障害があり在宅にて介護が受けられない要介護者	高度な医学的治療は必要としないが，リハビリや看護・介護が必要な要介護者	長期療養患者で常時医学的管理が必要な要介護者。	平成 30 年に設けられた，療養病床の代わりの施設
特　徴	「福祉型」の施設のため常に医師の治療を必要とする時は入所できない	一定期間のリハビリ施設。在宅復帰を目標。「医療つき老人ホーム」のようなところ	医学的管理のある生活施設。令和 6 年度末で完全廃止	医学的管理のある生活施設

★**地域包括支援センター**　予想問題 102，103　103-P7，107-A4，108-A11

- 平成 17（2005）年，介護保険法の改正に伴って制定された機関。地域住民の心身の健康保持や生活の安定，保健，医療，福祉の向上，虐待の予防など地域の総合的なマネジメントを担う。設置主体は市町村または市町村から委託を受けた法人。

〈地域包括支援事業〉

- 介護予防事業のケアマネジメント
- 高齢者や家族に対する総合的な相談・支援
- 虐待の防止・早期発見などの権利擁護事業
- ケアマネジャーへの支援

〈配置職種〉

- 保健師，社会福祉士，主任ケアマネジャーの 3 職種が配置されている。

★**市町村保健センター**　予想問題 104　100-P9，103-A8，112-P10

- 行政機関ではなく市町村により設置される。令和 5 年 4 月現在，2,419 か所あり，増加傾向である。
- 地域保健法に基づいて設置される。
- 新生児や 40 歳～64 歳までで保健指導が必要と認められる者に訪問指導を行う。

★**保健所**　予想問題 106，107　105-A9，110-A10

- 都道府県，地方自治法の指定都市，中核市その他の政令で定める市または特別区が設置する。令和 5 年 4 月現在，468 か所あり，減少傾向である。
- 市町村保健センター以上に広域で専門性の高い内容（人口動態統計や食品衛生など）を担当する。

★学　校

・健康診断は，学校保健安全法に基づいて実施される。

★企　業

・全労働者を対象にした心身両面にわたる総合的な健康づくりのことを「トータル・ヘルスプロモーション〈THP〉」といい，労働安全衛生法に規定されている。

★訪問看護　予想問題 108

・訪問看護を推進するために，医療施設から居宅へ，居宅から医療施設へといった，その時々のニーズに応じて必要な看護が切れ目なく提供されることが重要となる。これを継続看護という。訪問看護は医師の書いた訪問看護指示書に基づいて行われる。

★看護チーム　101-P9, 104-A9

・看護チームは看護方式によっていくつかのタイプに分かれる。

看護方式

種　類	特　徴	利　点	欠　点
個別看護	1人の看護師が特定の数人の患者を受け持ち，その患者に関する看護業務を全て行う。	患者看護師関係が密。ニーズを把握しやすい。一貫した看護。	優れた看護師が多数必要。
プライマリ・ナーシング	患者の入院期間中継続して受け持ち，全看護過程に責任をもつ。個別看護の1つである。	責任の所在明確。個別的で患者中心の看護が可能。	看護師の能力充実が必要。
機能別看護	業務によって担当看護師を決める分業方式。1人の患者に複数の看護師が接触する。	効率的。	責任の所在が不明確。
モジュール型継続受け持ち方式	看護師がいくつか単位（モジュール）を作り，その中で患者を，入院中継続して受け持ち責任をもつ。受け持ち不在時は同モジュール内の他看護師があたる。	プライマリ・ナーシングの利点の責任性と継続性，チーム・ナーシングの利点の効率性を併せもつ。	

★チーム医療を支えるメンバー　予想問題 110～112　104-P10, 105-A10, 105-P9, 110-P10

・保健医療福祉に携わる多職種の人々は，地域住民の健康を保持し，心身の障害を抱えている人たちをチームでケアするという役割を担っている。

保健医療福祉関係者

厚生労働大臣が免許を交付
・医師（傷病の診察・治療）
・歯科医師（歯・口腔疾患の診察・治療）
・看護師（療養上の世話，診療の補助）
・保健師（地域住民・療養者への保健指導）
・助産師（助産と妊婦・褥婦・新生児の保健指導）
・薬剤師（薬の製剤・調剤・服薬の指導）
・介護福祉士（入浴・排泄・食事などの介護と介護指導）
・社会福祉士（福祉に関する相談と助言・指導・援助）
・診療放射線技師（エックス線・ラジオアイソトープなどの放射線検査および放射線治療）
・臨床検査技師（血液検査・尿検査・心電図・脳波などの臨床検査の施行）
・衛生検査技師（血液検査・病理検査などの施行。臨床検査技師は厚生労働省令で定める生理学的検査が行えるが衛生検査技師は行えない）
・救急救命士（救急車内での心肺蘇生などの救急救命処置）
・理学療法士（身体障害に対し各種の運動療法やマッサージなどの物理療法を実施）
・作業療法士（作業訓練を通して障害者の自立を促進）
・視能訓練士（視機能回復のための検査と矯正訓練）
・言語聴覚士（言語によるコミュニケーション障害，摂食・嚥下障害への訓練・指導）
・管理栄養士（傷病者への栄養指導，高度専門知識・技術を用いた栄養指導）
・臨床工学技士（人工呼吸器・人工心肺装置などの生命維持装置の操作と保守点検）
・義肢装具士（義手・義足などの製作と身体への適合）
・歯科衛生士（歯石除去，歯磨きなどの歯科保健指導）
・歯科技工士（義歯・さし歯・歯並び矯正具の製作・修理）
・精神保健福祉士（精神障害者の社会復帰に関する相談・指導，日常生活適応への訓練）
都道府県知事が免許を交付
・准看護師（医師・歯科医師・看護師の指示による療養上の世話，診療の補助）
・栄養士（病院・学校・事業所などでの給食管理，市町村などでの栄養相談・指導）
・介護支援専門員（ケアマネジャー。ケアプランの作成とサービス提供機関との連絡調整）
・訪問介護員（ホームヘルパー。居宅訪問による家事援助，生活に関する助言）

10. 人体の構造と機能

人体の基本的な構造と正常な機能

★内部環境の恒常性 102-A13, 108-A3

- 体液の水分量・浸透圧，酸と塩基のバランス，血中グルコース濃度，血圧，体温などを安定した状態に保つこと。ヒトの体にはホメオスタシスが乱されてもそれを修正して内部環境の恒常性を保つしくみが備わっている。これには，主に神経系と内分泌系の作用が関与している。
- セリエが提唱した理論：ハンス・セリエは，ハンガリー系カナダ人の生理学者。セリエ理論ではストレスに曝された生体はホメオスタシスを維持するため，この有害性に適応しようとして，脳の視床下部や副腎皮質などのホルモン分泌や自律神経系の神経伝達活動により生じる反応が起こるとする。この反応は外部環境からの刺激によって起こり，ストレスは寒冷，放射線（物理的），薬物（化学的），炎症や感染（生物的），怒り，緊張，不安（心理的）に分類される。

★神経系 予想問題 113～123 102-P13, 106-A14, 106-P11, 107-A10, 107-A13, 108-P11, 109-P12, 110-A11, 111-P13, 112-A10, 112-P11, 113-A12

1．神経細胞と情報伝達

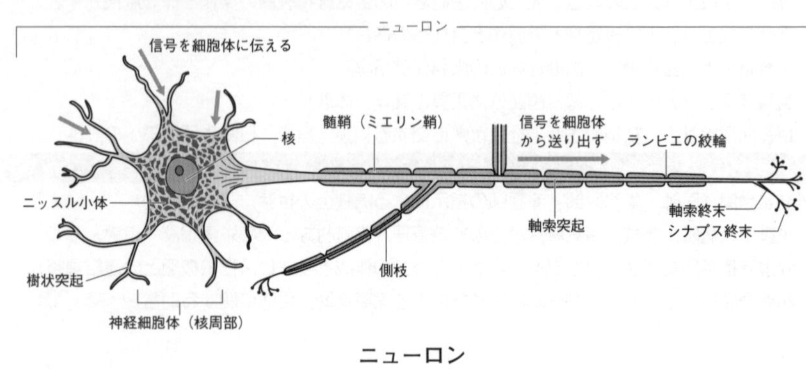

ニューロン

- 神経細胞はニューロンとも呼ばれ，感覚情報や運動の指令を伝える役割をもっている。ニューロンが別のニューロンと連絡している部分をシナプスという。情報伝達は電気的信号が神経線維を一方向に伝わることによって行われ，このとき神経伝達物質（アセチルコリン，ドパミン，アドレナリン）が放出される。

- 神経線維は髄鞘に包まれる有髄線維と包まれない無髄線維がある。髄鞘には一定の間隔でランビエの絞輪という「くびれ」が存在する。信号はこの「くびれ」ごとに，まるで跳躍するように伝わっていくため，有髄線維は髄鞘のない無髄線維よりも速く伝導する。

2．中枢神経と末梢神経
- 中枢神経：脳と脊髄からなる。
- 末梢神経：出入りする中枢神経によって脳神経と脊髄神経に分けられる。
- 体性神経と自律神経：末梢神経は分布先によっても分けることができる。皮膚や骨格筋に分布し，意識下の運動と感覚に関与する体性神経と，内臓に分布し，無意識のうちに体の環境を維持する自律神経（交感神経と副交感神経）である。
- 脳の働きはその部位によってさまざまに分担されている。

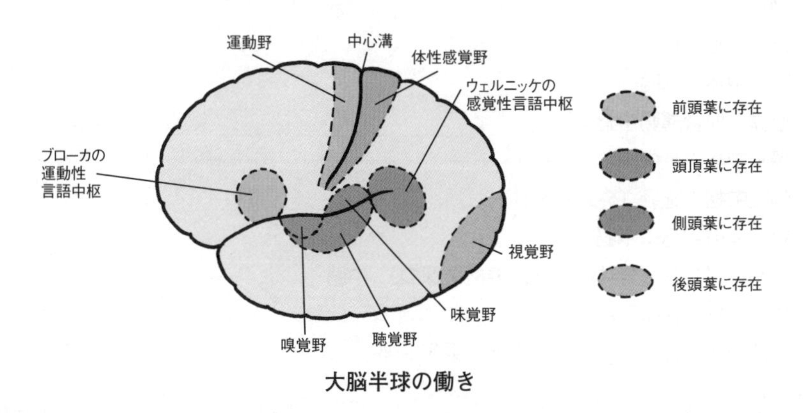

大脳半球の働き

覚え方

ブローカのＢはウェルニッケのＷよりアルファベットで前にあるので，ブローカ失語は前頭葉の障害

3．脳の機能分担

①大脳皮質：運動・感覚の情報を処理するところ

②大脳基底核：運動の調節。大脳基底核は尾状核やレンズ核（被殻，淡蒼球）等の総称

③脳幹：人の生命活動を直接司る中枢があるのが脳幹である。脳幹には，中脳，橋（きょう），延髄がある。脳幹に間脳（視床，視床下部）を含める場合もある。脊髄は脳幹に含まれない。

- 中脳：姿勢反射，対光反射
- 橋：脳神経を出す（三叉神経，外転神経，顔面神経，内耳神経）
- 延髄：生命維持に重要な中枢（呼吸・心臓・血管運動・咀嚼・唾液分泌）

④間脳：

- 視床：体性感覚情報の脊髄から大脳へ至る中継点
- 視床下部：自律神経の統合中枢（体温，睡眠，覚醒，食欲，性欲，水代謝の中枢）

⑤小脳：身体の平衡保持・姿勢反射の調整・随意運動の調節・運動の学習機能

- 生命維持機能の中枢がどこに存在しているかは以下のとおり。

〈中枢〉

排尿中枢：橋
呼吸中枢：延髄
心臓・血管運動中枢：延髄
嚥下中枢：延髄
嘔吐中枢：延髄（外側網様体）
対光反射中枢：中脳
姿勢反射中枢（身体の平衡，姿勢を保つ）：中脳
体温中枢：視床下部
性欲中枢，食欲中枢，睡眠中枢：視床下部

4．脊髄

- 前根：運動性（遠心性）
- 後根：知覚性（求心性）

覚え方

前が出口，後が入口（運動線維は脊髄の前方から出て知覚線維は後方に入る）

5．錐体路

• 骨格筋の随意運動にあずかる下行性伝導路を，延髄の錐体を走行するため錐体路という。

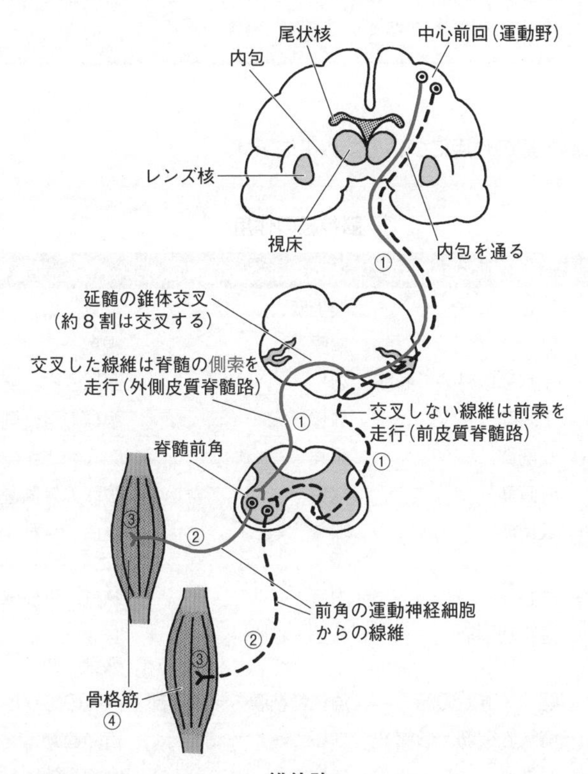

錐体路

運動経路は，次の４つの運動経路（①～④の順）よりなる。

①上位（１次）運動ニューロン：大脳皮質運動野から脳幹の運動性脳神経核に至る経路（皮質延髄路），および大脳皮質運動野から脊髄に至る経路（皮質脊髄路）がある。大脳皮質運動野からの線維は延髄錐体に達し，ここで約８割が反対側に交叉する。交叉した線維は脊髄側索を走行し同側の脊髄前角に終わる。

②下位（２次）運動ニューロン：脊髄前角細胞から前根を経て末梢神経を通り，運動神経終末に至るまでの経路である。

③神経・筋接合部

④骨格筋

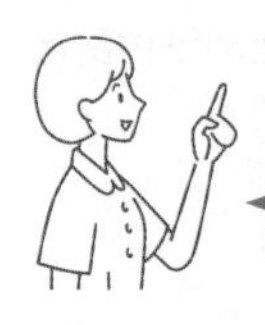

運動ニューロンが交叉している意味

私たちは大脳皮質運動野からの命令で身体を動かしていますが，右脳からは身体の左側に，左脳からは右側へと，脳とは反対側の筋肉に命令が出されています。

6．脳神経

• 末梢神経の脳神経の作用について，以下に示す。

脳神経の作用

	支配する運動器官	支配する感覚器官	主な機能
Ⅰ 嗅神経	なし	嗅上皮	嗅覚
Ⅱ 視神経	なし	網膜	視覚
Ⅲ 動眼神経	上斜筋以外の外眼筋	なし	眼球運動，瞳孔縮小
Ⅳ 滑車神経	上斜筋	なし	眼球の下外側運動
Ⅴ 三叉神経	咬筋群	顔面	顔面の知覚，咀嚼
Ⅵ 外転神経	外直筋	なし	眼球の外側運動
Ⅶ 顔面神経	表情筋	味蕾	表情（顔面の運動），味覚（舌前 2/3），唾液分泌
Ⅷ 内耳神経	なし	内耳	聴覚，平衡感覚
Ⅸ 舌咽神経	茎突咽頭筋	味蕾・粘膜	味覚（舌後 1/3），咽頭の感覚・運動
Ⅹ 迷走神経	咽頭・喉頭の筋	消化管粘膜・気道下部	内臓の感覚と運動
Ⅺ 副神経	胸鎖乳突筋，僧帽筋	なし	首の運動
Ⅻ 舌下神経	舌筋	なし	舌の運動

覚え方

脳神経は「嗅いで視る動く車は３つの外，顔聴く舌は迷う副舌（下）」と覚える。

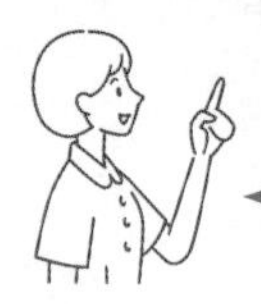

なんで「三叉（さんさ）」っていうの？

三叉神経は眼神経，上顎神経，下顎神経の３つに分かれるので，三叉といいます。

7．体性神経系と自律神経系

• 情報伝達，収集は末梢神経を介してすべての臓器と結ばれている。
• 末梢神経には，皮膚や骨格筋に分布し体の運動や感覚に関する情報のやりとりをする体性神経系と，内臓に分布し反射によって機能し意思の支配を受けずに体の環境を維持する自律神経系の２つがある。
• 自律神経系は内分泌系とともに呼吸，循環，消化，代謝，分泌など種々の臓器（効果器と称される）の機能調節に関与し，両者を併せて神経体液性調節とも総称される。

8．交感神経と副交感神経

• 自律神経では，交感神経と副交感神経の生体臓器への作用が大切となる。

9．末梢神経の神経伝達物質

• 節前線維の末端からは，交感神経，副交感神経ともにアセチルコリンが放出される。交感神経節後線維の末端からはノルアドレナリンが，また副交感神経節後線維の末端からはアセチルコリンが放出される。ただし汗腺は例外的で，神経支配は交感神経であるにもかかわらず，アセチルコリンが放出される。

自律神経系の生体作用

	交感神経	副交感神経
心　拍	促　進	抑　制
末梢血管	収　縮	拡　張
気　道	拡　張	収　縮
瞳　孔	散　瞳	縮　瞳
消化管	運動抑制	運動促進
腺分泌*	抑　制	促　進

*：ここでいう腺分泌は涙腺と唾液腺のことである。汗腺はこれらとは反対に㊫→促進（汗腺は交感神経の単独支配なので副交感神経の作用はない）。

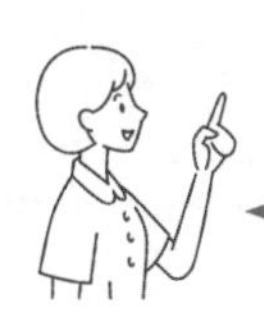

緊張すると喉が渇くのはなぜ？
交感神経の作用により唾液分泌が抑制されるからです。

交感神経作動薬（心血管作動薬）

受容体	α 受容体	β 受容体
機　能	末梢血管収縮（α_1）	心機能亢進（β_1） 気管支拡張（β_2） （平滑筋拡張）
刺激薬		イソプロテレノール（βのみ）
	エフェドリン（α，β），アドレナリン（α，β），ドパミン（α，β，D），ドブタミン（$\alpha<\beta$），ノルアドレナリン（$\alpha>\beta$）	
遮断薬	フェントラミン （レギチーン®）	プロプラノロール

覚え方

プロプラノロールは「プロ」テクト（遮断）の「プロ」がつくと覚える。

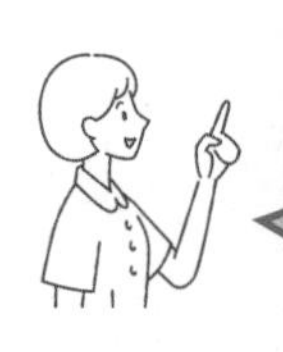

もし射撃やアーチェリーの選手がドーピングするとしたら

オリンピック選手がドーピングでひっかかる薬剤はたいてい交感神経の刺激薬のほうですが，β受容体遮断薬を使った選手がいました。それは脈が遅くなって有利な競技，すなわち「射撃」や「アーチェリー」でした。

覚え方

コリン作動薬——ネオスチグミン，ピロカルピン————副交感神経刺激
抗コリン薬———アトロピン，フェニレフリン（ミドリン®）——副交感神経遮断

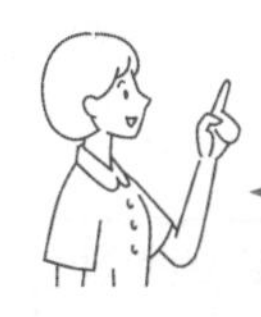

アトロピンとネオスチグミンは反対の作用

アトロピンは抗コリン薬で副交感神経系の遮断作用があるので，消化管に対しては緊張低下・蠕動運動抑制と消化液分泌抑制をきたします。このため胃腸の痙攣性疼痛，胆管・尿管の仙痛などに使います。

ネオスチグミンはコリン作動薬で，コリンエステラーゼの活性を阻害するため，遊離したアセチルコリンを蓄積させて，アセチルコリンの作用を増強します。臨床的には消化管および膀胱平滑筋の運動・緊張低下の改善や，筋弛緩薬の拮抗に使います。

必修ポイント

★運動系 予想問題 124 99-A11, 105-P11, 109-A10, 113-A11

1．骨の構造

- 骨　膜：関節面以外の外面を覆い血管・神経に富む。
- 骨　質：骨をつくっている基質の部分。緻密質と海綿質とからなり，前者は骨の表層を，後者は骨の内部を占める。
  - 緻密質：堅固な層板状を呈している。
  - 海綿質：海綿様の小腔からなる。
- 骨　髄：骨の中心部や海綿質の小腔のなかにある柔らかい組織である。幼児は大部分が赤色髄で造血が盛んであるが，次第に脂肪に富む黄色髄になる。

2．筋組織

- 骨格筋：横紋筋で随意筋
- 平滑筋：自律神経支配による不随意筋（子宮・膀胱・消化管・尿管・卵管などの壁，血管壁）
- 心　筋：横紋筋だが不随意筋

覚え方

骨格筋 —— 横紋筋 —— 随意筋
心　筋 —— 横紋筋 —— 不随意筋

★循環器系 予想問題 129, 130, 132〜136 100-P10, 101-P10, 103-A24, 106-A11, 108-A7, 110-P11, 111-A7, 111-P11, 112-P12, 113-P11

• 腕頭動脈の位置と血液循環のしくみを以下に示す。

覚え方

大動脈弓から直接分かれる動脈は腕頭動脈，左鎖骨下動脈，左総頸動脈で左右対称ではない。

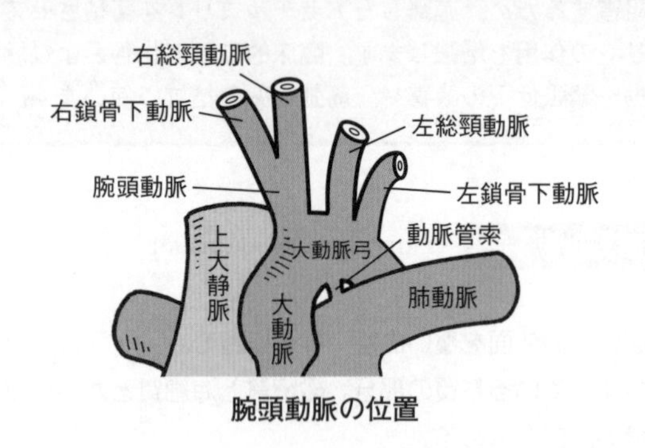

腕頭動脈の位置

覚え方

左心室は全身に血液を送るためにパワーが必要。だから心筋がぶ厚い。

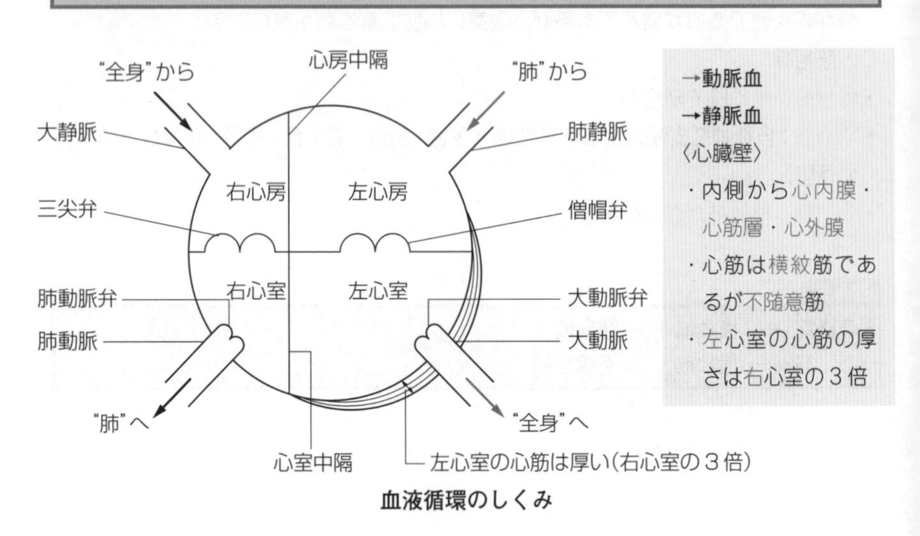

血液循環のしくみ

覚え方

右心不全⇒全身の症状（血液が大静脈にうっ滞するから）
左心不全⇒肺の症状（血液が肺静脈にうっ滞するから）
ただし，肺性心（肺の障害による心不全）では右心不全を起こす。

覚え方

・肺の栄養血管 ―― 気管支動脈　　・心臓の栄養血管 ―― 冠状動脈
・肝の栄養血管 ―― 固有肝動脈

覚え方

Eisenmenger 症候群は肺血管抵抗が上昇し，左右短絡から右左短絡になる。

〈上大静脈の枝〉

- 頭部・頸部の血液：内頸・外頸静脈⇒鎖骨下静脈⇒腕頭静脈⇒上大静脈
- 奇静脈・半奇静脈：胸腹壁の血液を上大静脈へ

〈胸管〉

- 胸管は下半身の大部分のリンパと左上半身のリンパを集めるリンパ管の本管で，左の静脈角付近で静脈に入る。

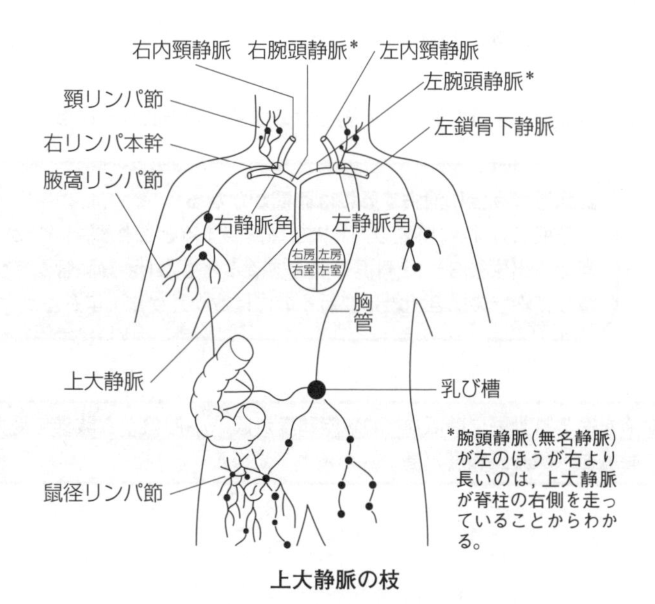

上大静脈の枝

必修ポイント

覚え方

中心静脈穿刺のとき右の内頸静脈や鎖骨下静脈から刺入するのは左にある胸管をさけるからである。

覚え方

ウィルヒョウ転移（左鎖骨上窩へのリンパ行性転移）はがん細胞が胸管から左静脈角に入るため生じる。

〈門脈〉

- 腹腔内消化器官や脾臓からの血液を肝臓に運ぶ静脈。
- 腹腔内消化器官，脾臓，上腸間膜静脈⇒門脈⇒肝臓⇒肝静脈⇒下大静脈

覚え方

栄養血管とは酸素を運ぶ血管のこと。肝の栄養血管は固有肝動脈で，門脈は消化器からの栄養を肝へ運ぶが栄養血管ではない。

〈胎児循環〉

- 動脈管（ボタロー管）：肺動脈⇒大動脈弓（から下行大動脈）
- 卵円孔：右心房⇒左心房
- 静脈管（アランチウス管）：肝臓⇒下大静脈
- 臍静脈：胎盤⇒胎児
  臍静脈は胎児へ酸素と栄養を運び込む動脈性の血管（動脈血）である。

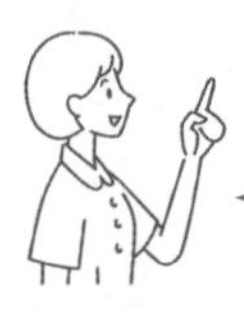

動脈管が完全に消失するには時間がかかる

一般には「24 時間以内」に自然閉鎖するとされます。しかし，正常でも出生後3～12日間は開存することもあり，動脈管が完全に閉鎖して索状の結合組織に変わるのには数か月から1年もかかります。

覚え方

胎盤に血液を送る臍動脈に静脈血（酸素飽和度が低い），胎盤から酸素を受け取る臍静脈に動脈血（酸素飽和度が高い）が流れている。

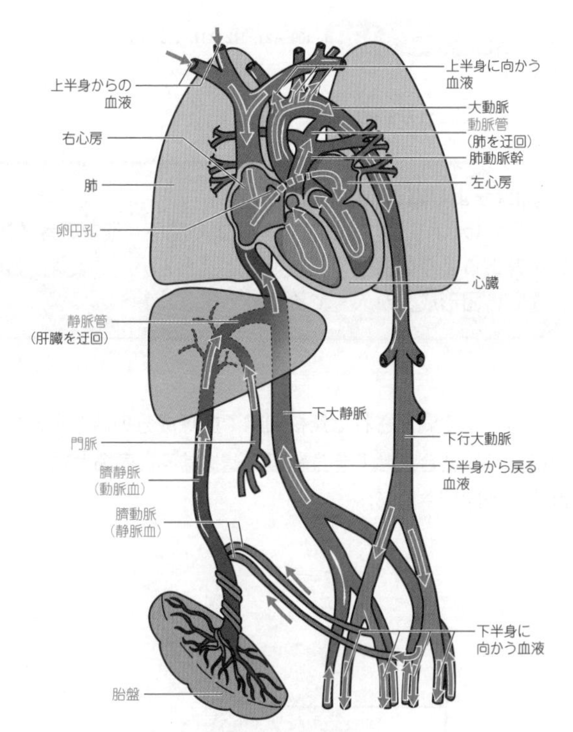

胎児の血液循環

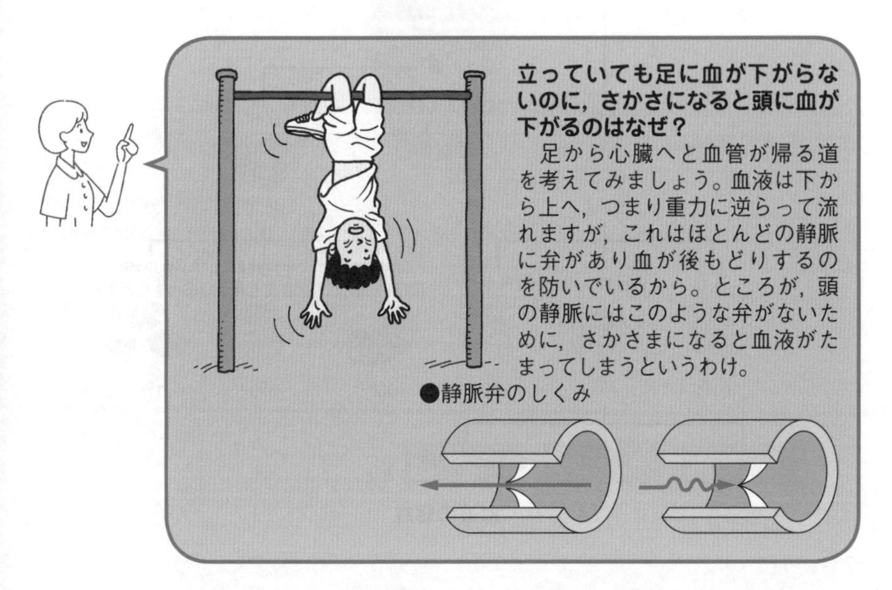

立っていても足に血が下がらないのに，さかさになると頭に血が下がるのはなぜ？

足から心臓へと血管が帰る道を考えてみましょう。血液は下から上へ，つまり重力に逆らって流れますが，これはほとんどの静脈に弁があり血が後もどりするのを防いでいるから。ところが，頭の静脈にはこのような弁がないために，さかさまになると血液がたまってしまうというわけ。

●静脈弁のしくみ

★血　液 予想問題 137～139　109-A24, 112-A11, 112-P13

- 血液の比重は 1.05
- 血液は血球成分と血漿に分かれる。

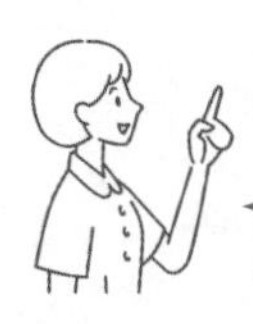

「血は水より濃い」は本当

「血は水より濃し（血筋は他人より関係が緊密の意味）」のことわざがあるように血液の比重は水より大きい。これは，血液には血球などの固形成分が入ってるためです。

〈血球成分〉

- 赤血球：ヘモグロビンで満たされた無核細胞で血球成分のほとんどを占める。このヘモグロビンに酸素を結合させて全身組織に運搬する。寿命は約 120 日で，老朽化した赤血球は脾臓で破壊される。

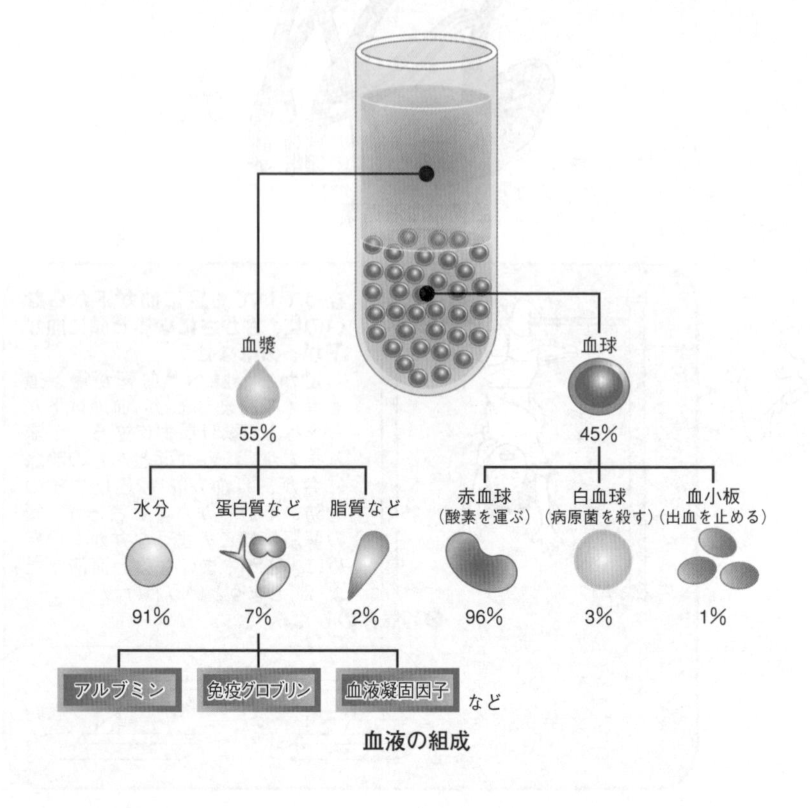

血液の組成

- 白血球：顆粒球（好中球，好酸球，好塩基球），リンパ球（Tリンパ球，Bリンパ球），単球に分類

〔好中球〕細菌を貪食し，破壊・消化する。
〔好酸球〕寄生虫を攻撃。喘息などのアレルギー疾患で増加する。
〔好塩基球〕ヒスタミンなどを含み，Ⅰ型アレルギーに関与する。
〔Tリンパ球〕抗原を直接攻撃する（細胞性免疫）。Bリンパ球の抗体産生を促進・抑制する。
〔Bリンパ球〕抗体（免疫グロブリン）を産生し抗原抗体反応に働く（液性免疫）。
〔単球〕組織に出てマクロファージに分化。細菌などを貪食・分解し，その一部を抗原情報としてリンパ球に提示する。

- 血小板：骨髄巨核球の細胞質が細かく分かれてできる無核細胞。一次止血に働く。一次止血後，フィブリン網と血球で血栓形成（二次止血）

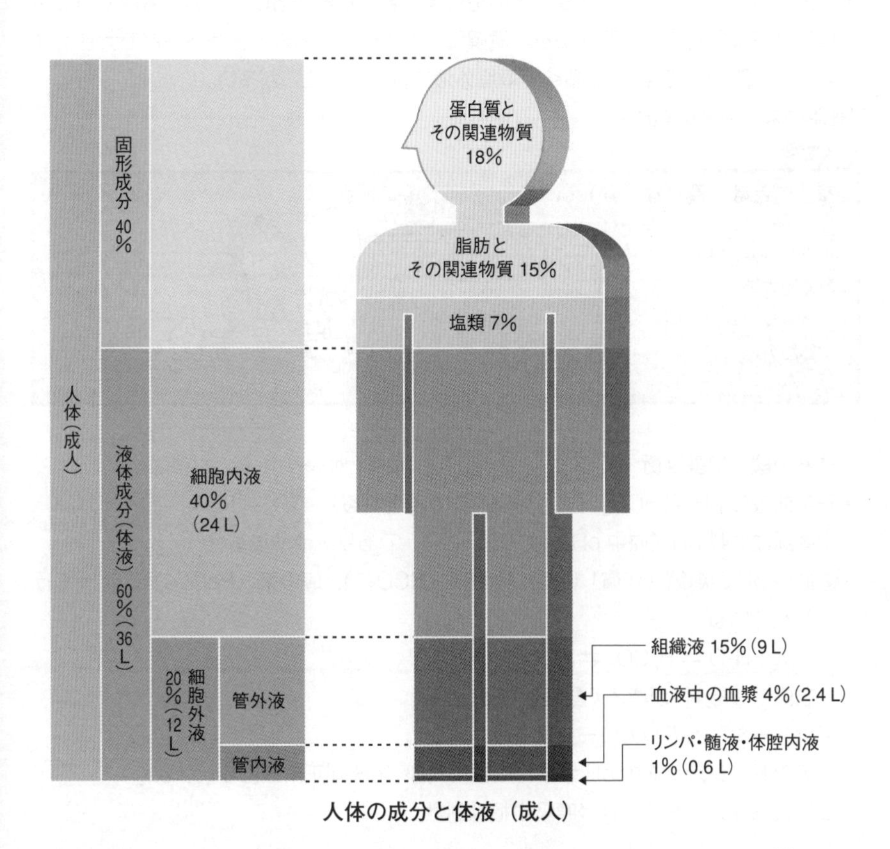

人体の成分と体液（成人）

〈血　漿〉

- 90%以上が水。ほかには，凝固因子・アルブミンなどの血漿蛋白，電解質，糖質など

覚え方

貪食するのは好中球とマクロファージ

★体　液 予想問題 140, 141　101-A10, 102-P10, 105-A13, 108-P9

- 体液量：胎児では体重の約90%を占め，新生児では約75%，成人では約60%と減っていき，高齢者では約55%まで下がる。
- 体液は細胞内液と細胞外液に分けられる。細胞外液はさらに血漿，リンパ液などの管内液と細胞間隙に存在する間質液（組織液）とに区分される。
- 成人の体液のうち細胞内液は2/3（体重の約40%），細胞外液は1/3（体重の約20%）
- 体液のほとんどは水であるが，その他さまざまな物質が溶けている。溶けている物質には電解質と非電解質がある。電解質の組成は細胞内液と細胞外液とで大きく異なり，細胞内液ではK^+が多く，細胞外液ではNa^+，Cl^-が多い。

〈細胞内液・外液の組成〉

覚え方

家　内とは　長（な　が）い
❶　❷　　　❸　❹

❶カリウムが多い
❷細胞内液
❸ナトリウムが多い
❹細胞外液

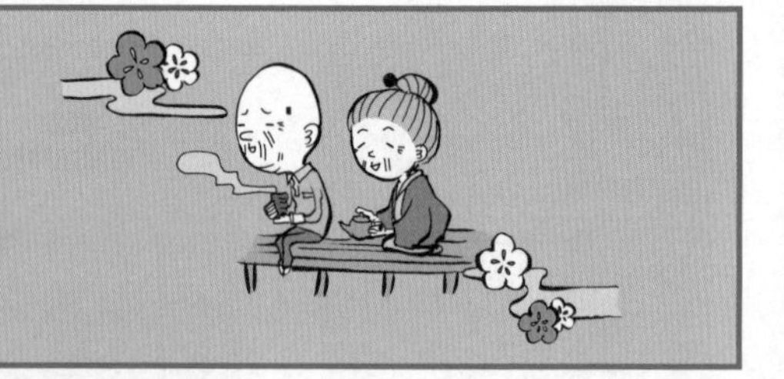

★体液の酸・塩基平衡 予想問題 142　100-P14, 107-A12, 112-A14

- 正常血液のpH（$[HCO_3^-]$／$[PaCO_2]$ で表される）
  ①動脈血血漿pH（血中pH）は7.35～7.45であり，やや塩基性
  ②血中pHの調節（代償）は主に腎臓系（HCO_3^-），呼吸系（$PaCO_2$）によって行われている。
  $CO_2 + H_2O \rightleftarrows H_2CO_3 \rightleftarrows HCO_3^- + H^+$
  右向きならH^+が増えて酸性になる。
- アシドーシスとアルカローシス
  ①アシドーシス：血中pHが酸性に傾く病態（pHが正常域より低い状態）
  a）代謝性アシドーシス⇒呼吸中枢は刺激

体内の酸過剰生産，酸排泄障害に伴う酸の体内蓄積，塩基欠乏

b）呼吸性アシドーシス

換気障害によるCO_2の体内蓄積

②アルカローシス：血中 pH が塩基性に傾く病態（pH が正常域より高い状態）

a）代謝性アルカローシス⇒呼吸中枢は抑制

大量の酸消失，塩基の過剰摂取

b）呼吸性アルカローシス⇒手足のしびれ（Ca^{2+}⬇）

過呼吸による体内CO_2減少

酸・塩基平衡異常をきたす代表的病態

	アシドーシス	アルカローシス
代謝性	［HCO_3^-の減少］基準値：22～26 mEq/L 重症糖尿病⇒アセトン産生，乳酸蓄積 腎不全，尿毒症⇒リン酸イオンや硫酸イオンの排泄障害 下痢⇒腸液の多量喪失（腸液は塩基性）	［HCO_3^-の増大］ 嘔吐や胃液吸引⇒胃液の多量喪失 原発性アルドステロン症など
呼吸性	［$PaCO_2$の増加］基準値：35～45 mmHg 換気障害（重症喘息，肺気腫など）	［$PaCO_2$の減少］ 過呼吸（過換気症候群など）

★免疫系 予想問題 143～152 99-A7，101-P6，104-A10，108-A8，113-A13

• 先天免疫と獲得免疫

①先天免疫：抗原の明らかな曝露を感受しなくても生体に自然抗体が存在している状態をさす。皮膚の脂肪酸，涙液中のリゾチーム，口腔内の唾液と分泌型 IgA などの表皮防御機構と体液性防御機構，好中球，マクロファージ，NK 細胞などの免疫細胞が担当する。

②獲得免疫：生体の免疫機能が生後何らかの刺激によって特異的に，そして強力になること。受動免疫と能動免疫がある。受動免疫は，別の生体で作られた抗体などを移入して受動的に免疫状態を導入することで，母親から胎児へ経胎盤的に IgG が移行することや，母乳を通して新生児が抗体を譲り受けることなどが相当する。なお，乳児の IgG は生後 3～6 か月で最も少なくなる。能動免疫は，抗原の侵入やワクチンの接種により，生体が自己の免疫系を刺激して能動的に免疫反応を起こすことで，予防接種などがそれに当たる。なお，ロタウイルスのワクチンは，令和 2 年 10 月より定期接種の対象とされた。

ワクチンの種類

生ワクチン	黄熱，結核（BCG），ロタウイルス，水痘，風疹，麻疹，流行性耳下腺炎（ムンプス）
不活化ワクチン	インフルエンザ，インフルエンザ菌b型（Hib），A型・B型肝炎，コレラ，日本脳炎，肺炎球菌，百日咳，ポリオ
トキソイド	ジフテリア，破傷風

〈生ワクチン〉

覚え方

生ビールも　O　Kだろ，風　水　マ　ジか！
①　②　③　④　⑤　⑥　⑦　⑧

①生ワクチン
②黄熱
③結核（BCG）
④ロタウイルス
⑤風疹
⑥水痘
⑦麻疹
⑧流行性耳下腺炎（ムンプス）

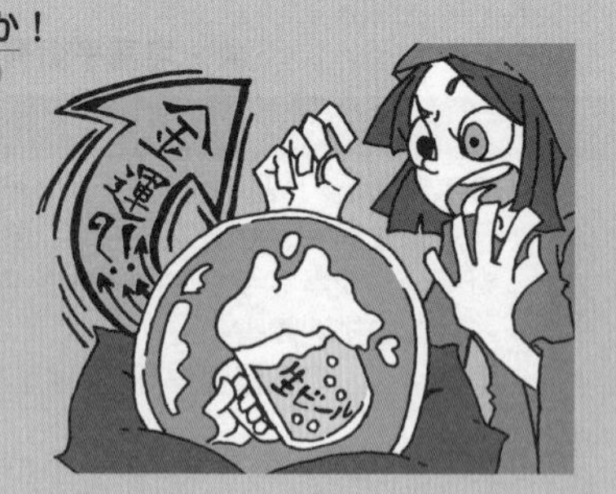

- 免疫応答に関する問題対策のヤマとなるのは以下の3つのポイント
  ①アレルギー反応と代表疾患
  ②移植，輸血の拒絶反応
  ③自己免疫疾患について（特に慢性甲状腺炎〈橋本病〉，重症筋無力症，全身性エリテマトーデス〈SLE〉，自己免疫性溶血性貧血など）
- 4タイプのアレルギー反応の特徴と代表的な疾患は次頁のとおり。

アレルギー反応の4つの型

	抗体の種類	特　徴	代表的な疾患	時　間
Ⅰ型（即時型）	IgE（レアギン）	抗原抗体反応による化学伝達物質の放出	アナフィラキシーショック，気管支喘息，花粉症，蕁麻疹	0〜30分
Ⅱ型（細胞傷害型）	IgG，IgM 抗レセプター抗体	自己抗体による細胞の障害	溶血性貧血，白血球・血小板減少症，不適合輸血，バセドウ病，重症筋無力症	特になし
Ⅲ型（免疫複合体型）	抗原抗体複合体（主にIgG）	免疫複合体による組織や血管の障害	SLEなどの自己免疫疾患，急性糸球体腎炎	4〜12時間
Ⅳ型（遅延型）	感作Tリンパ球 キラーT細胞	感作Tリンパ球によるマクロファージ活性化で組織を障害	ツベルクリン反応，移植後拒絶反応，接触皮膚炎	12〜36時間

Ⅱ型アレルギーの亜型としてバセドウ病などのⅤ型アレルギーがあり，これを含めて5つの型に分類することもある。

★呼吸器系 予想問題 153〜157 99-P10，109-A11

- 肺の容積を肺気量といい，スパイログラムで示される。
  肺活量＝1回換気量＋予備吸気量＋予備呼気量
  全肺気量＝肺活量＋残気量

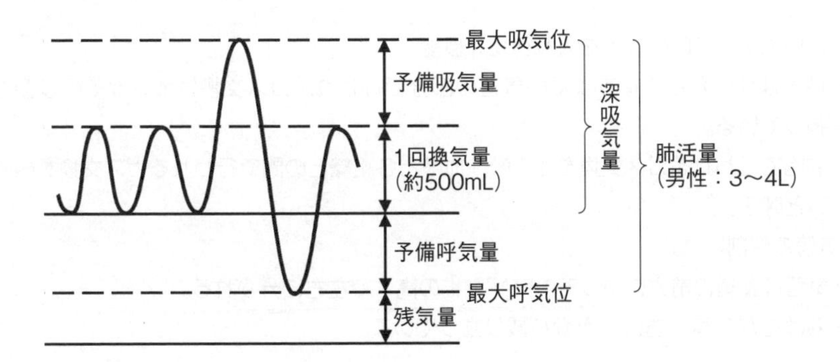

- 換気：呼吸運動によって肺の中の空気を入れ替えることである。
- ガス交換：換気によって肺胞内に入ってきた新鮮な空気中の酸素と全身を回ってき

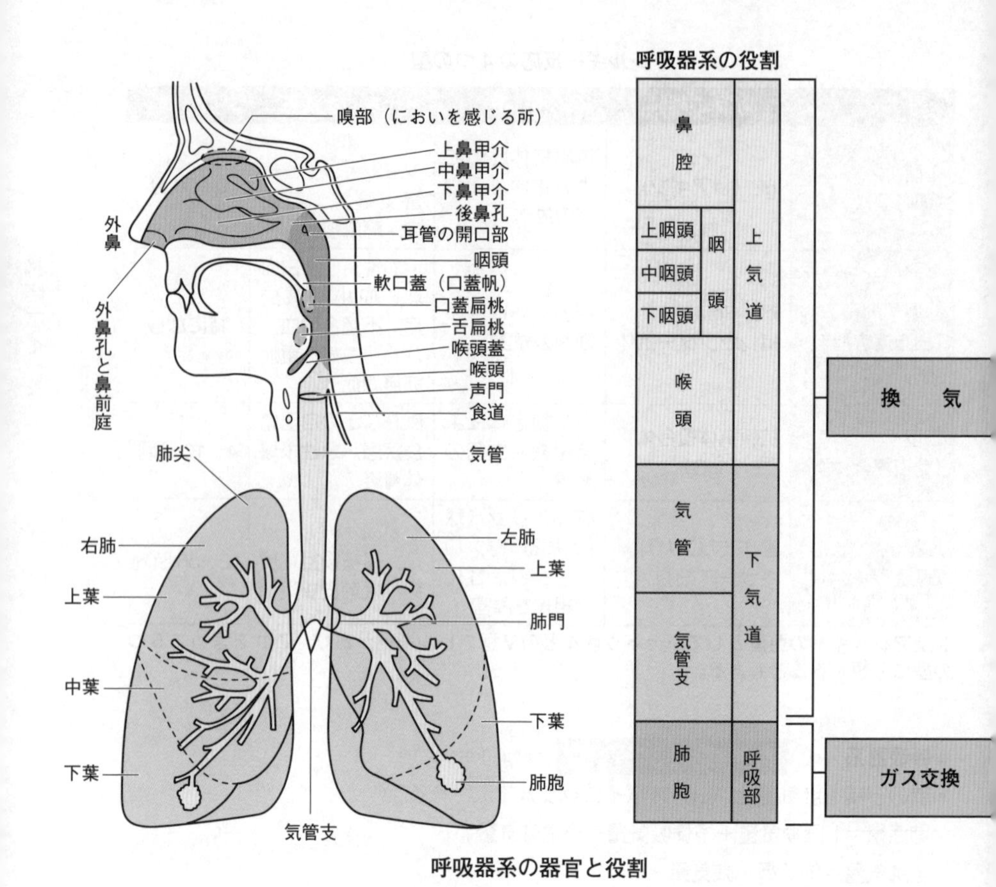

呼吸器系の器官と役割

た血液中の二酸化炭素を入れ替える機能

- 換気は鼻腔から気管支までの気道の部分で行われ，ガス交換は肺胞がその役割を担っている。
- 肺胞で行われるガス交換を外呼吸，血液と各組織との間で行われるガス交換を内呼吸と呼ぶ。

〈気管の解剖〉

- 気管は食道の前方にあって，第 5 胸椎の高さで左右に分かれる。
- 肺は左が 2 葉，右は 3 葉から成り立っている。

覚え方

成人の右主気管支は太くてたてになっているため右に異物が入りやすい。「左主気管支は心臓で持ち上げられるから横になり，右主気管支は心臓がないので発育しやすくて太くなって３つに分かれている」と覚える。

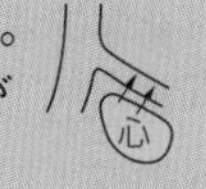

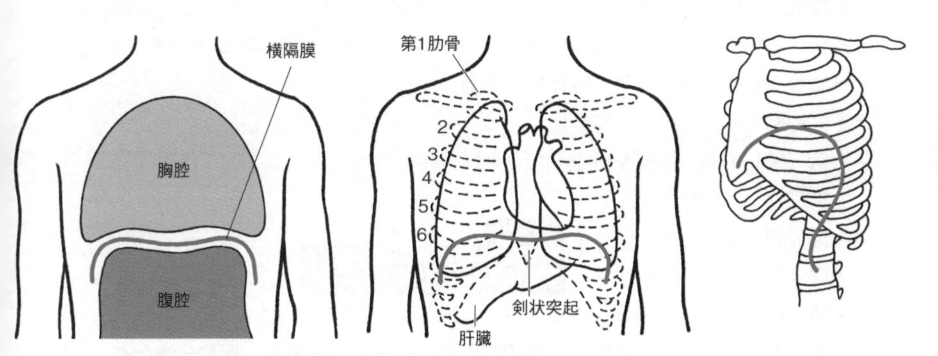

肺や心臓などが収まっている体腔を「胸腔」，消化管や脾臓，泌尿生殖器などが収まっている体腔を「腹腔」という。その間に隔たりとしてドーム状に存在しているのが横隔膜で，筋肉と腱からできていて，肋骨，胸骨の剣状突起，腰椎に付着する。

横隔膜の位置

★消化器系 予想問題 158～162 103-P9，107-A11，108-A12，109-P11，110-A12，111-A12，113-P12

1．胃の形態

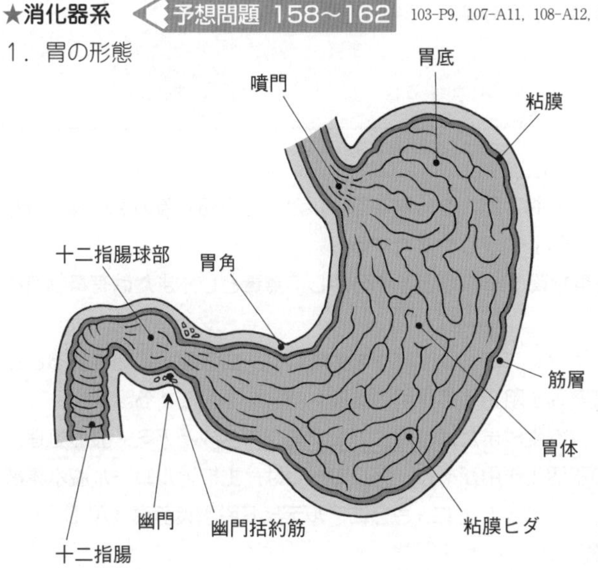

胃は腹腔の左上部にあり，上端は第11胸椎の左上に，下端は第１腰椎の右側に位置する。

胃の形態

2．消化器の働き
- 化学的消化作用（消化液の働きによって食物を分解する）
- 機械的（物理的）消化作用（消化液との混和・食物の移送・直腸における排便）
- 吸収

3．胃液
- 成分：塩酸・ペプシン（蛋白分解酵素），色は無色透明（黄色なのは胆汁を含むため）
- 分泌腺：固有胃腺（胃底・胃体部にある）
  - 主細胞：ペプシノゲンを分泌
  - 傍（壁）細胞：塩酸を分泌
  - 副細胞：粘液を分泌
  - 胃液の分泌量：2 L/日
  - 胃液の pH：約 2.0

覚え方
すべて「2」と覚える。

  - 胃から分泌される消化管ホルモン
    a．ガストリン：G 細胞（前庭部幽門腺に分布）から分泌。胃酸分泌促進
    b．ソマトスタチン：D 細胞（胃全域に分布）から分泌。胃酸分泌抑制

〈胃底腺主細胞の働き〉

覚え方
主（あるじ）はペプシコーラが好き
❶ ❷
❶主細胞は
❷ペプシノゲンを分泌

4．肝臓の働き
- 胆汁の生成：肝細胞は腺細胞で胆汁を分泌する。しかし，濃縮するのは胆嚢で行われる。胆汁は脂肪を乳化して吸収しやすくする。
- 解毒作用：血液中の有毒物質（NH_3など）を分解して無毒とし，または有毒物質を胆汁中に排泄する。
- 血液凝固：フィブリノゲン，プロトロンビンを生成して，血液凝固に関与するとともに，血管内での血液凝固を阻止する作用のあるヘパリンを生成する。
- 物質代謝：グリコーゲンの生成または処理，アルブミンの生成とアミノ酸の処理，脂肪代謝，ホルモンの不活化作用がある。アルコールは，主にアルコール脱水素酵素（ADH）によりアセトアルデヒドに，さらにアルデヒド脱水素酵素（ALDH）により酢酸へ分解される。
- 壊血作用：星細胞では赤血球を破壊し，これからビリルビンをつくる。

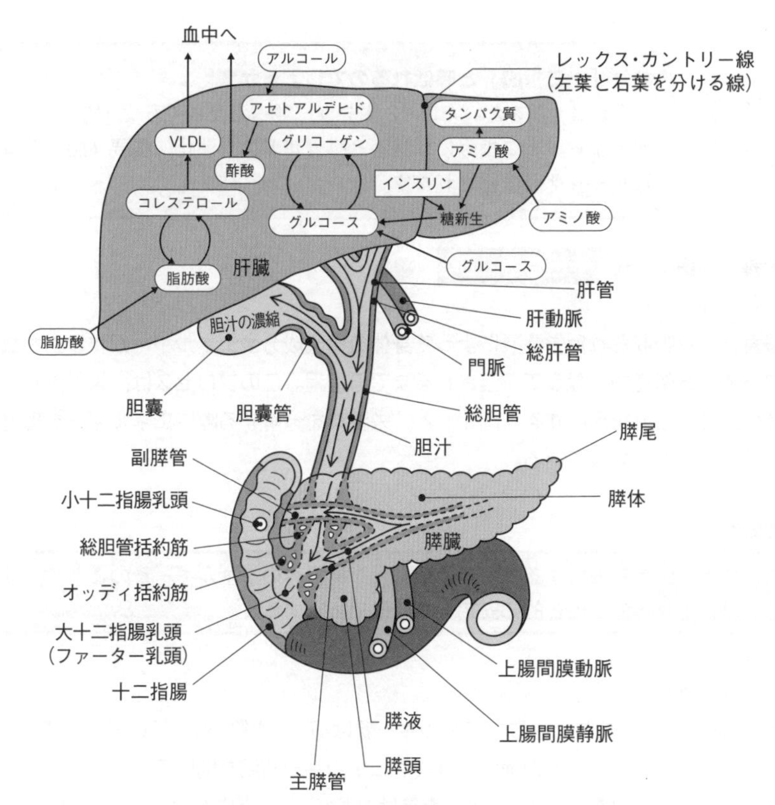

肝における代謝と胆道と胆汁の流れ

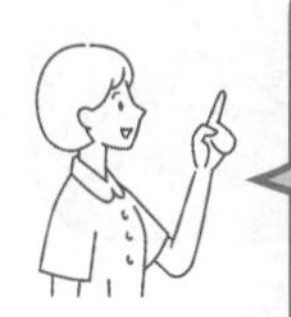

お酒に強いかどうかは生まれつきです！

口から入り胃や腸から吸収されたアルコールは血液に溶け込み，門脈に入り肝臓に送られ，大半は酵素の働きによりアルコールからアセトアルデヒド，さらに酢酸へ分解（代謝）されます。お酒を飲んだ時に，顔が赤くなり，動悸や吐き気の原因となるのは，この有害なアセトアルデヒドによるためで，これを無害な酢酸へ速やかに分解できる人がお酒に強いということになります。つまり，この分解反応を進める，アルデヒド脱水素酵素２型（ALDH2）の活性の高い人はお酒に強く，これは遺伝子によって決まります。酵素活性の低い人（お酒に弱い人）は欧米人ではほぼ０ですが，日本人では５割（飲めるけど強くない人４割，全く飲めない人１割）と多く，お酒に弱い人種ということになります。

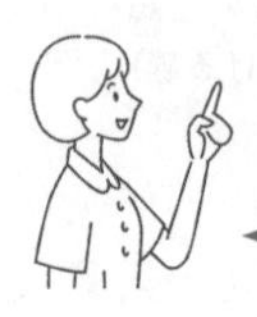

なぜ「十二指腸」と呼ばれるのでしょうか？
それは，指をだいたい 12 本分横に並べた長さくらい（約 25 cm）あるから。十二指腸には胆管と膵管が開き，消化に重要な胆汁と膵液がそれぞれ分泌されます。

★**栄養と代謝系** 予想問題 164 100-A9，109-P13

1．代　謝

- 摂食により吸収された栄養素によって身体の構成成分やエネルギーが作り出され，最終的に分解産物となって排泄されるまでの過程。このプロセスは，栄養素から生体に必要な成分を合成する「同化」と，栄養素を分解する際にエネルギーを獲得する「異化」からなっている。

覚え方

基礎代謝は生命を維持するのに最低限必要な覚醒時のエネルギー量のことで，安静仰臥位で身体的・精神的に安定した状態で測定する。

2．三大栄養素

- ヒトの生命維持・成長に必要なエネルギー源は糖質・脂質・蛋白質の三大栄養素で，ビタミン，ミネラルなどの補助栄養素がエネルギー利用を助ける。
- 酸化によって，糖質は 4 kcal/g，脂質は 9 kcal/g，蛋白質は 4 kcal/g のエネルギーを産生。なお，1 kcal は 1 L の水を 1℃ 高めるのに必要なエネルギー量である。

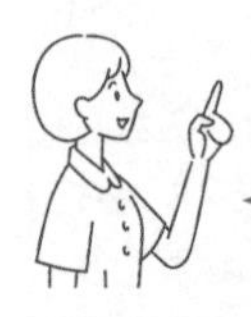

ダイエット中の方は注意！
同じ量（重さ）ならごはん（糖質：4 kcal/g）を食べるより豚骨ラーメン（脂質：9 kcal/g）を食べるほうが太るかも。

〈糖質の分解とエネルギー利用〉

- 食物として摂取された多糖類のデンプンは，二糖類→単糖類へと分解される。
- 単糖類のグルコースは細胞に取り込まれてエネルギーとして利用され，また血中に入って血糖となる。
- ヒトは血糖値が下がれば食事によって血糖値を上げる。余ったグルコースはグリコーゲンのかたちで肝臓や筋肉に蓄えられたり，脂肪に変換されて各組織に貯蔵される。食事をしなければ，肝臓などに蓄えておいたグリコーゲンをグルコースに分解して糖を補充する。

〈糖質の代謝〉

• グルコースは細胞に取り込まれてエネルギーとして使われるが，それは解糖系（酸素を必要としない反応系）と TCA 回路（酸素を必要とする反応系）によって行われる。

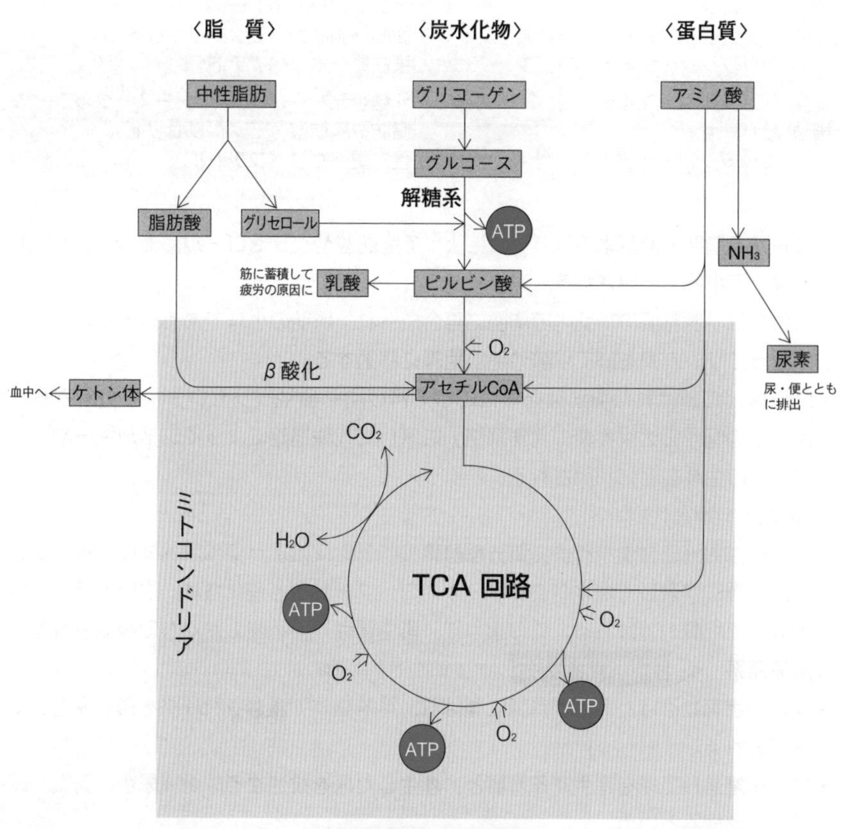

三大栄養素の代謝経路

• グルコースは細胞質内で起こる解糖系で ATP（エネルギー）とピルビン酸に変換される。ピルビン酸は酸素が存在していればミトコンドリアの TCA 回路に入って，アセチル CoA を経て ATP が産生されるが，酸素がなければ乳酸に変化して筋肉に蓄積して疲労の原因となる。

〈脂質の分解と代謝〉

• 食物脂肪のほとんどを占めるトリグリセリド（中性脂肪）は胃液，膵液，小腸液に

主な消化酵素とその作用

	消化酵素	作 用
唾液	プチアリン(アミラーゼ, ジアスターゼ)	デンプン→デキストリン→マルトース
胃液	ペプシン リパーゼ	蛋白質→ペプトン・ポリペプチド 脂肪→脂肪酸・モノグリセリド
膵液	アミロプシン ステアプシン(膵リパーゼ) トリプシン・キモトリプシン	デンプン→マルトース 脂肪→脂肪酸・モノグリセリド 蛋白質→ポリペプチド
腸液	ラクターゼ・マルターゼ リパーゼ エレプシン・ペプチダーゼ	乳糖(ラクトース), マルトース→グルコース 脂肪→脂肪酸・モノグリセリド 蛋白質→ポリペプチド

存在する脂肪分解酵素のリパーゼによって脂肪酸やグリセロール，モノグリセリドとなって小腸で吸収される。

- これらは小腸粘膜の細胞内で脂肪に再合成され，脂肪の小球であるカイロミクロンになってリンパ管を経て肝臓や脂肪組織に移動する。
- 肝臓などに運ばれた脂肪は必要に応じて再び脂肪酸やグリセロールに分解され，p.321 の図「三大栄養素の代謝経路」に示した代謝経路によってエネルギーやステロイドの生成などに利用される。

〈蛋白質の分解と代謝〉

- 蛋白質は胃液に含まれる蛋白質分解酵素のペプシンによってペプトンになる。そして，小腸に移動してポリペプチド→オリゴペプチドへと消化され，次いでアミノ酸となって肝臓へ運ばれる。このように，蛋白質はアミノ酸のかたちで吸収される。

★泌尿器系 予想問題 165 103-A10, 105-P10, 110-P12

- 体内の老廃物はほとんどが腎臓に運ばれ，腎糸球体で濾過され尿路を通り尿として排泄される。
- 血液を濾過して尿を産生する腎臓と，産生した尿を排泄する尿路（尿管，膀胱，尿道）を泌尿器という。
- 腎臓，尿管は腹膜腔より後方にあり，後(こう)腹膜器官と呼ばれる。ほかには，十二指腸，膵臓，副腎など。

〈腎臓の働き〉

- 血中の不要産物・有害物の除去
- 細胞外液量の調節
- 血漿成分の調節
- 血液の浸透圧の調節
- 血液の pH の調節

〈後腹膜器官〉

覚え方

呉服屋中（じゅう）に　におう　スージーの　服
①　②　③　④⑤　⑥

①後腹膜器官
②十二指腸
③尿管
④膵臓
⑤腎臓
⑥副腎

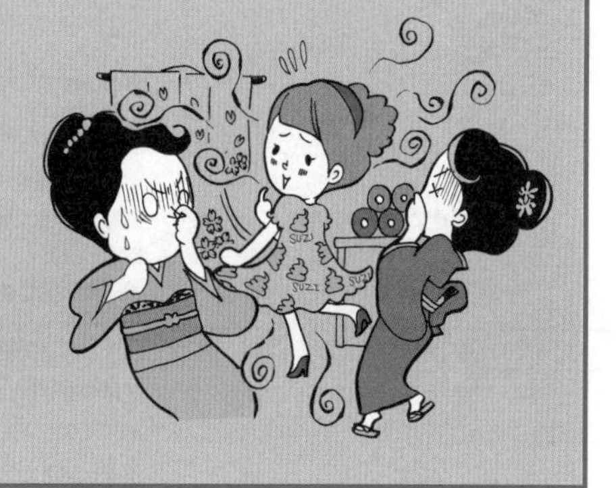

★体温調節　予想問題 166　104-P11, 108-P24, 109-P20, 111-P15, 112-A12

- 身体は食物の異化や筋肉の運動によって常に一定の熱を産生し，体内で産生された熱は，皮膚と気道からの蒸発や伝導，放射によって失われる。この熱産生と熱損失のバランスが体温を決めている。
- 身体は外気温が低い場合は熱を産生して喪失をおさえ，反対に外気温が高い場合には熱を放散するという調節を行っている。この調節は間脳の視床下部にある体温調節中枢によって行われる。
- 熱の放散の障害または熱の産生の異常増加が起これば高体温となり，代表的なものに，熱中症，悪性高熱症，悪性症候群などがある。逆に低温環境下に熱の喪失が起これば低体温となる。深部体温が 35℃以下になるのを低体温症という。

★内分泌系　予想問題 167～176　98-A6, 99-P14, 100-P11, 105-A11, 110-P13, 111-P12

- 内分泌器官とは，体内（すなわち血管）にホルモンを直接分泌する器官。外分泌器官とは外界（すなわち導管）に分泌する器官で，汗腺，乳腺，唾液腺など。

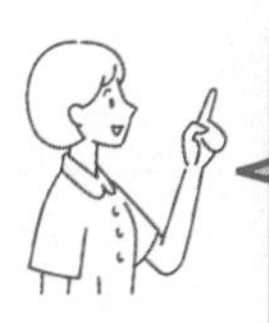

人間のホルモンと焼肉屋さんの「ホルモン」と関係あるの？

直接関係はありません。でも焼肉屋さんの「ホルモン」は「放るもの（捨てるという意味）」から名付けられたので，人間のホルモンも内分泌器官から血液中に放り出されるところは似ています。このためホルモンは血液で薄まるため，「受容体」を介して作用する必要があります。

主なホルモンの種類と作用

内分泌腺	ホルモン名・有効物質	主な作用	分泌不足（機能低下）	分泌過剰（機能亢進）
松果体（間脳）	メラトニン	日内変動		
視床下部	各ホルモン放出因子，抑制因子			
下垂体 前葉	成長ホルモン GH	身体の成長，代謝促進	小人症	末端肥大，巨人症
	プロラクチン PRL（乳腺刺激ホルモン）	乳汁産生・乳腺の発育		
	甲状腺刺激ホルモン TSH	甲状腺を刺激		
	副腎皮質刺激ホルモン ACTH	副腎皮質を刺激		
	卵胞刺激ホルモン FSH	卵胞の成熟		
	黄体形成（黄体化）ホルモン LH	黄体の形成促進，大量分泌による排卵の誘発促進		
下垂体 後葉	バソプレシン（抗利尿ホルモン）	水分，浸透圧維持	尿崩症	
	オキシトシン	子宮筋の収縮，乳汁射出		
甲状腺	サイロキシン（T_4） トリヨードサイロニン（T_3）	基礎代謝率の亢進（体温上昇），成長	クレチン症（子供） 粘液水腫（大人）	バセドウ病〈グレーブス病〉（甲状腺腫，頻脈，眼球突出，指先の震え，微熱）
	カルシトニン	骨から血中へ Ca の放出↓（再吸収↓），血中 Ca↓，骨吸収抑制，骨形成促進		
上皮小体（副甲状腺）	上皮小体ホルモン PTH（パラソルモン）	骨から血中へ Ca の放出↑（再吸収↑），血中 Ca↑，骨吸収促進，骨形成抑制	副甲状腺機能低下症	副甲状腺機能亢進症（腎不全）
膵ランゲルハンス島 A 細胞（α）	グルカゴン	血糖上昇（肝グリコーゲンの分解）		
膵ランゲルハンス島 B 細胞（β）	インスリン	血糖低下（ブドウ糖の取り込み促進）	糖尿病	低血糖
膵ランゲルハンス島 D 細胞（δ）	ソマトスタチン	グルカゴン，インスリンの分泌を抑制		
副腎 皮質 球状層	電解質コルチコイド（アルドステロン）	遠位尿細管から Na 再吸収促進 細胞外液量の増加，K↓	アジソン病	アルドステロン症
副腎 皮質 束状層	糖質コルチコイド（コルチゾール）（コルチコステロイド）	血糖上昇 抗炎症作用，抗アレルギー作用	アジソン病	クッシング症候群
副腎 皮質 網状層	性ステロイド（アンドロゲン）	男性化	アジソン病	副腎性器症候群
副腎 髄質	アドレナリン	心機能亢進，基礎代謝率上昇，血糖上昇		クローム親和性細胞腫（褐色細胞腫）
	ノルアドレナリン	血圧上昇（末梢血管収縮）		
生殖腺 卵巣	卵胞ホルモン（エストロゲン）	第二次性徴，卵胞の発育，頸管粘液↑，骨から血中への Ca の放出↓		
	黄体ホルモン（プロゲステロン）	乳腺細胞の発育 子宮周期（分泌期）		
生殖腺 精巣	男性ホルモン（テストステロン）	第二次性徴		
腎臓	レニン	アンジオテンシン生成を刺激 アルドステロンの分泌を刺激 血圧上昇		
	エリスロポエチン	赤血球生成を誘発		
胃	ガストリン	胃酸分泌亢進		
	ソマトスタチン	成長ホルモン・インスリンの分泌抑制		
	グレリン	食欲亢進		肥満，糖尿病
十二指腸 上部小腸	GIP	インスリン分泌促進		
下部小腸	GLP-1	インスリン分泌促進		

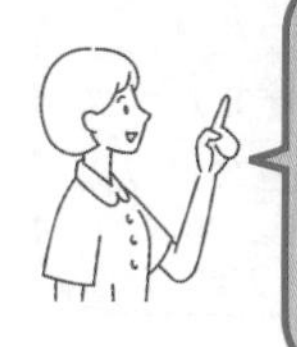

私たちは目隠しをしても昼夜がわかります！
　光が当たらないように目隠しをしても，私たちの体は皮膚から伝わる光の刺激が松果体に伝わりメラトニンの分泌量を減らすため，昼を感じて起きていることができます。松果体が「第３の目」という理由です。

〈フィードバックによる調節例〉
- フィードバックとはホルモン同士が血中濃度によって分泌の調整を行うこと。
- 正のフィードバック：エストロゲン↑　⇒　LH-RH↑，FSH-RH↑
- 負のフィードバック：甲状腺ホルモン（T_4，T_3）↑　⇒　TRH↓，TSH↓
　　コルチゾール↑　⇒　ACTH↓

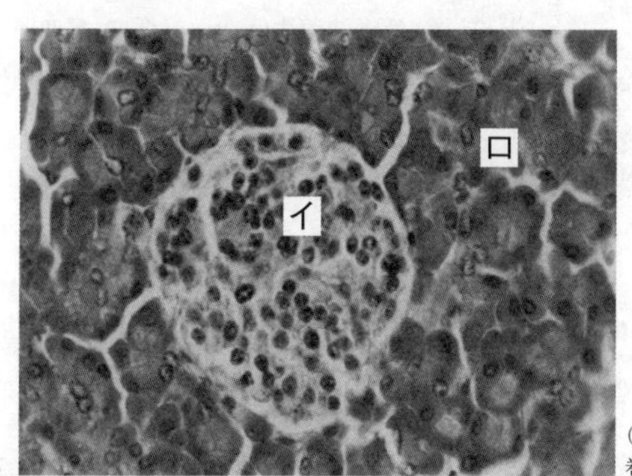

（カラー写真
巻頭 No. 10 参照）

膵臓の顕微鏡図（イ：ランゲルハンス島，ロ：外分泌腺房細胞）

膵臓においては，内分泌の場所と外分泌の場所が明確に区別され，ホルモンはランゲルハンスから分泌される。
膵臓ランゲルハンス島からの分泌ホルモン
グルカゴン：A（α）細胞から分泌される。血糖値上昇に働く。
インスリン：B（β）細胞から分泌される。グルコースを細胞内に取り込み，血糖値低下に働く。
ソマトスタチン：D（δ）細胞から分泌される。消化管活動を抑制する。

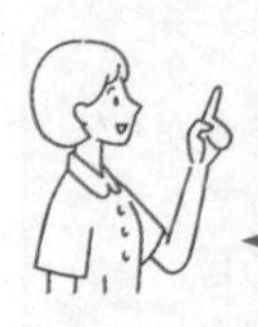

「島」って何？

世界で一番小さい島は膵臓にあった。それは「ランゲルハンス島」！　顕微鏡がないと見つかりませんが，よく見ると島のように浮いてみえますね。

副腎皮質の疾患の分類

	クッシング症候群	アジソン病	原発性アルドステロン症
病態生理 疫学	コルチゾールの分泌亢進 20～40代の女性に多い	コルチゾール，アルドステロン，アンドロゲンの分泌低下	アルドステロンの分泌亢進
原　因	下垂体腺腫，副腎皮質の過形成または腫瘍	自己免疫疾患，副腎結核など	副腎皮質の腺腫または過形成
病　状	満月様顔貌，中心性肥満，高血糖，骨粗鬆症，多毛，易感染症	色素沈着，低血圧，低血糖，骨粗鬆症，脱毛	高血圧，筋力低下，周期性四肢麻痺
治　療	手術（下垂体腺腫→ハーディ手術）	副腎皮質ホルモン投与	手術

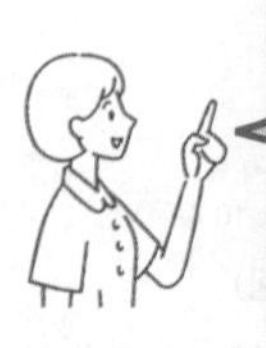

あの筋肉美はドーピングが原因？

ソウルオリンピック（1998）の男子100mの金メダリストのベン・ジョンソンはアンドロゲンのような副腎皮質ホルモンを使用したとされて失格となりました。アスリートが使うと筋肉増強作用と精神の緊張度を高められます。そういえば，彼はすごいマッチョ（筋肉美）でした。

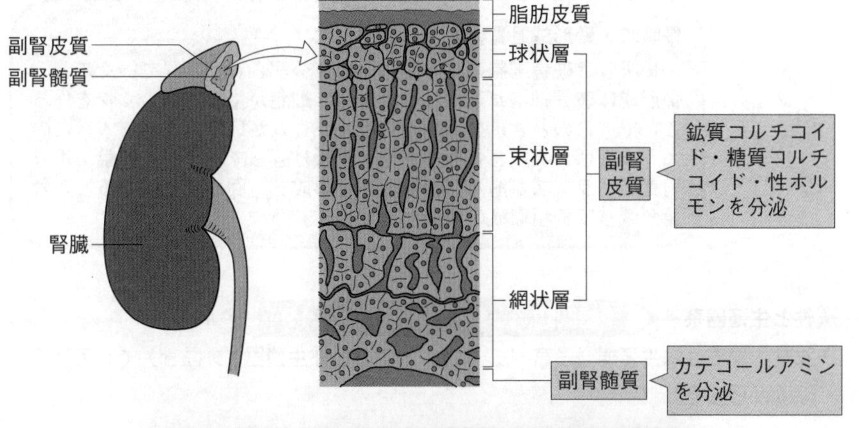

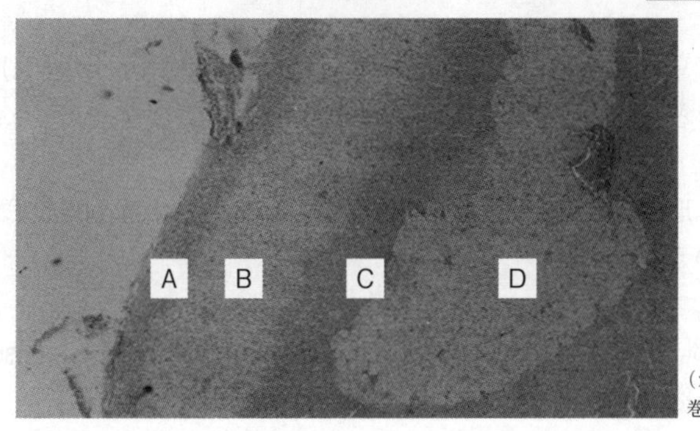

（カラー写真
巻頭 No. 11 参照）

副腎皮質
・球状層（A）：ミネラルコルチコイド（鉱質コルチコイド）であるアルドステロンを分泌
・束状層（B）：グルココルチコイド（糖質コルチコイド）であるコルチゾール（ヒドロコルチゾン）を分泌
・網状層（C）：副腎アンドロゲンを分泌
副腎髄質（D）
副腎髄質クロム親和性細胞でドパミン→ノルアドレナリン→アドレナリンの順に産生され，これらはカテコールアミンと呼ばれる。

副腎構造および副腎の顕微鏡像

覚え方

パラソルモンは骨をけずって Ca を骨から血中へ移す。カルシトニンはその逆。

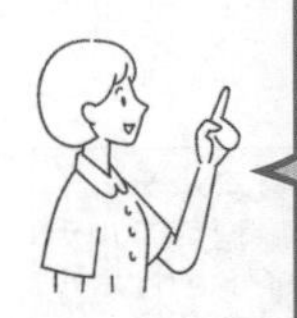

骨吸収・骨形成と骨粗鬆症の関係とは

骨吸収は破骨細胞によって古い骨が分解され壊されていくこと。骨形成は破骨細胞が溶かした骨を骨芽細胞が修復し新しく骨を作ることで，このときに血液中からカルシウムが取り込まれます。このように骨は骨吸収と骨形成を絶えず繰り返しています。加齢により両者のバランスが崩れて骨吸収が骨形成を上回るようになると，骨量が減って骨粗鬆症の原因となります。

★性と生殖器系 予想問題 179～185，189～191 109-A6

- 女性生殖器は内生殖器（子宮・腟・卵管・卵巣）と外生殖器（外陰部）そして乳房・乳腺からなる。

1．子　宮

- 全体に前傾・前屈し，長さ約 7 cm，幅約 4 cm，厚さ約 3 cm のナス形の中空器官
- 卵管で胞胚となった受精卵が子宮内膜に進入・着床し，胎芽→胎児へと成長していく。
- 内部は三角形の隙間である子宮腔，上部 2/3 の子宮体，下部 1/3 の子宮頸などで構成されている。

2．腟

- 子宮の下部に続く管状器官で，膀胱・尿道と直腸の間に位置し，分娩時に産道としての役割をはたす。

3．卵　管

- 子宮底から外側に伸びる長さ 7～15 cm の管状器官で，通常は最も広い膨大部で受精が行われる。

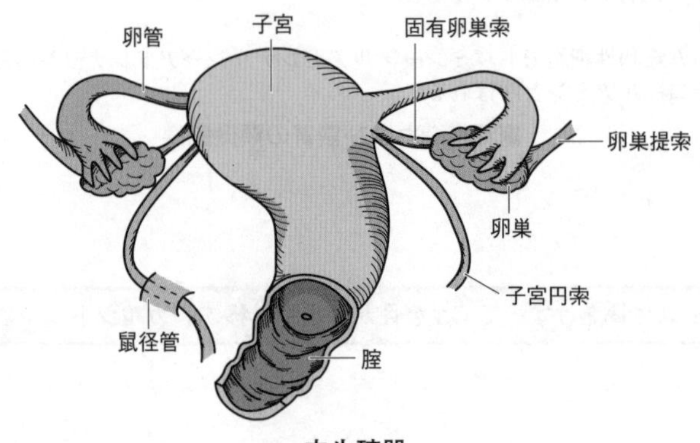

内生殖器

4．卵　巣

- 卵管の卵管采と接している，長さ約４cm×幅約２cm，重さ約７ｇの楕円形の器官
- 卵巣内で卵胞が成熟して卵子となる。また，性周期に重要な役割をもつ卵胞ホルモン（エストロゲン）や黄体ホルモン（プロゲステロン）もこの卵巣で分泌されている。

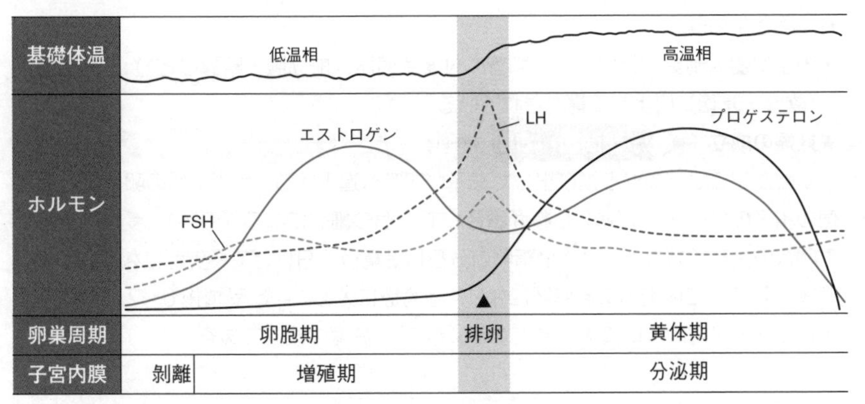

性周期とホルモン

ポイント

・月経終了のころにFSH（卵胞刺激ホルモン）が卵巣に作用して卵胞を発育させエストロゲンの分泌を増加させる（卵胞期）。
・同時にエストロゲンの作用によって子宮内膜が増殖する（増殖期）。
・エストロゲン分泌がピーク→視床下部からGnRH（ゴナドトロピン放出ホルモン）分泌→下垂体前葉からLH（黄体形成ホルモン）放出→排卵
・排卵した卵胞が黄体になりエストロゲンとプロゲステロンが分泌される（黄体期）。
・エストロゲンとプロゲステロンによって子宮内膜がさらに肥厚し，受精卵が着床しやすくなる（分泌期）。
・妊娠しなければエストロゲンとプロゲステロンの分泌が止まり，子宮内膜が剥離して出血を伴って排出される（月経期）。
・最終月経とは１番最近にあった生理の「開始日」のこと

覚え方

分泌期（黄体期）には赤ちゃんのベッドを作る（エストロゲンとプロゲステロンによって子宮内膜が肥厚し，受精卵が着床しやすくなる）。

5．乳腺とホルモン

- 乳房内にある乳腺は 10 数個の乳腺葉からなり，それぞれ乳管を出して乳頭に開いている。
- 妊娠するとプロゲステロンの作用で急速に乳腺が発達する。分娩後に乳汁を分泌するが，その産生はプロラクチンによって，分泌はオキシトシンによって促進される。

6．男性生殖器

- 内生殖器（精巣・精巣上体・精管・付属生殖器〈前立腺・精嚢など〉）と外生殖器（陰茎・陰嚢）によって構成されている。

★妊娠の成立 予想問題 186 100-P12

①排卵が起こり卵巣から飛び出した卵子が卵管へ進入する。⇒②1 個の卵子に約 3 億個の精子の中の 1 個が進入し核が融合して 1 個の細胞になる（受精）。受精は主として卵管膨大部で起こる。⇒③受精卵が分裂し受精後 4 日ほどで桑実胚（そうじつはい）になる。⇒④受精後 5 日ころに内腔のある胞胚（ほうはい）になり，子宮腔に入る。⇒⑤受精後 6～7 日で胞胚が子宮体部の子宮内膜に接着・進入する（着床）。妊娠の成立である。

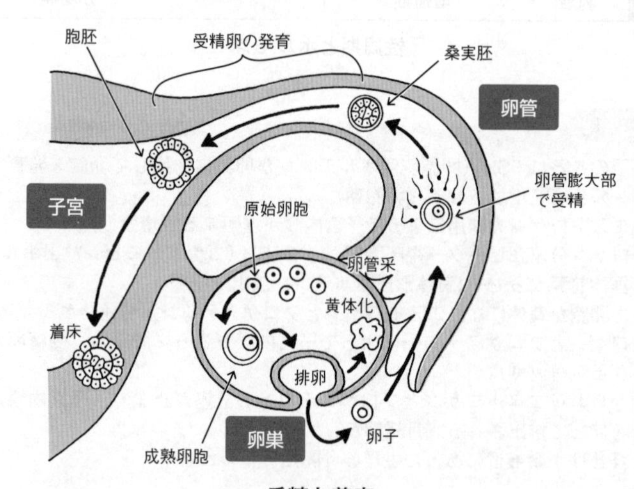

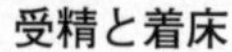
受精と着床

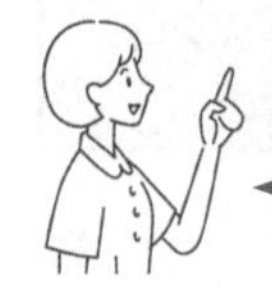

生まれてこられてよかった!?

あるひとつの精子が受精する確率はたったの 3 億分の 1。生まれただけで運がいいのかも？

★妊娠の経過 予想問題 192, 193, 195〜199 98-P6, 99-P11, 104-A11, 105-A6, 113-P13

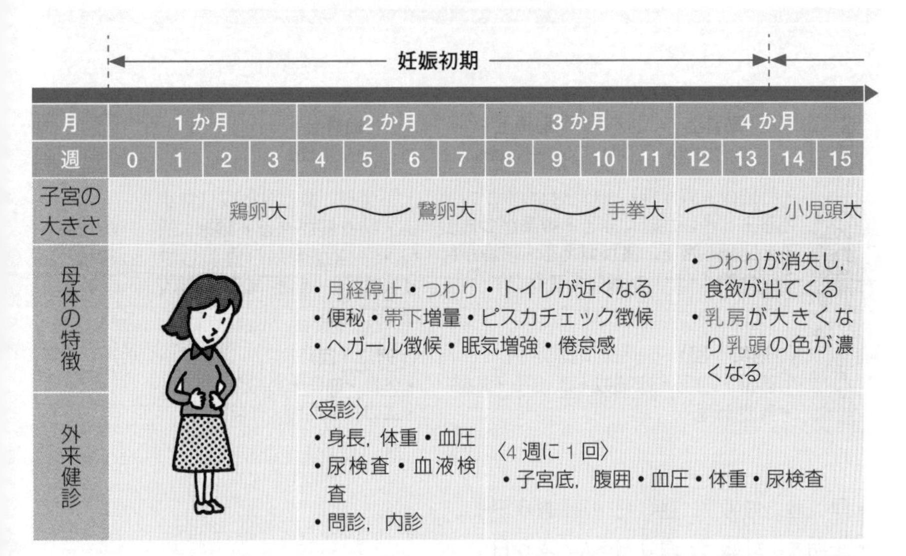

妊娠初期

月	1か月	2か月	3か月	4か月
週	0 / 1 / 2 / 3	4 / 5 / 6 / 7	8 / 9 / 10 / 11	12 / 13 / 14 / 15
子宮の大きさ	鶏卵大	鵞卵大	手拳大	小児頭大
母体の特徴		・月経停止・つわり・トイレが近くなる ・便秘・帯下増量・ピスカチェック徴候 ・ヘガール徴候・眠気増強・倦怠感		・つわりが消失し，食欲が出てくる ・乳房が大きくなり乳頭の色が濃くなる
外来健診		〈受診〉 ・身長，体重・血圧 ・尿検査・血液検査 ・問診，内診	〈4週に1回〉 ・子宮底，腹囲・血圧・体重・尿検査	

妊娠中期

月	5か月	6か月	7か月
週	16 / 17 / 18 / 19	20 / 21 / 22 / 23	24 / 25 / 26 / 27
子宮底	成人頭大 恥骨上 15 cm	恥骨上 18〜20 cm	恥骨上 21〜24 cm
母体の特徴	・体重が増加する ・下腹が目立ち始める ・胎動を感じ始める	・胎動が顕著になる ・腟分泌物が増加する	・上腹部も目立ち始める ・むくみやすくなる ・呼吸が苦しくなる ・動作が鈍くなる ・妊娠線が現れる
外来健診	〈4週に1回〉 ・体重・血圧・心拍数・エコー・内診		〈2週に1回〉 ・体重・血圧・心拍数 ・エコー・内診・血液検査

妊娠後期

月	8か月	9か月	10か月		
週	28 29 30 31	32 33 34 35	36 37 38 39	40 41	42
子宮底	恥骨上 24〜28 cm	恥骨上 28〜31 cm	恥骨上 32〜35 cm		過期妊娠
母体の特徴	・妊娠線・胃が押し上げられ食事がつかえる・トイレが近くなる・腹部がつき出る・発汗，帯下の量が増える・早産が起こりやすい・呼吸が苦しくなる		・下半身，腰，背が疲れやすい・時々腹がはる・頻尿，便秘・子宮が下がり食事しやすくなる・胎動減弱・呼吸が楽になる		
外来健診	〈2週に1回〉 ・体重・血圧・心拍数・エコー・内診 ・骨盤計測		〈1週に1回〉 ・体重・血圧・心拍数 ・エコー・内診・骨盤計測		

- 早　産：妊娠22週0日〜36週6日
- 正期産：妊娠37週0日〜41週6日
- 過期産：妊娠42週以降

★分娩の経過　予想問題 210〜214　102-A11，106-A25

1．分娩とは

胎児およびその付属物が，子宮内から母体外に完全に娩出されること

2．分娩の3要素

①娩出物（胎児，胎盤）

②娩出力（陣痛，腹圧）

③産　道（骨産道＝骨盤，軟産道＝子宮下部・腟など）

3．破水の種類

①前期破水：分娩開始前に破水するもの

②早期破水：分娩開始直後から子宮口全開大前に破水するもの

③適時破水：子宮口全開大時に破水するもの

4．分娩所要時間と分娩経過

分娩第 1 期

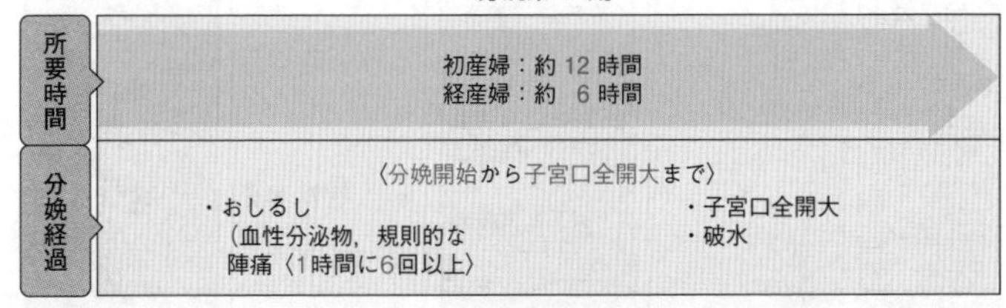

所要時間
初産婦：約 12 時間
経産婦：約　6 時間
分娩経過
〈分娩開始から子宮口全開大まで〉
・おしるし
（血性分泌物，規則的な
陣痛〈1時間に6回以上〉
・子宮口全開大
・破水

分娩第 2 期

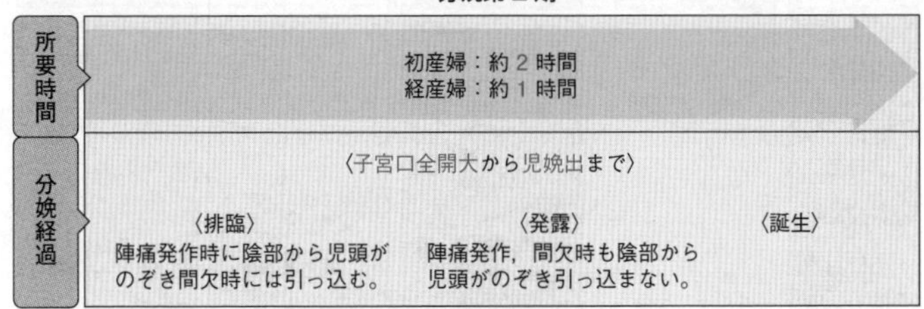

所要時間
初産婦：約 2 時間
経産婦：約 1 時間
分娩経過
〈子宮口全開大から児娩出まで〉
〈排臨〉
陣痛発作時に陰部から児頭がのぞき間欠時には引っ込む。
〈発露〉
陣痛発作，間欠時も陰部から児頭がのぞき引っ込まない。
〈誕生〉

分娩第 3 期

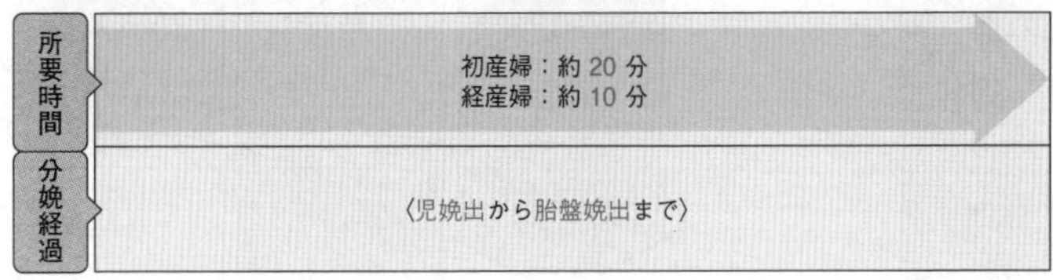

• 分娩開始：陣痛周期が 10 分以内，頻度が 1 時間に 6 回以上となったとき

〈初産婦の分娩持続時間（経産婦は初産婦の約半分）〉

分娩第 1 期（子宮口全開大まで）	12 時間
分娩第 2 期（胎児娩出期）	2 時間
分娩第 3 期（胎盤娩出期）	20 分
	計　14 時間 20 分

覚え方

〈初産婦の分娩持続時間〉

12 時間×1/6＝2 時間×1/6＝20 分
（1 期）　　（2 期）　　（3 期）

必修ポイント

★産褥の経過 予想問題 217〜219

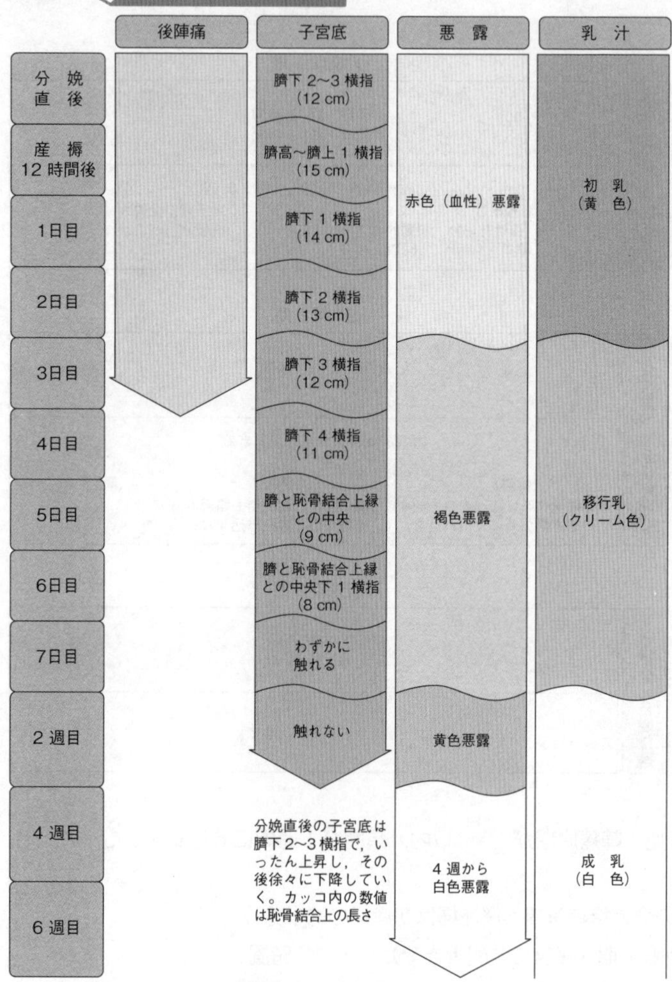

産褥期の全身状態の経過

★遺 伝 予想問題 220〜223 99-A6

- 1 つの体細胞の核に染色体が 23 対 46 個存在する。このうち 22 対 44 個が常染色体で，1 対 2 個が性染色体。対になっているのは父親と母親，つまり精子と卵子から 1 つずつもらっているから。

〈蛋白質合成の過程〉

①染色体をほぐしていくと DNA の 2 重らせん構造になるが，その長さは 2 m に達す

る。この2ｍのDNAに人間が一生涯必要とするすべての遺伝情報が詰まっている。これをゲノムと呼ぶ。この設計図がDNAで，コピーしてできたのがRNAである。

②発現すべき遺伝子部分のDNAの2重らせんがほどけて1本鎖になる。このDNA鎖のもつ塩基（T・A・C・G）にRNAを作っている塩基（A・U・G・C）が対応して並ぶことで，DNAの塩基配列をコピーしたmRNA（メッセンジャーRNA）が形成される*。これがいわゆる転写である。ここまでのプロセスは核内で行われる。

③塩基配列をコピーし終えたmRNAは核膜孔から細胞質に出てリボソームへ移動する。

④細胞質の中のtRNA（トランスファーRNA）はmRNA上の三連子すなわちコドン（遺伝暗号）と結びつく部分と，その暗号が指定するアミノ酸と結びつく部分を備えている。このtRNAがリボソームに入ってきたmRNAに結合することでアミノ酸を順序通りに並べて目的とする蛋白質を合成する。この一連の過程を翻訳という。

＊：DNAとmRNAの塩基の組合せは，T⇔A，A⇔U，C⇔G，G⇔Cに限られている。Tはチミン，Aはアデニン，Cはシトシン，Gはグアニン，Uはウラシルの略

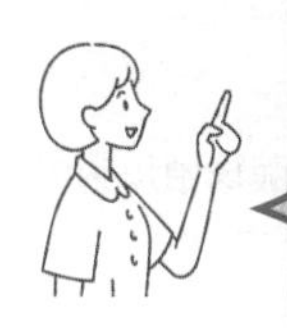

ABO式の血液型は，メンデルの法則に従って遺伝します

A型の遺伝子型にはAAとAO，B型にはBBとBOがありますが，O型にはOO，AB型にはABしかありません。このため両親ともにA型でも，その組み合わせがAAとAAなら子どもはA型だけですが，AOとAOなら子どもはA型とO型となる可能性があります。また，例えばA型の父親（AO）とB型の母親（BO）から生まれる子どもは，A，B，O，ABどの血液型の可能性もあります。

人間の死

★死の三徴候 予想問題 224 99-A12，101-A11，103-P10，107-P11，109-A9

①呼吸停止，②心臓停止，③脳機能停止（瞳孔散大および対光反射の消失）

★死亡判定

- 「死の三徴候＝人の死」とする考えとは別に，臓器移植の推進を目的に「脳死を人の死とするべき」という声が高まり，それを法律で定めようとして成立したのが「臓器の移植に関する法律」である。
- この「臓器移植法」は平成21（2009）年に改正され，平成22（2010）年7月からは，①本人が臓器提供の意思表示を書面でしており，かつ脳死判定を拒否する意思表示をしている場合以外で，家族が脳死判定を拒まない，または家族がいないと

き，もしくは，②本人の臓器提供の意思が不明で，かつ脳死判定を拒否する意思表示をしている場合以外で，家族が脳死判定を行うことを書面で承諾しているとき，のいずれかの場合に，臓器摘出に係る脳死判定を行うことができるようになった。また，提供者の年齢制限が撤廃された。

★脳　死 予想問題 225，226 98-A7, 100-A10, 105-A12, 108-A24, 113-A14

〈臨床的脳死と法的脳死〉

• 臓器移植法に基づく脳死判定を行う際，これに先立って主治医が臨床的に脳死と判断する必要がある。この診断を臨床的脳死診断としている。臨床的脳死とは「脳死判定を行うべき状態にある」という判断で，家族がこれを受容することが必要。

〈脳死判定に必要な臨床基準〉

①深昏睡（Ⅲ-3-9 度方式でⅢ-300）
②両側瞳孔径 4 mm 以上，瞳孔固定
③脳幹反射の消失
④平坦脳波
⑤自発呼吸の消失（法的脳死判定では必須）
⑥「①～⑤」が 6 時間継続

脳死＝心停止ではない
心臓が動いていても脳死と判定されることがあります。

脳幹反射の消失は，以下 1）から 7）のすべてを確認する。

1）対光反射の消失　2）角膜反射の消失　3）毛様脊髄反射の消失　4）眼球頭反射の消失　5）前庭反射の消失　6）咽頭反射の消失　7）咳反射の消失

★尊厳死 予想問題 227

• 本人の尊厳を重視した死に方。安楽死とは異なる。日本では法律の規定がない。

★死の受容 予想問題 229 106-P12, 110-A13

〈キューブラー・ロスの終末期患者における死の受容のプロセス〉

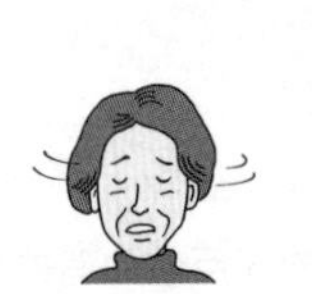
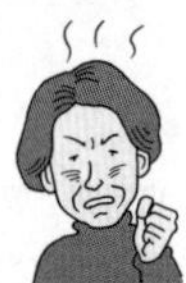
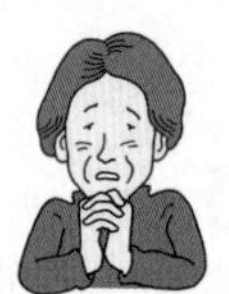
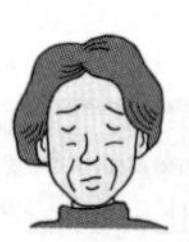
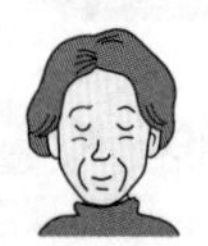

①否認　⇒　②怒り　⇒　③取引　⇒　④抑うつ　⇒　⑤受容

覚え方

ロス多い❶　**ひ**❷　**どい**❸　**取引**❹　**よく**❺　**受けた**❻

❶キューブラー・ロス　❹取引
❷否認　❺抑うつ
❸怒り　❻受容

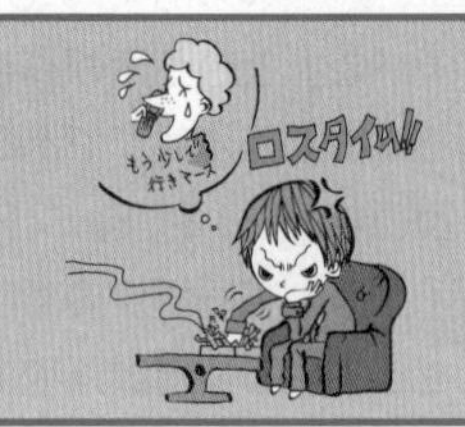

11. 徴候と疾患

主要な症状と徴候

★意識障害 予想問題 230, 231 104-P12, 110-A14

- 意識障害には，意識の清明度の低下（量的な変化）と意識内容の変化（質的な変化）とがある。
- 意識内容の変化（意識の変容）としては，せん妄（意識レベルが変動しやすく，幻覚などを伴いやすい状態）やもうろう状態（正常の意識と変容した意識とが混ざり合い，部分的にはその間のことを追想できる状態），錯乱状態（意識低下は比較的軽いが困惑や錯乱，興奮が前景に立つ状態）などがある。

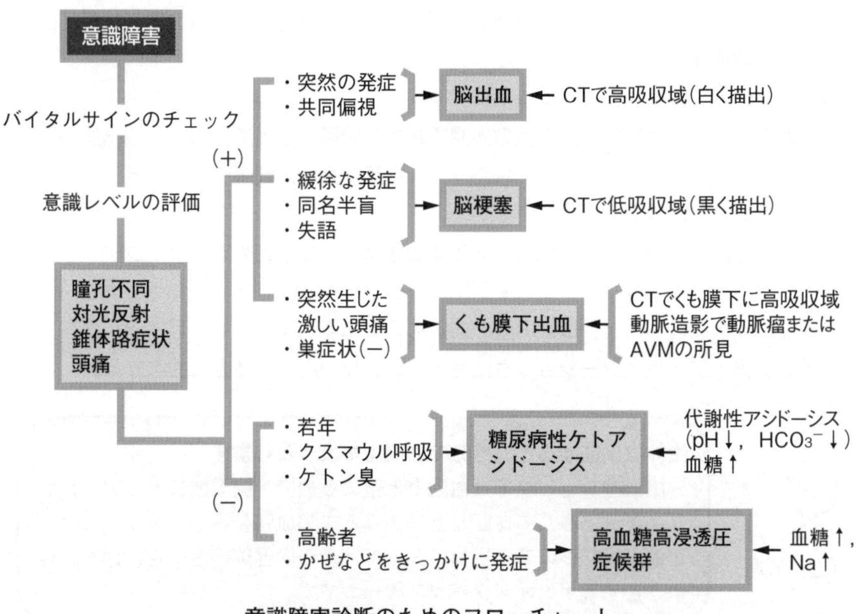

意識障害診断のためのフローチャート

★嚥下障害 予想問題 237 113-P14

- 食べること，飲み込むことの障害のことで，高齢者では誤嚥性肺炎の原因になる。脳血管障害，筋ジストロフィー，食道癌なども嚥下障害を引き起こす。

★言語障害 予想問題 238

- 発音が不明瞭であったり，話し言葉がスムーズでなかったりするため，コミュニケーションが円滑に進まない障害のことで，失語，構音障害，吃音，言語発達障害，聴覚障害（難聴），音声障害などがある。

★ショック 予想問題 233〜236 100-P25, 103-P11, 105-P12, 111-P14

- いろいろな原因で組織の血液灌流が妨げられ，重要臓器の機能障害を生じる病態

〈発生機序別分類〉

1．循環血液量減少性ショック

- 出血や熱傷による体液喪失による左室拡張期終期容積減少が原因となるショック（大出血，脱水，広範な熱傷による体液の喪失など）
- 治療は輸液（乳酸加リンゲル液）あるいは輸血

2．心原性ショック

- 心筋収縮力低下や閉塞・不整脈などにより駆出が減少することが原因となるショック（心筋梗塞，重症不整脈，心筋症など）⇒心拍出量が減少するので，代償的に心拍数が増加する。

3．心外閉塞・拘束性ショック

- 心臓自体に異常はないが，心臓の外側で起きた問題によって生じる心拍出量の低下が原因となるショック（心タンポナーデ，重症肺塞栓，緊張性気胸など）

4．血液分布異常性ショック

- 末梢血管抵抗の減少と末梢血管の拡張が血圧低下の原因となるショック
  ①敗血症性ショック　②アナフィラキシーショック　③神経原性ショック
- ショックを起こしたときは，下肢の血流を重要臓器に還流させる目的で下肢挙上とする。アナフィラキシーショックにはアドレナリンをすみやかに投与する。

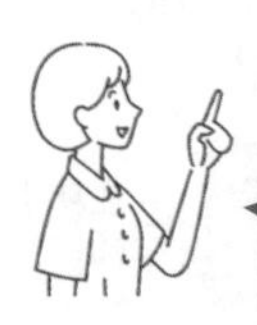

生体は出血すると，自分で血を止めようとします

出血性ショックでは血圧が低下するので，副腎髄質からアドレナリンが分泌されて血圧を上げようと末梢血管が収縮します。これは止血に役立つので，生物において，その内部環境を一定に保ち続けようとするホメオスターシスの一つです。

★高体温，低体温 予想問題 239 104-P13

- 健康な人でも，0.5〜1℃の体温の生理的日内変動を示す。また朝の6時ころ最も低く，夕方4時から6時ころに最も高くなる。さらに直腸温は口腔内温度より0.6℃，腋窩温より0.5℃程度高い。これにより，腋窩温で午前の体温が37.2℃以上，あ

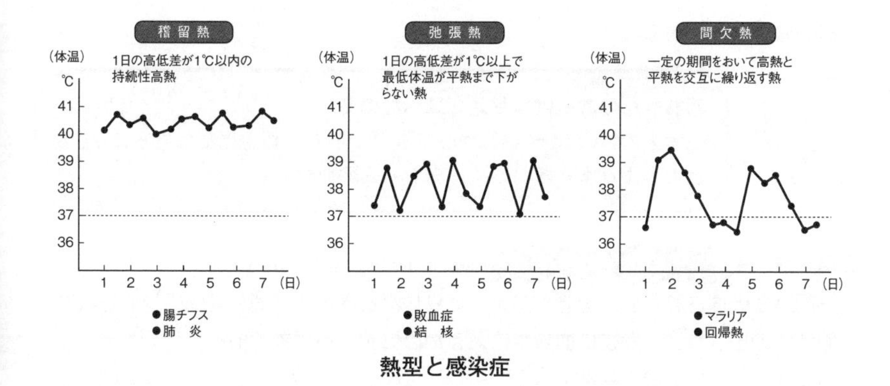

熱型と感染症

るいは夕方の体温が37.7℃以上の場合に発熱と定義できる。37℃台を微熱，38℃以上を高熱と呼ぶこともある。一方，直腸温で35℃以下を低体温症としている。

- 熱型には，稽留熱（日差が1℃以内の持続性高熱），弛張熱（日内変動が1℃以上で，最低体温が平熱以下にならない熱），間欠熱（高熱と平熱を周期的に繰り返す熱）などがある。
- 発熱の原因として病原微生物の感染，悪性腫瘍，膠原病・自己免疫疾患などが挙げられるが，原因を特定できない不明熱（fever of unknown origin：FUO）も日常臨床でしばしば遭遇する。

〈高体温症〉

- 熱中症，麻酔時の悪性高熱症，抗精神病薬の副作用で生じる悪性症候群，甲状腺中毒症などでは高体温症と呼ぶ。熱産生の異常な増加，あるいは熱放散障害により体温調節可能範囲を超えた高熱状態である。

★脱　水 予想問題 241 100-P14, 103-A13

- 重症熱傷，発熱や発汗，嘔吐，下痢などが続くと体内の水分が失われ脱水をきたす。脱水の徴候である口渇，粘膜乾燥，尿量減少，体重減少などに注意する。
- 高齢者の脱水の原因には，内臓や筋肉などの細胞数が減少することによる細胞内液の減少，腎の再吸収力低下による水分排泄の増加，渇中枢の感受性低下による飲水

体液量の割合

	新生児	成　人	高齢者
全体液量	75%↑	60%	50%↓
細胞内液	35%	40%	25%↓
細胞外液（血漿，組織間液）	40%↑	20%	25%

量の減少などがある。

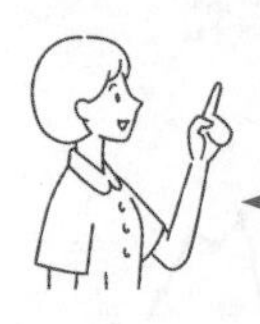

赤ちゃんのお肌はなぜスベスベなの？
大人の体の60％は水からできているが，新生児ではさらに75％と大人より水っぽいため，赤ちゃんの肌はきれいなんです。

★黄　疸 予想問題 242，243 100-P13，102-P11，103-A12，111-A13

- 肝細胞が破壊されたり，胆管がつまったりしたとき胆汁が消化管内に排泄されず，胆汁中のビリルビンが逆に血液中に入るために起こる現象である。
- 血清総ビリルビン値の基準値は0.2～1.1 mg/dLで，これが2 mg/dLを超えると，まず眼球結膜が黄染し，次第に皮膚も黄色くなっていく。
- 黄疸はビリルビンの代謝経路の障害によって現れるため，障害の場所がビリルビンが肝臓で抱合される前か後かによって間接ビリルビン上昇型と直接ビリルビン上昇型に分けられる。

黄疸の分類

増加しているビリルビン	黄疸の分類	発生機序
間接（非抱合型）ビリルビン上昇	溶血性黄疸，新生児黄疸	肝に入る前あるいはグルクロン酸抱合される前のビリルビン産生過剰（溶血の亢進により生じることが多い）
直接（抱合型）ビリルビン上昇	肝内胆汁うっ滞性黄疸，閉塞性黄疸（膵癌，胆嚢癌）	肝に入ってグルクロン酸抱合されてからのビリルビン排泄障害（肝臓そのものの障害と胆管閉塞による通過障害）

赤血球は脾臓で壊され，ここでできたビリルビンが肝臓に運ばれ，グルクロン酸抱合によりビリルビンを胆汁中に捨てやすい形に変える。抱合前のビリルビンを間接（非抱合型）ビリルビンといい，抱合後を直接（抱合型）ビリルビンという。

〈閉塞性黄疸〉

- 胆管の閉塞により胆汁の流れが滞る状態で，他の黄疸との鑑別が重要。総胆管結石や悪性腫瘍などで生じ，速やかな胆道ドレナージが必要である。

★頭　痛 104-A13

- 頭痛には基礎疾患のない一次性頭痛（片頭痛，緊張型頭痛，群発頭痛など）と脳血管障害，緑内障，感染症，頭部外傷などの基礎疾患が存在する二次性頭痛がある。

★咳嗽（がいそう），喀痰（かくたん）　105-P13

- 口腔，鼻腔，気管，気管支の粘膜からの分泌物。血液を混じた喀痰を喀出する場合を血痰という。

〈喀痰の性状〉

- 量：気管支拡張症，肺膿瘍，膿胸の気管支瘻では多量で，肺水腫では多量のピンク色の泡沫状痰
- 色　調：膿性痰は黄色，褐色～黒色の場合は血痰のほか，粉塵吸引後にみられる。肺炎球菌による肺炎では，鉄さび色の痰
- 喀痰中の細胞：化膿性疾患では好中球が多く，アレルギー性疾患では好酸球の増加をみる。結核などの慢性の感染症では，リンパ球増加がみられる。喀痰細胞診は肺癌の診断に重要な検査であり，パパニコロウ染色を行う。

〈細菌検査〉

- 細菌，真菌感染の際には，塗抹，培養検査が重要。一般にはグラム染色を行う。抗酸菌はチール・ネールゼン染色で検出する。

★吐血，喀血　106-A12, 110-A15

- 吐血や下血は消化管からの出血が原因となるが，これには隣接臓器から消化管に血液が流入した場合も含まれる。食道，胃，十二指腸など上部消化管から大量に出血が起こると吐血をきたす。下血は上部消化管だけでなく，小腸や大腸など消化管全体の出血で起こる。
- 喀血は気道からの出血によって，血液そのものを喀出する場合をいう。
  - 吐血の性状……コーヒー残渣様
  - 喀血の性状……鮮紅色で泡沫状痰の混入
- 病巣部位を下にした体位をとるほうが，正常肺に血流が保たれ，血液の酸素化にもよい。例えば病巣が右肺にあるときは右側臥位とする。

★チアノーゼ　予想問題 244～249　98-P7, 99-A13, 101-P11, 102-A12, 104-P14, 108-A13, 112-P14

- 血中の還元ヘモグロビン（酸素を放出したヘモグロビン）が 5 g/dL 以上になったときに，皮膚や粘膜が青色または青紫色になる状態。特に，口唇，爪床，外耳などに発生しやすい。呼吸器疾患や心疾患がその原因となることがあるので要注意。
- チアノーゼが全身にみられる場合，ファロー四徴症などの右-左シャントを合併する先天性心疾患や肺気腫などの肺のガス交換障害の可能性がある。局所性のチアノーゼであれば，ショック，末梢循環障害，寒冷によるもの，レイノー現象などを疑う。
- 特に緊急的処置が必要なのは心疾患と呼吸器疾患によるものであるが，酸素を投与して改善がみられるときは呼吸器疾患が，改善しない場合は心疾患が考えられる。

ポイント

〈チアノーゼが現れにくい場合と現れやすい場合〉
- チアノーゼが現れにくい場合
  ①貧血が高度，②CO（一酸化炭素）中毒
- チアノーゼが現れやすい場合
  ①赤血球増加症，②血液濃縮

注意 重症貧血患者では，著しい低酸素血症でもチアノーゼは出現しにくい。

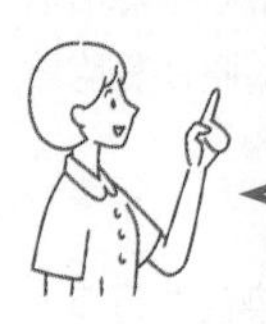

パルスオキシメーターの原理は「血液の色」を数値化している

酸素飽和度の測定では酸化ヘモグロビン（鮮紅色）が多ければ光が多く返ってきて吸光度が上がり，還元ヘモグロビン（暗赤色）が多いときは光が戻らずに吸光度が下がるという原理です。昔はパルスオキシメーターがなかったので手術のとき，出血した血の色から酸素の量を推察していました。

- ヘモグロビン酸素飽和度はパルスオキシメーターにより容易に測定できる。血圧の低下したときやショックなどの末梢循環不全があると使えないことがある。

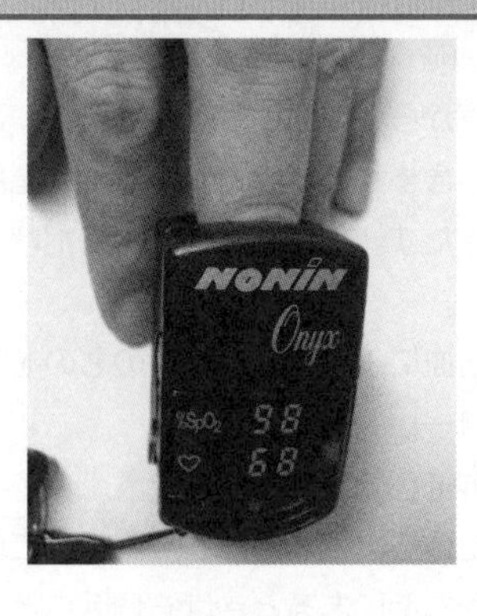

上の数字が酸素飽和度
下の数字が心拍数
パルスオキシメーター

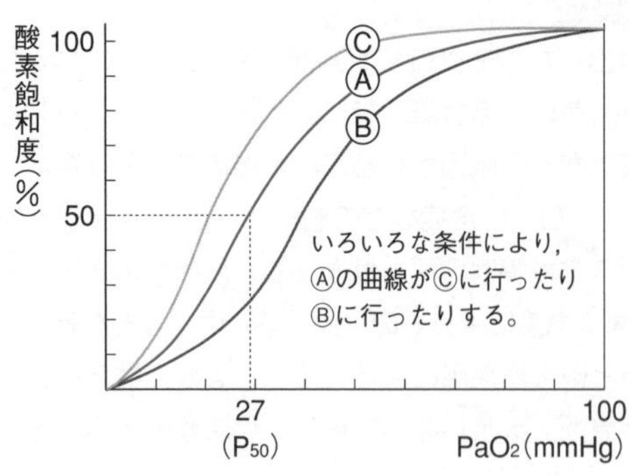

要因

・左方移動（Ⓐ→Ⓒ）
- $PaCO_2$↓
- pH↑（H^+↓）
- 体温↓
- 2,3-DPG↓

・右方移動（Ⓐ→Ⓑ）
- $PaCO_2$↑
- pH↓（H^+↑）
- 体温↑
- 2,3-DPG↑

（$PaCO_2$↑，pH↓：Bohr効果）

酸素解離曲線

- 酸素解離曲線がS状の意味：縦軸にヘモグロビンの酸素飽和度，横軸に酸素分圧をとると，酸素解離曲線というグラフは酸素とヘモグロビンの結合する様子を示し，S状の形をとる。つまり，酸素飽和度が90%のときは，酸素分圧が60 mmHgと相当低くなる。酸素分圧が低い組織においても，曲線が急激にカーブして生体は酸素を多めに放出し組織に与えることができる。

★呼吸困難 予想問題 250〜253 103-P12, 104-A14, 109-P18, 111-P18, 112-A24, 113-A25

- 呼吸困難を惹起する疾患は，胸部外傷（肋骨骨折，肺挫傷，血気胸），気管支喘息，肺梗塞といった急性呼吸困難と慢性閉塞性肺疾患〈COPD〉，間質性肺疾患のような慢性呼吸困難に大別される。
- 治療として酸素吸入が有効であるが，高濃度酸素を吸入すると合併症としてCO_2ナルコーシスを起こすことがある。

〈過換気症候群（過剰換気症候群，過呼吸症候群）〉

- 心因性以外には明らかな原因がなく，発作的に呼吸困難を訴えて過換気となり，動脈血中CO_2分圧の著明な低下と呼吸性アルカローシスをきたす。
- 過換気発作は安静時にみられることが多い。
- 体循環系の血管の収縮，脳血流量減少に起因する失神発作，CaやKなどの電解質変動によるテタニー症状，脱力感などがみられ，ときに胸痛，心悸亢進がみられる。
- 治療としては，不安を取り除いて，ゆっくりと呼吸をさせる。
- 患者に病気の性質を十分に理解させ，病態によっては，抗不安薬や抗うつ薬を処方する。

〈呼吸不全〉

- ヒュー・ジョーンズの基準：呼吸器疾患患者の運動機能と呼吸困難からみた重症度（Ⅰ〜Ⅴ段階）評価基準である。

ヒュー・ジョーンズの基準

Ⅰ度	同年齢の健常者とほとんど同様の労作ができ，歩行，階段昇降も健常者なみにできる。
Ⅱ度	同年齢の健常者とほとんど同様の労作ができるが，坂，階段の昇降は健常者なみにはできない。
Ⅲ度	平地でさえ健常者なみには歩けないが，自分のペースでなら1マイル（1.6 km）以上歩ける。
Ⅳ度	休みながらでなければ50ヤード（約46 m）も歩けない。
Ⅴ度	会話，衣服の着脱にも息切れを自覚する。息切れのため外出できない。

★胸　痛 予想問題 255，256　100-A11，106-A13

- 胸痛を主訴とする疾患には心筋梗塞，大動脈解離など致死的なものがあるので，適切・迅速な対応が求められる。また，胸痛の性状によってその基礎疾患が推測できることがある。
  - 圧迫感・絞扼感：狭心症
  - 圧　痛：胸郭疾患
  - 運動時の痛み：労作性狭心症
  - 睡眠時，早朝の痛み：冠れん縮性狭心症
  - 数時間続く痛み，強い絞扼感：急性心筋梗塞

★心電図モニター

通常は３点誘導で四肢誘導をモニターし，P 波が見やすく心室性不整脈を発見しやすいためⅡ誘導を用いる。

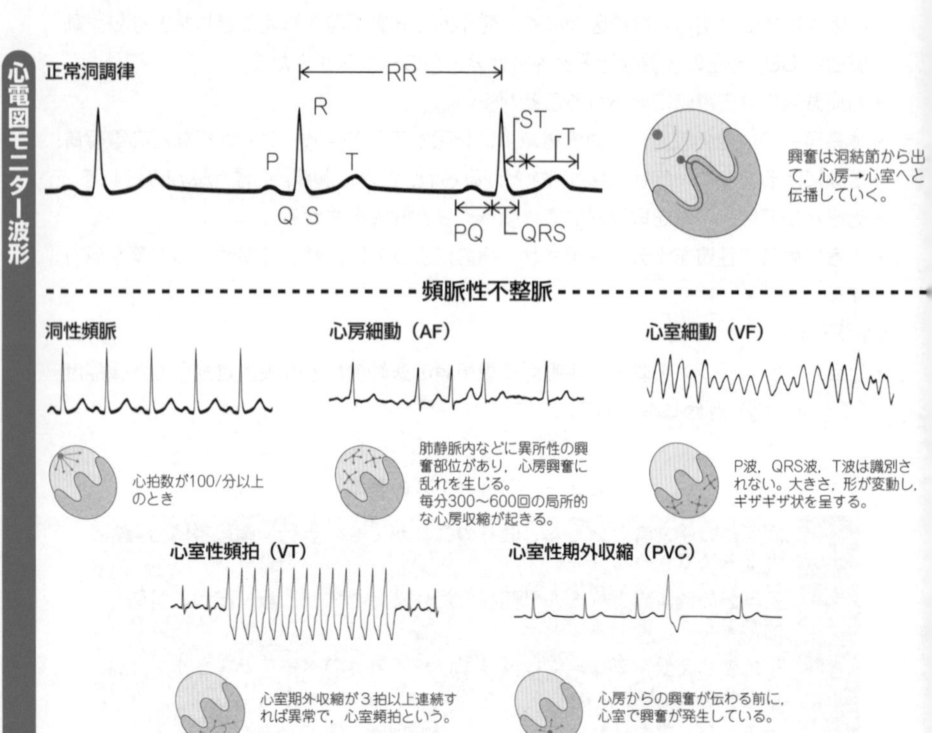
心電図モニター波形
正常洞調律
RR
R
P
T
Q S
ST
T
PQ
QRS
興奮は洞結節から出て，心房→心室へと伝播していく。
頻脈性不整脈
洞性頻脈
心拍数が100/分以上のとき
心房細動（AF）
肺静脈内などに異所性の興奮部位があり，心房興奮に乱れを生じる。
毎分300～600回の局所的な心房収縮が起きる。
心室細動（VF）
P波，QRS波，T波は識別されない。大きさ，形が変動し，ギザギザ状を呈する。
心室性頻拍（VT）
心室期外収縮が３拍以上連続すれば異常で，心室頻拍という。
心室性期外収縮（PVC）
心房からの興奮が伝わる前に，心室で興奮が発生している。

徐脈性不整脈

洞性徐脈

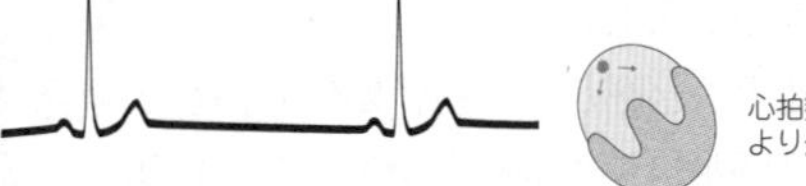

心拍数が50/分
より少ないとき

①第1度房室ブロック

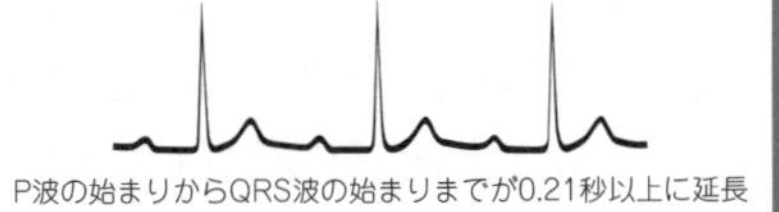

P波の始まりからQRS波の始まりまでが0.21秒以上に延長

②第2度房室ブロック

1. Wenckebach型（Mobitz I型）

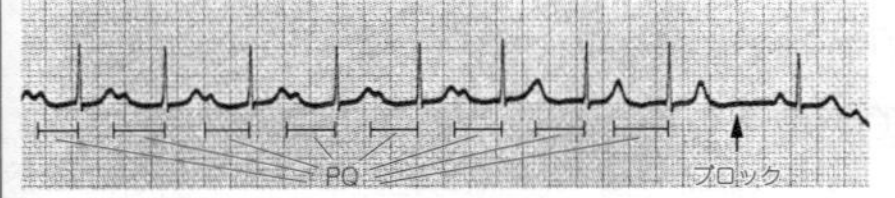

PQ時間が漸次延長し，9拍目は房室伝導がブロックされている。

2. Mobitz II型房室ブロック

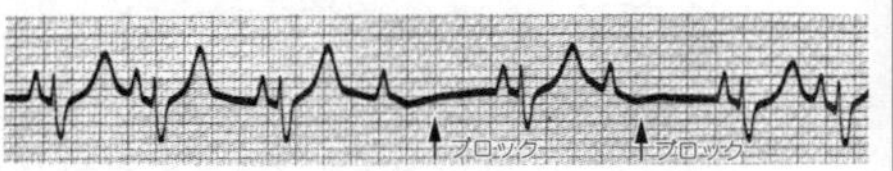

PQ延長なく4拍目，6拍目で房室ブロックをきたしている。

③第3度房室ブロック（完全房室ブロック）

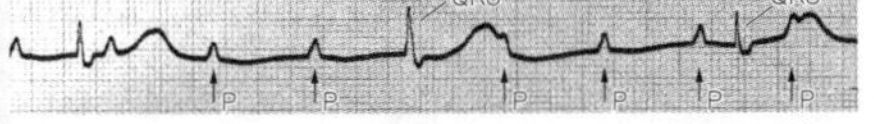

P波とQRSの出現が全く無関係。P-P間隔は0.6秒（100/分）であるが，RR時間は2秒で心拍数30/分の高度徐脈である。

覚え方

心電図モニターの3点誘導電極の装着の仕方
電極の位置は右肩から「ア・キ・見て」すなわち，
赤：右肩，黄：左肩，緑：左腎部
（左側胸部）と心臓を囲むように装着する。

★不整脈 予想問題 257〜262 98-A9, 104-A12, 105-A14, 108-P13, 109-A12

- 脈拍が通常より速すぎたり，遅すぎたり，リズムや周期が乱れる状態。患者は動悸，めまい，倦怠感，息切れなどを起こすこともある。

1．不整脈の分類

- 不整脈は心拍数100/分以上の頻脈性と60/分以下の徐脈性があり，また発症機序により刺激生成異常と刺激伝導異常に分けることができる。

①刺激生成異常による頻脈性不整脈

- 期外収縮：心臓の刺激は洞結節→房室結節→ヒス束→右脚・左脚→プルキンエ線維へと伝導していく（p.65，図「心臓の刺激伝導系」）が，司令塔である洞結節より早く下位の伝導系のどこかで興奮が起こってしまう不整脈を期外収縮という。その異所性興奮源がどこで発生するかによって上室性期外収縮，心室性期外収縮と名付けられている。期外収縮の多くは無症状だが，ときに動悸を訴えることもある。

- 発作性頻拍：突然に頻拍を呈し突然消失するものをいう。一方，運動後や精神的に興奮したときなどに起こる頻脈は，洞性頻脈と呼ぶ。心室性期外収縮が3連発以上連続するものが心室性頻拍で，心室性頻拍は期外収縮とは違って，放置すると心室細動に移行する恐れがある。
- 心房細動：心房が細かく震えるだけで心房の収縮が行えなくなることを心房細動と呼ぶ。心房が収縮できなくなっただけでは致死的な状態にはならないが，心房内に血栓を形成し，それが脳に飛んで脳梗塞を引き起こす危険性をはらんでいる。この予防にワルファリンを投与する。
- 心室細動：心室が細かく震えているだけで心室の収縮が行えない状態で，心停止の1つ。心臓から血液が全く送り出されないため，直ちに治療しないと脳に不可逆的なダメージを及ぼし，死亡に至る。

②刺激伝導異常による頻脈性不整脈

- WPW症候群：洞結節→房室結節という伝導路とは別に心房から心室につながる別の電気の流れ（副伝導路：ケント束という）があるために通常より早く心房から心室に興奮が伝わるものである。WPW症候群だけでは症状もなく大した問題は起こらない。しかし，本症は発作性上室性頻拍や心房細動を合併することが多く，その場合は動悸や胸部不快感を伴い，早期の治療を要する。

③刺激生成異常による徐脈性不整脈

- 洞不全症候群：洞結節から電気刺激の出るペースが遅くなる不整脈の総称。心拍数50/分以下の洞性徐脈，洞結節からの電気刺激が止まる洞停止，洞結節で発生した刺激が心房にうまく伝わらない洞房ブロック，徐脈と頻脈を繰り返す徐脈頻脈症候群がある。

④刺激伝導異常による徐脈性不整脈

- 洞房ブロック：上記のように洞不全症候群の一種である。
- 房室ブロック：心房から心室への電気刺激の伝導が阻害された病態。ブロックの程度により，第1度房室ブロック（伝導のスピードが遅くなるだけ），第2度房室ブロック（心房の電気刺激がときどき心室に伝わらなくなる），第3度房室ブロック（完全房室ブロック：心房の電気刺激が完全に心室に伝わらなくなる）に分けられる。
- 脚ブロック：脚は1本の右脚と2本の左脚がある。これら3本すべてに刺激が伝わらなければ房室ブロックとなるが，3本のうち2本ないし1本のみに伝わらない病態を脚ブロックと称する。

2．緊急時の対応

- 心室細動，意識障害のある心室性頻拍では直ちに電気的除細動を行う。意識障害を伴う房室ブロック，洞不全症候群はペースメーカーを使用する。

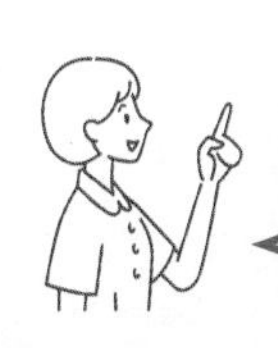

「心停止」とは心電図がフラットになる場合だけではない！
「心停止」には心電図上，フラットになる心拍静止（心拍停止）以外にも基線が波をうつような，心室細動があります。いずれも心拍出量がなくなった状態という点では同じです。そのため，心室細動では脈は触れません*!!*

★心臓聴診（心音） 108-A17

- 正常心音は心室収縮期の始まりに起こる低くて長い第Ⅰ音と，心室拡張期の始まりに起こる高くて短い第Ⅱ音がある。領域は４つで，①大動脈弁領域（第２肋間(ろっかん)胸骨右縁），②肺動脈弁領域（第２肋間胸骨左縁），③三尖弁(さんせんべん)領域（胸骨下端部），④僧帽弁領域（心尖部）。
- Ⅰ音は僧帽弁が閉まる音でⅡ音は大動脈弁が閉まる音なので，心尖部ではⅠ音が大きく聴こえ，心基部ではⅡ音が大きく聴こえる。

覚え方

心音のⅠ音，Ⅱ音は「ダッタ」でわかる〔ダッ（Ⅰ音）タ（Ⅱ音)〕。
これは拡張期が長いことが分かります。

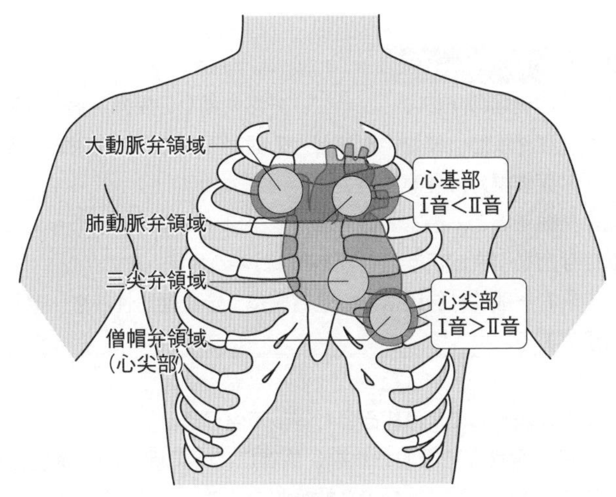

心臓聴診

★**腹痛，腹部膨満** 予想問題 270, 271 101-A12, 102-P22, 112-P25

• 腹痛は痛みの現れ方と部位によって，大まかに疾患を推定することが可能

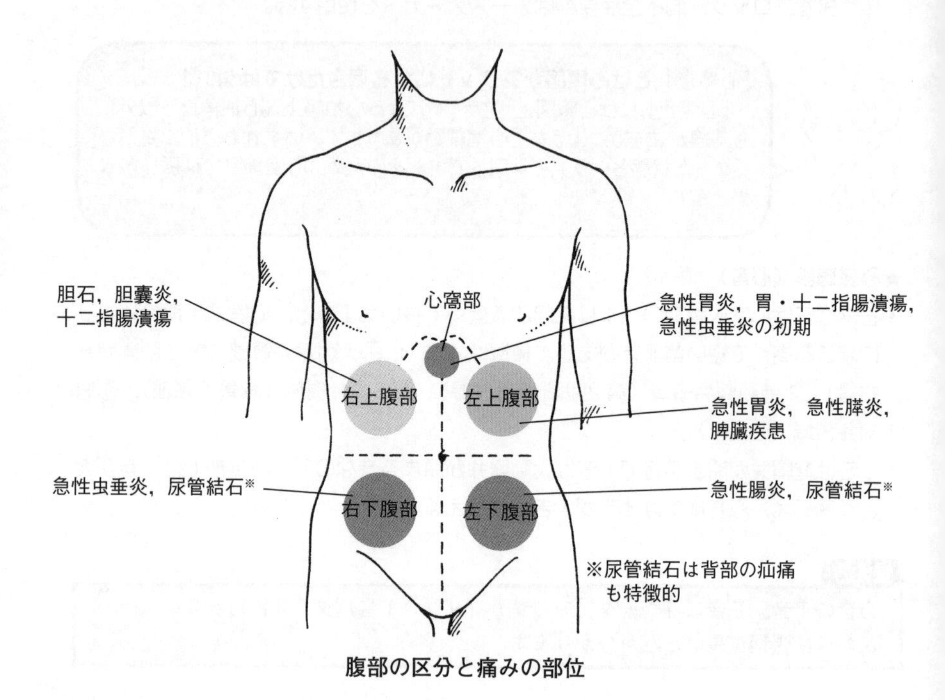

腹部の区分と痛みの部位

★**悪心，嘔吐** 予想問題 273 98-A8, 100-P14, 103-A13, 107-A12

• 嘔吐は身体の防御機転の１つではあるが，妊娠や種々の疾患（消化性潰瘍，肝胆道疾患，腸閉塞，迷路疾患，薬物中毒など）の症状でもあり，合併症（嚥下性肺炎，マロリーワイス症候群）に注意する。

• 嘔吐が長期に持続すると，脱水，低栄養，低クロール性代謝性アルカローシス，低カリウム血症などを引き起こすことがある。

• 嘔気，嘔吐の最も一般的な原因は，急性胃腸炎，全身性熱性疾患，薬物の影響および消化器疾患である。

★**下　痢** 107-P12, 109-P15

• 以下のメカニズムが単独または組み合わさって生じる。

①浸透圧性下痢：腸管から吸収されない物質によって腸管内浸透圧が高まり起こる。代表的な疾患は乳糖不耐症で，非吸収の乳糖により惹起される。

②滲出性下痢：潰瘍性大腸炎など腸の炎症により腸管壁の透過性が亢進し，多量の滲出液が管腔内に排出されるために起こる。

③分泌性下痢：消化管粘膜の分泌の異常亢進によって起こる。細菌毒素，ホルモン，化学物質などが腸管において水分や電解質の分泌を促進して起こる下痢で，脂肪や胆汁酸の吸収障害に基づく脂肪性下痢や胆汁酸性下痢がある。

④腸管運動異常による下痢：過敏性腸症候群など。夜間睡眠中に下痢で覚醒することはほとんどないのが特徴である。

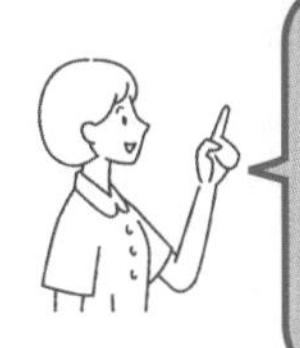

牛乳を飲んで下痢になる人の下痢の原因は「浸透圧性」

ラクターゼとは，正常なら小腸に存在する酵素（乳糖をブドウ糖とガラクトースに分解）です。これが生まれつき少ない人（先天性乳糖不耐症）が牛乳を飲んだり乳製品を食べたりすると，乳糖が消化されずに小腸に蓄積され，浸透圧性下痢を起こします。

★便　秘　予想問題 274, 275　99-P13, 111-P19

- 便秘は医療用麻薬の副作用として重要。便秘は，器質的な原因と機能的な原因に分けられる。
  - 器質性便秘：腸閉塞や腫瘍（大腸がん）などによる腸管狭窄
  - 機能性便秘：高齢者や経産婦に多い弛緩性便秘，過敏性腸症候群によるけいれん性便秘，便意を習慣的に抑制しすぎることによる直腸性便秘など

★下　血　106-P13, 108-A14, 112-A13

- 肛門からの出血のこと。血の色が黒色調の場合は，肛門から遠い消化管からの出血を疑う（例：胃・十二指腸潰瘍，胃癌）。鮮紅色の場合は，肛門に近い消化管からの出血を疑う（例：痔，大腸癌）。

★乏尿，無尿，頻尿，多尿　予想問題 278〜280　98-P8, 101-P12, 103-P13, 106-P14, 109-P23, 110-A19

- 乏尿：1 日尿量が 400 mL 以下の状態。尿量が少ないと尿素やクレアチニンなどの溶質を十分に排泄することができないため，高窒素血症などを起こす危険がある。
- 無尿：1 日尿量が 100 mL 以下の状態。腎機能不全により尿毒症に移行する危険性が高いので透析療法を考慮する。
- 頻尿：一般的には，1 日の排尿回数が日中 8 回以上あることをいう。1 日の尿量が多い多尿（2,500 mL 以上/日）と混同しないよう注意。なお，頻尿の原因が尿路閉塞であれば，尿路内圧上昇により水腎症〜腎不全へ進展することもあるので導尿カテーテルなどを考慮する。

★浮　腫　予想問題 281, 282　105-P14, 108-P14

- 浮腫の診断：問診では，尿量，体重の推移，食事や飲水量，食塩摂取量を尋ね，既往歴，薬剤の服用の有無なども確認。全身性の浮腫か局所性かを判断し，指圧を加え圧痕を残すか残さないかをみる。
  - 圧痕を残す：心不全，ネフローゼ症候群，肝硬変
  - 圧痕を残さない：甲状腺機能低下症の粘液水腫，リンパ浮腫

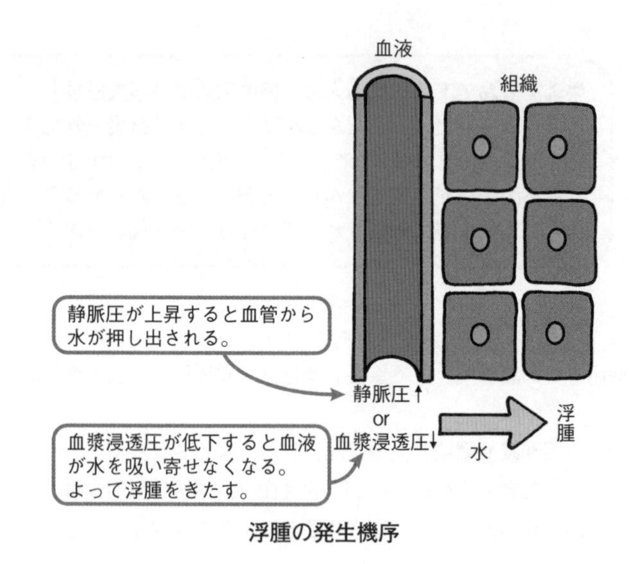
血液
組織
静脈圧が上昇すると血管から水が押し出される。
静脈圧↑
or
血漿浸透圧↓
水
浮腫
血漿浸透圧が低下すると血液が水を吸い寄せなくなる。よって浮腫をきたす。

浮腫の発生機序

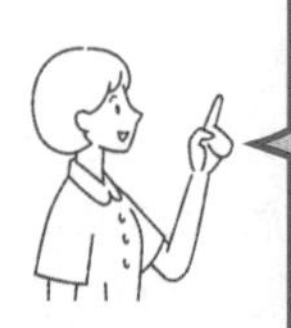

「浸透圧」は「青菜に塩」ということわざから理解できる

濃度の異なる液体は，セロファンのような半透膜で隔てると，濃度の高い方が低い方から膜を通して水を吸い取り，同じ濃度になろうとする現象があり，この濃度差を浸透圧といいます。「青菜に塩」ということわざの意味は「塩をかけられた青菜のように元気なくしおれる」ことですが，これは浸透圧が働き，濃度の濃い塩が細胞膜を通して野菜から水分を吸い取ってしまったからです。

★**貧　血** 予想問題 285，287〜290 100-A12，102-P12，104-P15，105-P15，109-A13，110-P25，111-P16

- 赤血球数，ヘモグロビン濃度またはヘマトクリット値が基準値より低い状態をいう。
- 貧血は赤血球の形態とヘモグロビン濃度によって分類できる。
- 症状は，倦怠感，易疲労感，めまい，動悸，息切れ，頻脈，皮膚の蒼白，浮腫などで，これらはあらゆる貧血に共通している。

1．鉄欠乏性貧血

- 最も多い貧血であり，女性に多い。
- 鉄の不足によりヘムの産生が進まず赤血球が足りずに貧血となる。骨髄は過形成
- 貯蔵鉄低下⇒小球性低色素性貧血（赤血球が小さくて，ヘモグロビンの量が少ない）

2．再生不良性貧血

- 血球は骨髄において，幹細胞（すべての血球のもとになる細胞）より分化して赤血球，白血球，血小板などになる。この病気では幹細胞がやられて，すべての血球が減少（汎血球減少）する。
- 正球性正色素性貧血（数は減るが，赤血球の1つひとつについては正常なため）
- 指定難病の対象疾患である。
- 骨髄は脂肪組織が多くなり「脂肪髄」になる。

3．自己免疫性溶血性貧血

- 溶血性貧血：赤血球自体がもろかったり，破壊機能が亢進していたりなどで赤血球が体内でこわれすぎてしまい，生産が追いつかなくなり生じた貧血をいう。
- 間接ビリルビンが上昇し，黄疸が出る。
- 造血は通常に行われるため，正球性正色素性貧血である。
- 赤血球が破壊される場所により血管内溶血と血管外溶血（主として脾臓における）とに分けられる。

4．悪性貧血

- 胃壁の細胞より内因子分泌が低下するとビタミン B_{12} の吸収が障害される。ビタミン B_{12} は核における DNA 合成に必要なので，これが不足すると細胞質は育つのに核が育たないため，細胞質がつまった赤血球（巨赤芽球）ができる。
- ビタミン B_{12} が欠乏するため神経髄鞘の生成ができずに脱髄が起こる。
- 症状は一般の貧血の症状に加え，脱髄による亜急性連合性脊髄変性症の症状
- 検査所見
  ①大球性正色素性貧血（身のつまった大きいタマ）　②汎血球減少（他の血球の分裂も遅れる）　③骨髄にて巨赤芽球の出現
- 治療はビタミン B_{12} の非経口投与（胃全摘後は吸収できないため，静注か筋注）

必修ポイント

主要4貧血の特徴

分類	鉄欠乏性貧血（小球性低色素性）	再生不良性貧血（正球性正色素性）	溶血性貧血（正球性正色素性）	悪性貧血（大球性正色素性）
原因	偏食，鉄吸収障害，出血，出産など	造血幹細胞の異常による造血能低下	赤血球破壊亢進	ビタミンB_{12}吸収障害（胃粘膜から内因子分泌低下）
特徴的症状	舌炎，口角炎，食道粘膜萎縮による嚥下痛，さじ状爪	出血傾向（血小板減少），易感染性（白血球減少）	黄疸，脾腫	消化器症状（食欲不振，嘔気），神経症状（歩行障害，深部知覚障害）
治療と看護	鉄剤投与（食後内服，黒色便），鉄分の多い食品摂取	蛋白同化ステロイド薬，免疫抑制療法，骨髄移植	脾臓摘出，自己免疫性：副腎皮質ステロイド薬	ビタミンB_{12}の筋肉注射，ビタミンB_{12}の多い食品（肉，卵，レバー）

★運動麻痺

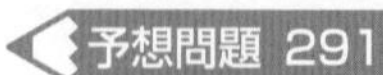

106-A14，110-P14

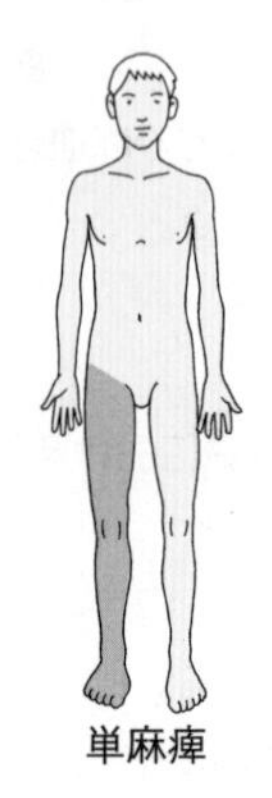

単麻痺

片麻痺

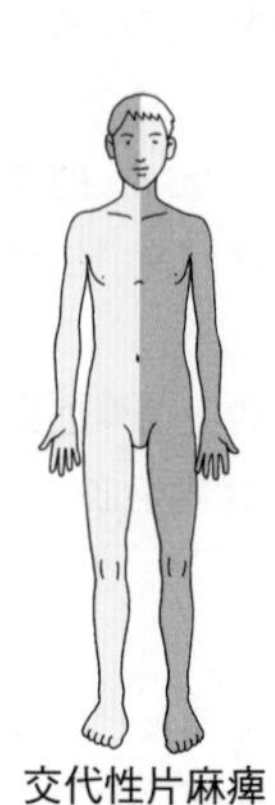

交代性片麻痺

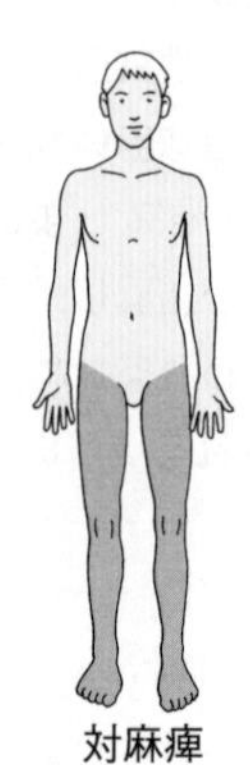

対麻痺

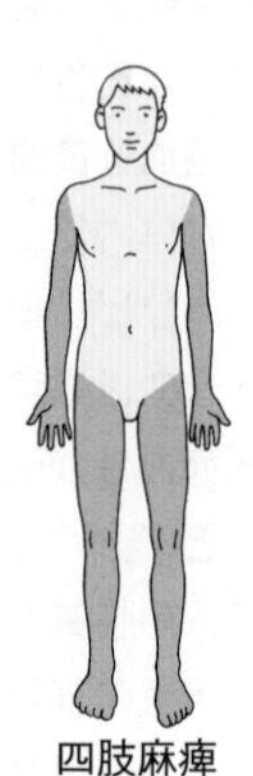

四肢麻痺

主な運動麻痺

- 単麻痺：1つの上肢または下肢にのみ限局する麻痺
- 片麻痺：一側の上下肢および顔面の麻痺
- 交代性片麻痺：一側の上下肢およびその反対側の顔面の麻痺
- 対麻痺：両側の下肢の麻痺
- 四肢麻痺：両側の上下肢の麻痺

★**けいれん** 101-P13, 111-P17

- けいれんは突発性の全身または一部の骨格筋の不随意で，定型的な収縮が特徴である。大発作では，まず全身の強直性（突っ張るような）の筋収縮があり，ついで，間代性（ガクガクと震える）の筋収縮を起こす。この間の意識は消失して眼球は上転し，無呼吸となり，チアノーゼ，尿失禁を伴い，通常1～2分以内に終了し，発作後意識混濁状態を示すが，その後意識は徐々に回復する。
- 部分けいれん，ジャクソン発作（身体の一部分の筋肉から，次第に隣接する他の筋肉へけいれんが進行する）ともに器質的脳疾患が原因となることが多いが，全身けいれんの場合は，てんかんや代謝性疾患が原因となることが多い。
- 全身けいれんの処置では，頭部を損傷させないための安全確保，気道分泌物による気道閉塞を防止するための気道確保などが重要となる。

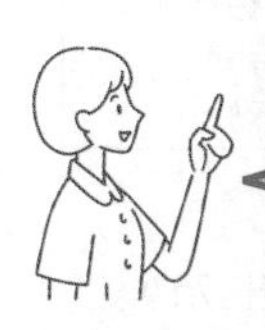

「けいれん」と「てんかん」は違う!!
「けいれん」と「てんかん」は同義語ではありません。けいれんはあくまで上記のように骨格筋の不随意運動の1つであり，てんかんはその原因疾患の1つに過ぎません。また，てんかんの中には，けいれんを伴わない発作型もあります。

主要な疾患による健康障害

★**生活習慣病** 予想問題 292～303 99-A15, 101-P14, 102-A2, 103-A14, 104-A15, 105-A15, 111-A14, 112-A14, 112-A15, 113-P15

1．定　義

- 厚生労働省によると「食習慣，運動習慣，休養，喫煙，飲酒などの生活習慣が，その発症・進行に関与する疾患群」と定義している。

2．病　態

①食事習慣：成人肥満症，小児高度肥満，栄養失調症，拒食症，糖尿病，胃癌，大腸癌，痛風，脂質異常症（高脂血症），高血圧性疾患，動脈硬化症，胆石，腎臓結石，心筋梗塞，胃潰瘍，腎臓病，肝疾患，骨粗鬆症，歯周病

②飲酒習慣：脂肪肝，アルコール肝炎，アルコール性肝硬変，アルコール依存症，アルコール精神病

③喫煙習慣：各種がん，慢性気管支炎，肺気腫，歯周病，脳卒中，骨粗鬆症，心臓病

④運動不足の習慣：肥満症，糖尿病，脂質異常症（高脂血症），高血圧

⑤休養がとれない習慣：過労死

⑥不眠習慣：睡眠時無呼吸症候群，不眠症

必修ポイント

⑦ストレス習慣：うつ病，自殺，心筋梗塞

- 脂質異常症は，高 LDL コレステロール血症，低 HDL コレステロール血症，高中性脂肪血症。

狭心症と心筋梗塞の比較

	狭心症	心筋梗塞
危険因子	高血圧症，脂質異常症，糖尿病，喫煙，過度の飲酒，肥満，ストレスなど	
病　態	冠動脈の狭窄・れん縮 ⇓ 一過性の心筋虚血（可逆性） ⇒CK（クレアチンキナーゼ）正常	冠動脈の狭窄・閉塞（75%↑） ⇓ 心筋虚血 ⇓ 心筋細胞の壊死（不可逆性） ⇒CK 上昇
症　状	●胸部絞扼感・圧迫感 （胸骨裏面⇒左上肢へ放散） ●持続時間：数分〜15 分以内 ☞ニトログリセリン舌下で消失	●突然の激しい胸痛・強い絞扼感 発熱・悪心・強度の不穏状態 ●持続時間：30 分〜数時間 ☞ニトログリセリンは無効

【虚血性心疾患】

- 主に狭心症と心筋梗塞の 2 つがある。各々の危険因子，病態，症状を表に示す。
- 心筋梗塞：冠状動脈の障害（冠状動脈硬化，血栓・塞栓）により心筋が壊死に陥る。

①症　状

- 胸　痛（持続 30 分以上）
- 高齢者や重症糖尿病患者などでは無痛性の場合がある。
- 不整脈（心室性期外収縮，心室細動など）
- 心不全（心原性ショック）

②血清生化学検査：白血球，血清 CK（クレアチンキナーゼ），GOT（AST），LDH，心筋トロポニン（トロポニン T，I），ミオグロビンなどが上昇する。

③心電図：心電図上，（T 波増高⇒）ST 上昇⇒異常 Q 波⇒冠性 T 波の順に変化。

【高血圧症】

- 収縮期血圧が 140 mmHg 以上かつ/または拡張期血圧が 90 mmHg 以上あるものを高血圧としている。140/90 mmHg 未満を正常域血圧とし，血圧値によって正常血圧，正常高値血圧，高値血圧に分類している。
- 原因不明のものを本態性高血圧と呼び（全体の 90% 以上），遺伝と環境が関与しているといわれる。
- 何らかの基礎疾患のために高血圧を呈しているものを二次性高血圧という。腎不全などの腎疾患，甲状腺機能亢進症などの内分泌疾患，急性期の脳梗塞・脳出血などの神経疾患等がある。

• 治療は，減塩などの食事療法，運動療法，薬物療法が基本となる。

高血圧基準値

血圧分類	収縮期血圧（mmHg）		拡張期血圧（mmHg）
正常血圧	120 未満	かつ	80 未満
正常高値血圧	120～129	かつ	80 未満
高値血圧	130～139	かつ/または	80～89
Ⅰ度高血圧	140～159	かつ/または	90～99
Ⅱ度高血圧	160～179	かつ/または	100～109
Ⅲ度高血圧	180 以上	かつ/または	110 以上
(孤立性)収縮期高血圧	140 以上	かつ	90 未満

診察室血圧（mmHg）

覚え方

診察室血圧の正常域血圧…140/90 未満（家庭血圧は 135/85 未満）

【脳血管疾患】

• 次の 2 つに大別できる。

①出血によるもの（脳出血，くも膜下出血）

②虚血によるもの（脳梗塞）⇒梗塞は血栓と塞栓に分類

• 以上の 3 つが代表的な疾患であるが，実際には，これに脳血管性認知症，高血圧性脳症，無症候型脳血管疾患を加えて分類している。

• 代表的 3 疾患をさまざまな視点から比較しておく。

意識障害の鑑別

①発症様式

・秒，分の単位で完成・・・脳塞栓（休息中），くも膜下出血

・時間，日単位・・・・・・脳血栓

・徐々に進行・・・・・・・慢性硬膜下血腫

・突発的なもの・・・・・・脳出血，脳塞栓，くも膜下出血，心筋梗塞，大動脈瘤破裂

②症状による分類

・激しい頭痛・・・・・・・くも膜下出血

・発熱を伴うもの・・・・・髄膜炎，脳炎，脳膿瘍，熱中症

・けいれん発作を伴うもの・てんかん，頭部外傷（脳挫傷）

・基礎疾患によるもの・・・糖尿病，脳腫瘍，内分泌疾患，尿毒症，肝性昏睡

代表的脳血管疾患の比較

症状・所見	脳出血	くも膜下出血	脳梗塞
TIA*	まれ	(−)	(+)
発症時期	活動期	特になし	脳血栓は休息期(起床時) 脳塞栓は活動期
頭　痛	(+)	激烈!!	軽い
嘔　吐	(+)	(+)	(−)
意識障害	(+)	一過性(+)	時々(+)
項部硬直	まれ	(+)	(−)

*TIA：一過性脳虚血発作

脳出血とくも膜下出血の比較

	脳出血	くも膜下出血
原　因	高血圧症による血管壊死 被殻(40%)，視床(30%) 皮質下，橋，小脳	脳動脈瘤破裂(70%以上) 脳動静脈奇形
発症様式と症状	突然，運動麻痺・感覚障害・失語症などで発症。頭痛・嘔吐・意識障害を伴うこともある。 <u>出血部位による特徴的症状</u> ・被殻・皮質下出血： 　病巣側への共同偏視，片麻痺 ・視床出血：下内方共同偏視，片麻痺 ・橋出血：瞳孔の正中固定，四肢麻痺 ・小脳出血：病巣反対側への共同偏視	突然，激しい頭痛(ハンマーで殴られたような)に嘔吐を伴って発症 意識障害に陥る 髄膜刺激症状(項部硬直，ケルニッヒ徴候)を伴う <u>三大合併症</u> ①再出血 ②脳血管れん縮 ③正常圧水頭症
検　査	頭部CT：出血部位が高吸収域(白く映る)	頭部CT：くも膜下腔が高吸収域(白く映る) 髄液：血性 血管造影：脳動脈瘤破裂部位から造影剤がもれる
治療と看護	●脳浮腫軽減： 　高浸透圧利尿薬(グリセオール®) ●血腫増大防止： 　血圧コントロール ●安静療法 ●開頭血腫除去術(適応時)	●再出血*予防：クリッピング ●脳血管れん縮防止： 　循環血漿量の維持，血管拡張薬 ●脳浮腫軽減：高浸透圧利尿薬 ●保存療法(手術待機中・手術不能例) ・心身安静：絶対安静，静かな環境 ・血圧コントロール ・頭痛に対する対症療法(鎮痛薬) ・便秘予防：努責を避ける

*くも膜下出血の再発：再発により予後が著しく悪くなる。再発は発症後4週間以内に多く，特に7日目前後が最も危険とされている。

【糖尿病】

• 膵臓のランゲルハンス島β細胞からのインスリンの分泌や合成が障害され，あるいはその作用が弱くなることによって糖代謝異常を起こす疾患。1 型糖尿病（インスリン依存型）と 2 型糖尿病（インスリン非依存型）に分けられる。

〈糖尿病の判定基準*〉

①空腹時血糖値 126 mg/dL 以上
②75 g 経口ブドウ糖負荷試験（75 g OGTT）で 2 時間値 200 mg/dL 以上
③随時血糖値 200 mg/dL 以上
④HbA1c 6.5% 以上（NGSP 値）

〈治療〉食事療法（栄養バランスのよい食事），運動療法（有酸素運動が効果的），薬物療法（1 型：インスリン，2 型：経口血糖降下薬～インスリン）が基本

＊：前述の①～④のいずれかは糖尿病型。再検査で再び糖尿病型が確認されれば糖尿病と診断。ただし，HbA1c のみが反復検査で認められても糖尿病とは診断しない。血糖値と HbA1c が同一採血で糖尿病型を示すこと（①～③のいずれかと④）が確認されれば，初回検査だけでも糖尿病と診断される。

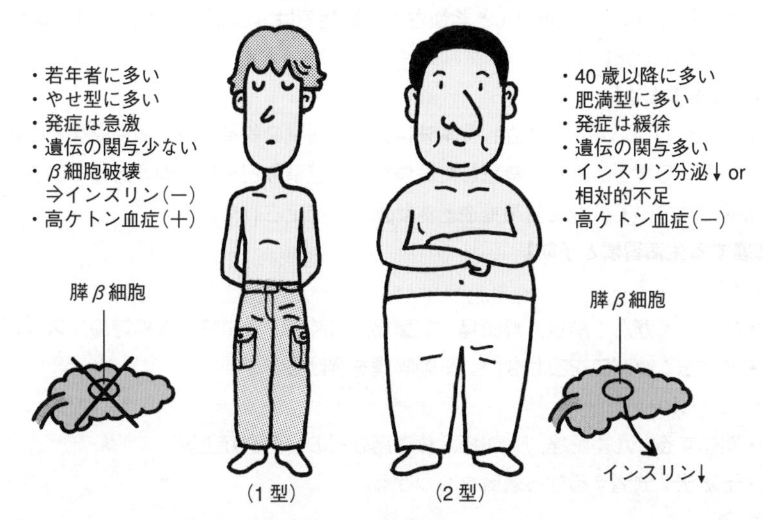

1 型糖尿病と 2 型糖尿病の特徴

覚え方

インスリンは糖を脂肪に変えるため血糖を下げる。

• メタボリックシンドロームの診断基準は，内臓脂肪型の肥満（腹囲で判定）に，血清脂質異常，血圧高値，高血糖のなかの２つ以上の因子が加わった状態と規定されている。

必須項目			選択項目（2つ以上）	
内臓脂肪	腹囲	男性 85 cm 以上 女性 90 cm 以上	<脂質異常症> 中性脂肪 HDL コレステロール	150 mg/dL 以上 かつ/または 40 mg/dL 未満
			<高血圧> 収縮期血圧 拡張期血圧	130 mmHg 以上 かつ/または 85 mmHg 以上
			<高血糖> 空腹時血糖値	110 mg/dL 以上

メタボリックシンドロームの診断基準

★がん 予想問題 305〜310，313〜321

99-A20，100-P15，101-A13，102-A14，107-A14，109-A21

• 日本では２人に１人ががんと診断され，男性では４人に１人が，女性では６人に１人ががんで死亡する。

【がん対策基本法】

• 平成 18（2006）年に成立した本法は，がん研究の推進，予防や治療などの技術向上，患者の意思や権利を尊重した医療体制の整備などを基本理念としている。この法律に基づいて「がん対策推進基本計画」が策定された。

【関連する生活習慣と予防】

〈タバコ〉

• 関連するがん：肺癌，喉頭癌，咽頭癌，口腔癌，食道癌，胃癌等のリスクが上昇
• 予防法：タバコを吸わない。受動喫煙を避ける。

〈アルコール〉

• 関連するがん：肝癌，大腸癌，食道癌などのリスクが上昇
• 予防法：飲酒するなら適量を心がける。

〈食　事〉

• 関連するがん：・食塩と高塩分食品⇒胃癌のリスクが上昇
　・ハム，ソーセージ，牛肉，豚肉⇒大腸癌のリスクが上昇
　・熱い飲食物⇒口腔癌や食道癌のリスクが上昇
　・果物・野菜⇒胃癌や食道癌の予防に効果

• 予防法：バランスのよい食事をとるのが原則。食塩は成人男性で 7.5 g/日未満，成人女性で 6.5 g/日未満を心がける。熱い飲食物は，ある程度冷ましてから摂取する。野菜は 350 g/日以上とることを目標とする。また，1 日に 1 皿は果物を食べるよう心がける。

〈体　型〉

• 関連するがん：肥満⇒大腸癌と閉経後乳癌のリスクが上昇
• 予防法：痩せすぎががんのリスクを上昇させるという調査結果もあるため，肥満対策だけでなく，適正な BMI（p.265）を保つことが大切である。

〈身体活動〉

• 関連するがん：身体活動量の上昇はがん全体のリスクを低下させる。特に大腸癌の予防に効果的
• 予防法：日常の身体活動量を上げる。毎日 60 分程度の歩行などの適度な運動と週に 1 回程度の活発な運動（30 分程度のジョギングあるいは 60 分程度の早歩き）を目標にする。

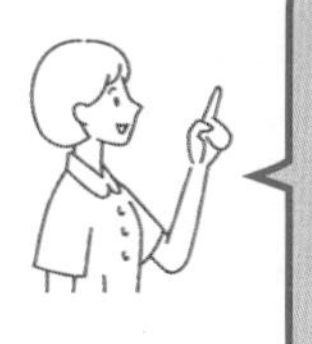

お酒を飲んで顔が赤くなる人は注意！（食道癌のリスクファクター）

最近，国際がん研究機関（IARC）は，食道扁平上皮癌の発癌物質として，飲酒，喫煙のほかに，アルコール飲料に含まれるアセトアルデヒドを加えた。アルコール飲料に含まれるアセトアルデヒドを分解するアルデヒド脱水素酵素の作用が弱いタイプの人がいて，このタイプの人がアルコール飲料を常飲すると，体内にアセトアルデヒドが蓄積し，顔面紅潮（フラッシング反応）や頻脈などをきたすと共に，食道扁平上皮癌のリスクを高めることがわかりました。

一方，食道腺癌の発生には，肥満などによる，食道への胃液の逆流に起因するバレット食道が重要なリスクファクターとされます。

【治　療】

• 主要ながんの治療を記す。

〈肺　癌〉

- 非小細胞癌：Ⅳ期以外は原則手術。手術不能例は化学療法，放射線療法
- 小細胞癌：化学療法，放射線療法

〈胃　癌〉

- 早期胃癌：内視鏡的粘膜切除術，縮小手術，定型的胃切除術＋リンパ節郭清
- 進行胃癌：定型的胃切除術＋リンパ節郭清
- 切除不能例，再発胃癌：多剤化学療法

〈食道癌〉

- 標準治療は外科的切除術＋食道再建術（胃管を再建臓器にすることが多い）
- 放射線療法は扁平上皮癌に有効
- 化学療法

〈大腸癌〉

- 腫瘍の壁深達度が浅く腫瘍が小さい場合は，内視鏡的治療で切除
- 手術療法には開腹手術と腹腔鏡手術があり，腸管とリンパ節を切除

　結腸癌：腸管を切除したあと腸管を吻合

　直腸癌：直腸Ｓ状部⇒高位前方切除術

　　　　　上部直腸⇒低位前方切除術

　　　　　下部直腸⇒腹会陰式直腸切除術（マイルズ手術）

覚え方

前方切除術は肛門括約筋温存手術であるが，マイルズ手術は人工肛門の造設が必要

〈肝　癌〉

- 肝障害度が低く，腫瘍が限局しているときは外科的切除術
- 経皮的局所療法として経皮的エタノール注入療法（PEIT），ラジオ波焼灼（RFA）
- 肝切除術と経皮的局所療法の適応外には肝動脈塞栓療法（TAE）
- 肝障害度の高い症例は肝移植術以外の根治療法は困難

〈子宮癌〉

- 子宮頸癌も子宮体癌も腫瘍の浸潤の程度によって治療法が異なる。広がりが小さい場合は子宮全摘術
- 妊娠出産を希望する場合は円錐切除（子宮頸癌で腫瘍を円錐状に切除する術式）
- 腫瘍の広がりが大きい場合は放射線療法と化学療法

• ヒトパピローマウイルスは子宮頸癌の原因となり，ワクチン接種により予防できる。

〈乳　癌〉

• 手術は，乳房切除術と乳房温存術（乳腺部分的切除）。腋窩リンパ節転移があれば郭清術

• 補助療法として，化学療法，放射線療法，内分泌療法（抗エストロゲン薬）

【QOL と緩和ケア】

• がんの緩和ケアとは，痛みなどの身体的・精神的苦痛を除去して，患者のQOLを最大限に高めることを目標にしている。このため，がん対策基本法ができ，在宅緩和ケアを推進し，円滑な病診連携，早期からのがん緩和医療などが求められている。

【その他の重要事項】

〈腫　瘍〉

• 良性腫瘍と悪性腫瘍とに大別される。悪性腫瘍はさらに，上皮性悪性腫瘍と非上皮性悪性腫瘍に大別され，前者を癌腫，後者を肉腫と呼ぶ。

• 悪性腫瘍はほとんど増殖速度が速く，浸潤性増殖を示すため，被膜が壊される。浸潤のみならず，血行性，リンパ行性に遠隔臓器に転移をきたすものが大部分である。

• 良性腫瘍は一定の大きさになると成長がとまり，大部分のものは浸潤性の増殖はせず転移もきたさない。

• 無症候性肉眼的血尿は膀胱癌に特徴的な症状である。

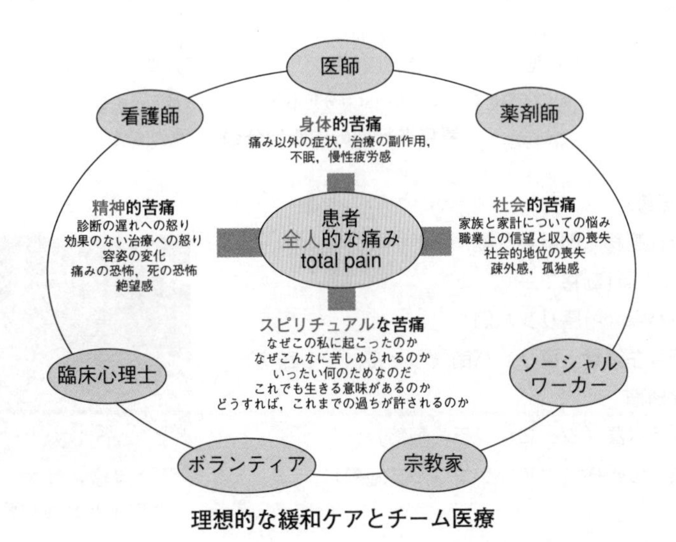

理想的な緩和ケアとチーム医療

肺癌の種類と特徴

種類		特徴
非小細胞癌	腺癌	末梢発生型が多く肺癌全体の 40～45% を占める。 リンパ組織への浸潤が強い。
	扁平上皮癌	全体の 35～40% を占める。喫煙との因果関係が強く咳嗽・血痰・発熱などの症状が早期から出現する。
	大細胞癌	末梢に発症し，頻度は 5～10%。
小細胞癌		最も悪性度が高い。中枢発症が多く頻度は 10～15%。 喫煙との関連が大きい。

覚え方

筒状の器官の表面のがんは扁平上皮癌，深い部位のがんは腺癌が多い。
食道癌，子宮頸癌，舌癌，皮膚癌は扁平上皮癌。
胃癌，大腸癌，乳癌，子宮体癌は腺癌。

〈胃癌の早期癌〉 がんの浸潤が粘膜下層までで，リンパ節転移は問わない。
〈胃癌の進行癌〉 がんの浸潤が粘膜下層を越えて固有筋層以深に及ぶ。

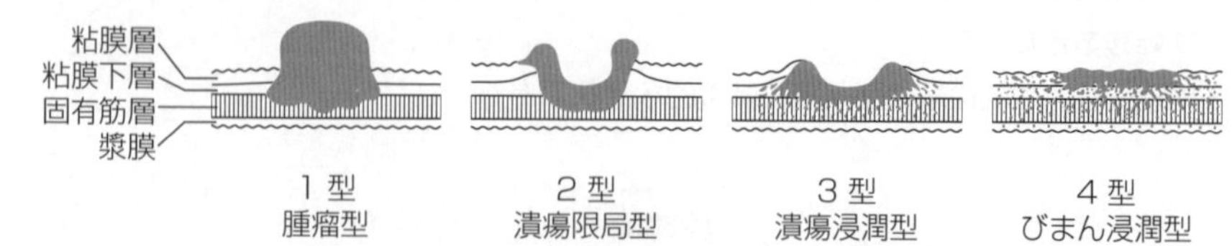

※上記の 4 つに属さないものは，分類不能として「5 型」とする。

胃癌進行型の肉眼型分類

〈胃癌の転移〉

①血行性転移：門脈⇒肝臓
②リンパ行性転移：
- リンパ管⇒所属リンパ節
- 胸管⇒左鎖骨上窩リンパ節（ウィルヒョウ転移）

③腹膜播種：
- ダグラス窩（シュニッツラー転移）

④卵巣への転移（クルッケンベルグ腫瘍）

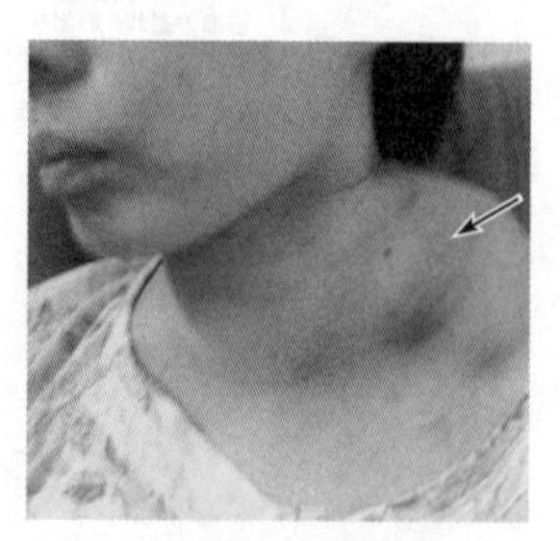

ウィルヒョウ転移

覚え方

ウィルヒョウ転移はがん細胞が胸管から左静脈角に入るため生じる。

覚え方

ウ サギ ダッシュして ク ラッ！
❶ ❷ ❸ ❹ ❺ ❻

❶ウィルヒョウ…❷左鎖骨上窩
❸ダグラス窩…❹シュニッツラー
❺クルッケンベルグ…❻卵巣

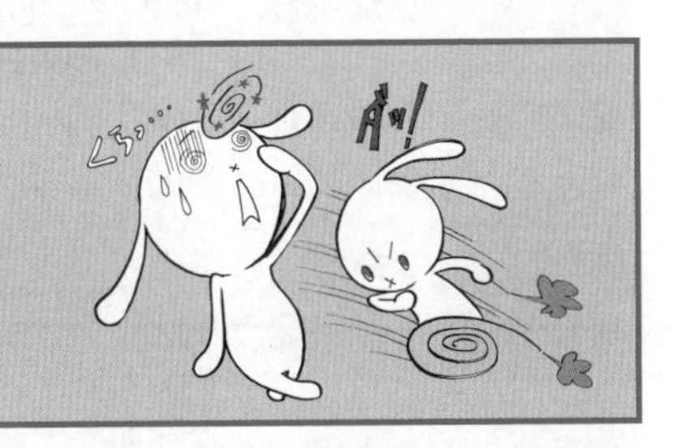

★感染症 予想問題 326，331～337 98-P9，99-P15，100-A13，101-P15，102-A15，103-P15，105-P16，106-P15，106-P16，107-P14，108-A15，110-P6，111-A25，112-A16，112-P15，113-A15

【インフルエンザ】

- インフルエンザウイルスの飛沫感染によって発症。急激な発病で高熱に達し，気管支炎，咽頭炎，頭痛，関節痛などの全身症状が著明。インフルエンザ脳炎にまで進展し，最悪の場合死に至ることもある。
- 治療は，抗ウイルス薬のアマンタジン（A 型ウイルスに適応）やオセルタミビル（A 型および B 型に適応）であるが，最も重要なのは予防としてのワクチン接種である。高齢者，小児，重病患者，医療従事者などにワクチン接種が奨励されている。

【メチシリン耐性黄色ブドウ球菌〈MRSA〉】

- 多くの抗菌薬に耐性をもつブドウ球菌。MRSA は鼻腔，咽頭，皮膚，褥瘡，尿などに検出されるが，感染症状を起こしていない人を MRSA 保菌者という。

【腸管出血性大腸菌感染症】

- ベロトキシン（ベロ毒素）を産生し，溶血性尿毒症症候群を併発させる。この型の代表的菌として O-157 がある。
- 症状は，腹痛，下痢，血便，貧血，紫斑，乏尿，無尿など。脳症になると不穏，多弁，幻覚など

【ウイルス性肝炎】

- 代表的なウイルス性肝炎の感染ルートと予防策を以下に記す。
  - A 型：経口感染。予防は γ-グロブリン，HA ワクチン
  - B 型：非経口感染(血液，性交，母子感染)。予防は抗 HBs ヒト免疫グロブリン，HB ワクチン
  - C 型：非経口感染（血液，母子感染)。現在のところ有効な予防策はなし。
- C 型肝炎は高率に慢性化し，肝硬変から肝癌へ至る。したがって，針刺し事故によ

主なウイルス性肝炎の比較

	A 型肝炎	B 型肝炎	C 型肝炎
感染経路	経口 貝類・飲水	非経口，血液 輸血・針刺し事故，母子感染 ウイルス保持者との性交	非経口，血液 輸血後肝炎 キャリアからの感染
潜伏期間	2〜6 週間	1〜6 か月	2 週〜6 か月
慢性化	なし	あり	50〜80% 慢性化 ⇒肝硬変・肝癌へ移行 劇症化例あり
劇症化	まれ	あり	
血清診断	IgM	IgM HBs 抗原（ウイルスの存在） HBc 抗体 （高抗体価；ウイルスの存在） HBe 抗原（感染力が強い）	HCV 抗体
予防・治療	予防： HA ワクチン	予防：HB ワクチン 針刺し事故：48 時間以内に HBIG（高力価 HBs 抗体含有 γ-グロブリン）の投与	予防：ワクチンはない 治療：インターフェロン グリチルリチン製剤

る院内感染に注意しなければならない。

【結　核】

- 結核菌の空気感染（飛沫核感染）で発症。約 80％は肺に感染する肺結核
- まず，肺門リンパ節に初期感染群を形成するが大半は 2〜3 年で石灰化して治癒する。しかし，高齢者や悪性腫瘍患者などでは免疫力が低下しているので，結核菌が勢いを増し発症する。
- 症状は，発熱，全身倦怠感，咳，痰，血痰など。結核菌が血行性に肺全体に散布されると粟粒結核となる。患者が人と接する際は，マスクの着用を指導する。

【ヒト免疫不全ウイルス〈HIV〉感染症/後天性免疫不全症候群〈AIDS〉】

- AIDS（エイズ）は HIV（human immunodeficiency virus）の感染により細胞性免疫が障害され，細菌，原虫，真菌，ウイルスなどによる日和見感染や悪性腫瘍をきたす病態をいう。
- 感染経路は性行為，麻薬の回し打ち，針刺し事故などだが，かつては血液製剤によるものが多かった。
- HIV 感染症は，急性感染期（感染直後のインフルエンザ様症状），無症候期（1〜10 年），AIDS 期（リンパ節腫大，日和見感染，悪性腫瘍）と進んでいく。
- 最近は病気の進行を遅らせる薬物療法（抗 HIV 薬の逆転写酵素阻害薬，プロテアー

ゼインヒビターなどの混合カクテル療法）も進歩している。

AIDSの特徴と看護

感染経路	性的接触，輸血，母子感染など
症状	初期症状として発熱，倦怠感，関節痛，発疹，頭痛 キャリアは無症状
経過	HIVの潜伏期間は平均3〜10年。15年以内には大部分が発症。日和見感染症などに罹患することが多い。
主な死亡原因	ニューモシスチス肺炎，カンジダ感染症，カポジ肉腫，クリプトコッカス髄膜炎，サイトメガロウイルス感染症，頭蓋内リンパ腫
診断	血清HIV抗体陽性（HIV抗体は感染後，6〜8週で陽性となる） 感染後2か月は陰性の結果が出ても感染を否定できない（ウインドウピリオド）。 CD4リンパ球数減少，CD4/CD8比低下
治療と看護	①治療：薬物療法。抗HIV薬の3剤併用療法が推進されている。 ②看護：感染予防として隔離，ガウンの着用が行われる。

【感冒（かぜ症候群）】

- 上気道の急性カタル性の炎症で，呼吸器系外来では最も患者の多い疾患である。原因は，ライノウイルス，コロナウイルス，アデノウイルス，RSウイルス，エコーウイルスなどのウイルスがほとんど。
- くしゃみ，鼻汁，鼻づまり，咳嗽などを主症状とするが，発熱や倦怠感は軽度である。治療は，安静，保温，自覚症状に応じた薬剤の対症療法を行う。

感染経路

①接触感染：感染源に接触することで起こる。性感染症，呼吸器疾患，流行性角膜炎
②空気感染：飛沫核感染と塵埃感染がある。麻疹，水痘，肺結核など
③飛沫感染：病原体を含む，飛沫を吸い込むために起こる。インフルエンザ，マイコプラズマ肺炎，ジフテリア，百日咳，流行性耳下腺炎
④経口感染：患者や保菌者から排泄された病原体が消化管より侵入して感染する。腸チフス，パラチフス，赤痢，コレラ，A型肝炎，ロタウイルス下痢症，食中毒
⑤経皮感染：蚊（日本脳炎，マラリア，デング熱），シラミ（発疹チフス），ノミ（ペスト），ダニ（ツツガムシ病，野兎病，ライム病）
⑥経胎盤感染：妊婦から胎児への垂直感染で起こる。梅毒，トキソプラズマ症，風疹，AIDS

〈空気感染〉

覚え方

空気中に　ケツから　オナラ，すい　ません
　　①　　　　②　　　　③　　④　　⑤

①空気感染　④水痘
②結核　⑤麻疹
③レジオネラ

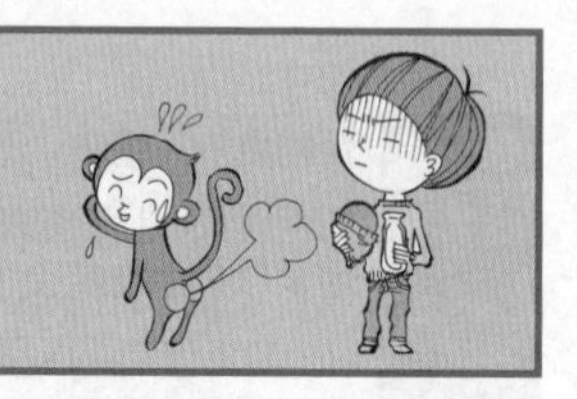

〈飛沫感染〉

覚え方

インフレで　百貨店，マ　ジで　ヒマ
　　①　　　　②　　③　④　　⑤

①インフルエンザ
②百日咳
③マイコプラズマ
④ジフテリア
⑤飛沫感染

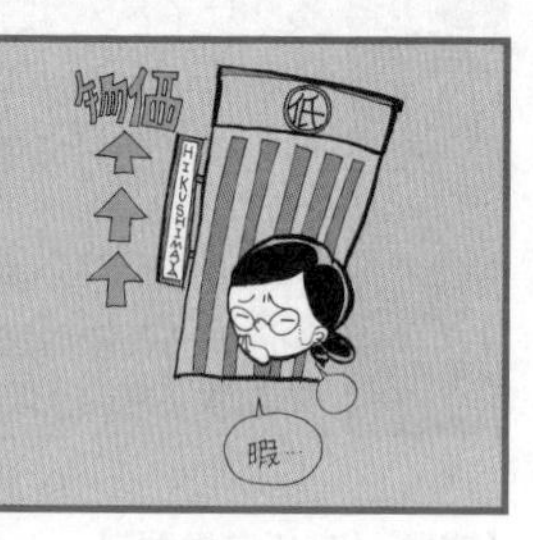

★精神疾患 予想問題 338～340, 343～345　100-P16, 102-P23, 106-A15, 107-P13

【うつ病】

- 症状：以下のイラストに示す。
- 治療：薬物療法，精神療法（個人・集団精神療法，認知行動療法），電気けいれん療法などがある。

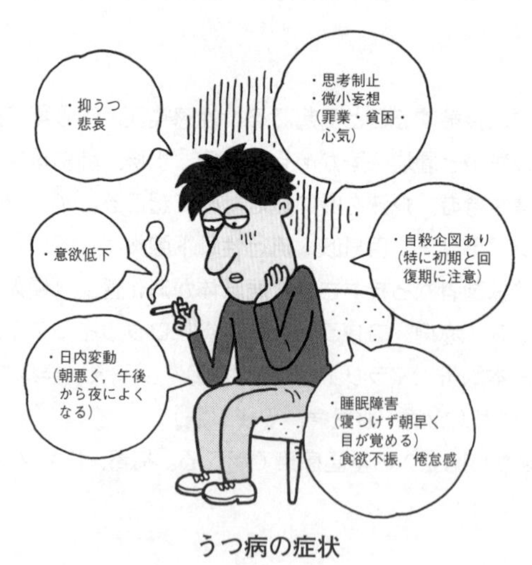
・抑うつ
・悲哀
・思考制止
・微小妄想
（罪業・貧困・心気）
・意欲低下
・自殺企図あり
（特に初期と回復期に注意）
・日内変動
（朝悪く，午後から夜によくなる）
・睡眠障害
（寝つけず朝早く目が覚める）
・食欲不振，倦怠感

うつ病の症状

・認知行動療法は，自分の思い込みや考え方の図式に気付き，修正する療法。うつ病には有効であるが，統合失調症には無効である。

躁うつ病と薬物療法

躁　病	うつ病
・炭酸リチウム ・カルバマゼピン ・抗精神病薬	・三環系抗うつ薬（イミプラミン・アミトリプチリン） ・四環系抗うつ薬 ・SSRI（選択的セロトニン再取り込み阻害薬） ・SNRI（セロトニン・ノルアドレナリン再取り込み阻害薬） （注） 三環系抗うつ薬は抗コリン作用があるため，口渇・視力調節障害・頻脈・便秘・尿閉などの副作用があり，緑内障・前立腺肥大には禁忌

【統合失調症】

・発症時期：15～35歳の比較的若い時期
・病型：解体型（破瓜（はか）型），緊張型，妄想型，単純型，残遺型の5つ
・症状：陽性症状と陰性症状がある。

〈陽性症状〉
・幻覚，妄想，させられ（作為）体験，昏迷，緊張病性興奮など

〈陰性症状〉
・感情鈍麻，意欲減退，無為自閉，離人症など

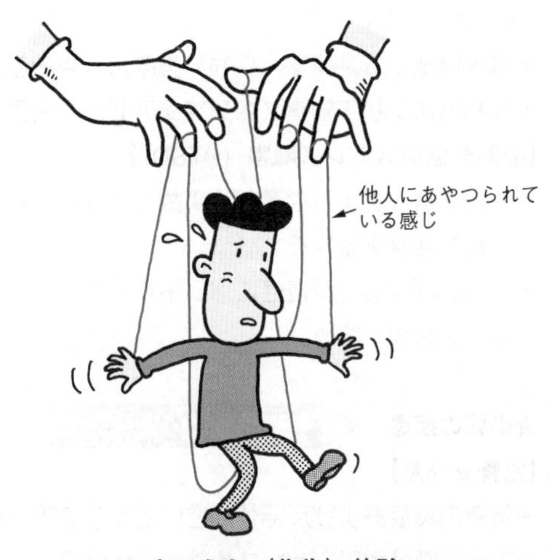

させられ（作為）体験

覚え方

「破瓜」とは女性の16歳のこと。破瓜型は男女問わず思春期に好発し，解体した思考や行動が目立つため，解体型ともいう。

【神経症性障害】

・器質的原因によらず，心因や性格などによって生じる精神または身体の機能的障害

・人格は保たれ，病識があるため患者は思い悩む。症状の中心をなすのは不安である。

〈類　型〉

①不安障害

・全般的かつ持続的な不安⇒全般性不安障害

・ある対象に対して抱く恐れ⇒恐怖症性不安障害

・動悸，呼吸困難，死の恐怖などの不安発作⇒パニック障害

②強迫性障害

・不必要だとわかっているのに，その考えが振り払えず（強迫観念），その行為をやめることができない（強迫行為）状態

③身体表現性障害（心気症）

・根拠もなく自分が病気だと信じ込んでいる状態で，その愁訴は多彩。以前は心気症といっていた。

④解離性（転換性）障害

・かつてはヒステリーといっていたもの。若い女性に多い。

〈治　療〉

・精神療法：行動療法，精神分析療法，森田療法，自律訓練療法

・薬物療法：抗不安薬（ベンゾジアゼピン系誘導体），抗うつ薬（SSRI，SNRI）

【心的外傷後ストレス障害（PTSD）】

・生命を脅かすような事件や事故を体験し，それがトラウマ（心的外傷）になり種々の精神症状を呈する。

・しばしば体験を反復性に思い出し（フラッシュバック），さらに状態を悪化させるという悪循環に陥る。

★小児の疾患

予想問題 347～356　100-A14，102-P14

【気管支喘息】

・気道の炎症および反応性亢進によって気管・気管支が狭窄し，喘鳴を伴う発作性の呼気性呼吸困難をきたす慢性炎症性疾患

・小児や若年者はⅠ型アレルギーが関与する外因型（アトピー型）が多い。アレルゲンはダニ，ハウスダストなど。治療は気管支拡張薬，ステロイド，酸素吸入など

・看護は発作時と間欠期に分けて対応する。

〈発作時〉

　・体位は起坐位かファウラー位（呼吸面積を増やし，静脈還流量を低下させる）

　・タッピングによる排痰

　・腹式呼吸による吸気時間の延長

〈間欠期〉

- 生活指導と環境整備
- ストレスのコントロール
- 感染予防，体力の保持（水泳などの鍛練療法）

【小児感染症】

- 麻　疹：麻疹ウイルスの空気・飛沫感染により発症。潜伏期は10～12日。潜伏期，カタル期，発疹期，回復期に分けられる。発疹出現の2日ほど前にコプリック斑が現れる。発疹は色素沈着を残して消退する。
- 風　疹：風疹ウイルスの飛沫感染により発症。潜伏期は2～3週間。発疹は顔面⇒体幹⇒四肢へと広がる。色素沈着を残さずに消退
- 水　痘：水痘・帯状疱疹ウイルスの空気・接触感染により発症。潜伏期は2～3週間。発疹は紅斑⇒丘疹⇒水疱⇒痂皮へと変化する。なお，体内に潜んでいたウイルスが宿主の免疫力低下によって再活性化すると帯状疱疹を発生する。つまり，病原体が同じということ。
- 流行性耳下腺炎：ムンプスウイルスの飛沫・接触感染により発症。潜伏期は2～3週間。耳下腺の腫脹を特徴とするが，内分泌腺や神経系なども侵す全身感染症である。

麻疹の症状

カタル期（3日）	38℃前後の発熱，咳，鼻汁，くしゃみ，結膜充血，眼脂，頬粘膜にコプリック斑が出現する
発疹期（4～5日）	一度下降した熱が再び高熱となり（39～40℃），特有の発疹が出現する。発疹は耳後部，頸部，顔，体幹，上肢，下肢の順に広がる
回復期（7～9日）	解熱し，発疹は消退し，色素沈着を残す

出席停止期間

麻　疹	解熱後3日目まで
風　疹	発疹が消えるまで
水　痘	発疹がすべて痂皮になるまで
流行性耳下腺炎	耳下腺，顎下腺または舌下腺の腫脹が出た後5日を経過し，かつ全身状態が良好になるまで
百日咳	特有の咳が消えるまで，または5日間の抗菌薬による治療終了まで

• 百日咳：百日咳菌の飛沫感染により発症。潜伏期は1～2週間。長期間咳が続くので百日咳という。ただし発熱は認めない。リンパ球の増加が特徴。

• 各疾患の学校・幼稚園への出席停止期間もおさえておく。

【乳幼児突然死症候群〈SIDS〉】

• 健康状態および既往歴から，その死亡が予想できなかった乳幼児に，突然の死をもたらした症候群
• 原因は明確ではないが，呼吸を支配している脳幹部の機能不全が覚醒反応の低下をもたらし，睡眠時に起こる無呼吸に伴う低酸素状態から回復することができずに死に至る，というのが一般的な考え方
• 本症がうつ伏せ寝の状態で発見されることが多く，「うつ伏せ寝をさせない」注意が出されている。

【先天性疾患】

• 小児の先天性疾患には，先天性心疾患，先天奇形，先天性代謝異常症，染色体異常症など種々の疾患を含むが，ここでは，国試によく出題される染色体異常症を取り上げる。

1．ダウン症候群

〈概　念〉

• 常染色体異常：21番目の常染色体が1個多い（21トリソミー）。
• 通常600～700人に1人の発症頻度が，母親が40歳以上の場合100人に1人に上昇する。

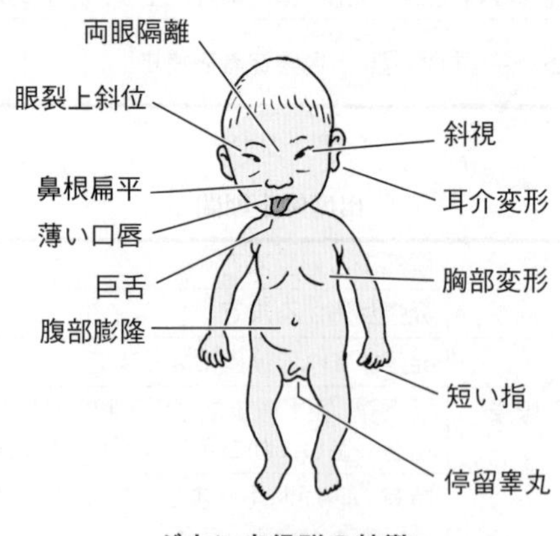

ダウン症候群の特徴

〈症　状〉

- 新生児期に筋緊張低下（フロッピーインファント）
- 特異的な顔貌や奇形，知的障害，発達遅滞

〈合併症〉

- 心奇形（心内膜床欠損症，心室中隔欠損症など）
- 消化器奇形（十二指腸狭窄症，鎖肛など）
- 急性白血病

2．ターナー症候群

〈概　念〉

- 性染色体異常：女児に発生。核型は 45，X0（1 個の X 染色体が欠如）⇒卵巣機能不全症

〈症　状〉

- 低身長，外反肘・翼状頸・幅広い胸などの身体奇形，性未成熟，知能は正常

3．クラインフェルター症候群

〈概　念〉

- 性染色体異常：男児に発生。核型は 47，XXY が最多（X 染色体が過剰）

〈症　状〉

- 高身長，精巣萎縮，無精子症，女性化乳房，ときに知能低下

★高齢者の疾患　予想問題 360〜362　100-A23, 101-A14, 103-A23, 105-A16, 111-A11

【認知症】

- アルツハイマー型認知症と血管性認知症とを比較しながら覚えると効果的である。

【骨粗鬆症】

- 骨吸収が骨形成を上回ることによって骨量が病的に減少して起こる。

〈分　類〉

- 原発性骨粗鬆症（閉経後骨粗鬆症，老人性骨粗鬆症など）
- 続発性骨粗鬆症（各種内分泌疾患，胃切除，ステロイド薬の服用などに続発して発症）

〈症　状〉

- 骨折するまで無症状のことが多い。骨折は椎体の圧迫骨折，大腿骨頸部骨折など

〈検査・診断〉

- 骨エックス線で骨折判定，骨量測定（骨量は，若年成人女性の骨密度平均値の 70% 未満で骨粗鬆症と診断）

〈治　療〉

- 薬物療法：Ca 製剤，活性型ビタミン D_3 製剤，カルシトニン製剤，エストロゲン製剤など

アルツハイマー型認知症と血管性認知症の特徴

	アルツハイマー型認知症	血管性認知症
概　念	大脳皮質の変性疾患	多発性の小さい脳梗塞によって脳機能が低下
発症様式	徐々に発症	脳血管の病変に伴う
経　過	進行性	動揺性，段階的進行
性　質	全般的認知症	まだら認知症
病　識	早期になくなる	末期まで残る
人　格	病勢の進行に伴って崩壊	比較的よく保たれる
せん妄	みられるが個人差あり	夜間せん妄が特徴
随伴症状	多動，徘徊	神経学的症状（+），感情失禁を伴いやすい
検査 CT・MRI	脳萎縮，脳室拡大（+）	多発性小梗塞（+）
検査 PET	頭頂・側頭葉の脳酸素消費量⬇	多発性・脳虚血巣（+）

- 食事療法：Ca 摂取
- 運動療法：歩行，腹筋・背筋の筋力強化（予防効果あり）
- 生活指導：転倒をしないよう注意する。

★外因性障害 予想問題 363〜365, 367, 373, 376

【熱　傷】

- 熱傷の深さによって分類される。

〈熱傷面積の分類〉

- 成人は 9 の法則，幼小児は 5 の法則で熱傷面積を表す。

〈治療・看護〉

- 受傷直後は直ちに水で冷却。感染対策に抗菌薬の軟膏。疼痛が強いときは鎮痛薬。熱傷ショックには輸液。3 度熱傷では壊死組織の除去（デブリドマン）と植皮。

【骨　折】

- 骨折で問題となるのは，特に高齢者においてである。高齢者は骨がもろくなっているので骨折しやすく，寝たきりの状態を余儀なくされることも多い。

〈高齢者に多い骨折〉

①大腿骨頸部骨折　　②胸・腰椎圧迫骨折　　③橈骨下端骨折

- 高齢者の大腿骨頸部骨折（関節包の内側の骨折）では保存的治療はまれ。⇒長期臥床で，①肺炎併発，②褥瘡発生，③認知症化，④リハビリに時間がかかるから。

熱傷の深度分類

	外 見	症 状
1度（表皮熱傷）	発赤，紅斑	疼痛，熱感
2度（真皮熱傷）	水疱，びらん	激しい疼痛，灼熱感
3度（全層熱傷：皮下）	壊死，炭化，蒼白	知覚脱失（疼痛なし）

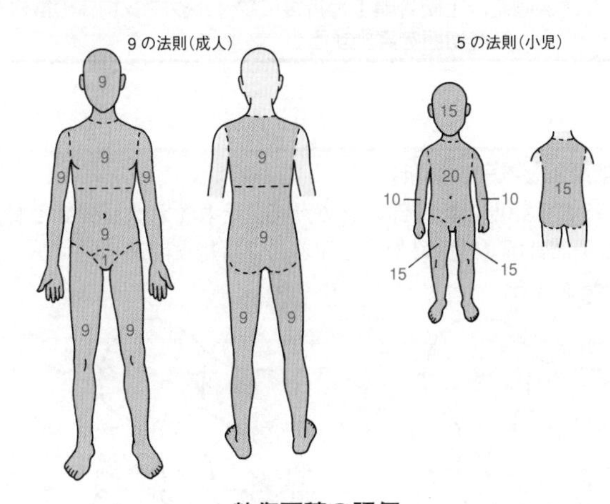

熱傷面積の評価

- 手術は人工骨頭置換術が多く，手術後早期に歩行が可能となる。

〈牽引療法〉

- 骨折の整復操作（保存的療法・観血的手術療法）の中で保存的療法の1つである。牽引療法は整復と固定の2つを同時に行えるので繁用されている。目的は以下。①骨折の整復・固定，②脱臼整復，③関節疾患の局所の安静・疼痛の軽減，④良肢位の保持，⑤関節拘縮・強直の矯正および防止

骨折の部位による看護のポイント

鎖骨骨折	骨折部位は中・外 1/3 に多い。 まれに腕神経叢損傷を伴う。
肋骨骨折	第 5～8 肋骨が多い。 絆創膏・弾力包帯・バストバンドで固定
大腿骨頸部骨折	高齢者に多い。高齢者の転倒による骨折のほとんどを占める。
上腕骨顆上骨折	小児に多い。合併症として神経（正中・橈骨・尺骨）麻痺および血管の圧迫・損傷によるフォルクマン拘縮がある。徒手整復し，ギプス固定。上腕骨顆上骨折後にフォルクマン拘縮の徴候がみられた場合，筋膜切開を実施する。

覚え方

〈大腿骨の頸部骨折と転子部骨折〉

骨折が生じるのは頸部と転子部の 2 か所で，それぞれ大腿骨頸部骨折（内側骨折），大腿骨転子部骨折（外側骨折）と呼ぶ。骨折線が関節包内にあるか外にあるかによって分類される。

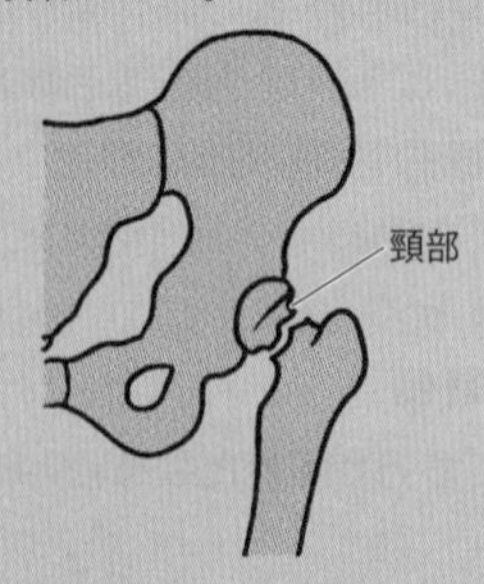

大腿骨頸部骨折（内側骨折）

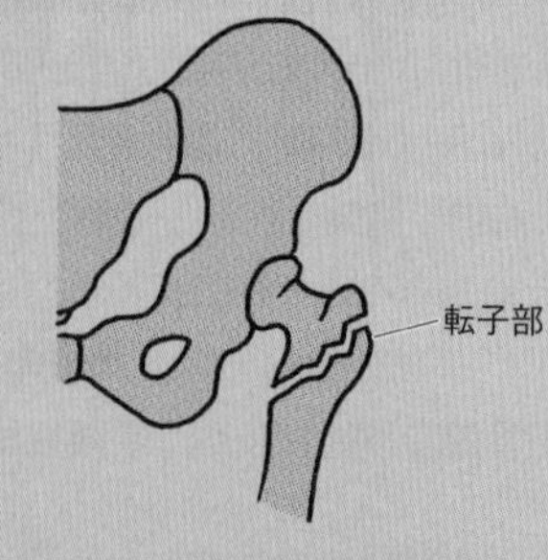

大腿骨転子部骨折（外側骨折）

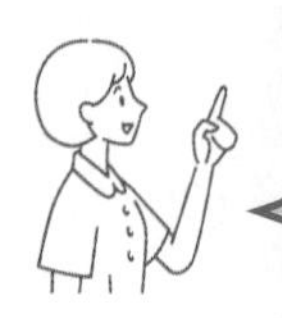

デブリドマンの語源は？

臨床現場ではデブリドマン（débridement）は臨床現場で「デブリ」などと略して呼ばれていますが，本来，「馬の轡（くつわ）を外す」とか「重荷を下ろす」ことを意味するフランス語。不良肉芽，壊死組織，異物，血腫などを取り除くことから，洗浄などの前処置まで含め，広く使われるようになりました。

【参考】応急処置の基本は“RICE”

①Rest（骨折部を中心に近位，遠位の２関節を固定） ②Compression（圧迫）

③Icing（局所の冷却） ④Elevation（挙上）

【外傷性ショック】

- 外傷の合併症としては感染症とショックが重要である。
- 外傷性ショックの多くは出血性ショックであるが，緊張性気胸や心タンポナーデからも移行する。その他，心不全による心原性ショック，脊髄損傷による神経原性ショックなどがある。

【熱中症】

- 高温多湿の環境によって生じる生体の障害を総称して熱中症という。体温上昇を伴わないⅠ度，体温上昇を伴うⅡ度，体温上昇が著明なⅢ度に分類される。Ⅲ度が最も予後不良である。

【虐　待】

〈児童虐待の種類〉

- 身体的虐待，性的虐待，ネグレクト（養育放棄），心理的虐待

〈対　応〉

全身状態の観察，児童相談所または福祉事務所への通告（児童虐待防止法に通告義務規定あり），身体的治療，保護者と子ども両者に対する精神的ケアなどが重要

熱中症の分類

	Ⅰ度		Ⅱ度	Ⅲ度
	熱失神	熱けいれん	熱疲労	熱射病
病　態	発汗による脱水 循環血液量減少	Na欠乏性脱水	循環不全 うつ熱	高体温による多臓器障害
皮　膚	湿　潤	湿　潤	湿　潤	乾　燥
発　汗	（＋）	（＋）	（＋）	（－）
体温（直腸）	38℃以下	38℃以下	38～40℃	40℃以上
循環器系症状	徐　脈	頻　脈	頻　脈	頻　脈
意　識	消　失	正　常	正　常	高度な障害
筋けいれん	なし	一過性の有痛性けいれん	なし	ほとんどなし

(注) 環境省の熱中症環境保健マニュアルでは，熱中症を具体的な治療の必要性の程度によってⅠ度（熱失神，熱けいれん），Ⅱ度（熱疲労），Ⅲ度（熱射病）に分類している。

Ⅰ度：現場での応急処置で対応

Ⅱ度：病院への搬送が必要

Ⅲ度：入院して集中治療が必要

基本的な臨床検査値の評価

★血液学検査，血液生化学検査，免疫血清学検査 100-A12, 102-P12, 105-A15, 105-P15, 107-A15, 108-P25, 110-P15, 111-A15

・基準値を以下に示す。

検査基準値

●血液学検査●

血球検査

赤沈	♂2〜10 mm/時 ♀3〜15 mm/時
赤血球(RBC)	♂410〜610(万/μL) ♀380〜530(万/μL)
ヘモグロビン(Hb)	♂13〜17(g/dL) ♀11〜16(g/dL)
ヘマトクリット(Ht)	♂40〜54(%) ♀36〜42(%)
網赤血球(Ret)	0.5〜1.5(%)
白血球(WBC)	4,000〜8,000(/μL)
血小板(Plat)	13〜35(万/μL)

動脈血ガス分析

$PaCO_2$	35〜45(Torr)
PaO_2	80〜100(Torr)
SaO_2	94〜97(%)
pH	7.35〜7.45
HCO_3^-	22〜26(mEq/L)

●血液生化学検査●

糖

空腹時血糖	上限 110(mg/dL) 下限 50〜70(mg/dL)

蛋白

総蛋白(TP)	6.5〜8.0(g/dL)
アルブミン(Alb)	4.5〜5.5(g/dL)

含窒素成分

尿素窒素(UN)	9〜20(mg/dL)
クレアチニン(Cr)	♂0.7〜1.2(mg/dL) ♀0.5〜0.9(mg/dL)
尿酸(UA)	♂3.0〜7.7(mg/dL) ♀2.0〜5.5(mg/dL)

脂質

総コレステロール(TC)	220 以下(mg/dL)
トリグリセリド(TG)	30〜135(mg/dL)

生体色素

総ビリルビン(T.Bill)	0.2〜1.1(mg/dL)
直接ビリルビン(D.Bill)	0.5 以下(mg/dL)
間接ビリルビン(I.Bill)	0.8 以下(mg/dL)

酵素

AST	10〜35(IU/L)
ALT	5〜40(IU/L)

電解質

ナトリウム(Na)	136〜148	(mEq/L)
カリウム(K)	3.6〜5.0	(mEq/L)
クロール(Cl)	96〜108	(mEq/L)
カルシウム(Ca)	8.4〜10.0	(mg/dL)
リン(P)	2.5〜4.5	(mg/dL)

●免疫血清学検査●

感染免疫抗体

C反応性蛋白(CRP)	0.3 以下(mg/dL)

【パニック値】

パニック値〈panic value〉とは「生命が危ぶまれるほど危険な状態にあることを示唆する」異常値のこと。パニック値は看護師が迅速・確実に臨床医に伝達するべき値である。

パニック値について主なものを示す。

［血液生化学］

- 血清 Na：120> or 160<(mEq/L)
- 血清 K：2.5> or 6.0<(外来)・7.0<(入院)(mEq/L)
- 血清 Ca：6.0> or 12.0<(mg/dL)
- AST・ALT・LDH：1,000<(U/L)
- 血糖：50> or 350<(外来)・500<(入院)(mg/dL)

［血液・凝固］

- 白血球：1,500> or 20,000<(/μL)
- Hb：5.0> or 17.0<(g/dL)
- 血小板：3 万> or 100 万<(/μL)
- PT-INR：2.0<

［血液ガス（動脈血）］

- $PaCO_2$：20> or 50<(急性)・70<(慢性)(Torr)
- PaO_2：50>(急性)・40>(慢性)(Torr)
- pH：7.2> or 7.6<
- HCO_3^-：15> or 40<(mEq/L)

★尿検査 109-P14

- 尿検査で，糖，蛋白，ケトン体，潜血反応などの有無が分かり，疾患の診断指標になっている。
- 尿糖：糖尿病，甲状腺機能亢進症など
- 尿蛋白：糸球体腎炎，糖尿病腎症など
- 尿ケトン体：糖尿病，甲状腺機能亢進症など
- 尿潜血反応：糸球体腎炎，尿路結石症など

12. 薬物の作用とその管理

主な薬物の効果と副作用（有害事象）

★抗菌薬 予想問題 377，378 113-A16

〈細胞壁合成阻害薬〉

- ペニシリン系薬，セフェム系薬などのβラクタム薬，ホスホマイシン，バンコマイシンなどがある。
- 副作用：ペニシリン系薬＝アレルギー反応(アナフィラキシーショック)。セフェム系薬＝腎機能障害

〈蛋白合成阻害薬〉

- アミノグリコシド系薬，テトラサイクリン系薬，マクロライド系薬，クロラムフェニコールなどがある。
- 副作用：アミノグリコシド系（ストレプトマイシンが有名）＝聴力障害（第Ⅷ脳神経障害）。テトラサイクリン系＝歯牙着色（幼小児），胎児への催奇形性。クロラムフェニコール＝再生不良性貧血，グレイ症候群（新生児）

〈核酸合成阻害薬〉

- DNA 合成阻害薬にはキノロン系薬，ニューキノロン系薬があり，RNA 合成阻害薬にはリファンピシンがある。
- 副作用：ニューキノロン系薬＝光線過敏症，めまい・しびれなどの神経症状。リファンピシン＝肝障害

★抗ウイルス薬 予想問題 379 99-P16

1．インフルエンザ治療薬

〈アマンタジン〉

- A 型インフルエンザウイルスに有効

〈ザナミビル（吸入薬），オセルタミビル〉

- A 型，B 型インフルエンザウイルスに有効。発症後 48 時間以降の使用は無効である。ザナミビルの商品名はリレンザ®，オセルタミビルの商品名はタミフル®

2．ウイルス性肝炎治療薬

〈インターフェロン〉

- 作　用：抗ウイルス作用によりウイルスの増殖を抑制する。
- 副作用：自殺企図，うつ症状，発熱（インフルエンザ様症状），間質性肺炎（漢方薬の小柴胡湯(しょうさいことう)と併用禁忌：間質性肺炎が起きやすくなるため）

〈抗 HBs ヒト免疫グロブリン〉

- 作　用：HBs 抗原陽性の血液で汚染された人に対して投与すると B 型肝炎の発症を予防できる。

★抗がん薬 予想問題 380 101-P16, 104-P16, 108-A16

- がん細胞を攻撃する抗がん薬は，同時に正常細胞である骨髄細胞も攻撃し，骨髄抑制が起こる。骨髄抑制は，白血球減少（易感染），赤血球減少（貧血），血小板減少（出血傾向）をもたらす。

〈アルキル化薬〉

- 作　用：がん細胞の DNA 鎖に結合して細胞分裂を阻害する。
- 副作用：シクロホスファミド＝出血性膀胱炎

〈代謝拮抗薬〉

- 作　用：核酸代謝を阻害してがん細胞の増殖を抑制する。
- 副作用：メトトレキサート，シタラビン＝骨髄抑制。フルオロウラシル＝色素沈着，肝障害

〈抗菌薬〉

- 作　用：DNA 合成あるいは RNA 合成を阻害する。
- 副作用：ブレオマイシン＝間質性肺炎，肺線維症。ドキソルビシン，ダウノルビシン＝心筋障害

〈アルカロイド〉

- 作　用：細胞の分裂を中期で停止させる。
- 副作用：ビンクリスチン＝末梢神経障害（箸を落とす，ボタンがかけられない）

〈白金製剤〉

- 作　用：細胞の DNA 合成を阻害する。
- 副作用：シスプラチン＝尿細管壊死

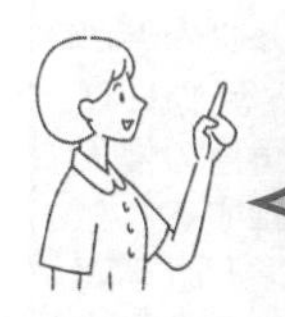

抗がん薬で脱毛するのはなぜ？

多くの抗がん薬はがん細胞だけを狙い撃ちすることができないため，がん以外の分裂の速い細胞（骨髄，口腔粘膜，毛根，爪）までがダメージを受けやすくなって，これらに副作用が出ます。

★免疫療法薬 予想問題 381

- がんへの有効性が近年，注目され，病原体などの異物を排除する免疫システムが，がん細胞の排除に働くのを応用した治療薬である。

- がんの発生初期には，自然免疫系から獲得免疫系につながる一連の免疫システムが作動することで，がん細胞が排除されるが，免疫療法薬は，このがん細胞を攻撃する免疫にブレーキがかかるのを防ぐ。
- 効果が証明された免疫療法は，「免疫チェックポイント阻害薬」である。

1．免疫チェックポイント阻害薬

- ニボルマブ，ペムブロリズマブ，イピリムマブ，デュルバルマブ，アテゾリズマブ，アベルマブなどの抗 PD-1 抗体や抗 CTLA-4 抗体がある。

効果が証明されている免疫チェックポイント阻害薬

薬の種類	薬の名前
PD-1 阻害薬	ニボルマブ（オプジーボ®）
	ペムブロリズマブ（キイトルーダ®）
CTLA-4 阻害薬	イピリムマブ（ヤーボイ®）
PD-L1 阻害薬	デュルバルマブ（イミフィンジ®）
	アテゾリズマブ（テセントリク®）
	アベルマブ（バベンチオ®）

（2020 年 8 月現在）

2．免疫チェックポイント阻害薬の副作用

- 副作用として，ほぼ全臓器にわたる自己免疫疾患様病態が発生し，免疫関連有害事象（irAE）と呼ばれる。
- 免疫関連有害事象の早期発見のために，有害事象について患者・家族へよく説明し，有害事象に対する救急対応のために，呼吸器・消化器・神経・内分泌などの各診療科の連携がとれるように院内体制を整備する。

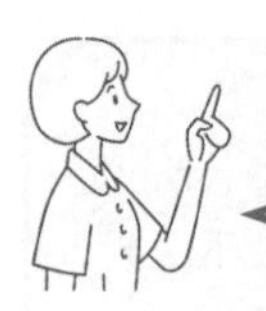

免疫チェックポイント阻害薬はなぜがんに効くのか？

免疫とは「疫を免れる」という意であり，細菌やウイルスなどの外敵・異物から生体を守ることです。がんなどの外敵・異物には「抗原」という目印が存在し，それを標的に免疫機構は，再度の侵入を防ごうとします。がん細胞は免疫機構ががん細胞を攻撃することにブレーキをかけようとしますが，免疫チェックポイント阻害薬は，この攻撃へのブレーキを防ぎ，さらにがん細胞への攻撃を強化するため，優れた効果を発揮します。

★**強心薬** 予想問題 382, 383 99-A14, 103-P14

- 心筋収縮力の増強作用を示すもので，ジギタリス製剤といわれている。代表的なジギタリスはジギトキシンとジゴキシンで，心不全治療薬の中心をなしている。作用時間はジギトキシンのほうが長い。
- 作　用：心収縮力を上げて心拍出量を増加させることで循環の改善をはかる。同時に，腎血流量を増やし利尿をつけ，心不全のうっ血を軽減させる。また，房室伝導を抑制して心拍数を下げる。
- 副作用：心症状として，徐脈，不整脈（心室細動），房室ブロックなどがあり，消化器症状として，食欲不振，悪心・嘔吐が出現する。強心薬は治療量と中毒量との幅が狭いので，このようなジギタリス中毒を起こしやすい。

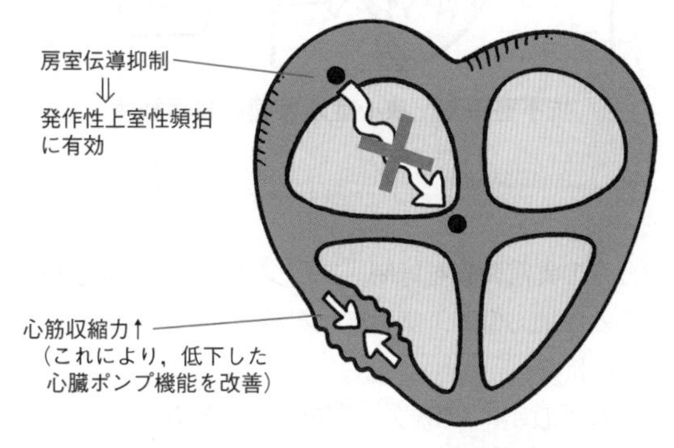

強心薬（ジギタリス）の作用機序

覚え方

ジギトキシンはジゴキシンより文字数が多いので，作用時間が長いと覚える。

★**抗不整脈薬**

- 作用機序により細かく分類されているが，ここでは代表的な薬剤の作用と副作用を挙げる。

〈Na チャネル遮断薬〉

- 作　用：心臓の細胞へのNa^+の流入をブロックして興奮性を抑制。プロカインアミド，リドカインなどがある。
- 副作用：めまいなどの中枢神経症状（リドカイン）

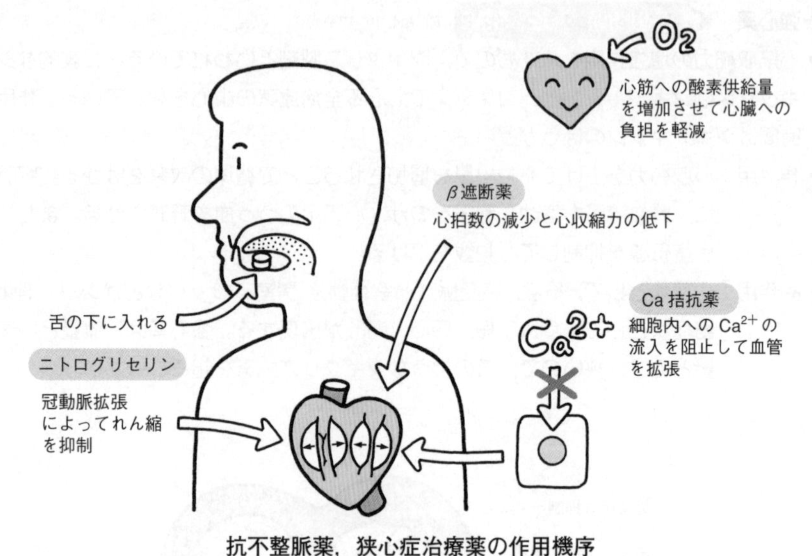
O2
心筋への酸素供給量を増加させて心臓への負担を軽減
β遮断薬
心拍数の減少と心収縮力の低下
Ca拮抗薬
細胞内へのCa^{2+}の流入を阻止して血管を拡張
舌の下に入れる
ニトログリセリン
冠動脈拡張によってれん縮を抑制
抗不整脈薬，狭心症治療薬の作用機序

〈β遮断薬〉

- 作　用：交感神経系の異常興奮を抑制。プロプラノロールなどがある。
- 副作用：徐脈，心筋収縮力低下，気管支れん縮

〈カルシウム（Ca）拮抗薬〉

- 作　用：心臓の細胞へのCa^{2+}の流入をブロックして心収縮力と刺激伝導系を抑制。ベラパミルなどがある。
- 副作用：心収縮力低下，徐脈

★狭心症治療薬 予想問題 384 98-A10, 100-P17, 108-P15

〈硝酸薬〉

- 作　用：冠動脈拡張によってれん縮を抑制。また，末梢血管の拡張によって血管抵抗を減弱。いずれも，心筋への酸素供給量を増加させ，心臓への負荷を減少させる。ニトログリセリン，硝酸イソソルビドなどがある。
- 副作用：顔面・頸部の紅潮，血圧低下，頭痛，動悸，ショック

★降圧薬 予想問題 385～387 110-P16

- 利尿薬，β遮断薬，カルシウム拮抗薬，アンジオテンシン変換酵素（ACE）阻害薬などがある。

〈利尿薬〉

- 作　用：循環血液量の減少によって心臓からの拍出量を抑制。サイアザイド系利尿

薬（ヒドロクロロサイアザイドなど），ループ利尿薬（フロセミドなど），カリウム保持性利尿薬（スピロノラクトンなど）がある。
- 副作用：低カリウム血症（サイアザイド系，ループ），高脂血症（サイアザイド系，ループ），聴力障害（ループ），女性化乳房（カリウム保持性）

〈β遮断薬〉
- 作　用：心拍数と心収縮力の低下により心拍出量を減少。プロプラノロールなどがある。
- 副作用：徐脈，房室ブロック，頭痛，めまい

〈カルシウム拮抗薬〉
- 作　用：細胞内へのCa^{2+}の流入を阻止して血管を拡張。ニフェジピン，ニカルジピン，ジルチアゼムなどがある。
- 副作用：反射性の心拍数増加（ニフェジピン，ニカルジピン），洞性徐脈（ジルチアゼム）

〈アンギオテンシン変換酵素（ACE）阻害薬〉
- 作　用：血液中の昇圧物質であるアンギオテンシンⅡの合成酵素（アンギオテンシン変換酵素）を阻害。カプトプリルなどがある。
- 副作用：咳，発疹

★**昇圧薬**　101-A15
- レニン-アンギオテンシン-アルドステロン系の図を示す。

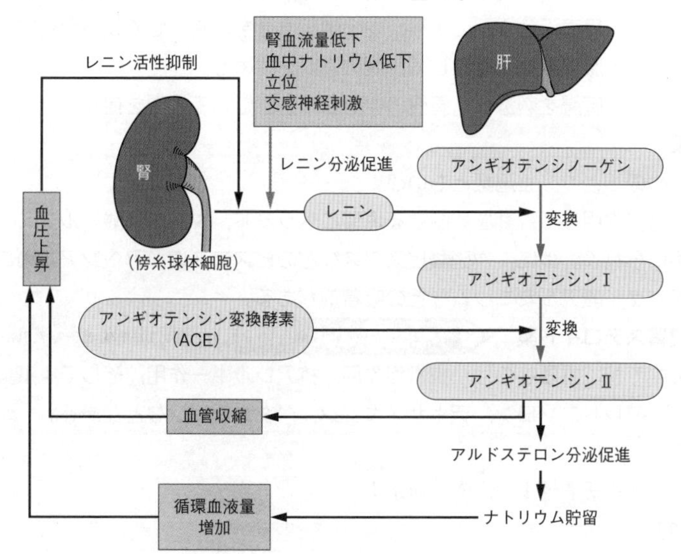

レニン-アンギオテンシン-アルドステロン系

必修ポイント

• 低血圧は一般に収縮期血圧 100 mmHg 以下を指すことが多い。原因のわからない本態性低血圧やショック状態のような重症低血圧症まであり，それらの病態に応じた昇圧薬を選択する。
• 主に使われているのは塩酸ドパミンと塩酸ドブタミンである。
• 作　用：β刺激作用によって心収縮力，心拍出量を増加させ血圧を上昇させる。
• 副作用：不整脈，頻脈，悪心・嘔吐

★**消化性潰瘍治療薬**　予想問題 388

• 胃潰瘍にはヒスタミン H_2 受容体拮抗薬を用いる。

★**下　剤**　予想問題 389　107-A16

• 便秘の症状を改善する薬で，便秘薬，瀉下(しゃげ)薬ともいわれる。有害物質の排泄，結腸検査，腹部手術前の処置にも使用されることがある。
• 作用機序から，便に含まれる水分を増加させて，便を軟らかくして排泄を促す機械的下剤（緩下剤）と，腸の蠕動運動を亢進させる刺激性下剤の 2 種類に大きく分けられる。
• オピオイドの副作用の便秘では，塩類下剤と腸刺激性下剤を併用する（便を軟らかくしたうえで大腸の蠕動の刺激をする）。

〈下剤の種類〉

①機械的下剤
• 塩類下剤…便を軟らかくする。
• 潤滑性下剤…界面活性作用により，便の中に水分を浸潤させて軟らかくする。

②刺激性下剤…腸の神経を刺激して，腸の運動を高める。
• 浣腸・座薬…直腸を刺激し，直腸の中をなめらかにして排便を促す。

★**止痢薬**

• 下痢止めのことで，止瀉(ししゃ)薬ともいう。
• 腸管に直接作用して蠕動を抑制する塩酸ロペラミド，タンニン酸アルブミンなどが主に用いられる。他に，次硝酸ビスマスなどのビスマス塩，アヘンアルカロイド製剤，天然ケイ酸アルミニウムなどの吸着剤がある。

★**副腎皮質ステロイド薬**　予想問題 390，400　100-A24，102-P24，105-A17，108-A25

• 作用の中で特に重要なのは，抗炎症作用，抗アレルギー作用，そして免疫抑制作用である。プレドニゾロン，デキサメタゾン，ベタメタゾンなどがある。

〈抗炎症〉
• 作　用：血管透過性↓，白血球遊走↓

〈免疫抑制〉
• 作　用：サイトカイン産生↓，抗体産生↓，細胞性免疫↓

- 重症副作用：感染の誘発，骨粗鬆症，動脈硬化，副腎不全，血糖値上昇，消化性潰瘍，精神症状
- 軽症副作用：中心性肥満，満月様顔貌，多毛，顔面紅潮，緑内障，白内障，月経異常

★糖尿病治療薬 予想問題 391 98-P10, 102-A22, 104-A16

- インスリンと経口血糖降下薬がある。1 型糖尿病ではインスリンの分泌が阻害されているため，インスリンの投与が必須である。一方，生活習慣病でもある 2 型糖尿病は食事や運動などの生活習慣の改善を試みて，それでも効果が上がらない場合に経口血糖降下薬やインスリン療法に移行していく。
- インスリンの作用は標的細胞の細胞膜にあるインスリン受容体に結合して発現する。副作用は低血糖，アナフィラキシーショックなど
- 新しい糖尿病治療薬

①GLP-1 受容体作動薬（GLP-1 はインスリン分泌促進作用と食欲抑制作用がある）

②DPP-4 阻害薬（GLP-1 や GIP は DPP-4 によって分解されるため，これを抑制する）

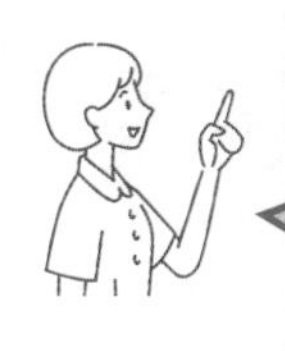

糖尿病の新しい治療薬（GLP-1 受容体作動薬）の不足が社会問題になった

GLP-1 受容体作動薬はインスリン分泌促進作用による血糖低下効果に加え，体重減少効果も高いためダイエット目的に使われて，糖尿病の患者さんに不足するという事態が 2023 年に社会問題になりました。

★中枢神経作用薬 予想問題 392～395 106-A16, 108-P16

1．睡眠薬，抗不安薬

◎ベンゾジアゼピン系誘導体

- 不安神経症などにも，ジアゼパムなどのベンゾジアゼピン系誘導体を使用することが多い。
- 副作用：抗コリン作用により，眼圧上昇，排尿障害，口渇を引き起こす（アセチルコリンの働きが妨害されて，相対的に交感神経が優位になるため）。健忘，ふらつき⇒自動車の運転は避ける。薬物依存性があるため連用に注意する。

【禁忌】
- 重症筋無力症⇒筋弛緩作用があるため
- 緑内障⇒眼圧上昇作用があるため
- 呼吸機能が低下した患者
- 妊婦，授乳婦

2．抗うつ薬

◎三環系抗うつ薬（イミプラミン），四環系抗うつ薬（ミアンセリン）

• 副作用：抗コリン作用（四環系抗うつ薬は弱い。他は上記の睡眠薬の項参照）

◎選択的セロトニン再取り込み阻害薬（SSRI）

• 副作用：セロトニン症候群（高熱，錯乱，嘔吐，発汗）。抗コリン作用は弱い。

◎セロトニン・ノルアドレナリン再取り込み阻害薬（SNRI）

• 副作用：血圧上昇，頭痛，頻脈

3．抗精神病薬

◎定型抗精神病薬（クロルプロマジン，ハロペリドール）

• 作　用：脳内ドパミンの働きを抑制して，統合失調症による精神運動興奮，幻覚，妄想を改善する。

• 副作用：悪性症候群，パーキンソン症候群，アカシジア（じっとしていられない），ジスキネジア（舌を動かす）…脳内ドパミンの働きが抑制されたことによる。

◎非定型抗精神病薬（オランザピン）

• 作　用：セロトニン，ドパミン以外のコリン，ヒスタミン，アドレナリンほか多くの受容体に作用して，幻覚，妄想を改善する。

• 副作用：高血糖，体重増加

4．抗てんかん薬

◎バルプロ酸ナトリウム

• 大発作，小発作，精神運動発作に有効

• 副作用：肝障害

◎フェニトイン

• 大発作，精神運動発作に有効。小発作に使用すると悪化する。

• 副作用：歯肉肥厚，皮膚粘膜眼症候群（スティーブンス-ジョンソン症候群）

5．パーキンソン病治療薬

【パーキンソン病】

• 病　態：黒質-線条体系ドパミンニューロンの脱落・変性により線条体にドパミンを送れなくなって発症

• 症　状：無動，振戦，強剛（固縮），すくみ足，仮面様顔貌

◎レボドパ

• 作　用：線条体で不足しているドパミンを血液脳関門を通過できるレボドパで補う。

• 副作用：悪性症候群，消化器症状

◎アマンタジン

• 作　用：ドパミンの遊離を促す。

• 副作用：悪性症候群，幻覚，せん妄，けいれん

★麻　薬 予想問題 397～399 101-A16, 104-P17, 112-P16

• 麻薬性製剤（オピオイド）は強力な鎮痛作用を有しているので，主にがん疼痛に適応がある。モルヒネが代表的薬剤。

• 日本の医療用麻薬（オピオイド）は，脊髄視床路を介した痛覚伝導を脊髄後角での直接作用によって抑えるとともに，中脳水道周囲灰白質や脊髄後角に存在するオピオイド受容体に作用して，下行性抑制系を賦活するため強力な鎮痛効果を示す。また，恐怖感を除く作用（多幸感）もある。

• レスキュー（基本処方の不足を補うための頓服薬）を使用する場合，即効性のオピオイドを選択する。

1．オピオイドの副作用

①便　秘　②悪心・嘔吐　③眠気・傾眠　④呼吸抑制

モルヒネは脳幹の呼吸中枢を抑制する。呼吸回数の減少は呼吸抑制の兆候である。

2．WHO 方式がん疼痛治療法

• がんによる痛みにはオピオイドが有効であり，WHO によって疼痛治療法が定められている。

★消炎鎮痛薬 予想問題 401 103-A15

• 非ステロイド性消炎鎮痛薬（non-steroidal anti-inflammatory drugs：NSAIDs）が主に使用される。

• 炎症部位で産生されるプロスタグランジンは，侵害受容器の痛み刺激に対する閾値（いきち）を下げて過敏にさせる作用があるが，NSAIDs はアラキドン酸カスケードにおいて，プロスタグランジンを生合成するシクロオキシゲナーゼ（COX）を阻害し，この作用を抑制する。このため，胃腸障害，腎障害，出血傾向などの副作用に留意する。

• NSAIDs の鎮痛作用には天井効果があり，大量に用いても効果は変わらない。がん性疼痛に対する NSAIDs は，原則としてオピオイドに併用して用いられる。ニューキノロン系抗菌薬との併用は避ける。

〈薬剤性横紋筋融解症〉

• 薬の副作用により骨格筋が融解・壊死を起こし，血液中に筋肉の成分（ミオグロビン）が流れ出る病態。筋肉痛や脱力感などが現れる。重症では急性腎不全症状を伴う。原因薬剤は，主に脂質異常症治療薬のスタチン系薬剤・フィブラート系薬剤，および抗菌薬のニューキノロン系薬剤・キサンチン系薬剤・抗精神病薬・漢方薬などである。

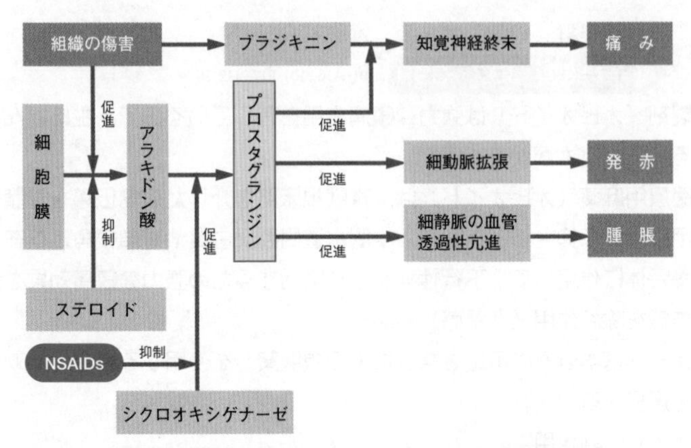

炎症，疼痛の発生機序と NSAIDs の作用機序

NSAIDs はアラキドン酸カスケードにおいて，プロスタグランジンを生合成するシクロオキシゲナーゼ（COX）を阻害し，この作用を抑制する。

薬物の管理

★混合の可否

• 主な薬物相互作用を挙げておく。

〈他方の薬の効果を促進する〉

- ワルファリン＋シメチジン：消化性潰瘍治療薬のシメチジンが抗凝固薬のワルファリンの作用を増強し出血などが現れる。
- ワルファリン＋アスピリン：アスピリンなどの非ステロイド性消炎鎮痛薬がワルファリンの作用を増強し出血などが現れる。

★禁　忌　予想問題 402，403　98-A11，99-A17，100-P18，102-A23，104-A17，105-P17，107-P15，107-P16，108-P16，110-A17，113-A17，113-P16，113-P25

- 消化性潰瘍患者にアスピリンやインドメタシンなどの非ステロイド性消炎鎮痛薬を投与すると症状が悪化する。
- 出血傾向のある患者にワルファリンを投与すると，抗凝固作用のために症状が悪化する。ワルファリン服用中に納豆（ビタミンK）を食べるとワルファリンの作用を弱める。抗凝固作用のある薬剤は手術前にも休薬の検討が必要である。ただし，急に中止すると一過性に血栓形成が亢進するので注意を要する。
- 心筋梗塞急性期の患者にジギタリスを投与すると，心臓の酸素消費量を増大させる。
- 胆石の患者にモルヒネを投与すると，オッディ括約筋の緊張を亢進させ，胆道内圧を上昇させる。

- 妊婦に経口血糖降下薬を投与すると，薬が胎盤を通過して胎児に低血糖を起こし，胎児奇形，発育遅延，胎児死亡をもたらす。同様に，麻疹・風疹生ワクチンを接種すると胎児が感染してしまう。
- 新生児，末期妊婦にサルファ薬を投与すると，核黄疸の原因となる。
- 腎不全（無尿時）にカリウムを投与すると，高カリウム血症から心停止に至る可能性がある。
- 妊婦に麻疹・風疹混合ワクチンを投与すると胎児に経胎盤感染を起こすことがある。

★保存・管理方法 予想問題 404 99-P17，101-P17，103-P16，106-A17，107-A17，109-A14，109-P22

- 日本薬局方の温度規定では，室温：1～30℃，常温：15～25℃，冷所：1～15℃とされている。血液製剤は種類によって保存温度が決められている。
- 毒薬，劇薬，麻薬についてはその保存方法が厳しく規制されている。
  - 毒薬：作用がきわめて強力で，量を間違えると毒性が現れ危害を与える恐れがある。黒地に白枠，白字で薬品名と「毒」の文字が表示される。他の医薬品と区別し毒薬棚に保管し，鍵をかけておく。
  - 劇薬：毒薬に次いで作用が強力で，量を間違えると過剰に作用したり有害作用が現れやすい。白地に赤枠，赤字で薬品名と「劇」の文字が表示される。他の医薬品と区別して保管する。
  - 麻薬：丸枠に「麻」の文字が表示されている（一般的には赤色）。他の医薬品と区別して麻薬保管庫に保管し，鍵をかけておく。

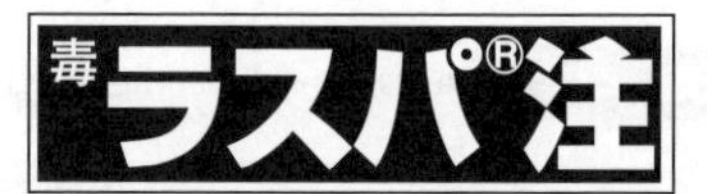

・毒薬：黒地に白枠，白字で薬品名を書き，毒と明示

劇 ラスパ®

・劇薬：白地に赤枠，赤字で薬品名を書き，劇と明示

毒薬と劇薬の表示例

13. 看護における基本技術

コミュニケーション

★言語的コミュニケーション 予想問題 405 100-A15, 109-P19

- 言葉を用いて行われるコミュニケーション。
- 抑うつ傾向にあると思われる患者に対し励ますのは逆効果であり，好ましくない場合が多い。

★非言語的コミュニケーション 100-A15, 104-P18, 109-P19

- 動作や態度を伝達手段とする（顔の表情，目の動き，声の調子，姿勢，泣き声，身体の接触〈にぎる，なでる〉，ため息など）。

★面接技法 99-A18, 107-A18, 111-A16

- 開かれた質問（Open-ended question）:「はい」「いいえ」では答えられず，会話が広がっていくような質問のこと。
- 閉じられた質問（Closed question）:「はい」「いいえ」で答えられる質問，あるいは一言で答えられるような質問のこと。

看護過程

★情報収集，アセスメント 予想問題 408, 409 100-P19, 103-P17, 110-A18, 113-P17

- 主観的情報：患者や家族の訴えなど
- 客観的情報：バイタルサイン測定値など
- アセスメント：収集した情報を分析し解釈すること

★計画立案 108-P17

- 看護活動を実施する前に，その計画を立案すること

★実　施

- 計画に基づいて看護活動を行う。

★評　価 99-P19

- 看護の目標が達成されたかどうかを判断し，看護過程の各段階の見直しを行うこと

★記録方式 予想問題 410, 411 101-P18

- 実際に行われた観察や看護ケアを記録する際には，POS の考え方に基づいたカルテ記載法を用いる。診療録は，本人の許可なしでは家族でも閲覧できない。また，

5年間の保存義務が定められている。

1．問題志向型記録（POS）

①問題志向型診療録（POMR）

- データベース，問題リスト，初期計画，経過記録にまとめる。経過記録は患者のフローチャートで，問題ごとにSOAPの構成要素で経過・退院時要約を記述。
  S（subjective data）：主観的データ
  O（objective data）：客観的データ
  A（assessment）：解釈・評価・判断
  P（plan）：計画

②問題志向型看護記録（PONR）

- 医療チーム全体が問題を早期に共有しやすい。

2．フォーカスチャーティング

- 経過記録に焦点となるキーワード（フォーカス：焦点になる項目）をあげデータを収集する。キーワードに沿って以下を記録する。
  D（data）：患者の観察から得られたデータ
  A（action）：看護行為
  R（response）：患者の反応
- 特別な問題の情報がわかりやすい反面，多くのフローシートやチェックリストが混在し問題の明確化が難しいこともある。

3．コンピュータ化された記録

- コンピュータ化された記録（診療録）も，本人の許可なしでは家族でも閲覧できない。また，5年間の保存義務が定められている。

フィジカルアセスメント

- バイタルサインの測定と適切な評価が重要。バイタルサインとは，生命を維持するのに必要な生理機能状態を把握する他覚的所見のことで，主な項目は，体温，脈拍，呼吸，血圧，意識など。乳幼児では，呼吸⇒脈拍⇒血圧⇒体温の順で測定する。
- フィジカルアセスメントは，問診⇒視診⇒触診⇒打診⇒聴診の順番で行う。

★バイタルサインの観察 予想問題 412～417 98-A5，98-P11，101-A17，104-P19，105-P6，109-A15，110-P19，111-A8，111-A17，111-A18，112-P17，113-P18

1．体　温

- 通常は腋窩で測定するが，必要に応じて口腔内や直腸で測る。

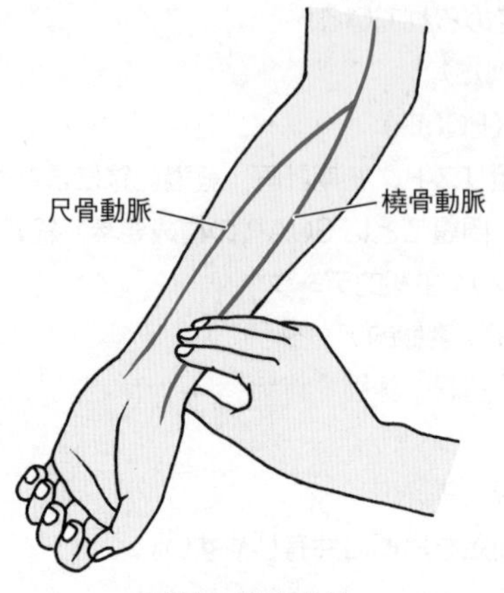

脈拍の測定方法

- 成人の腋窩温の基準値は36～37℃。腋窩温は体軸に対して45°の角度で腋窩最深部に体温計を当てる。口腔温は舌下で測る。直腸温は側臥位で，肛門から5～6 cmのところに体温計を挿入する。
- 測定部位によって体温が若干違う。腋窩温は口腔温より0.2～0.5℃低く，直腸温より0.5～1℃低い。すなわち，直腸温>口腔温>腋窩温の順である。

2．脈　拍

- 坐位で測定し，手首から1～2 cm中枢側に第2，3，4指を当て，一般的には橈骨動脈の拍動を触知する。
- 主な測定部位は，橈骨動脈，浅側頭動脈，顔面動脈，頸動脈，大腿動脈，膝窩動脈，足背動脈など
- リズム・緊張度などを観察したのち1分間測定する。
- 成人の脈拍数の基準値は60～80回/分
- 100回/分以上を頻脈，60回/分以下を徐脈という。

3．呼　吸

- 呼吸の評価項目は，呼吸数，呼吸の深さ，呼吸のリズムの3つである。
- 呼吸の深さは，呼吸筋の運動量をみて評価する。呼吸のリズムは，呼吸数と呼吸の深さの時間的変化のことで，それらが一定かどうかを評価する。深さ・リズムを観察し，1分間測定する。
- 成人の呼吸数の基準値は15～20回/分。25回/分以上を頻呼吸，9回/分以下を徐呼吸という。呼吸の正常と異常を理解しておく。

呼吸のパターン

呼吸のパターン	症　状	例
正常呼吸	規則正しいリズム 呼吸数 15～20 回/分（成人） 18～22 回/分（学童） 40～50 回/分（新生児）	
チェーン・ストークス呼吸	20～30 秒の無呼吸と周期的過換気→深さ・数が減少→無呼吸（周期性呼吸） 低酸素血症や高炭酸ガス血症により呼吸中枢の感受性低下に起因している	・脳出血，脳腫瘍，尿毒症，心不全，麻薬中毒，髄膜炎 ・ピックウィック症候群 ・高齢者
クスマウル呼吸	異常に深くて大きい呼吸が規則的に持続 代謝性アシドーシスのとき発生する代償的過換気	・糖尿病性ケトアシドーシス，尿毒症 ・代謝性アシドーシス
ビオー呼吸	促迫呼吸と無呼吸が 10～30 秒くらいの間隔で交互に現れる，不規則な呼吸 チェーン・ストークス呼吸より周期が短い	脳炎，髄膜炎，脳腫瘍，脳外傷
奇異呼吸	肺が吸気時に縮小し呼気時に拡張する	開放性気胸，一側の肋骨骨折
努力呼吸	他覚的に呼吸困難を表す言葉 呼吸困難を伴った過換気状態のこと（肩呼吸，鼻翼呼吸，肋間陥凹，起坐呼吸，シーソー呼吸，陥没呼吸など）	呼吸が抑制される全ての疾患

4．血　圧

- 坐位で上腕動脈にて測定する。このとき，心臓の高さと肘関節の高さが同じになるよう注意する。
- マンシェットのゴム嚢の中心が上腕動脈の直上になるように当て，下縁が肘窩の中心より 2～3 cm 上になるよう巻きつける。巻く強さは，マンシェットに指 2 本が入る程度とする。
- マンシェットの幅は，成人で 12～14 cm（上腕周囲の約 40%）が適正で，幅が狭いと血圧は高く，広いと低く測定される。また，マンシェットの巻き方がゆるいと血圧は高く測定される。高血圧基準は p.355，表「高血圧基準値」参照。

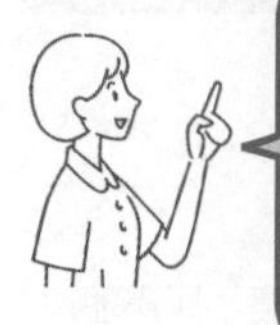

血圧や中心静脈圧の単位の意味は？

血圧の単位は mmHg（Torr）の「Hg」は水銀の原子記号のことで，血圧計に水銀柱を使ってきたことから使われてきました。しかし，中心静脈圧は習慣的に cmH_2O（水）で表すことが多いです（1 mmHg＝1.35 cmH_2O）。

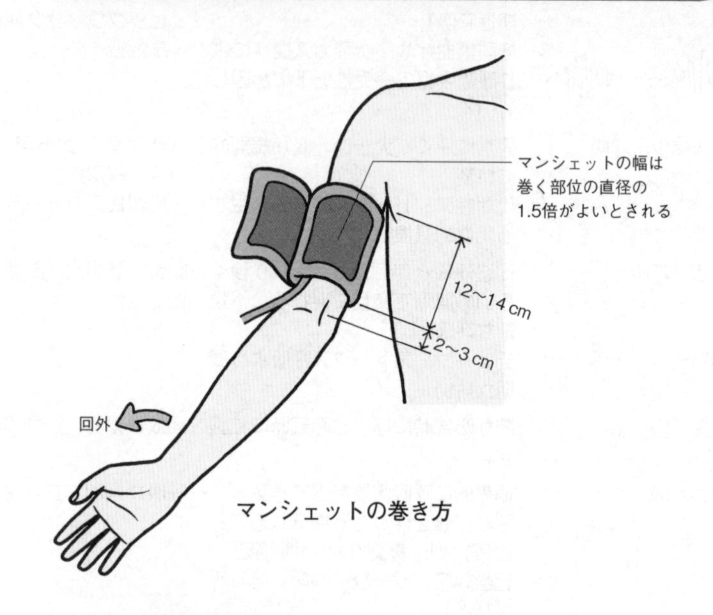

マンシェットの巻き方

★呼吸状態の観察 予想問題 418 99-P18, 107-A19, 113-A18

- 視　診：呼吸パターン，喘鳴の有無，胸郭全体の動き・左右差の有無をみる。
- 聴　診：坐位とし，患者にゆっくり呼吸してもらって，①気管支音・肺胞音の状態，②異常呼吸音の有無，③副雑音の有無を確認する。

★腸蠕動音聴取

- 腸蠕動の亢進（下痢など），減弱・消失（腸閉塞など）を確認する。
- 事前に食事摂取時間や排泄の有無を確認しておく。
- 体位を仰臥位にして腹部を十分に露出する。
- 腸蠕動を亢進させることのないように聴診前の触診・打診は避ける。
- 1 か所に 60 秒程度聴診器を置いて腸蠕動音を聴く。5〜15 秒に 1 回の割合で聴取できる。

★意識レベルの評価 予想問題 419 99-P12, 103-A11, 106-P18, 108-P12, 109-P16

- 意識の状態はJapan coma scale（ジャパン・コーマ・スケール）のⅢ-3-9度方式やGlasgow coma scale（グラスゴー・コーマ・スケール）で評価する。

ジャパン・コーマ・スケール〈JCS〉のⅢ-3-9度方式

Ⅲ	刺激しても覚醒しない状態	300	痛み刺激に全く反応しない。
		200	痛み刺激で少し手足を動かしたり，顔をしかめる。
		100	痛み刺激に対し払いのけるような動作をする。
Ⅱ	刺激すると覚醒する状態（刺激をやめると眠り込む）	30	痛み刺激を加えつつ呼びかけを繰り返すとかろうじて開眼する。
		20	大きな声または体を揺さぶることにより開眼する（簡単な命令に応ずる。例：手を握る，離す）。
		10	普通の呼びかけで容易に開眼する（合目的的な運動を行い言葉も出るが間違いが多い）。
Ⅰ	刺激しなくても覚醒している状態	3	自分の名前・生年月日が言えない。
		2	時・人・場所がわからない（見当識障害）。
		1	大体意識清明だが，今ひとつはっきりしない。

グラスゴー・コーマ・スケール〈GCS〉

開　眼 (E, eye opening)	最良言語反応 (V, best verbal response)	最良運動反応 (M, best motor response)
4. 自発的に開眼 3. 呼びかけにより開眼 2. 痛み刺激により開眼 1. 開眼せず	5. 見当識あり 4. 混乱した会話 3. 不適当な発言 2. 理解不明の音声 1. 発語せず	6. 命令に従う 5. 疼痛部位を認識 4. 痛みに対し逃避反応 3. 異常な屈曲運動 2. 伸展反応（除脳姿勢） 1. まったく動かず

★運動機能の観察 予想問題 420〜423 99-A19, 103-A25, 104-A18, 107-P10, 113-A19

- 身体的に自立しているかをアセスメントする方法として，日常生活動作（ADL），関節可動域（ROM），徒手筋力測定（MMT）がある。

1．日常生活動作（ADL）

- バーセルインデックス（p.404）は，身の回りのセルフケア能力と移動能力に関する評価方法で，①食事，②車いすからベッドへの移乗，③整容，④トイレ動作，⑤入浴，⑥歩行（車いす含む），⑦階段昇降，⑧着替え，⑨排便，⑩排尿の10項目を100点満点で点数化する。

2．関節可動域（ROM）

• 関節がどこまで動くかという指標である。関節には運動の方向があり，それぞれに可動域が決まっている。可動域が制限されているときは関節運動に支障をきたしていると判断できる。

3．徒手筋力測定（MMT）

• 筋力の評価方法である。四肢に抵抗力あるいは重力を負荷した状態でどの程度まで運動ができるかを調べる。次のような６段階で評価し，運動療法を行う際の指標にする。

0（ゼ　ロ）：筋の収縮なし。
1（不　可）：筋は収縮するが運動はできない。
2（　可　）：重力を除けば運動できる。
3（　良　）：抵抗を加えなければ重力に抗して運動できる。
4（　優　）：正常よりは劣るが，抵抗を加えても重力に抗して運動できる。
5（正　常）：健常者の筋力を有する。

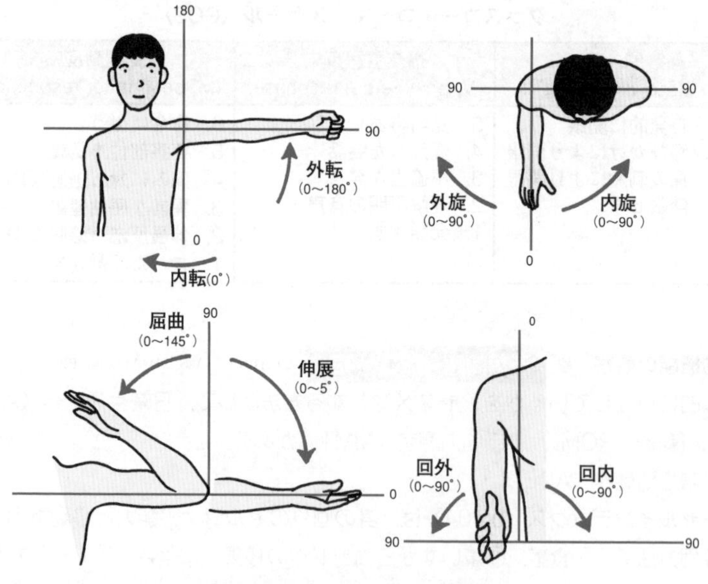

主な運動の方向と参考可動域

14. 日常生活援助技術

食 事

★食事の環境整備，食事介助 予想問題 425 101-A18, 106-A18, 110-P18

- 体位は坐位もしくは半坐位にする。片麻痺患者，嚥下障害患者の場合は頸の後ろに枕などを入れて少し前屈させる。
- 片麻痺患者の食事介助：麻痺側に安楽枕を置いて体を安定させる。食べ物は口の健側から入れると食べこぼしが少ない。
- 嚥下障害患者の食事介助：食べ物にとろみをつけると嚥下しやすい。また，プリンやゼリーなども適している。刺激の強い食べ物は不可である。

★誤嚥の予防 98-A12, 100-A16, 102-P15, 107-P17, 109-A16, 112-A18

- 刺激の強い食事は避け，とろみのある飲み込みやすい食べ物がよい。
- 嚥下障害がある場合，むせや咳込みを起こすことが多いので，その際は，すぐに吸引できるように吸引器を準備する。むせや咳込みが激しい場合，誤嚥性肺炎を起こす可能性が高いので食事は中止する。

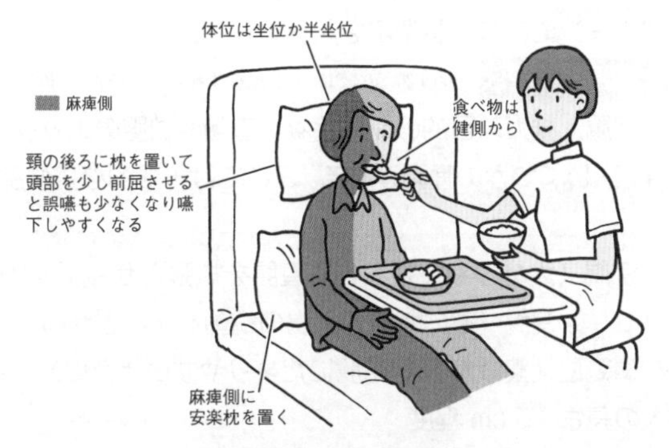
体位は坐位か半坐位
麻痺側
食べ物は
健側から
頸の後ろに枕を置いて
頭部を少し前屈させる
と誤嚥も少なくなり嚥
下しやすくなる
麻痺側に
安楽枕を置く

片麻痺患者の食事介助

排　泄

★排泄の援助 101-P19, 104-A19

- 床上排泄：差し込み便器使用の際は，肛門部が便器の中央にくるようにする。
- ポータブルトイレ：立ち上がれない人，トイレまで歩行できない人に使用する。

★導　尿 予想問題 426〜428 98-P12, 101-P20, 102-A16, 104-P20, 107-P18, 113-P19

〈一時的導尿〉

- 目　的：①尿閉への処置：自然排尿を促し8〜12時間以上経っても排尿がないとき
  ②残尿量測定：自然排尿後や障害などにより残尿のあるとき
  ③滅菌尿の採取
  ④膀胱洗浄・膀胱検査などの前処置
- 体　位：男性は仰臥位で下肢を伸展，女性は仰臥位で開脚して両膝を屈曲。
- カテーテル：ネラトンカテーテル6〜8号。男性は約20 cm，女性は約6 cm挿入。男性は陰茎を上に引き上げ体幹に対して約90度の角度で挿入する。

〈持続的導尿（尿道留置カテーテル法）〉

- 目　的：尿閉・尿失禁の処置，時間尿量測定，陰部の手術創の感染防止
- カテーテル：バルーンカテーテル16〜22号。一時的導尿より2〜3 cm長く挿入。
  バルーンには滅菌蒸留水を入れる。

★浣　腸 予想問題 429 100-P20, 102-P16, 103-A16, 106-P19, 107-A16, 108-P18, 112-P18

- 排便目的の排便浣腸，排ガス目的の駆風浣腸，直腸や結腸のエックス線診断の際のバリウム浣腸など，いくつかの種類がある。ここでは一般的な排便浣腸をみておく。

〈排便浣腸〉

- 種　類：石けん浣腸（大量の液を注入して直腸を拡張させる；高圧浣腸ともいう）
  とグリセリン浣腸（薬の刺激で大腸の蠕動を起こさせる）に分けられる。
- 注入時体位：左側臥位（薬液がS状結腸にたまりやすいように）
- カテーテル挿入の長さ：5 cm程度
- 浣腸液：グリセリン浣腸⇒50%グリセリン液60〜120 mL，石けん浣腸⇒1〜2%
  石けん液500〜1,000 mL。液の温度は40〜41℃
- その他：石けん浣腸ではイリゲータを使用するが，その高さは肛門から液面までを
  50 cm程度とし，それ以上高くしない。

覚え方

導尿カテーテル　成人男性20 cm挿入（尿道の長さ15〜20 cm）
　　　　　　　　成人女性6 cm挿入（尿道の長さ4〜5 cm）

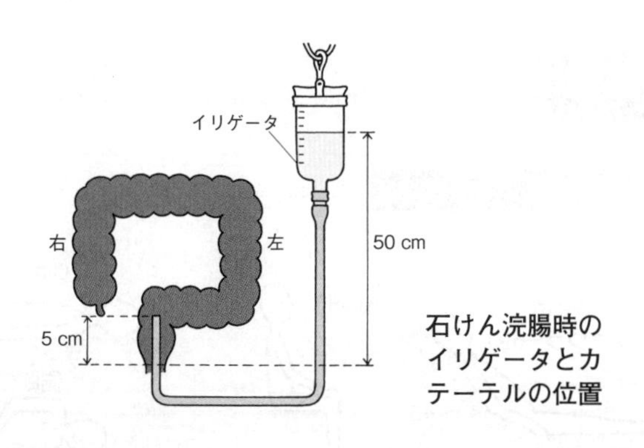

石けん浣腸時のイリゲータとカテーテルの位置

★摘　便

• 直腸下部にたまった便塊を手指でかき出すことを摘便という。

★失禁のケア 予想問題 430 102-P25, 105-A18

尿失禁のある患者に対する援助では，排尿機能の異常や障害の有無，失禁の原因となる疾患や状態をアセスメントし，失禁タイプに応じた適切な援助を行う。

尿失禁タイプ

尿失禁タイプ	原　因	援　助
溢流性尿失禁	前立腺肥大症，前立腺癌，尿道狭窄，子宮脱などの下部尿道閉塞，糖尿病，椎間板ヘルニア，骨盤内悪性腫瘍などの末梢神経障害により膀胱に貯留した尿を排出できないことで起こる。	・導尿 ・薬物療法
機能性尿失禁	意識障害，ADL 障害，認知症のために排泄動作ができないことで起こる。	・認知機能の障害がありトイレの場所がわからないとき⇒トイレがわかるように標示する。 ・身体機能に障害があるとき⇒トイレまで安全に移動できるように適切な歩行補助具を選択，便座の高さの調整
切迫性尿失禁	脳血管障害，パーキンソン病，腰椎の圧迫骨折などの疾患による中枢神経障害により脳からの排尿抑制指示が不調になり，膀胱が収縮してしまうことで起こる。	・トイレが近い部屋や着脱しやすい衣類の選択 ・膀胱訓練⇒排尿間隔をあけたり，膀胱にためられる尿量を増やす。 ・薬物療法
反射性尿失禁	脊髄損傷，腫瘍などで起こる。	・自己導尿，薬物療法
腹圧性尿失禁	妊娠・出産，加齢に伴う括約筋の機能低下，肥満などで起こる。	・骨盤底筋体操

活動と休息

★体　位　予想問題 432, 433　102-A24, 106-P20, 108-A18, 113-P20

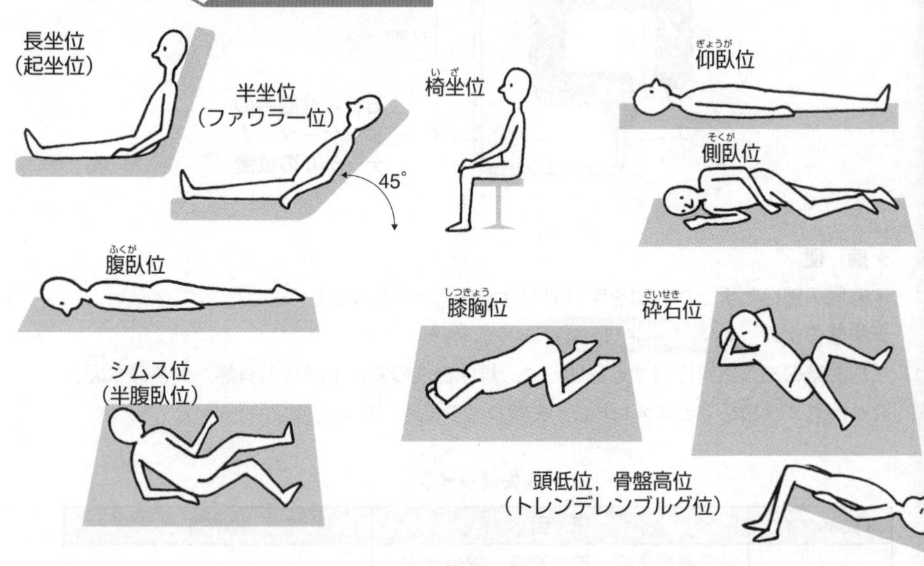

主な体位

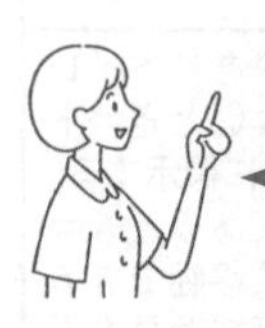

トレンデレンブルグ位の語源は？

仰臥位で頭部低位または腰部高位の体位のことで，骨盤高位ともいいます。語源はドイツ人の外科医の名前です。救急領域では，静脈還流を増加させるため「ショック体位」としても使われますが，不用意に頭を下げると脳浮腫の助長や横隔膜挙上により呼吸機能が低下する危険もあります。

★**移動，移送** 予想問題 434, 435, 437 98-A13, 100-P21, 103-A17, 107-A20, 113-P21

〈車いすへの移乗〉

移乗前はブレーキをかけておき，フットレストを上げておく

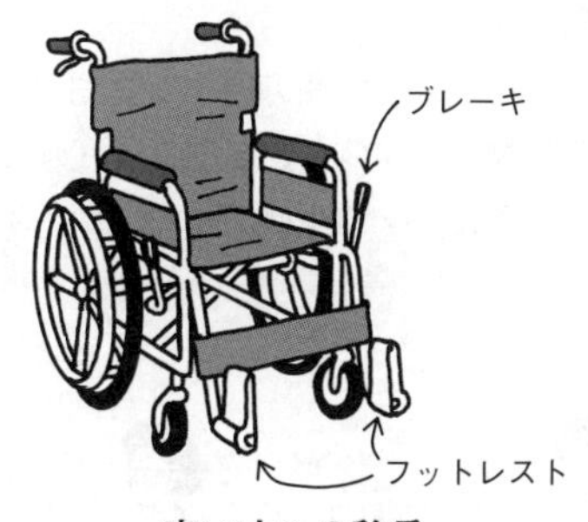
ブレーキ
フットレスト

車いすへの移乗

〈ストレッチャーでの移送〉

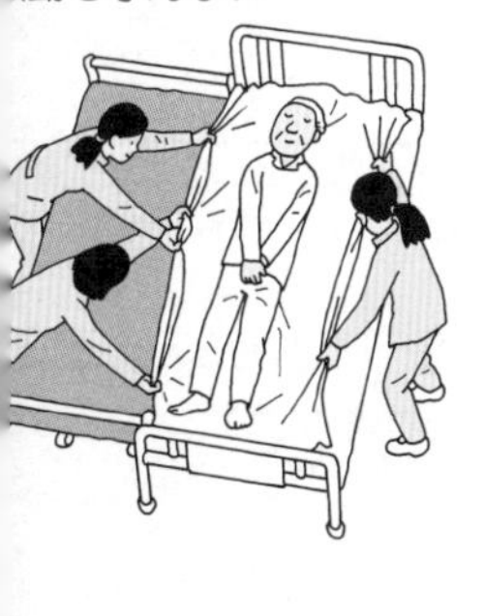
移乗前にブレーキを確認
振動を与えない

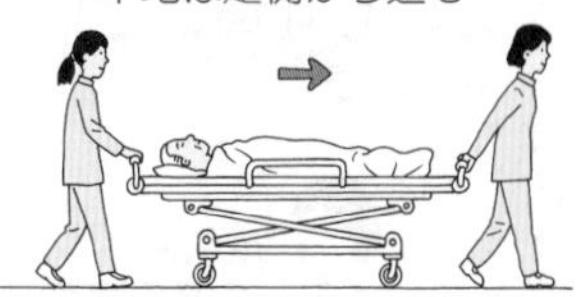
平地は足側から進む

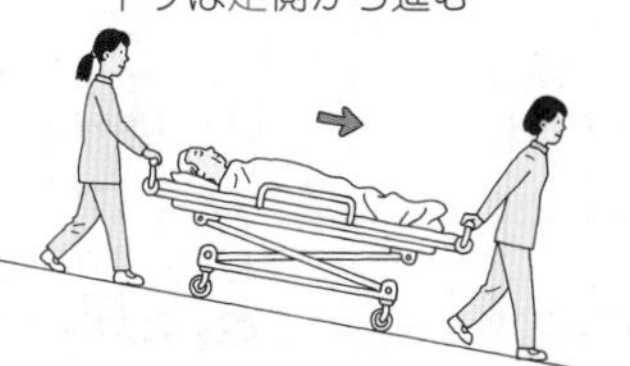
下りは足側から進む

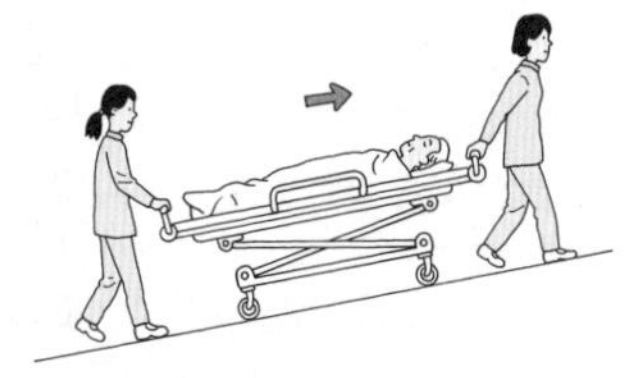
上りは頭側から進む

ストレッチャーでの移送

〈移動介助での基本〉

1．準　備

①患者にあった履物，杖を準備

②立ちやすいようベッドの高さを調節

2．介助の基本

• 患側下肢がどの程度体重を支えられるか，患側下肢を健側下肢の立ち位置よりどの

程度前に出せるかによって，杖と足の位置が変わる。それに合わせて介助する。
①患者の歩行を妨げないような位置に立つ（麻痺がある場合は麻痺側）。
②危険を回避する（歩行箇所の水ぬれや障害物の有無）。
③患者の歩行速度に合わせて介助する。
④T 字杖を使った移動を指導する。
- 平地を歩く場合：①T 字杖，②麻痺側の足，③健側の足の順に出す。
- 階段を昇る場合：①T 字杖，②健側の足を出す，③麻痺側の足を出す。
- 階段を降りる場合：①T 字杖，②麻痺側の足を出す，③健側の足を出す。

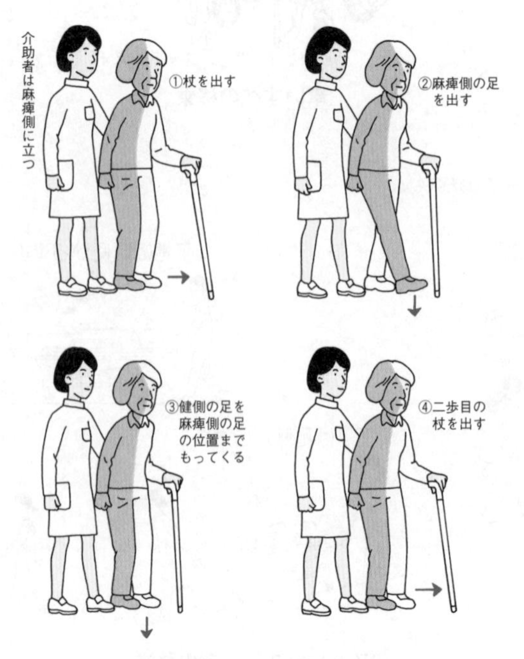

T 字杖使用時の平地移動の援助

★ボディメカニクス 予想問題 438 99-A21, 104-A20, 108-A19

〈ベッドの片側に移動する場合〉

①枕を移しておく。

②患者の手を胸の上で組ませる。

③患者の両膝を立てる。

④介助者は基底面積を広くとり身体を安定させる。

⑤介助者は膝を曲げて重心を低くし，足を前後に広げる。

⑥患者を手前に引き寄せるように水平に移動する。このとき，介助者の重心は前方から後方に移すようにする。

〈ベッドの上方に移動する場合〉

①枕を移しておく。

②患者の手を胸の上で組ませる。

③患者の両膝を立てる。

④両方の腕で患者の腰と肩を支える。

⑤介助者は基底面積を広くとり身体を安定させる。

⑥介助者は膝を曲げて重心を低くし，足を左右に広げて移動する方向に移動する側の足先を向ける。

⑦患者を上方に水平移動する。

〈仰臥位から側臥位にする場合〉

①患者が向く反対側のベッドの端に，患者を水平移動で寄せておく。

②介助者は患者を側臥位にしたときに向く側に立つ。

③手前側の上肢が身体の下敷きにならないよう挙上しておく。

④向こう側の上肢を胸の上に置いて向こう側の膝を曲げる。

⑤患者の肩関節部と大転子部に手を当て，手前側に回転するように側臥位にする。

★廃用症候群の予防 予想問題 439 101-A20, 102-P17, 112-P19

- 寝たきりなどで身体活動が妨げられると，二次的に身体機能・精神機能が低下し，さまざまな障害を生じる。これを廃用症候群という。
- 身体的な影響として，筋萎縮，関節拘縮，骨量減少が生じやすい。特に高齢者は容易に誤嚥性肺炎を起こしたり，精神機能の低下（意欲の減退，見当識障害，認知症）を起こす。
- 廃用症候群を防ぐ最良の策は，早期に離床し社会復帰を果たすことである。それが不可能なら，床上での筋力強化訓練，関節可動域訓練，良肢位の保持などを行う。

必修ポイント

★睡　眠

- 入院患者は，慣れない環境，疼痛，不安，呼吸困難などによって睡眠を妨げられることが多い。原因を取り除き，快眠が得られるよう援助するのも看護師の役目である。

★バーセルインデックス

- ADL（日常生活動作）を評価する世界共通の評価法。身辺動作と移動動作の2つの観点で全10項目があり，各項目0～15点で点数化して，自立度に従って合計100点満点で評価する。

清　潔

★入浴，シャワー浴　112-P20

〈入浴の効果と注意点〉

- 入浴には，温熱効果，浮力効果，静水圧効果，リラクゼーション効果がある。
- エネルギーの消耗や疲労を伴う可能性があるため，バイタルサインの変動に注意する。
- 脱衣室と浴室の温度差があるとヒートショックを起こす危険があるため，脱衣室と浴室の温度差を小さくする。
- 浴槽の湯の温度は40℃程度とする。湯温が熱いと交感神経が刺激され，循環器系に負担をかける。

〈シャワー浴の特徴〉

- 入浴に比べて心臓への負担がかかりにくい。
- マッサージ効果が期待でき，温熱刺激を受けて代謝が亢進する。代謝亢進によって内臓機能の働きがよくなる。

★清　拭　105-P19，112-A19

- 末梢から中枢へ向かって筋肉の走行に沿って拭く。
- 湯が冷めるのを考慮して，熱めの湯（50～55℃）を準備する。皮膚に当たるタオルの温度は40～42℃。

★口腔ケア　100-A17，105-A19，111-A19

- 高齢者では，誤嚥性肺炎などの予防のためにも口腔内の清潔を心がける。

★洗　髪　105-P18，110-P20

- 使用する湯の温度は40～41℃
- 頭皮を傷つけないように指の腹を使って洗う。
- 湯を使えないときは，ドライシャンプー剤や50%アルコールをガーゼに付けて洗う。

★手浴，足浴 106-A19, 110-A20

- 手浴・足浴の効果：睡眠の促進，清潔の保持，リラクゼーション効果，痛みの軽減など
- 手浴・足浴の湯の温度：38〜40℃

★陰部洗浄 予想問題 440 109-A17

- 長期臥床患者や失禁患者に行う。
- 女性の場合，肛門部の汚物や腟の分泌物が尿道に入らないように尿道口から肛門部に向けて洗う。
- 使用する湯の温度は38〜39℃

★整　容 102-A17

- 爪切り，ひげ剃り，整髪など身だしなみを整えることを整容という。
- 整容は習慣的行動なので，生活のリズムをつけるためにも整容の援助が重要である。

★寝衣交換 予想問題 441 99-P20, 101-P21, 103-P18, 108-P19, 111-A20

- 片麻痺患者の寝衣交換が大切。ポイントは，
  ①健側から脱がして麻痺側から着せる。
  ②交換の際，関節を保持し無理な力を加えない。
  ③できるかぎり振動させないようにする。⇒疼痛がある場合は，痛みが増強しないよう注意する。
  ④交換に時間をかけず，不必要な露出を避ける。
  ⑤寝衣にしわやたるみがないようにする。

15. 患者の安全・安楽を守る看護技術

療養環境

★病室環境 予想問題 442 106-A20, 108-A20

- 病室の温度：夏 25～27℃，冬 20～22℃
- 病室の湿度：夏 45～65％，冬 40～60％
- 換　気：3～4 時間ごとに換気する。
- 照　度：100～200 ルクス
- 色　彩：疲れを感じさせない，
  気分的に安らぐ淡い色がよい。
- 騒　音：日中 50 dB 以下，夜間 40 dB 以下

覚え方

病室の湿度は 1 年を通じて 50％前後が目安。

★手術室の照度 104-P21, 111-P25

- 手術室は 1,000 ルクス，手術野は 2 万ルクス以上とされ，最も高い照度を必要とする。

★共有スペース

- 廊下，共同浴室，食堂，談話室などがある。なお，廊下の幅は医療法施行規則で決められており，一般病床の場合，1.8 m 以上としている（両側に居室があるときは 2.1 m 以上）。

★居住スペース 105-A20, 113-A20

- 医療法施行規則により，一般病床の病室の床面積は患者 1 人につき 6.4 m^2 以上と規定されている。

医療安全対策

★転倒・転落の防止 103-P19, 108-P20, 111-P21

- 病室，廊下，トイレ，浴室など，患者の行動範囲内は常に整理整頓を心がけ，障害物は取り除く。
- 床面に水がついているとすべりやすいので拭き取る。廊下やトイレに手すりをつけて転倒を防止する。
- ベッドからの転落が多いので，柵をつけてキャスターのストッパーをかける。

★誤薬の防止 予想問題 443～445 99-P21, 102-P18, 104-A21

- 薬に関する医療事故には，投与すべき薬を間違える場合，患者を間違える場合，投

与方法を間違える場合，投与量を間違える場合などがある。投与量や点滴の注入速度は計算問題としてよく出題される。予想問題でトレーニングしておこう。
- 製剤によって投与量の単位表示が異なることがあるので要注意（例えば，インスリンは○○単位〈U〉）
- 誤薬の防止には，厳重なチェックシステムの構築とその徹底が必要である。

★患者誤認の防止 100-A18, 106-P7
- ベッドネームやネームバンドを利用する。また，必要に応じて患者自身にフルネームで名前を確認する。

★誤嚥・窒息の防止 112-P21

〈食事介助時の誤嚥・窒息の予防〉
- 嚥下障害のある患者は臥床したままでなく可能な限り坐位とする。
- 食後の誤嚥予防のため，30 分位は坐位または上体を起こしておく。
- 食事の形態を確認する。きざみ食は適切ではない。食塊としてまとまりやすいもの，とろみのついているものなどとする。

★コミュニケーションエラーの防止 予想問題 446 99-A22, 100-P22, 103-A9, 106-A10
- 医療事故の原因としてコミュニケーションエラーが大部分を占めている。医療事故に至らなかった事例でも，インシデントレポートを作成しておくことで今後のコミュニケーションエラーを防止することができる。
- 事故になりそうであったが幸いにも有害な結果に至らなかったことをヒヤリ・ハットという。1 つの大事故の裏には多くのヒヤリ・ハットが存在するといわれている。
- インシデントレポートは原因の究明，事例の背景・要因を分析し改善するとともに，事故を未然に防いで再発を防止することが目的である。

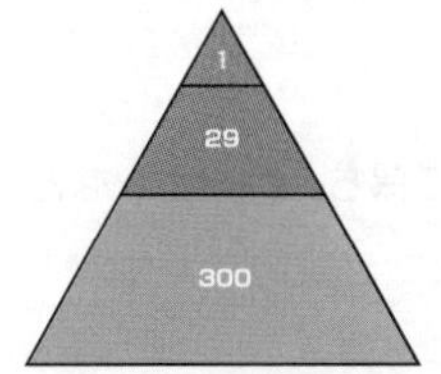

ハインリッヒの法則

米国の技師ハインリッヒが労働災害の事例を分析した結果，重大災害を 1 とすると，軽傷の事故が 29，無傷の災害が 300 になるというもので，1 件の重大災害が発生する背景に，29 件の軽傷事故と 300 件のヒヤリ・ハットがある，という意味で使われる。

感染防止対策

- 院内感染の防止策として最も重要なのは手洗いである。最近，医療機関では清潔な環境を維持するため，「スタンダードプリコーション〈標準予防策〉」という基本概念に基づいて院内の感染予防が行われている。

★標準予防策〈スタンダードプリコーション〉

予想問題 447～449　98-P13，101-A25，102-A18，105-P20，107-P19，109-P21，110-P21，112-A20

- 感染症の有無にかかわらず，すべての患者の血液，体液（汗を除く），分泌物，排泄物，傷のある皮膚，粘膜を感染源とみなして感染防止策を講じる。

〈感染予防策の概略〉

①患者の湿性生体物質（血液，体液，分泌物，排泄物など）で衣類が汚染される可能性があればガウンやプラスチックエプロンを使用する。
②飛沫感染症が起こりうるときにはマスクやゴーグルを着用する。
③湿性生体物質に接触する場合は，手袋を着用し，使用後は手洗いをする。
④接触感染を防ぐために患者の手が頻繁に触れる場所（ドアノブなど）を拭き取る。

★感染経路別予防策

- 標準予防策以上の予防策が必要となる病原体に感染している患者と，その疑いのある患者が対象。感染経路別予防策は，標準予防策に加えて実施する。

1．空気感染予防策（空気感染する感染症は，結核，麻疹，水痘など）

- N95 微粒子用マスク，またはそれ以上の高レベル呼吸器防護用具を着用する。
- 微生物を含む 5 μm 以下の飛沫核が，長時間空中を浮遊し空気の流れによって広範囲に拡散し，その飛沫核を感受性のある人が吸入することによって感染する。感染している患者が咳やくしゃみ，会話などで放出した飛沫から水分が蒸発し，飛沫核となる。

2．飛沫予防策（飛沫感染する感染症は，百日咳，喉頭ジフテリア，髄膜炎菌肺炎，マイコプラズマ肺炎，インフルエンザ，風疹，流行性耳下腺炎など）

①個室への収容
②同一感染症患者は，集団隔離（コホーティング）
③個室および集団隔離が難しい場合，ベッド間距離を 1 m 以上に保ち，カーテンなどによる障壁を設置
④患者の移動や移送が必要な場合は，サージカルマスクを着用

3．接触予防策（接触感染する病原体・感染症は，MRSA，クロストリジウム，ロタウイルスやノロウイルスなどによる感染性胃腸炎，疥癬，流行性角結膜炎）

①患者や患者周辺環境に触れる時には手袋を着用
②患者や患者周辺環境に直接触れる可能性がある場合はガウンを着用
③個人防護具は病室退室前に外し，手指衛生

★手指衛生 予想問題 450 110-A21

- 患者を処置する前後，汚染物品に触れたとき，隔離区域に出入りするときは，手洗いが必要となる。
- 一般的には0.1％逆性石けんが用いられる。処置後や汚染されたあとの手洗いは，手指を下に向けて菌が飛散しないように注意する。手洗いしたあとは使い捨てのペーパータオルで拭く。普通のタオルを使う際は頻回に交換する。

★無菌操作 予想問題 451，452 100-A25, 102-A19, 109-A18, 112-P22, 113-A21

- 使用部位や使用物品を無菌状態に保ちながら取り扱うことを無菌操作といい，創傷処置，気管内吸引，導尿カテーテル，穿刺手技などでは無菌操作が必要となる。

〈ガウンテクニック〉

- 汚染区域にガウンを掛ける場合：ガウンの外側が表
- 清潔区域にガウンを掛ける場合：ガウンの内側が表

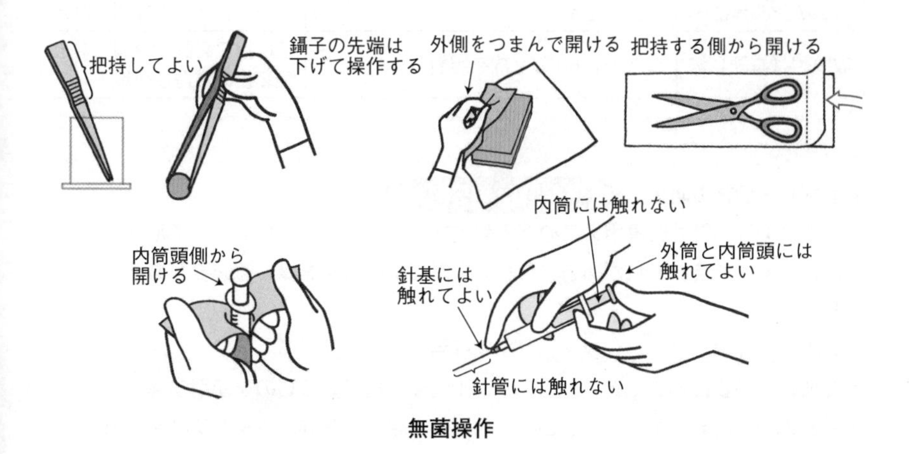

無菌操作

〈滅菌ゴム手袋の装着〉

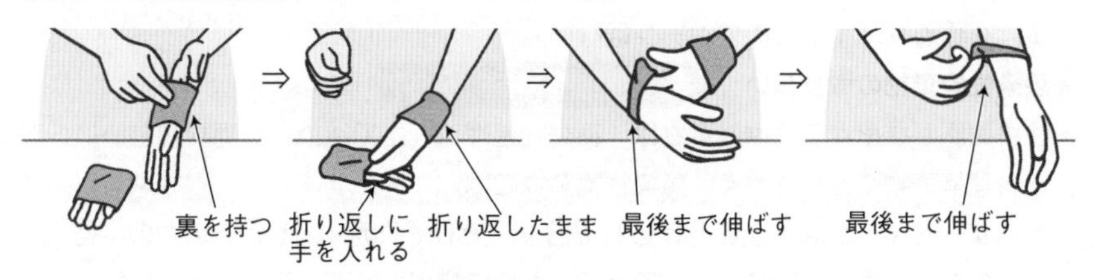

滅菌手袋の装着手順

必修ポイント

★**滅菌と消毒** 予想問題 453 98-A14, 99-P22, 106-A21

- 滅菌：物質中のすべての微生物を殺滅または除去すること
- 消毒：目的とする有害な微生物のみを殺滅すること
- 代表的な滅菌・消毒法を示す。

物理的・化学的滅菌・消毒法

滅菌・消毒法	使用条件	対　象
高圧蒸気滅菌法	高圧蒸気滅菌(オートクレーブ)を使用。2 気圧 121℃で 10～45 分間加熱	器械器具類, ガラス器具, リネン類, 衣服, ガーゼ, など
煮沸消毒法	沸騰水中で 15 分以上	食器, ガラス器具, 衣類, など
ガス滅菌法（エチレンオキサイド）	引火性が強いため，二酸化炭素を 80% 加えたガスを充満させて密閉する	内視鏡, 注射器（プラスチック製品），ゴム製品，など
ガス滅菌法（ホルムアルデヒド）	3～5 g/m^3 の濃度で，密閉して 10 時間以上放置する	病室の滅菌（リネン類，マットレス），雑誌類，など
放射線（滅菌）法	コバルト 60 のγ線を照射	使い捨ての医療材料，など 包装後の滅菌が可能

★**針刺し・切創の防止** 予想問題 454, 455 106-P22

- 処置後の注射針や医療用メスなどで受傷すると，B 型・C 型肝炎ウイルス，HIV などに汚染されるおそれがある。これを未然に防ぐ対策を講じる必要がある。

〈対　策〉

- 処置後の注射針はキャップをしないで専用の容器に捨てる。
- 注射針は必要に応じてディスポーザブル（使い捨て）のものを使用する。
- 処置後の注射針にキャップをしなければならない場合は，キャップは手に持たないでトレイなどに置いた状態で，キャップに向かって針を入れる。
- B 型肝炎の予防策として，医療関係者と患者の配偶者にワクチンを事前に投与して抗体を作る（C 型肝炎のワクチンはない）。

★**感染性廃棄物の取り扱い** 予想問題 456, 457 103-A18, 108-A21, 111-A20

- 医療機関が排出する医療廃棄物は「廃棄物処理法」上では感染性廃棄物といい，特別管理廃棄物に区分される。感染性廃棄物にはバイオハザードマークを貼る。バイオハザードマークは 3 色に分けられており，それぞれ赤：液や泥状のもの，橙：固形状のもの，黄：鋭利なもの，である。さらに排出される内容によって感染性一般廃棄物と感染性産業廃棄物に分けられる。
- 感染性一般廃棄物は滅菌処理をすれば感染性が失われるため，通常の「一般」廃棄

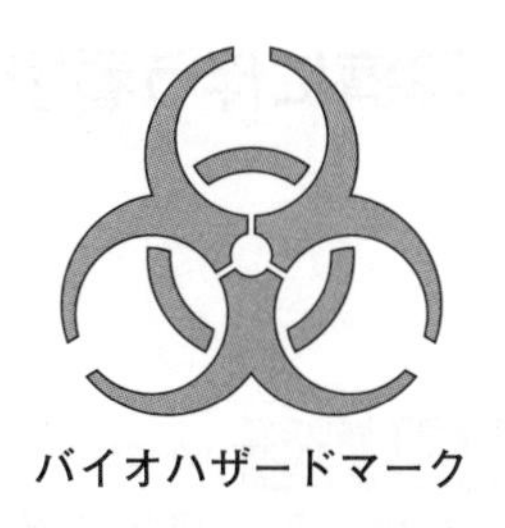

バイオハザードマーク

医療廃棄物の区分と処理

医療廃棄物	感染性	産業廃棄物	ガラス，針など	特別管理廃棄物 →収集運搬業者・処理業者
		一般廃棄物	組織，ガーゼなど	
	非感染性	産業廃棄物	ガラス，エックス線フィルムなど	一般の産廃業者
		一般廃棄物	ガーゼなど	一般収集業者（市町村）

物として一般のゴミ収集業者に処理してもらうことができる。注射針などの感染性産業廃棄物は滅菌処理を行っても産業廃棄物なので，産廃業者に処理を委ねる必要がある。

★MRI 検査室（強磁場環境）での注意事項

- 鉄，ニッケル，コバルトなどの磁性体は MR 磁石に強く引き付けられ，MR 装置を壊したり，患者を傷つけることがある。
- 磁気メモリーされているカードや装置は強い磁場下に置かれると記録が消失して，使用不能となる。

16. 診療に伴う看護技術

栄養補給

★経管栄養法 予想問題 458〜460 100-P23, 104-P22, 105-P21, 107-A21, 109-A20, 110-A22

〈胃管挿入の基本〉

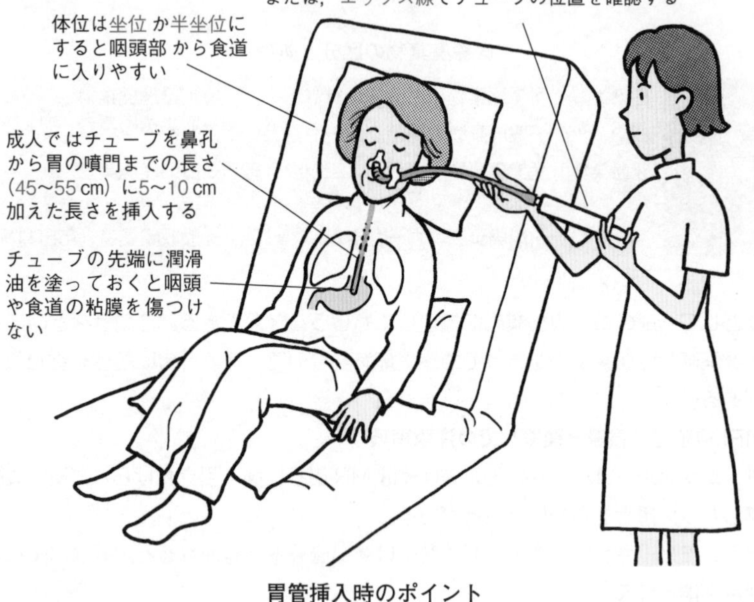

注射器で胃液を吸引して挿入できたことを確認する。
または，エックス線でチューブの位置を確認する
体位は坐位か半坐位にすると咽頭部から食道に入りやすい
成人ではチューブを鼻孔から胃の噴門までの長さ（45〜55 cm）に5〜10 cm加えた長さを挿入する
チューブの先端に潤滑油を塗っておくと咽頭や食道の粘膜を傷つけない

胃管挿入時のポイント

〈流動食注入時のポイント〉

- 流動食の温度は37〜40℃
- 流動食の注入速度は100 mL/30分
- 流動食注入終了後，白湯を注入してチューブ内での食物腐敗や細菌感染を予防する。

★経静脈栄養法 予想問題 461，462 103-P20, 107-A22, 108-P21

- 非経口での栄養補給法として，経管栄養法のほかに経静脈栄養法がある。主に中心静脈栄養法（IVH）である高カロリー輸液が用いられている。

〈適　応〉

①術前の栄養状態を改善したいとき

②消化管手術によって経口摂取ができないとき

〈中心静脈穿刺の手技〉

- カテーテル挿入時の体位は軽いトレンデレンブルグ位（仰臥位で頭部を低く，腰部から下肢を高くする体位）にする。これは，頸部の静脈を怒張させて穿刺をしやすくするためである。
- 鎖骨下静脈または内頸静脈よりカテーテルを挿入し，上大静脈付近の中心静脈（胸腔内の大静脈）に留置。一般に胸管を避けるため右側から穿刺する。医師が行う。

〈合併症〉

①感染症：予防のために刺入部の消毒と輸液ラインの交換を最低 1 週間に 2 回行う。感染徴候がみられたら，まずカテーテルを抜去する。
②気　胸
③血栓形成
④高血糖，浸透圧利尿：インスリン投与で対処する。
⑤低血糖：IVH 中止時などに起こる。
⑥微量元素（亜鉛など），ビタミン B_1 の欠乏

〈看護のポイント〉

①投与カロリーは時間をかけてゆっくりと増量していく。
②水分出納，電解質バランス，尿糖・血糖をチェックする。
③カテーテル刺入部をよく観察して感染を起こさないよう注意する。刺入部はポビドンヨードで消毒する。
④輸液ルートはゆるみをもたせ，体動によってはずれないよう注意する。

薬物療法

★与薬方法　予想問題 463～465　98-P14，100-A19，101-P22，105-A21，109-A23，111-P22，112-A22，113-A22

- 経口与薬法：内服薬（錠剤，カプセル，散剤，顆粒，水薬など）
- 口腔内与薬法：舌下錠，トローチ錠，バッカル錠（臼歯と頬の間に置く）
- 直腸内与薬法：坐薬
- 経皮的与薬法：軟膏，湿布剤，貼付剤
- 注射法：皮内注射，皮下注射，筋肉内注射，静脈内注射，点滴静脈内注射
- その他：吸入

〈注射法のポイント〉

- 皮内注射：皮下組織に達しないよう，浅く，ほぼ水平（0～5°）に刺入する。抗原抗体反応を調べたり，吸収を遅らせて薬効を持続させるのが目的のため，マッサー

ジは行わない。一般に27 G針を用いる。

- 皮下注射：皮膚をつまみ上げて10～30°の角度で皮下組織に刺入する。以前は硬結を防ぐためマッサージをしていたが，最近ではインスリンの自己皮下注射などの必要性が出てきたため，刺入後マッサージはしない。一般に23～25 G針を用いる。
- 筋肉内注射：皮膚面に対して90°ないし45°の角度で筋肉に刺入する。神経を損傷しないよう注意する。刺入部位は中殿筋か上腕三角筋を選ぶことが多い。
- 静脈内注射：注射部位は，通常は前腕肘窩の正中皮静脈が用いられる。15～20°の角度で刺入する。
- 点滴静脈内注射：通常は前腕肘窩の正中皮静脈が用いられる。患者が体動しやすいように手背，足背を選択することもある。15～20°の角度で刺入する。

★薬効・副作用（有害事象）の観察

予想問題 468　99-A23, 103-A19, 104-A22, 105-A22, 107-P20, 107-P21, 110-P17, 110-P22, 112-A17, 113-A16

1．副作用について特に注意すべき薬剤

- インスリン（糖尿病治療薬）：超速効型，速効型，中間型，持効型，混合型の5種類がある。作用発現時間，持続時間が異なる。低血糖発作に注意する。
- 麻　薬：適正な量を使用する。効き方に変化があれば量や種類を変更する必要がある。吐き気，嘔吐，便秘，傾眠，呼吸抑制などが起きることがある。
- 抗菌薬：多量あるいは長期に使用することで耐性菌が出現する。アレルギーショック（アナフィラキシーショック）を引き起こすことがある。初回の与薬時は注意して観察する。

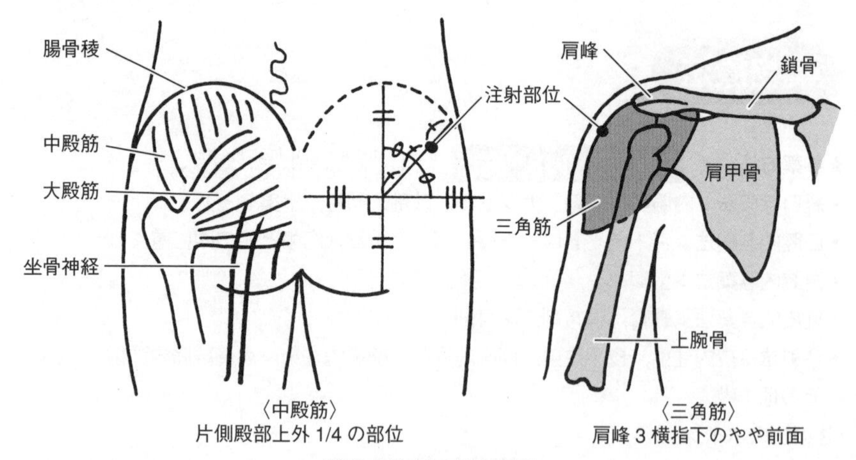

筋肉内注射の注射部位

2．吸収・分布・代謝・排泄の機序

- 投与された薬は，与薬部位から血液中へ吸収され，血管を通って身体の組織に分布されて薬効を発現する。役目を終えた薬は肝臓で代謝され排泄されやすい物質に変化し，主に腎臓で濾過されて尿中に排泄される。

〈内服薬〉

口⇒胃（崩壊・吸収）⇒腸（吸収）⇒門脈⇒肝（代謝）⇒静脈⇒心臓⇒動脈⇒全身（分布）⇒肝（代謝）⇒腎（排泄）

- 内服薬は門脈を通って肝臓に運ばれるので，分布の前にある程度代謝されてしまい薬効は弱まる。これを初回通過効果という。

〈舌下錠，トローチ錠，バッカル錠〉

口腔粘膜（溶解・吸収）⇒静脈⇒心臓⇒動脈⇒全身⇒肝⇒腎

- 先に肝臓を通らないので分布の前に代謝されることはない。直接体循環へ移行するため，初回通過効果を受けず薬効発現が速く作用も低下しない。

〈坐　薬〉

直腸粘膜（溶解・吸収）⇒静脈⇒心臓⇒動脈⇒全身⇒肝⇒腎
　└→肝（代謝）→┘（静脈へ）

- 坐薬は一般に消化管を通過しないで作用するので胃腸障害が少ない（ただし，非ステロイド性消炎鎮痛薬（NSAIDs）ではその薬理作用から胃腸障害が少ないということはない）。一部は肝を通過し，一部は直接，静脈に入るため薬効の減弱は少ない。

〈皮下注射〉

皮下組織（吸収）⇒毛細血管⇒静脈⇒心臓⇒動脈⇒全身（分布）⇒肝（代謝）⇒腎（排泄）

〈筋肉内注射〉

筋肉（吸収）⇒毛細血管⇒静脈⇒心臓⇒動脈⇒全身（分布）⇒肝（代謝）⇒腎（排泄）

〈静脈内注射〉

静脈⇒心臓⇒動脈⇒全身（分布）⇒肝（代謝）⇒腎（排泄）

- 注射法は消化管を通らず肝で代謝も受けないので内服より速く効く。中でも吸収・作用発現が最も速いのは静脈内注射である。皮下注射と筋肉内注射を比べると，筋肉は皮下組織よりも血管に富んでいるので筋肉内注射のほうが速い。一般には，静脈内注射＞筋肉内注射＞皮下注射＞経口与薬の順に作用発現が速い。

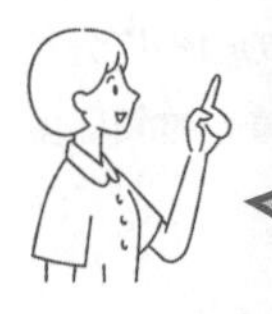

坐薬やニトログリセリン舌下が経口よりも早く効く理由

薬が「経口」投与で消化管（胃・小腸・大腸上部）から吸収されると，門脈を経て肝臓に入り，全身循環に入る前に，肝臓で薬物代謝を受けます。これを初回通過効果といいます。舌下や直腸から吸収された薬は直接，全身循環へ移行し，初回通過効果を受けないから早く効くわけです。

輸液・輸血管理

- さまざまな疾患や障害によって「水」，「電解質」，「栄養素」が不足し，それを補うことのできない患者に対して経静脈的に補給することを輸液療法という。それには，①水分の補給，②電解質バランスの維持・補正，③エネルギー・栄養素の補給，④薬液の与薬などがあるが，すでに取り上げた中心静脈栄養法も輸液療法の１つである。

★刺入部位の観察　103-P21, 106-A22

- 刺入部やラインから細菌などが感染したり，薬液が血管外に漏れたり，輸液による刺激で刺入部の血管に静脈炎を起こすことがある。薬液が血管外に漏れると刺入部位の疼痛，腫脹がみられ，静脈炎を起こすと血管の走行部分の発赤，疼痛を生じる。

★輸液ポンプ　98-A15, 100-P24, 104-P23, 105-P22, 106-P17, 110-A23, 111-P23

- 輸液ポンプは設定通りの正確な輸液を連続で行うための装置である。積算量が表示され，気泡混入や管内閉塞時の警報機能などが備わっている。
- 注意点としては，機械に直射日光を当てるとドリップセンサーが誤作動を起こすことがある。また，至近距離で携帯電話や電気メスを使用すると輸液ポンプが誤作動を起こすことがある。
- 輸液ポンプ専用点滴セットに接続する三方活栓を写真に示す。

★点滴静脈内注射　110-P23

①患者に対して，輸液管理の必要性，実施中の注意事項，可能な行動範囲，予定終了時刻などを具体的に説明する。

②患者が苦痛を感じない体位にする。基本体位は仰臥位

③異物や空気が薬液内に混入しないように注意する。特にアンプルカット時のガラス粒子やゴム栓刺入時のゴム片が混入（コアリング）しやすいといわれている。アンプルをカットするためにアンプルの頸部に傷をつける場合は，その際に付着したガ

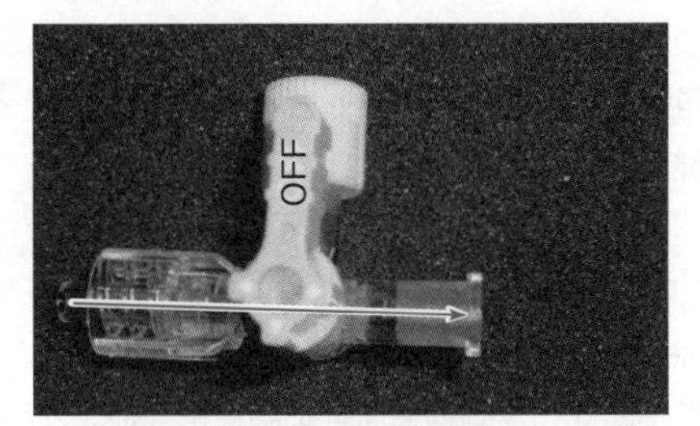

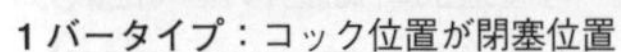
1バータイプ：コック位置が閉塞位置

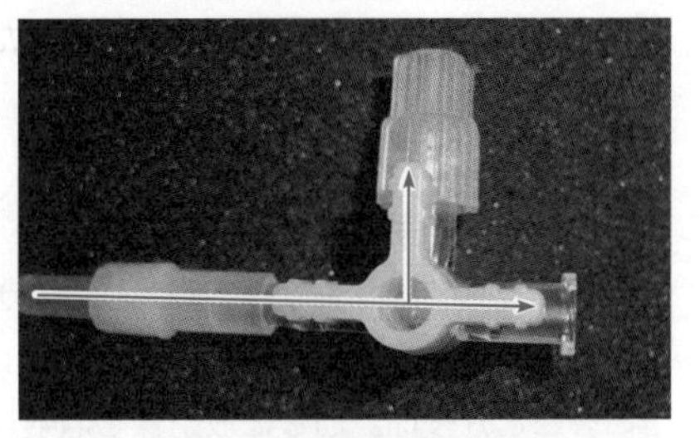
3バータイプ：コック位置が開放位置

(三方活栓のコックの位置が同じでも1バータイプと3バータイプでは流れる方向は異なるので注意！
3バータイプは「液もれ」の危険があり，ほとんど使われなくなった)

三方活栓

ラス粒子をアルコール綿で拭き取るようにする。また，ゴム栓への注射針刺入は刃面がゴム栓に対して垂直になるように刺すとゴム片の混入を防ぐことができる。
④針は適切に固定する。翼状針は翼の上を絆創膏で固定し，静脈留置針は刺入部（肘正中皮静脈など）を固定する。透明なドレッシング材を貼ってもよい。
⑤引っ張られても針がすぐに抜けないようにループを作ってその部分を固定する。
⑥ルートの屈曲・閉塞，接続のゆるみがないようにチェックする。

★輸血の種類と適応疾患

〈輸血用血液製剤〉
- 全　血：赤血球および血小板成分を同時に必要とする場合
- 赤血球：慢性貧血，外科手術前後の輸血の場合
- 血小板：血小板産生低下による血小板減少症などの場合
- 血　漿：外傷や外科手術などの場合

〈血漿分画製剤〉
- 血液凝固因子製剤：血友病A（第Ⅷ因子），血友病B（第Ⅸ因子）
- アルブミン製剤：急な出血，火傷
- 免疫グロブリン製剤：感染症の予防や治療

★輸血時の注意点 予想問題 470，471

輸血前の確認：全血や赤血球のみならず，新鮮凍結血漿，血小板輸血の輸血でも，ABO式血液型を合わせる必要がある。以下の①～⑥について，医師と看護師2人以上で声に出して照合する。

①患者氏名，患者登録番号，生年月日　②血液型判定の検査結果（ABO式，Rh式）
③血液製剤の血液型と血液製造番号　④輸血申し込み伝票の血液型と血液製造番号
⑤交差適合試験結果　⑥有効期限

- 輸血の方法：輸血前の確認を十分行ったうえ，原則として末梢静脈内に注入する。静脈針は成人で16～18Gを使用する。開始後5分間は，ベッドサイドで患者の様子を観察する（気分不快，不安，悪寒，発熱，発疹，瘙痒感など）

★輸血後の副作用 予想問題 472

アナフィラキシーショック：輸血後10分以内に起こることが多い。

- 移植片対宿主病〈graft-versus-host disease：GVHD〉：輸血後7～14日頃に起こることが多い。血液に放射線を照射して予防する。同種造血幹細胞移植（他人からの移植）に伴う合併症のひとつ。移植片（graft：輸血された血液）がレシピエント（host：患者）の体組織を「非自己」とみなしてしまい，異物として障害することによっておこる。host側の免疫反応によってgraftが攻撃される拒絶反応とは正反対のメカニズムである。
- 輸血後ウイルス感染：B型，C型肝炎ウイルス，HIV，成人T細胞白血病，伝染性紅斑など。

採　血

★使用物品 予想問題 473

- 採血には21～22 Gの注射針，真空採血用採血ホルダー，採血管，肘枕，ガーゼ付き絆創膏，消毒用アルコール綿（個包装のものもあり），駆血帯，医療廃棄物処理容器，膿盆が必要である。

★刺入部位 102-A25, 103-A20, 108-A22, 113-P22

- 刺入部位は，肘正中皮静脈または尺側（しゃくそく）皮静脈，橈側（とうそく）皮静脈。

★採血方法 予想問題 474, 475 101-A21, 104-A23, 105-A23, 107-P22, 109-P25, 111-A21, 112-P23

①駆血帯を中枢側に巻き，母指を中にして手を握ってもらい，静脈を浮き上がらせる。
②穿刺部位をアルコール綿で消毒して穿刺・採血する（針の穿刺角度は10～30°）。
③採血後，手を開いてもらって駆血帯を外し，アルコール綿を穿刺部に当て針を抜く。
④アルコール綿で押さえて止血する。
⑤圧迫止血しながら絆創膏で固定する。

（注）真空管採血では，採血後に採血管をつけたまま駆血帯をはずすと血液の逆流が起き，被採血者の血管に流れ込む可能性がある。

★採血に関連する有害事象 予想問題 476

1．止血困難・皮下血腫

- 穿刺後の不十分な止血操作などが原因で，止血困難や皮下血腫を生じる。十分な圧

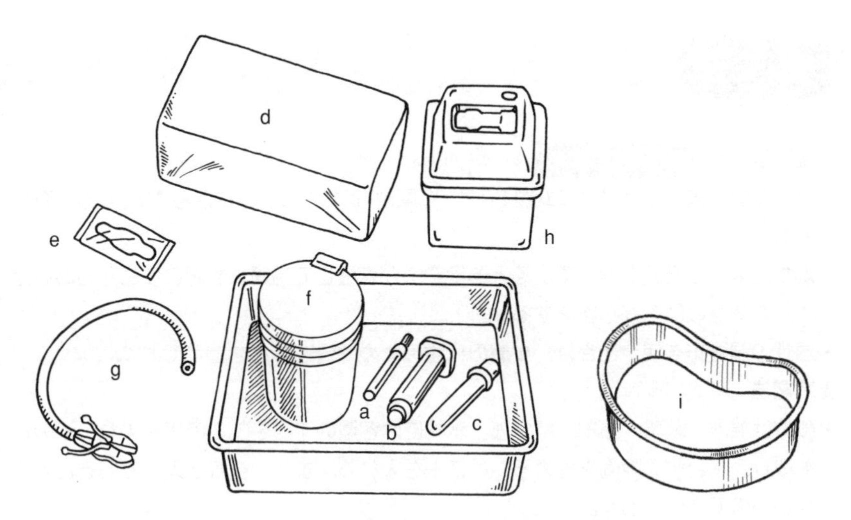

a．注射針　　d．肘枕　　g．駆血帯
b．採血ホルダー　　e．絆創膏　　h．廃棄物処理容器
c．採血管　　f．アルコール綿　　i．膿盆

採血の使用物品

迫止血をすることで予防する。

2．神経損傷

- 採血後に手指へ拡がる痛み，しびれなどが生じ持続する。約10万回に1回の採血で起こるとされる。皮膚表層近くの神経は個人差が大きく神経損傷を防止することできないが，通常の採血では損傷は軽度で症状は軽く，一時的な場合がほとんどである。

3．血管迷走神経反応

- 心理的に緊張，不安が強いと，採血前にも起こる。迷走神経の反射により，急激に血圧低下，めまい，気分不快感，意識消失などが，約0.01％の頻度で起こるとされる。

4．アレルギー

- 採血時の消毒薬やスタッフの手袋（ラテックス）などでかゆみ，発疹などのアレルギー症状が出現する。

罨 法

★温罨法（あんぽう） 予想問題 477 99-P23, 101-P23, 102-P19, 103-P22, 105-P23, 108-P23

- 湯たんぽの湯の温度は，ゴム製 60℃，金属製 80℃とし，身体から 10 cm 程度離して置く。
- 湯たんぽ内に空気が残っていると熱で空気が膨張して湯漏れを起こすこともあるため，空気を抜いてから栓をする。
- 湿性の温湿布を使うときは，皮膚の保護のため潤滑油などを塗っておく。

★冷罨法 103-P22, 106-P23

- 部位は額部，腋窩，頸部，鼠径部。氷枕には容量の 1/3～2/3 の氷を入れ，氷の角を取り，氷と氷の隙間を埋めるために水を入れる。また，空気が入っていると効率が悪いので抜いておく。

温罨法の湯の温度と量

	ゴム製	プラスチック製	金属製
湯の温度	60℃ 程度	60～80℃	80℃
湯の量	1/2～2/3 空気による膨張予防と，熱伝導の効率をよくするため空気抜きをする。	口元まで 空気が残っていると膨張して，湯が栓から漏れることがあるため口元まで入れる。また金属製の場合，空気があるとへこみやすい。	

呼吸管理

★酸素療法の原則 予想問題 478 99-P24, 103-A21, 112-A23

- 酸素吸入中は口呼吸を控えるよう指導する。
- 動脈血酸素分圧（PaO_2）60 Torr 未満の呼吸不全は酸素療法の適応となる。
- 酸素投与時の加湿に滅菌精製水を用いる。
- 酸素投与中は火気の使用は厳禁である。

★酸素ボンベ，酸素流量計 101-A22, 104-P24, 107-A23

- 高圧ガス保安法で酸素ボンベの色は黒に統一されている。減圧計，流量計，加湿器を接続して使用する。酸素ボンベの取り扱いは火気のないこと，強い磁気がないことを確認したうえで行う。

★**鼻カニューラ，酸素マスク** 105-A24

- 酸素吸入器具には数種類のタイプがある。

★**ネブライザー**

〈目　的〉

- 消炎，去痰，気管支拡張

〈種　類〉

- ジェットネブライザー　・超音波ネブライザー
- 人工呼吸器に組み込まれたもの

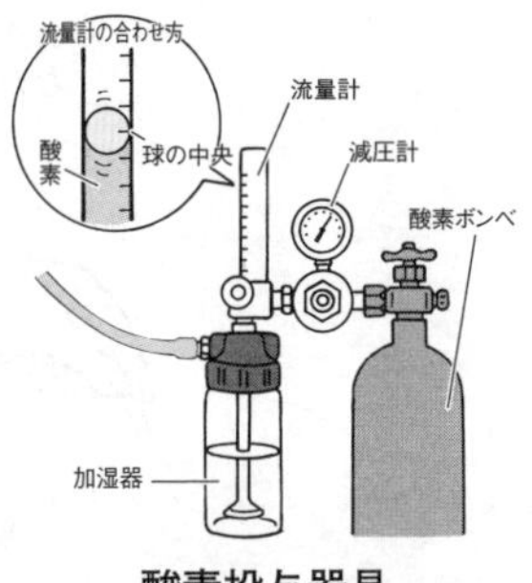

酸素投与器具

酸素吸入器具の種類

酸素吸入装置			酸素流量（L/分）	酸素濃度（%）
低流量	【鼻カニューラ】	鼻腔にカニューラを挿入して酸素を投与 〈長所〉会話や食事が可能，不快感が少ない 〈短所〉口呼吸になると吸入酸素量が変化。鼻閉があると効果がない。鼻腔粘膜にびらんを形成しやすい	1 3 5	24 32 40
	【酸素マスク】	〈長所〉鼻カニューラよりも高い濃度の酸素を投与できる 〈短所〉マスクの圧迫感があり，会話がしにくい	5～6 7～8	40 60
	【リザーバー・バッグ付マスク】	酸素マスクに貯留バッグ（リザーバー）がついており，呼気の一部が貯留バッグに流入 〈長所〉流入した呼気を再吸入するので，酸素を節約できる 〈短所〉マスクの圧迫感があり，会話がしにくい	6 10	60 90～
高流量	【ベンチュリーマスク】	マスクで酸素と空気を混合して投与し，酸素濃度（空気と酸素の混合比）は，アダプタで調節する 〈長所〉高流量の酸素を投与するため，吸入酸素濃度は換気に左右されにくい（一定に保つことができる） 〈短所〉マスクの圧迫感があり，会話がしにくい	6（白） 12（オレンジ） ※（）はアダプタの色	31 50

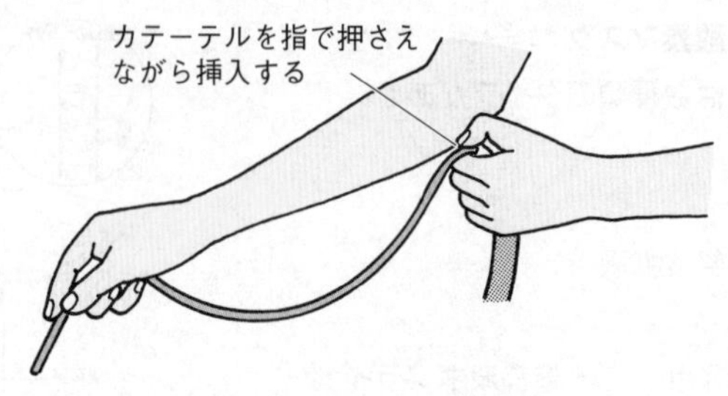

吸引カテーテル挿入時の持ち方

〈援　助〉

- 目的，実施方法，体位，呼吸法を指導する。
- 実施中に呼吸苦，呼吸困難の出現を観察する。
- 実施後に口周り，衣類などを整える。

★口腔内・鼻腔内・気管内の吸引 予想問題 479 99-A24，103-P23，105-P24，106-A23，110-A24，111-A22

〈処置のポイント〉

①口腔・鼻腔・気管内吸引チューブは別々に準備する。
②吸引の前・中・後に患者の呼吸状態を観察する。
③気管内吸引の操作は無菌的に行う。吸引時には手袋を用いる。
④陰圧をかけないように，カテーテルを指で押さえながら挿入する（**上図**）。
⑤押さえていた指を徐々に離し，カテーテルを回転させながら吸引する。
⑥吸引圧は 150 mmHg 以下
⑦1 回の吸引時間は 10 秒以内とする。
⑧吸引後はカテーテルを指で押さえながら抜く。

〈気管内吸引時の合併症〉

- 低酸素血症，気道粘膜損傷，無気肺など

★体位ドレナージ 予想問題 480 100-A20，104-A24

- 体腔内に貯留する液体や気体を排出する管をドレーンという。
- ドレーンを挿入して体外に排液・排気することをドレナージという。

〈実施のポイント〉

- ドレーン刺入部，ドレーン周囲を清潔に保つ。
- 排泄量，性状を観察する。
- 自然抜去，屈曲，捻転しないよう固定する。
- 内容物で閉塞しないよう時々ミルキングする。
- ドレーン挿入周囲の皮膚を保護する。

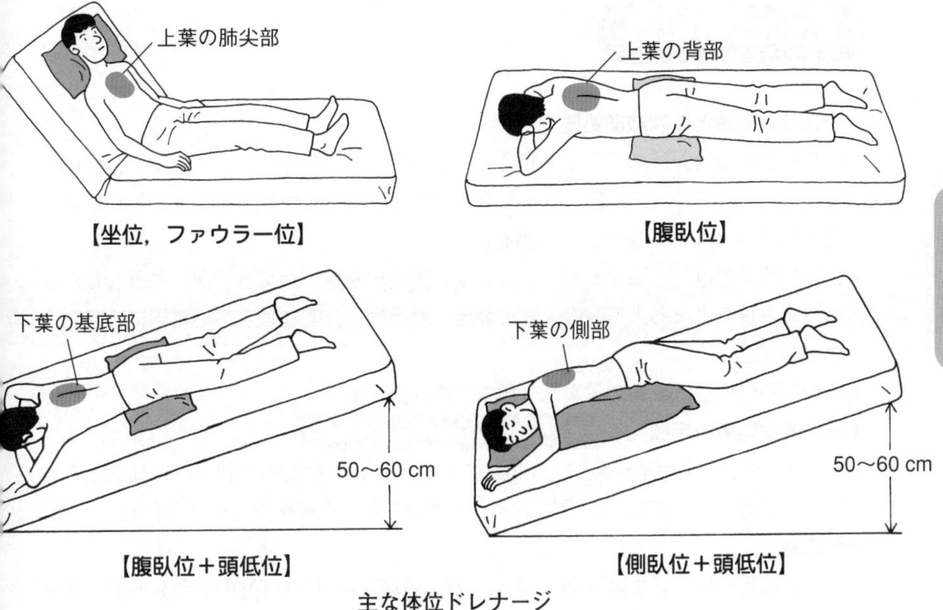

主な体位ドレナージ

- 痰などの分泌物の喀出を促進する方法に体位ドレナージがある。
- 肺のどの部分に痰が貯留しているかによって体位を決めるが，貯留部位を上にするという原則で行う。例えば，肺尖部に溜まっていたら坐位かファウラー位，前胸部なら仰臥位，背部なら腹臥位，基底部の場合は頭低位といった具合である。
- 喀痰をさらにスムーズに行うためには，体位ドレナージにタッピングやスクイージングを併用するとよい。タッピングは胸部を軽く叩くもので，スクイージングは手のひらを胸部に当て，患者の呼気に合わせて気管分岐部に向かって圧迫する手技。

救命救急処置

★一次救命処置と二次救命処置 101-P24

- 一次救命処置は，一般市民でも行える，胸骨圧迫による心臓マッサージ，用手的気道確保，人工呼吸（口対口，バッグマスク換気）の心肺蘇生法（CPR）と自動体外式除細動器（AED）を用いた処置をいう。
- 二次救命処置は，心臓マッサージ，気道補助用具を使った気道確保，熟練したバッグマスク換気による人工呼吸，除細動器，静脈確保，薬物投与，心電図によるモニターなど。
- 胸骨圧迫の部位は胸骨の下半分（目安は胸の真ん中）

★一次救命処置の手順 予想問題 481～484, 487 106-P24, 107-P23, 108-A5, 110-A25, 111-A24, 112-P24

- 現在は『JRC蘇生ガイドライン2020』に基づき救急救命処置が行われる。国試もこれに沿い出題されるので，よく問われる一次救命処置の手順を次ページに示す。

★除細動

- 除細動の目的は心室細動（VF）または無脈性心室頻拍（VT）のような心筋の無秩序な収縮に最小の電流を流し，規則正しい収縮に戻すことである。
- 心停止後1分以内に除細動を行えば救命率が90％ともいわれている。

★直流除細動器 104-P25, 109-A19, 113-A24

- 直流除細動器（DC）は洞調律の回復のために使用。医師が心電図を判読し，どの程度の電流を通電するかを決定する。医師，看護師，救急救命士に限って行える。

★自動体外式除細動器〈AED〉 予想問題 488, 489 98-P15, 102-P20, 110-P24, 113-P23

医師，看護師，救急救命士以外の資格のない人でも使うことができる。

〈適　応〉

- 心室細動（VF）または無脈性心室頻拍（VT）の患者（AEDが判定する）
- 心電図の判読から通電エネルギーの充電も自動的に行う。

〈手　順〉

①音声によりガイドがあるのでそれに沿って行う。
②心電図の解析中は胸骨圧迫心臓マッサージ，人工呼吸を一時中断する。
③患者の胸部が露出するように衣類を取り除く。
④電極パッドの接着面を右胸上部の鎖骨の下と左側胸部の腋窩の下5～8 cmの位置に貼る。
⑤接続ケーブルをつなぎスイッチを入れる。
⑥AEDが心拍を解析し除細動が必要であれば音声で指示が出る。

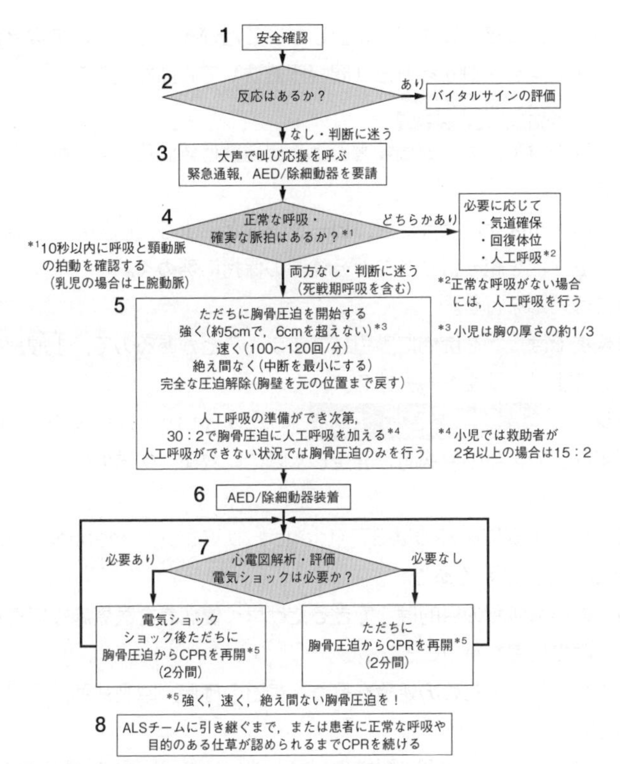

1 安全確認
2 反応はあるか？
あり
バイタルサインの評価
なし・判断に迷う
3 大声で叫び応援を呼ぶ
緊急通報，AED/除細動器を要請
4 正常な呼吸・
確実な脈拍はあるか？*1
どちらかあり
必要に応じて
・気道確保
・回復体位
・人工呼吸*2
*1 10秒以内に呼吸と頸動脈
の拍動を確認する
（乳児の場合は上腕動脈）
両方なし・判断に迷う
（死戦期呼吸を含む）
*2 正常な呼吸がない場合
には，人工呼吸を行う
5 ただちに胸骨圧迫を開始する
強く（約5cmで，6cmを超えない）*3
速く（100～120回/分）
絶え間なく（中断を最小にする）
完全な圧迫解除（胸壁を元の位置まで戻す）
*3 小児は胸の厚さの約1/3
人工呼吸の準備ができ次第，
30：2で胸骨圧迫に人工呼吸を加える*4
人工呼吸ができない状況では胸骨圧迫のみを行う
*4 小児では救助者が
2名以上の場合は15：2
6 AED/除細動器装着
7 心電図解析・評価
電気ショックは必要か？
必要あり
必要なし

ショック後ただちに
胸骨圧迫からCPRを再開*5
（2分間）
ただちに
胸骨圧迫からCPRを再開*5
（2分間）
*5 強く，速く，絶え間ない胸骨圧迫を！
8 ALSチームに引き継ぐまで，または患者に正常な呼吸や
目的のある仕草が認められるまでCPRを続ける

〔一般社団法人 日本蘇生協議会（2021）：JRC 蘇生ガイドライン 2020，医学書院，p.51〕

医療用 BLS アルゴリズム

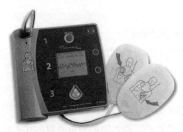

自動体外式除細動器〈AED〉

⑦患者から離れ，電気ショックのスイッチを入れる。

⑧胸骨圧迫心臓マッサージ，人工呼吸を再開する。

★止血法 予想問題 490 111-A23

• 体表部の出血は滅菌ガーゼによって出血創を圧迫する直接圧迫法で処置する。

- 動脈性の出血では直接圧迫法では止血しないことが多いので，この場合は出血部より中枢側の圧迫点を圧迫する方法（間接圧迫法）で止血を試みる。

★体温管理 予想問題 491

- 救急救命処置の対象には，環境障害による偶発性低体温症，熱中症などの高体温症も含まれる。
- 低体温症には毛布などによる保温，ヒーターなどによる表面加温，加温輸液などによる中心加温などを組み合わせながら体温の保持に努める。
- 高体温症には冷却を行う。
- 溺水事故現場では，水を肺内に吸引してしまうことがあるので，上腹部を圧迫して水を吐かせるより，蘇生を優先する。

★トリアージ 予想問題 495，496 99-P25, 100-A21, 102-P21, 105-A25, 106-P25, 108-P22, 113-A23

- 大規模災害などで多数の傷病者が発生した際に，救命・処置の順序を決定することをいう。
- 災害時の看護で重要になるのは 3T（triage トリアージ，treatment 応急の治療，transportation 搬送）である。
- 災害現場での応急処置の目的は，できるだけ早く傷病者を医療施設に搬送するための必要最小限の処置を行うこと。
- 根本治療でなく救命のための処置を行う（気道の確保，呼吸補助，圧迫止血，血管の確保など）。
- 移送のためのパッケージング（頸椎の保護，バックボード固定，骨折のシーネ固定）

〈ふるい分けと順位づけ〉

- 治療できない群と治療対象群（軽症・中等症・重症）の計 4 段階に分ける。
- 治療，搬送の優先順位づけを行う。

〈トリアージタッグ〉（カラー写真巻頭 **No.8** 参照）

- 傷病者の右手首に装着（右手首に付けられなければ左手首，右足首，左足首，首の順に付けていく。衣服にはつけないのが原則）
- 日本では，トリアージタッグの書式が規格として統一されている。

　カテゴリー0：黒（死亡あるいは蘇生の可能性がない）
　カテゴリーⅠ：赤（重症：生命を救うために直ちに処置を必要とする）
　カテゴリーⅡ：黄（中等症：いますぐ生命に関わる状態ではないが，早期に処置が必要）
　カテゴリーⅢ：緑（軽症：歩行可能で専門医の治療を要さず，処置後入院の必要がない）

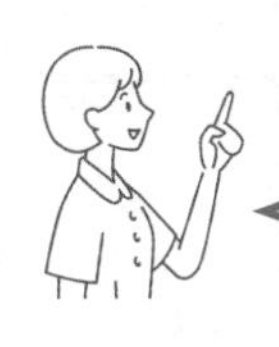

筆者の東日本大震災の援助ボランティア経験

東日本大震災は，一般の大規模災害と異なり，トリアージタッグで言うとほとんどの受傷者が「黒」か「緑」のどちらかになり，やることは緊急処置より，津波で流された高齢者の内服薬の処方でした。

皮膚・創傷の管理

★包帯法 予想問題 497 106-A24, 109-A22

三角巾を右図のように広げ，肘にはさんで下の頂点（B）を首の後ろでAと結ぶ。患側の肘の部分（C）は安全ピンで留めたり，結んだりしておく。

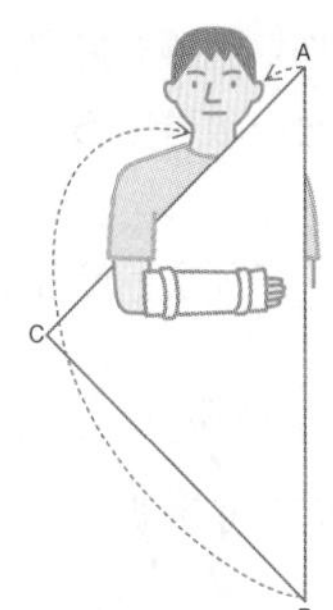

提肘三角巾の固定方法

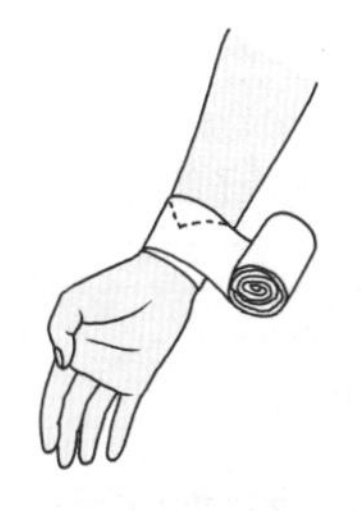

環行帯

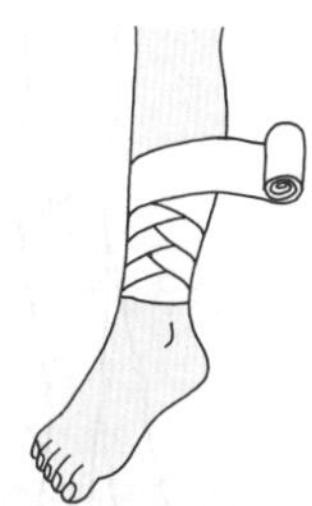

麦穂帯

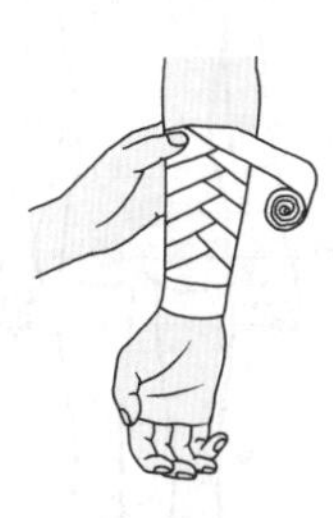

折転帯

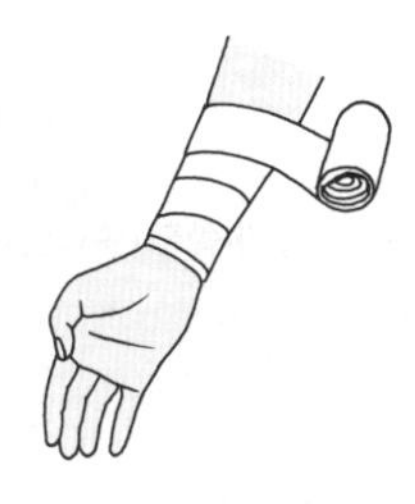

螺旋帯

★創傷管理 予想問題 498 99-A25, 103-A22, 108-A23

- 外科創は約48時間で上皮化が完了する。それまでは湿潤環境を形成するドレッシング材を使用する。上皮化後は創の保護は必要ない。明らかに感染徴候のない場合は消毒も不要である。
- 創面の壊死組織や浸出液がある場合は除去・洗浄し，外用剤を塗布しガーゼで保護するかドレッシング材で湿潤環境を保つ。

★褥瘡の予防・処置 予想問題 499 101-P25, 102-A20, 107-A24, 107-P24, 109-P24, 111-P24, 113-P24

• 褥瘡は俗に床ずれといわれるもので，長期臥床で同じ体位を続けていると身体局所に圧迫が生じ組織の壊死をきたす。これに摩擦が加わり皮膚が損傷する。
• 褥瘡の原因に失禁がある。
• 好発部位は，仰臥位では後頭部，肩甲骨部，肘頭部，仙骨部，踵(しょう)骨部。側臥位では大転子部，外果部。車いすで坐位を続けると坐骨部と肘頭部。

〈褥瘡の予防〉

①体位変換を行って同じ体位をとらないようにする。
②体圧を分散するように減圧マットレスなどの看護用具を活用する。
③皮膚や寝衣・寝具を清潔に保つ。
④温罨法とマッサージにより血液循環を良好にする。
⑤栄養の管理によって全身状態を改善する。

〈褥瘡の洗浄〉

• 多めの洗浄水（生理食塩水）で圧をかけながら洗浄する。

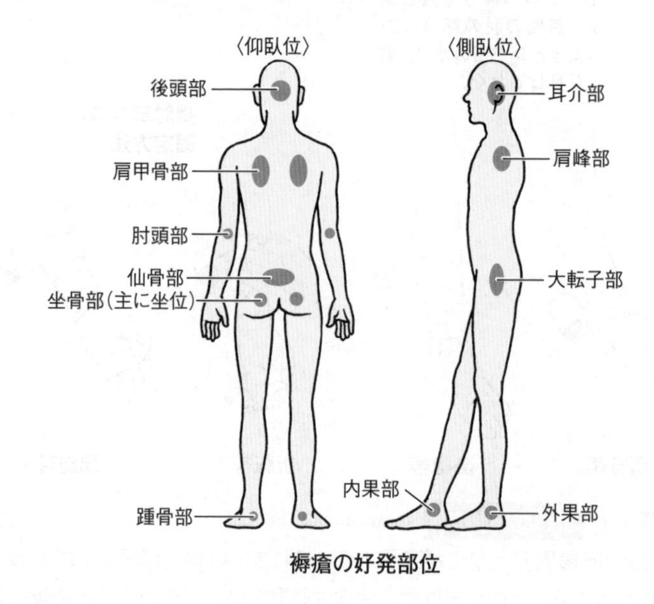

褥瘡の好発部位

★褥瘡深達度の分類 予想問題 500

• 褥瘡深達度の分類にはNPUAP（米国褥瘡諮問委員会：National Pressure Ulcer Advisory Panel）分類を用いる。

褥瘡深達度の分類（NPUAP 分類）

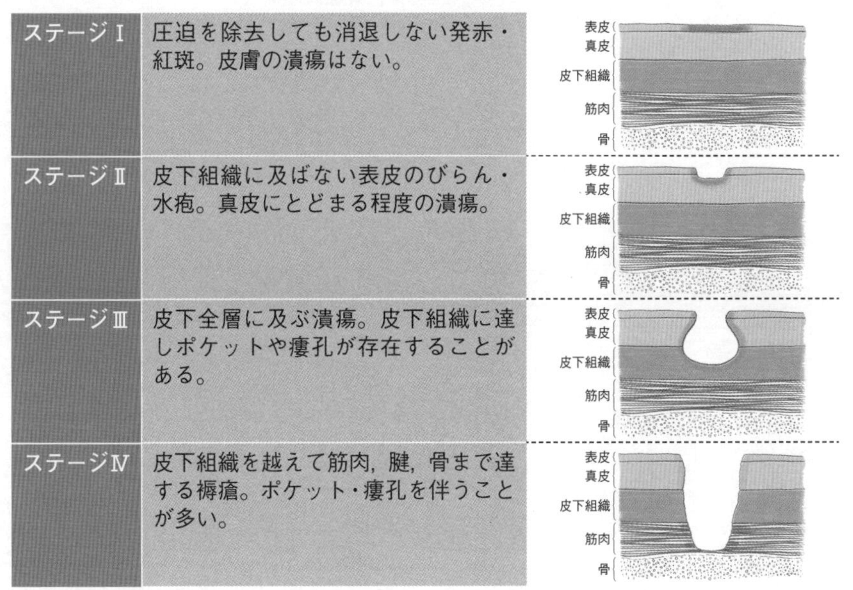

ステージⅠ	圧迫を除去しても消退しない発赤・紅斑。皮膚の潰瘍はない。
ステージⅡ	皮下組織に及ばない表皮のびらん・水疱。真皮にとどまる程度の潰瘍。
ステージⅢ	皮下全層に及ぶ潰瘍。皮下組織に達しポケットや瘻孔が存在することがある。
ステージⅣ	皮下組織を越えて筋肉，腱，骨まで達する褥瘡。ポケット・瘻孔を伴うことが多い。

〈褥瘡の深達度（NPUAP の分類法）〉

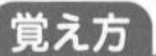

覚え方

死んだ **赤い** **ピラニア** **全部** **危険**
❶ ❷ ❸ ❹ ❺

❶褥瘡の深達度
❷発赤（ステージⅠ）
❸びらん（ステージⅡ）
❹皮膚全層の潰瘍（ステージⅢ）
❺筋・腱・骨におよぶ（ステージⅣ）

過去問

		正解	コメント
〔A1〕	令和 4 年における日本の合計特殊出生率に最も近いのはどれか。(改変)(頻出) 1. 0.9　2. 1.3　3. 1.7　4. 2.1	2	令和 4 年の合計特殊出生率は 1.26 である。
〔A2〕	アスベストが原因となる職業性疾病はどれか。(頻出) 1. 皮膚炎　2. 腰痛症 3. 中皮腫　4. 胃潰瘍	3	アスベストの粉塵を吸引すると胸膜に中皮腫を発症する可能性がある。
〔A3〕	「障害の程度や特質にかかわらず，同年齢の市民と同等の基本的権利を有すること」を示すものであり「障害者や高齢者を特別視せず，可能な限り通常の市民生活を送ることができるようにする」という考え方はどれか。 1. アドボカシー 2. パターナリズム 3. ヘルスプロモーション 4. ノーマライゼーション	4	ノーマライゼーションは障害者を区別しないという考え方が根底にある。
〔A4〕	QOL（クオリティ・オブ・ライフ）を評価する上で最も重要なのはどれか。 1. 家族の意向　2. 本人の満足感 3. 生存期間の延長　4. 在院日数の短縮	2	QOL は主観的なもので本人の価値観が深く関係する。
〔A5〕	入院中の乳児のバイタルサインで最初に測定するのはどれか。 1. 体　温　2. 呼　吸 3. 脈　拍　4. 血　圧	2	啼泣の影響を最も受けるのは呼吸なので，これから測定する。
〔A6〕	ホルモンを分泌するのはどれか。 1. 前立腺　2. 子　宮 3. 膵　臓　4. 肝　臓	3	膵臓は内分泌器官としてインスリンやグルカゴンを分泌する。
〔A7〕	脳死の判定基準に**含まれない**のはどれか。(頻出) 1. 深昏睡　2. 心停止 3. 瞳孔散大　4. 自発呼吸の消失	2	深昏睡，瞳孔散大，脳幹反射消失，平坦脳波，自発呼吸消失で脳死判定。
〔A8〕	胆汁が混入していることを示す吐物の色はどれか。 1. 白　2. 黒　3. 赤　4. 緑	4	胆汁は十二指腸に分泌されるとアルカリ性になり緑色になる。

正解　コメント

A9〕 心停止の危険性が最も高い心電図はどれか。

1.
2.
3.
4.

正解 2　心電図上不規則な細かい波形の心室細動は心停止の危険がある。

A10〕 ニトログリセリンの作用はどれか。

1. 昇　圧　　2. 造　血
3. 血管拡張　　4. 免疫抑制

正解 3　ニトログリセリンには血管拡張作用があるため狭心症に有効である。

A11〕 緑内障で禁忌なのはどれか。

1. アトロピン　　2. インスリン
3. フロセミド　　4. ジゴキシン

正解 1　アトロピンには眼圧上昇作用があるので緑内障には禁忌である。

A12〕 誤嚥（えん）で発症するのはどれか。

1. 肺　炎　　2. 胃　炎
3. 肝　炎　　4. 膵（すい）炎

正解 1　誤嚥によって発症する肺炎を誤嚥性肺炎という。

A13〕 ストレッチャーによる患者の移動の図を示す。（頻出）適切なのはどれか。

1. ①　　2. ②　　3. ③　　4. ④

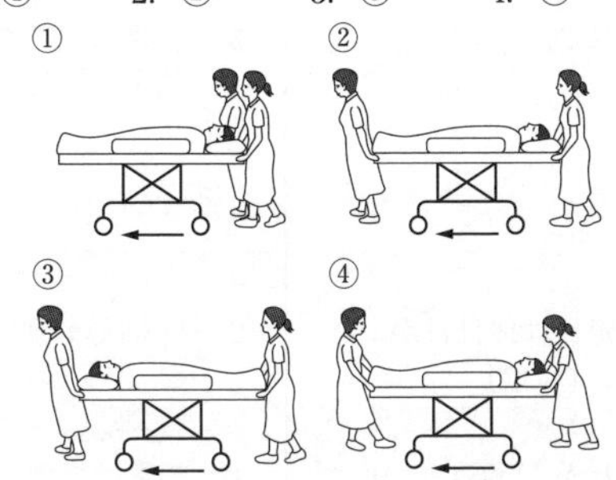

正解 2　平地のストレッチャー移動は前方の人と患者の足が進行方向を向く。

A14〕 オートクレーブを使用するのはどれか。

1. 乾熱滅菌　　2. ろ過滅菌
3. ガス滅菌　　4. 高圧蒸気滅菌

正解 4　高圧蒸気滅菌ではオートクレーブを使用する。

正解　（コメント）

〔A15〕 輸液ポンプ使用の主目的はどれか。
1. 異物の除去
2. 感染の防止
3. 輸液速度の調整
4. 薬物の効果判定

3 輸液ポンプは一定時間内に正確な薬液量を注入することができる。

〔P1〕 脂質 1 g が体内で代謝されたときに生じるエネルギー量はどれか。
1. 4 kcal　2. 9 kcal
3. 14 kcal　4. 19 kcal

2 脂質 1 g が代謝されたときに発生するエネルギー量は 9 kcal である。

〔P2〕 国民健康保険一般被保険者本人の自己負担割合はどれか。（頻出）
1. 1 割　2. 2 割　3. 3 割　4. 4 割

3 国民健康保険も被用者保険も被保険者本人の自己負担割合は 3 割。

〔P3〕 保健師助産師看護師法で規定されている看護師の義務はどれか。（頻出）
1. 看護研究　2. 秘密の保持
3. 記録の保存　4. 関係機関との連携

2 保健師助産師看護師法に守秘義務の規定がある。

〔P4〕 低出生体重児の基準はどれか。
1. 3,000 g 未満　2. 2,750 g 未満
3. 2,500 g 未満　4. 2,250 g 未満

3 出生時体重 2,500 g 未満の出生児を低出生体重児という。

〔P5〕 老年期の身体機能変化で正しいのはどれか。（頻出）
1. 視野は拡大する。
2. 唾液量は増加する。
3. 皮膚感覚は低下する。
4. 聴力は低音域から低下する。

3 皮膚感覚である触覚や振動覚は加齢に伴って減退する。

〔P6〕 最終月経の初日を 0 日とすると分娩（べん）予定日は何日目か。
1. 260　2. 280　3. 300　4. 320

2 妊娠継続期間は満 280 日（40 週 0 日）としている。

〔P7〕 チアノーゼを最も観察しやすいのはどれか。（頻出）
1. 口　唇　2. 耳　介
3. 頭　皮　4. 眼　球

1 口唇は表皮が薄く毛細血管に富むのでチアノーゼを観察しやすい。

〔P8〕 成人の乏尿の基準はどれか。（頻出）
1. 100 mL/日以下　2. 200 mL/日以下
3. 300 mL/日以下　4. 400 mL/日以下

4 400 mL/日以下を乏尿，100 mL/日以下を無尿と定義している。

正解　コメント

P9〕 日和見感染症はどれか。
1. 麻　疹
2. インフルエンザ
3. マイコプラズマ肺炎
4. ニューモシスチス肺炎

4　ニューモシスチス肺炎はAIDS（エイズ）などの免疫力の低下した人に発症する。

P10〕 インスリン自己注射の投与経路はどれか。
1. 皮　内　　2. 皮　下
3. 筋肉内　　4. 静脈内

2　インスリンの吸収速度，刺入のしやすさから皮下注射が行われる。

P11〕 体温測定部位で外部環境に最も**影響されにくい**のはどれか。
1. 直　腸　　2. 口　腔
3. 腋　窩　　4. 頸部皮膚

1　直腸温は放熱が少なく深部体温に近いため外部環境に影響されにくい。

P12〕 成人女性に導尿を行う際のカテーテル挿入の長さはどれか。
1. 1〜 3 cm　　2. 4〜 6 cm
3. 7〜10 cm　　4. 11〜14 cm

2　女性の尿道は4〜5 cmなので4〜6 cmを目安に挿入する。

P13〕 スタンダードプリコーションで感染源とされるのはどれか。
1. 爪　　2. 頭　髪
3. 血　液　　4. 傷のない皮膚

3　血液，分泌物，排泄物，傷のある皮膚，粘膜を感染源とみなす。

P14〕 服薬の指示で食間はどれか。
1. 食事中　　2. 食後　30 分
3. 食前 30 分　　4. 食後 120 分

4　食間薬は食後2〜3時間経過したときに服用する薬である。

P15〕 AEDの機能はどれか。
1. 止　血　　2. 除細動
3. 気道確保　　4. 静脈確保

2　心室細動を静止させるため除細動を与えるのがAEDの機能である。

		正解	コメント
〔A1〕	日本の令和 4 年における死因順位の第 1 位はどれか。(改変)(頻出) 1. 肺　炎　2. 心疾患 3. 脳血管疾患　4. 悪性新生物	4	悪性新生物は昭和 56 より第 1 位で，令和 4 は全死因の 24.6% を める。
〔A2〕	ストレス下で分泌されるホルモンはどれか。 1. カルシトニン　2. アドレナリン 3. バソプレシン　4. エリスロポエチン	2	「闘争か逃走か」アドレ リンは抗ストレスホル ンと呼ばれる。
〔A3〕	国民健康保険に加入している 30 歳本人の自己負担割合はどれか。(頻出) 1. な　し　2. 1　割 3. 2　割　4. 3　割	4	国民健康保険は被保険 本人とその被扶養者と 3 割負担である。
〔A4〕	日本の令和 3 年における業務上疾病で最も多いのはどれか。(改変)(頻出) 1. 災害性腰痛 2. 病原体による疾病 3. 化学物質による疾病 4. じん肺およびじん肺合併症	2	令和 3 年は，新型コロ の影響により病原体に る疾病が 69.4% と最 となっている。令和元 までは災害性腰痛が最 多かった。
〔A5〕	患者の権利主張を支援・代弁していくのはどれか。 1. アドボカシー　2. リビングウィル 3. パターナリズム　4. コンプライアンス	1	アドボカシーは権利擁 と訳され，利用者の権 主張を支援・代弁する。
〔A6〕	精子の性染色体はどれか。 1. X 染色体 1 種類 2. XY 染色体 1 種類 3. X 染色体と Y 染色体の 2 種類 4. XX 染色体と XY 染色体の 2 種類	3	卵子の性染色体は X の 種類で，精子の性染色 は X と Y の 2 種類。
〔A7〕	乳児で IgG 抗体量が最も少なくなる時期はどれか。 1. 生後 0～2 か月　2. 生後　3～ 6 か月 3. 生後 7～9 か月　4. 生後 10～12 か月	2	生後 3～6 か月に母体 来の IgG 抗体は減少し，病気になりやすくなる。
〔A8〕	発達遅滞を疑うのはどれか。 1. 3 か月でスプーンが持てない。 2. 1 歳でスキップができない。 3. 3 歳で両親の名前が言えない。 4. 5 歳で 2 本の線の長い方が選べない。	4	長さを比較し長短を判 する能力は 4 歳で完成 る。

正解　(コメント)

A9〕 日本の令和3年の65歳以上の者のいる世帯のうち単独世帯（ひとり暮らし）の占める割合はどれか。(改変)
1. 約 9%　2. 約29%
3. 約39%　4. 約49%

2　令和3年の65歳以上の者のいる世帯のうち単独世帯の割合は28.8%。

A10〕 要介護認定の申請先はどれか。
1. 市町村　2. 保健所
3. 主治医　4. 介護保険施設

1　要介護認定は，居住地の市町村（または特別区）窓口で申請を行う。

A11〕 前腕の図を示す。
矢印で示す骨はどれか。
1. 腓（ひ）骨
2. 橈（とう）骨
3. 脛（けい）骨
4. 尺骨

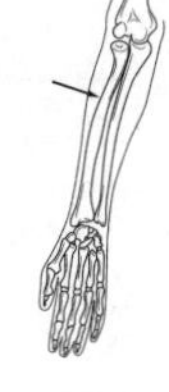

2　手の指を開いたとき，親指（お**と**う**さん指）側にあるのが橈（とう）骨である。

A12〕 死の三徴候に含まれるのはどれか。(頻出)
1. 呼名反応の消失　2. 自発呼吸の消失
3. 随意運動の消失　4. 深部腱（けん）反射の消失

2　死の三徴候は，呼吸停止，心停止，脳機能停止（瞳孔散大と対光反射消失）。

A13〕 増加によってチアノーゼをきたすのはどれか。(頻出)
1. 動脈血酸素分圧　2. 酸化ヘモグロビン
3. 還元ヘモグロビン　4. 動脈血酸素飽和度

3　血中の還元ヘモグロビンの増加でチアノーゼをきたす。

A14〕 ジギタリスの副作用はどれか。
1. 難聴　2. 悪心
3. 易感染　4. 満月様顔貌

2　悪心・嘔吐などの消化器症状と視力障害はジギタリス中毒の初期症状。

A15〕 メタボリックシンドロームと診断する際の必須条件はどれか。(改変)(頻出)
1. 高血圧　2. 空腹時高血糖
3. 内臓脂肪型肥満　4. 脂質異常症〈高脂血症〉

3　内臓脂肪型肥満はメタボリックシンドロームの必須条件である。

A16〕 ネグレクトはどれか。
1. 無理強い　2. 養育放棄
3. 性的虐待　4. 家庭内暴力

2　ネグレクトは必要な世話を怠ること。つまり養育放棄である。

A17〕 15%塩化カリウム注射液原液の静脈内投与で起こり得るのはどれか。
1. 無尿　2. 発熱
3. 心停止　4. 骨髄抑制

3　塩化カリウムの原液投与は著明な高カリウム血症による心停止を起こす。

正解　（コメント）

〔A18〕 Open-ended question〈開かれた質問〉はどれか。
1. 「夕べは眠れましたか」
2. 「薬はもう飲みましたか」
3. 「傷は痛みませんでしたか」
4. 「退院後は何をしたいですか」

4 会話の広がりを期待で るような質問を「開か た質問」という。

〔A19〕 肩関節の外転の可動域測定で正しいのはどれか。

1. 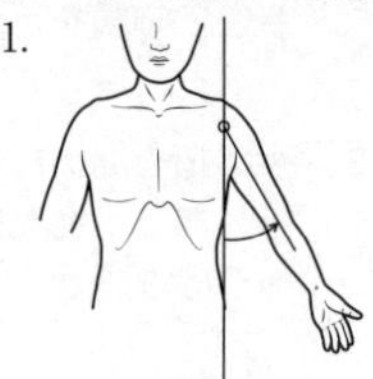
2. 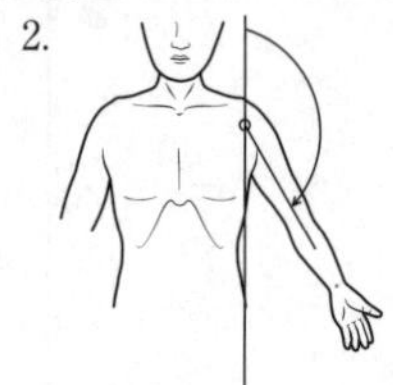
3.
4. 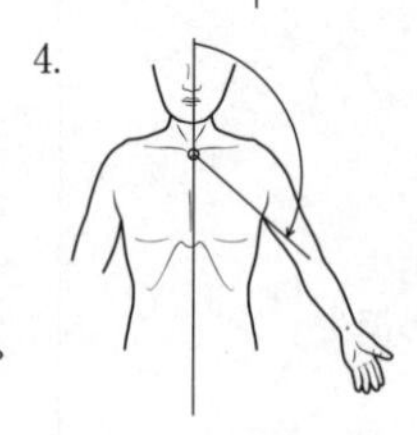

1 肩関節外転の可動域は 峰を通る垂直線を基点 して側方挙上0～180度

〔A20〕 皮膚の写真を示す。
矢印で示すのはどれか。
1. 褥瘡
2. 胃瘻
3. 人工肛門
4. 尿管皮膚瘻

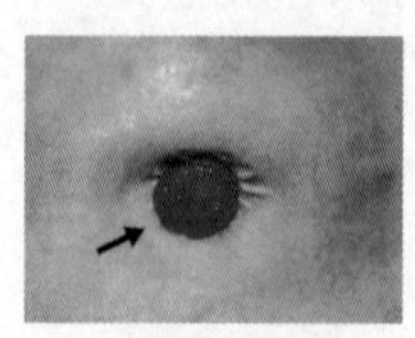
（カラー写真巻頭 No. 12 参照）

3 写真は単孔式の人工肛 である。実習などでよ 確認しておく。

〔A21〕 看護師のボディメカニクスで正しいのはどれか。
1. 立位では基底面を広くとる。
2. 動作時の重心は高い位置におく。
3. 重心線は基底面の利き腕側におく。
4. 足と床との間の摩擦力を小さくする。

1 立位では，両脚を開い 基底面を広くするほど 定する。

〔A22〕 インシデントレポートで正しいのはどれか。
1. 実際に事故が発生するまでは報告しない。
2. 法令で書式が統一されている。
3. 当事者以外が報告してよい。
4. 警察署への届出義務がある。

3 インシデントレポート 様々な職種の人に記載 れるのが望ましい。

正解 (コメント)

〔A23〕 薬物血中濃度の上昇が最も速いのはどれか。
1. 皮内注射　2. 皮下注射
3. 筋肉内注射　4. 静脈内注射

4　薬液の吸収速度は静脈内注射が最も速く，筋肉内，皮下，皮内と続く。

〔A24〕 気管吸引の時間が長いと生じやすいのはどれか。
1. 低酸素　2. 低体温　3. 乏尿　4. 浮腫

1　気管吸引は気管内の酸素も吸引してしまうので，低酸素状態に注意する。

〔A25〕 ドレッシング材で密閉してよい創の状態はどれか。
1. 壊死組織の存在
2. 鮮紅色の肉芽の形成
3. 創周囲の発赤・熱感
4. 大量の膿（のう）性分泌物の付着

2　ドレッシング材で密閉して湿潤すると，良好な肉芽形成を促進する。

〔P1〕 日本人の体格指数（BMI）で「普通（正常）」はどれか。
1. 17　2. 22　3. 27　4. 32

2　BMIは体重（kg）÷身長（m）^{2}で算出する。「普通」は22。

〔P2〕 男女雇用機会均等法の目的はどれか。
1. 子の看護休暇の取得促進
2. 女性の最低労働基準の設定
3. 雇用分野における男女差別の解消
4. 就業制限業務の規定による女性の保護

3　「男女雇用機会均等法」は雇用における男女差別を禁じている。

〔P3〕 食中毒の原因となるのはどれか。
1. セラチア　2. レジオネラ
3. ヘリコバクター　4. カンピロバクター

4　カンピロバクターは細菌による食中毒の原因で最も多い。

〔P4〕 看護師の行動で適切なのはどれか。
1. 看護計画を立案するために診療録を自宅へ持ち帰った。
2. 看護記録に誤りを見つけたので修正液を使って修正した。
3. 患者の友人から病状を聞かれたので答えられないと説明した。
4. 患者の氏名が記載された看護サマリーを院外の研修で配布した。

3　病状の説明は本人の同意を得たうえで医師により行われる。

〔P5〕 日本の令和2年における看護職員の就業者数はどれか。
(改変)
1. 約 60万人　2. 約 90万人
3. 約110万人　4. 約160万人

4　令和2年での看護職員（保健師，助産師，看護師，准看護師）の就業者数は約166万人である。

〔P6〕 大泉門が閉鎖する時期はどれか。
1. 1か月　2. 6か月
3. 1歳6か月　4. 3　歳

3　大泉門は1歳6か月くらいまでに閉鎖する。

正解　コメント

〔P7〕 言語の発達で2歳ころに可能になるのはどれか。

1. 喃語を話す。　2. 音を真似る。
3. 二語文を話す。　4. 接続詞を使う。

3　2歳で二語文，3歳で
語文と覚える。

〔P8〕 二次性徴で正しいのはどれか。

1. ホルモン変化を伴う。
2. 男子にはみられない。
3. 特定の身長になると発現する。
4. 乳房の発育と初経の発来の順序は個人によって異なる。

1　思春期になると性ホル
ンによって二次性徴を
き起こす。

〔P9〕 法的に診療所に入院させることのできる患者数の上限はどれか。

1. 9人　2. 19人
3. 29人　4. 39人

2　診療所の収容人数は1
人（19床）以下と規定
れている。

〔P10〕 斜線部が左肺の下葉を示すのはどれか。

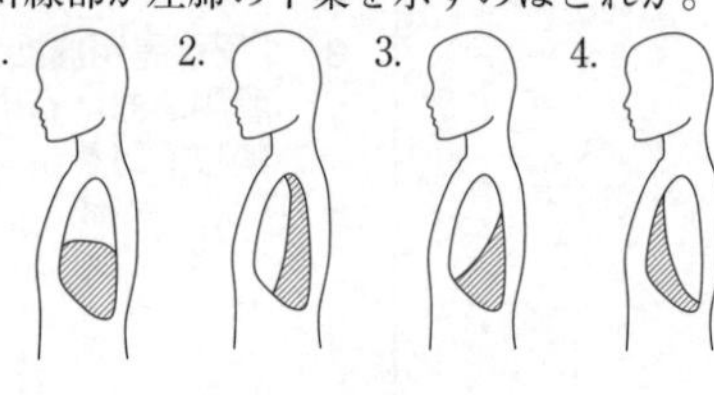

3　右肺は3葉，左肺は2
あるが，解剖学書で確
しよう。

〔P11〕 胎児の頭部が子宮口に最も近い胎位はどれか。

1. 頭　位　2. 斜　位
3. 横　位　4. 骨盤位

1　胎児の頭部が子宮口に
も近い胎位は頭位である

〔P12〕 意識レベルを評価するのはどれか。

1. クレペリンテスト
2. フェイススケール
3. ロールシャッハテスト
4. グラスゴー・コーマ・スケール

4　意識レベルの評価のた
に，ジャパン・コーマ
スケール〈JCS〉とグ
スゴー・コーマ・スケ
ル〈GCS〉がよく用い
れている。

〔P13〕 弛緩性便秘の患者に対する食事指導で適切なのはどれか。

1. 水分摂取の制限
2. 脂肪の多い食品の摂取の制限
3. 塩分の多い食品の摂取の推奨
4. 食物残渣の多い食品の摂取の推奨

4　食物残渣の多い食物繊
食が弛緩性便秘の改善
有効である。

〔P14〕 低血糖によって分泌が促進されるのはどれか。

1. アルドステロン　2. テストステロン
3. 甲状腺ホルモン　4. 副腎皮質刺激ホルモン

4　低血糖では，これを上
ようと副腎皮質刺激ホ
モンが分泌される。

正解　　　コメント

〔P15〕 感冒の原因で最も多いのはどれか。
1. 真　菌　　2. 細　菌
3. ウイルス　　4. クラミジア

3 感冒（かぜ症候群）の原因の9割はウイルス感染である。

〔P16〕 抗ウイルス薬はどれか。
1. ペニシリン　　2. アシクロビル
3. エリスロマイシン　　4. アムホテリシンB

2 アシクロビルはヘルペスなどに効く抗ウイルス薬である。

〔P17〕 鍵のかかる堅固な設備で保管しなければならないのはどれか。（頻出）
1. ヘパリン　　2. インスリン
3. 風疹ワクチン　　4. モルヒネ塩酸塩

4 モルヒネなどの麻薬は，法律で保管場所が厳しく定められている。

〔P18〕 呼吸音の聴診で粗い断続性副雑音が聴取されたときに考えられるのはどれか。
1. 気道の狭窄　　2. 胸膜での炎症
3. 肺胞の伸展性の低下　　4. 気道での分泌物貯留

4 気道に分泌物が溜まっていると聴診で断続的な副雑音が聴こえる。

〔P19〕 看護過程における看護上の問題で正しいのはどれか。
1. 問題の原因は1つにしぼる。
2. 原因が不明な事象は問題でない。
3. 危険性があることは問題になる。
4. 優先度は問題解決まで変更しない。

3 看護では今後起こる可能性・危険性を予測することは重要である。

〔P20〕 右片麻痺患者の着衣交換で正しいのはどれか。（頻出）
1. 右から脱がせ，右から着せる。
2. 右から脱がせ，左から着せる。
3. 左から脱がせ，右から着せる。
4. 左から脱がせ，左から着せる。

3 片麻痺患者の服を着替えるときは，健側から脱がし，患側から着せる。

〔P21〕 インスリン製剤に使用される単位はどれか。
1. モル（mol）　　2. 単位（U）
3. キロカロリー（kcal）　　4. マイクログラム（μg）

2 インスリン製剤の投与は「朝食直前に8単位，皮下注」などと表示する。

〔P22〕 消毒薬に最も抵抗性が強いのはどれか。
1. 細菌芽胞　　2. 栄養型細菌
3. DNAウイルス　　4. RNAウイルス

1 微生物の消毒薬に対する抵抗性は細菌芽胞が最も強い。

〔P23〕 湯たんぽによる温罨法で適切なのはどれか。
1. 湯の温度は90℃以上とする。
2. 湯を湯たんぽの口まで入れる。
3. ビニール製のカバーを用いる。
4. 皮膚面から10 cm程度離して使用する。

4 高温の湯が直接皮膚に触れると皮膚障害を起こす。

〔P24〕 酸素投与時の加湿に用いるのはどれか。

1. 滅菌精製水
2. 生理食塩液
3. ポビドンヨード
4. 5%ブドウ糖液

〔P25〕 災害現場でのトリアージはどれか。（頻出）

1. 医療物資の調達
2. 避難方法の決定
3. 行方不明者の安否確認
4. 負傷者の治療順位の決定

正解	コメント
1	粘膜の乾燥を防ぐため滅菌精製水で加湿する必要がある。
4	傷病者を緊急度・重症度で選別し搬送・治療順位を決めるのがトリアージ

		正解	コメント
A1〕	日本における令和 4 年の合計特殊出生率はどれか。（改変）（頻出） 1. 0.26　2. 1.26　3. 2.26　4. 3.26	2	令和 4 年の合計特殊出生率は 1.26 である。
A2〕	医療保険はどれか。 1. 介護保険　2. 雇用保険 3. 国民健康保険　4. 厚生年金保険	3	医療保険には，被用者保険，国民健康保険，後期高齢者医療制度がある。
A3〕	インフォームドコンセントの説明で正しいのはどれか。 1. 病歴を個室で聴取すること 2. 処置の優先順位を判断すること 3. 説明をしたうえで同意を得ること 4. 障害者と健常者を区別しないこと	3	インフォームドコンセントは患者側に充分説明した上で同意を得ること。
A4〕	看護師の業務従事者届の届出の間隔として規定されているのはどれか。（頻出） 1. 1 年ごと　2. 2 年ごと 3. 3 年ごと　4. 4 年ごと	2	業務従事者届に現況を記載して 2 年ごとに都道府県知事に届け出る。
A5〕	伴性劣性遺伝病〈X 連鎖劣性遺伝病〉はどれか。 1. 血友病　2. ダウン症候群 3. 先天性風疹（しん）症候群　4. フェニルケトン尿症	1	血友病は X 連鎖劣性遺伝で起こり，先天的に凝固因子が欠損する疾患。
A6〕	日本における令和 4 年の 1 歳から 4 歳までの子どもの死因で最も多いのはどれか。（改変）（頻出） 1. 肺　炎 2. 不慮の事故 3. 悪性新生物 4. 先天奇形，変形及び染色体異常	4	令和 4 年では先天奇形，変形及び染色体異常が第 1 位。
A7〕	介護老人保健施設はどれか。 1. 医業を行い，20 名以上の患者が入院できる施設 2. 医業を行い，患者が入院できるための設備が無い施設 3. 要介護者が入所し，必要な医療や日常生活の援助を受ける施設 4. 認知症の要介護者が共同生活をしながら，日常生活の援助を受ける施設	3	介護老人保健施設は要介護者に機能訓練や看護・介護を提供する施設。
A8〕	診療報酬における 7 対 1 入院基本料の条件はどれか。 1. 患者 7 人に看護職員 1 人 2. 看護職員 7 人に医師 1 人 3. 看護職員 7 人に看護補助者 1 人 4. 日勤看護職員 7 人に夜勤看護職員 1 人	1	7 対 1 入院基本料は 1 日平均で患者 7 人に看護職員 1 人の勤務が条件。

正解　コメント

〔A9〕 膵リパーゼが分解するのはどれか。
1. 脂　肪　2. 蛋白質
3. 炭水化物　4. ビタミン

1 膵臓で作られたリパー
は十二指腸に流入し，
肪の分解に働く。

〔A10〕 脳死の判定基準に含まれるのはどれか。（頻出）
1. 徐　脈　2. 除脳硬直
3. 平坦脳波　4. けいれん

3 脳死は深昏睡，瞳孔
定，脳幹反射消失，平
脳波，自発呼吸消失で
定。

〔A11〕 発作性の胸内苦悶を伴う胸痛で，最も疑うべきものはどれか。
1. 心筋炎　2. 狭心症
3. 肋間神経痛　4. 逆流性食道炎

2 狭心症は発作性の胸内
悶を伴う胸痛や胸部圧
感が特徴である。

〔A12〕 貧血の診断に用いられるのはどれか。
1. ヘモグロビン濃度　2. 収縮期血圧
3. 血糖値　4. 尿酸値

1 成人男性で Hb 13 g/d
未満，成人女性で Hb 1
g/dL 未満で貧血と診断

〔A13〕 空気感染するのはどれか。
1. 結核菌
2. 腸管出血性大腸菌
3. ヒト免疫不全ウイルス〈HIV〉
4. メチシリン耐性黄色ブドウ球菌〈MRSA〉

1 空気感染する疾患には
核，水痘，麻疹，レジ
ネラなどがある。

〔A14〕 先天性疾患はどれか。
1. インフルエンザ脳症　2. ファロー四徴症
3. 気管支喘息　4. 腎結石

2 ファロー四徴症はチ
ノーゼ型の先天性心疾
の代表である。

〔A15〕 患者とのコミュニケーションで適切なのはどれか。
1. 否定的感情の表出を受けとめる。
2. 正確に伝えるために専門用語を多く使う。
3. 会話の量と信頼関係の深まりとは比例する。
4. 患者の表情よりも言語による表現を重視する。

1 患者の否定的感情の表出
を受容することが看護
として大切である。

〔A16〕 誤嚥を防ぐための食事介助で適切なのはどれか。
1. パサパサした食べ物を準備する。
2. 患者の体位は，頸部を後屈させ下顎を挙上させる。
3. 食物を口に運んだスプーンは上方へ抜き取る。
4. 飲み込んだのを確認してから，次の食物を口に入れる。

4 誤嚥しやすい患者は，食
物を口に入れたら嚥下を
確認することが大切。

正解　　(コメント)

A17〕 口腔(くう)ケアで適切なのはどれか。
1. 歯肉出血があっても実施する。
2. 含嗽(そう)のできない患者には禁忌である。
3. 総義歯の場合，義歯の洗浄のみでよい。
4. 経口摂取をしていない患者には不要である。

1　歯肉出血がある場合の口腔ケアは含嗽やスポンジブラシなどで行う。

A18〕 入院患者の本人確認の方法で最も適切なのはどれか。
1. 病室でのベッドの位置　2. ベッドネーム
3. ネームバンド　4. 呼名への反応

3　本人確認は身体に装着されているネームバンドで行うのが望ましい。

A19〕 注射部位の皮膚をつまみ上げて実施するのはどれか。
1. 皮内注射　2. 皮下注射
3. 筋肉内注射　4. 静脈内注射

2　皮下注射は皮膚をつまみ上げて10～30°の角度で刺入する。

A20〕 図のような体位でドレナージを行う肺葉はどれか。
1. 右上葉
2. 右下葉
3. 左上葉
4. 左下葉

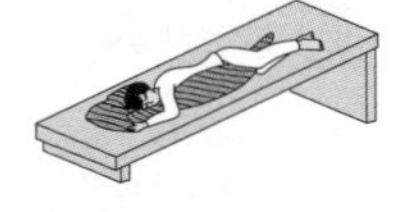

4　右側臥位＋頭低位は左下葉の体位ドレナージに適している。

A21〕 トリアージタッグを装着する部位で適切なのはどれか。
1. 靴　2. 衣　服
3. 右手首　4. 負傷した部位

3　タッグは右手首に装着。右手がだめなら，左手→右足→左足→首の順。

A22〕 VDT 作業による健康障害はどれか。(頻出)
1. 難　聴　2. じん肺　3. 熱中症
4. 振動障害　5. 視力障害

5　長時間 VDT 作業を行うと，眼精疲労，視力障害，肩こりなどを起こす。

A23〕 高齢者の転倒による骨折で最も多い部位はどれか。
1. 尾　骨　2. 肋(ろっ)　骨　3. 頭蓋骨
4. 大(たい)腿骨　5. 肩甲骨

4　高齢者は転倒して腰部を打撲したときに大腿骨を骨折しやすい。

A24〕 副腎皮質ステロイドの作用はどれか。
1. 炎症の抑制　2. 食欲の抑制
3. 免疫の促進　4. 血糖の低下
5. 血圧の低下

1　副腎皮質ステロイドには強い抗炎症作用や抗アレルギー作用がある。

正解　　コメント

〔A25〕 滅菌手袋の装着時の図を示す。
手袋が不潔になるのはどれか。
1. ①　2. ②　3. ③　4. ④　5. ⑤

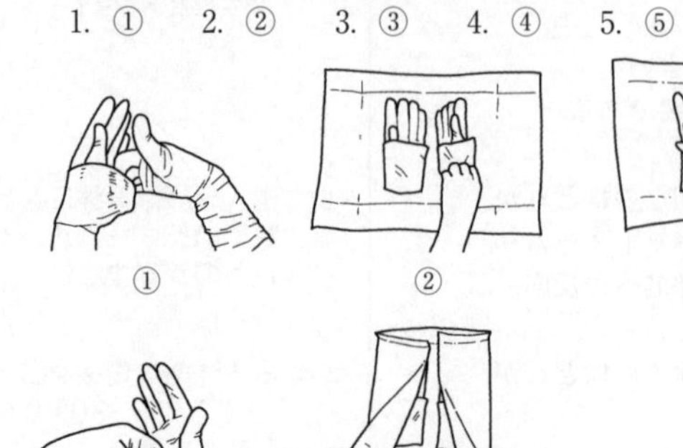
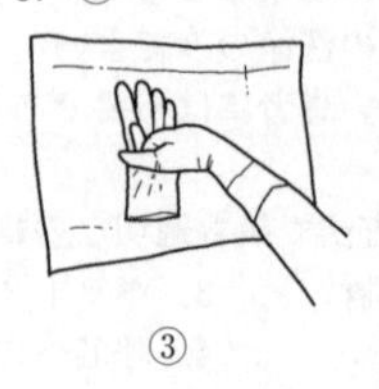

正解：4
手袋の外面は清潔部位な
ので，手袋をしていな
い，不潔な素手で触れて
はいけない。

〔P1〕 日本における令和4年の人口ピラミッドはどれか。
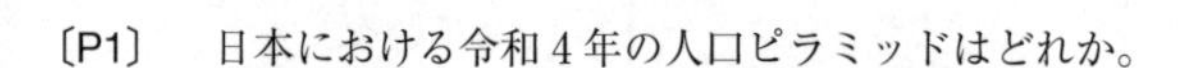
(改変)(頻出)

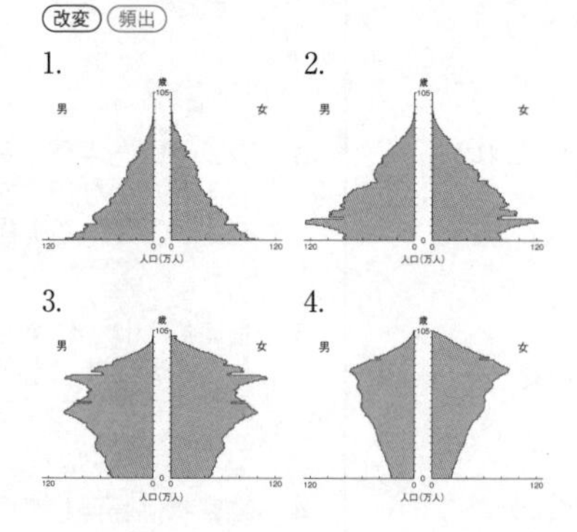

正解：3
人口ピラミッドは2回の
ベビーブームを反映して
2つの膨らみがある。

〔P2〕 運動習慣が身体機能に与える影響で正しいのはどれか。
1. 体脂肪率の増加　2. 最大換気量の減少
3. 基礎代謝量の増加　4. 1回心拍出量の減少

正解：3
運動によって消費エネル
ギーが増加し，基礎代謝
量も増加する。

〔P3〕 牛海綿状脳症〈BSE〉に対する食品安全対策の目的はどれか。
1. A型肝炎の予防
2. 鳥インフルエンザの予防
3. サルモネラによる食中毒の予防
4. クロイツフェルト・ヤコブ病の予防

正解：4
BSEの牛を摂食すると
クロイツフェルト・ヤコ
ブ病発症の危険がある。

正解　コメント

P4〕　介護保険制度における居宅サービス費の原則的な利用者負担の割合はどれか。

1. な　し　　2. 1　割
3. 3　割　　4. 5　割

正解：2　介護保険の居宅サービスを利用した場合，自己負担は原則1割である。

P5〕　保健師助産師看護師法で規定されている看護師の義務はどれか。（頻出）

1. 応招義務
2. 守秘義務
3. 処方箋交付の義務
4. セカンドオピニオン提供の義務

正解：2　保助看法に，業務上知りえた秘密を守る義務があると定められている。

P6〕　マズロー，A. H. の基本的欲求階層論で最も高次の欲求はどれか。

1. 安全の欲求　　2. 生理的欲求
3. 所属愛の欲求　　4. 自己実現の欲求

正解：4　マズローの基本的欲求階層論で最高次にあるのは自己実現の欲求。

P7〕　生後6か月児で発達の遅れを疑うのはどれか。

1. 親指と人さし指を使って，物をつまむことができない。
2. 意味のある言葉を話すことができない。
3. つかまり立ちができない。
4. 首がすわらない。

正解：4　首がすわるのは生後3～4か月。6か月児はすわっているのが正常。

P8〕　日本における令和3年の家族の世帯構造で最も多いのはどれか。（改変）（頻出）

1. 夫婦と未婚の子のみの世帯　　2. 三世代世帯
3. 単独世帯　　4. 母子世帯

正解：3　単独世帯が29.5%で最多，次いで夫婦と未婚の子のみの世帯が27.5%。

P9〕　市町村保健センターの業務はどれか。

1. 専門的で広域的な健康課題への対応
2. 地域住民に密着した健康相談
3. 看護師免許申請の受理
4. 病気の治療

正解：2　市町村保健センターは地域住民に身近なサービスを提供している。

P10〕　全身に動脈血を送り出すのはどれか。

1. 右心房　　2. 右心室
3. 左心房　　4. 左心室

正解：4　左心室から大動脈に動脈血が流入し全身の器官に送られる。

P11〕　外分泌器官はどれか。

1. 副　腎　　2. 胸　腺
3. 涙　腺　　4. 甲状腺

正解：3　涙腺，耳下腺，顎下腺，舌下腺，汗腺などは外分泌器官である。

正解　コメント

〔P12〕 受精卵の正常な着床部位はどれか。
1. 卵　巣　　2. 卵　管
3. 子宮体部　　4. 子宮頸部

3　受精卵は正常なら子宮体部の子宮壁に接着する。これを着床という。

〔P13〕 黄疸を最も確認しやすいのはどれか。
1. 爪　床　　2. 毛　髪
3. 耳たぶ　　4. 眼球結膜

4　黄疸は眼球結膜から始まり，顔，体幹，四肢と遠心性に進行する。

〔P14〕 頻回の嘔吐で起こりやすいのはどれか。
1. 脱　水　　2. 貧　血
3. アシドーシス　　4. 低カリウム血症

1　特に小児では，嘔吐を頻回に繰り返すと脱水を起こしやすい。

〔P15〕 がん対策基本法の基本的施策はどれか。
1. がん予防の推進
2. がん治療の無償化
3. 特定地域への医療設備の集中
4. 医療者の意向を優先した治療方法の決定

1　がん対策基本法の基本的施策に，がんの予防・早期発見の推進がある。

〔P16〕 心的外傷後ストレス障害〈PTSD〉で正しいのはどれか。
1. 数日間で症状は消失する。
2. 特定の性格を持った人に起こる。
3. 日常のささいな出来事が原因となる。
4. 原因になった出来事の記憶が繰り返しよみがえる。

4　PTSDでは心的外傷体験の記憶がよみがえる（フラッシュバック）。

〔P17〕 ニトログリセリンの副作用はどれか。
1. 多　尿　　2. 易感染
3. 血圧の低下　　4. 消化管からの出血

3　ニトログリセリンの副作用に血圧低下，頭痛，動悸などがある。

〔P18〕 無尿時に，原則として投与が禁忌なのはどれか。
1. マグネシウム　　2. ナトリウム
3. クロール　　4. カリウム

4　無尿時はカリウムの排泄ができないので高カリウム血症になりやすい。

〔P19〕 主観的情報はどれか。
1. 腹部が痛いという患者の訴え
2. 体重 60.5 kg という栄養士の記録
3. 血圧 126/72 mmHg という自動血圧計の測定値
4. ドレーン刺入部の発赤という看護師の観察結果

1　患者の訴えや自覚症状は対象者の言葉から得られる主観的情報である。

〔P20〕 成人患者に浣腸を行うときに，患者の体位で適切なのはどれか。
1. 坐　位　　2. 仰臥位
3. 右側臥位　　4. 左側臥位

4　左側臥位にすると結腸の走行に沿って浣腸液を注入できる。

		正解	コメント
P21〕	車椅子による移送で適切なのはどれか。(頻出) 1. エレベーターを利用するときは，エレベーターの中で方向転換する。 2. 移乗する前にフットレスト〈足のせ台〉を上げる。 3. 急な下り坂では前向きに車椅子を進める。 4. 段差は勢いをつけて乗り越える。	2	移乗前にフットレストが降りていると患者の移乗の邪魔になる。
P22〕	インシデントレポートの目的はどれか。 1. 再発の防止　2. 責任の追及 3. 処分の決定　4. 個人の反省	1	インシデントの教訓を活かし再発を防止することがレポートの目的。
P23〕	成人患者に経鼻的に経管栄養法を行う際のカテーテルの挿入で正しいのはどれか。 1. 挿入時は，体位を仰臥位にする。 2. カテーテルの先端が咽頭部を通過するまでは，頸部を前屈位にする。 3. カテーテルの先端が咽頭部を通過した後は，頸部を後屈位にする。 4. 挿入後は，カテーテルから胃内容物を吸引して挿入部位を確認する。	4	経管栄養法では，胃内容物を吸引してカテーテルの挿入を確認する。
P24〕	輸液ポンプを 50 mL/時に設定し，500 mL の輸液を午前 10 時から開始した。 終了予定時刻はどれか。 1. 午後 2 時　2. 午後 4 時 3. 午後 6 時　4. 午後 8 時	4	50 mL/時の輸液を 500 mL 入れるためには 10 時間かかる。午前 10 時の 10 時間後は午後 8 時である。
P25〕	ショックを起こした患者に最も適切な体位はどれか。 1. 腹臥位　2. 頭部挙上 3. 下肢挙上　4. 左側臥位	3	ショックでは下肢の血流を重要臓器に還流させるため下肢挙上にする。

		正解	コメント
〔A1〕	日本の令和3年（2021年）における男性の平均寿命に最も近いのはどれか。（改変）（頻出） 1. 70年　2. 75年　3. 80年　4. 85年	3	令和3年（2021年）の男性の平均寿命は81.4年である。
〔A2〕	日本人の食事摂取基準（2020年版）において，摂取量の減少を目指しているのはどれか。 1. カリウム　2. 食物繊維 3. ナトリウム　4. カルシウム	3	高血圧やがん予防のため食塩摂取量の減少をめざす（男7.5 g/日未満，女6.5 g/日未満）。
〔A3〕	勤労女性に関して労働基準法で規定されているのはどれか。 1. 介護休業 2. 子の看護休暇 3. 産前産後の休業 4. 雇用における女性差別の禁止	3	産前6週間（多胎妊娠の場合14週間），産後8週間の休業を定めている。
〔A4〕	医療保険の給付の対象となるのはどれか。 1. 健康診断　2. 予防接種 3. 美容整形　4. 疾病の診察	4	疾病とは病気のことであり，病気の診察は医療保険の給付対象となる。
〔A5〕	看護師に求められるアドボケーターの役割はどれか。 1. 指示者　2. 責任者 3. 代弁者　4. 調整者	3	患者の権利擁護者（アドボケーター）として本人に代わり主張・発言する。
〔A6〕	社会的欲求はどれか。 1. 帰属の欲求　2. 安全の欲求 3. 睡眠の欲求　4. 食の欲求	1	帰属の欲求は，集団に所属し良好な人間関係を得ようとする社会的欲求。
〔A7〕	先天異常はどれか。 1. 尋常性白斑　2. 急性灰白髄炎 3. 重症筋無力症　4. 心房中隔欠損症	4	心房中隔欠損症は左右の心房を隔てる心房中隔が欠損する先天性心疾患。
〔A8〕	加齢による身体機能の変化で上昇・増加するのはどれか。（頻出） 1. 肺活量　2. 基礎代謝率 3. 収縮期血圧　4. 胃液分泌量	3	収縮期血圧は体血管抵抗の増加に起因して，加齢に伴い上昇する。
〔A9〕	令和3年（2021年）国民生活基礎調査で，世帯総数における核家族世帯の割合はどれか。（改変）（頻出） 1. 20%　2. 40%　3. 60%　4. 80%	3	令和3年（2021年）の核家族世帯の割合は59.1%である。
〔A10〕	細胞外液に比べて細胞内液で濃度が高いのはどれか。 1. カルシウム　2. ナトリウム 3. カリウム　4. クロール	3	カリウムは細胞内液で濃度が高い（ナトリウムは細胞外液で濃度が高い）。

正解　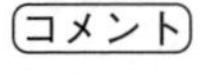

A11〕死の三徴候に含まれるのはどれか。（頻出）
1. 体温の低下　2. 心拍の停止
3. 筋肉の硬直　4. 角膜の混濁

2　心拍が停止すると死の三徴候の1つと判定する。

A12〕右季肋部の疝痛発作を特徴とする疾患はどれか。
1. 胃　癌　2. 腸閉塞
3. 胆石症　4. 十二指腸潰瘍

3　右季肋部に疝痛をもたらす代表的な疾患に胆石症がある。

A13〕医療で用いる放射線量の単位はどれか。
1. Gy　2. IU　3. mEq　4. μg

1　吸収した放射線のエネルギーの総量（吸収線量）を表す単位はGyである。

A14〕認知症を説明しているのはどれか。
1. 知的発達の遅延
2. 意識障害の出現
3. 全身の筋肉の進行性萎縮
4. 一度獲得した知的機能の衰退

4　認知症は正常に獲得した知能が脳の後天的器質障害により低下した状態。

A15〕昇圧作用があるのはどれか。
1. インスリン　2. ワルファリン
3. アドレナリン　4. ニトログリセリン

3　アドレナリンは心拍数，心収縮力，心拍出量を増加させる作用をもつ。

A16〕麻薬性鎮痛薬の副作用はどれか。
1. 心悸亢進　2. 食欲の亢進
3. 腸蠕動の抑制　4. 骨髄機能の抑制

3　消化器系に対しては平滑筋の緊張を高め腸の蠕動運動を低下させる。

A17〕脈拍の測定方法の図（①～④）を示す。
正しいのはどれか。
1. ①　2. ②　3. ③　4. ④

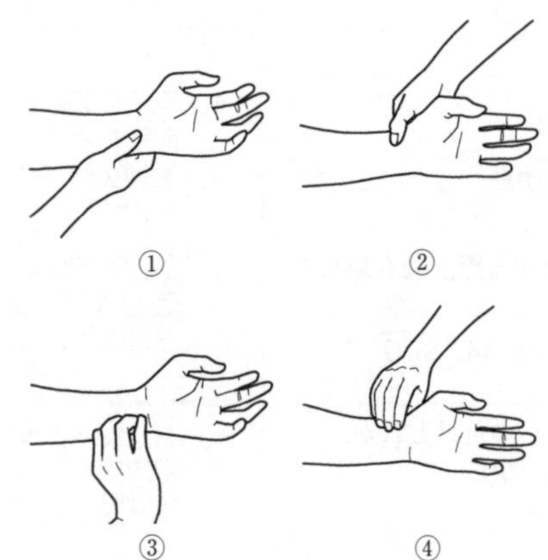

4　示指，中指，薬指の3指尖を橈骨動脈の走行に沿って軽く圧迫して測定する。

正解　コメント

〔A18〕 甲状腺機能検査を受ける患者の検査食はどれか。
1. ヨード制限食　2. 蛋白制限食
3. 脂肪制限食　4. 低残渣食

1　甲状腺でのヨードの摂取率測定のため，検査1週前はヨード制限する。

〔A19〕 腹腔ドレーンの排液バッグをベッド柵にかけた図を示す。正しいのはどれか。

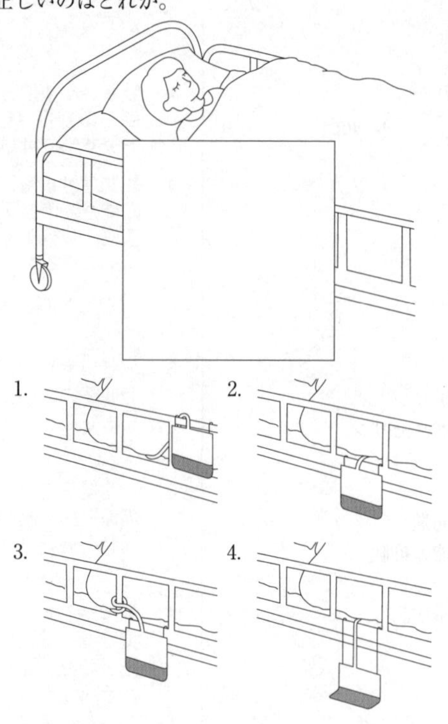

2　ベッド面より下に固定されバッグが床につかず，管のねじれがない。

〔A20〕 廃用症候群の予防で正しいのはどれか。
1. 温罨法　2. 安静臥床
3. 減塩食の提供　4. 関節可動域訓練

4　廃用症候群の要素である関節拘縮の予防に関節可動域訓練は欠かせない。

〔A21〕 成人に血液検査のための静脈血採血をする際，最も適した注射針はどれか。
1. 16 G　2. 18 G　3. 22 G　4. 27 G

3　22 G が静脈血採血には適切なサイズ。16，18 G は太く，27 G は細い。

〔A22〕 日本の法令で定められている酸素ボンベの色はどれか。
1. 赤　2. 黄　3. 緑　4. 黒

4　高圧ガス保安法（容器保安規則）で酸素ボンベの色は黒に統一されている。

正解　　　コメント

A23〕 日本の主要死因別にみた死亡率の推移を図に示す。
悪性新生物の推移はどれか。（改変）（頻出）

1. A　　2. B　　3. C　　4. D　　5. E

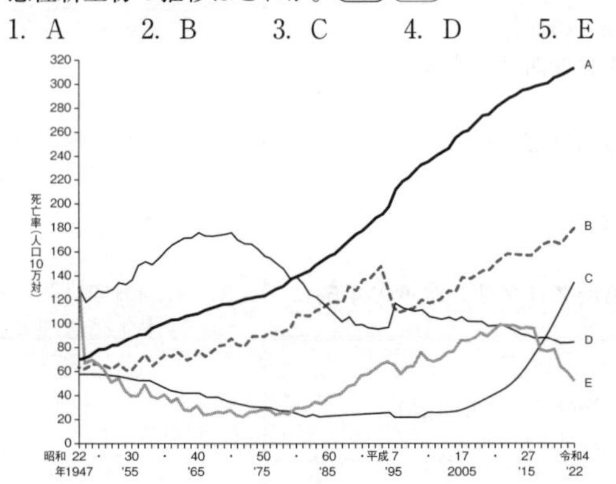

1　上昇を続け昭和56年以降は死因の第1位なのがAの悪性新生物である。2位はBの心疾患，3位はCの老衰，4位はDの脳血管疾患，5位はEの肺炎。

A24〕 訪問看護ステーションの管理者となることができるのはどれか。

1. 医　師　　2. 看護師
3. 薬剤師　　4. 管理栄養士
5. 社会福祉士

2　訪問看護ステーションの管理者となることができるのは看護師と保健師。

A25〕 スタンダードプリコーションで予防するのはどれか。（頻出）

1. 誤　薬　　2. 誤　嚥
3. 患者誤認　　4. 院内感染
5. 転倒・転落

4　院内感染予防のため，どの患者，どんな場合でも実施する基本的感染対策。

P1〕 喫煙年数のほかに，喫煙指数（Brinkman〈ブリンクマン〉指数）を決定するのはどれか。

1. 喫煙開始年齢　　2. 受動喫煙年数
3. 家庭内の喫煙者数　　4. 1日の平均喫煙本数

4　Brinkman〈ブリンクマン〉指数＝「1日の平均喫煙本数」×「喫煙年数」。

P2〕 シックハウス症候群の原因と考えられているのはどれか。

1. 電磁波　　2. アスベスト
3. 窒素酸化物　　4. ホルムアルデヒド

4　原因には建材に含まれるホルムアルデヒドなどの揮発性有機化合物がある。

P3〕 介護保険の第2号被保険者は，□歳以上65歳未満の医療保険加入者である。
□に入る数字で正しいのはどれか。

1. 25　　2. 30　　3. 35　　4. 40

4　介護保険の第2号被保険者は40～64歳の医療保険加入者である。

	正解	コメント
〔P4〕 保健師助産師看護師法で規定されている看護師の義務はどれか。(頻出) 1. 記録の保存　2. 秘密の保持 3. 勤務時間の報告　4. 関係機関との連携	2	「秘密の保持」は保助看法で「業務上の秘密を守る義務」と規定がある。
〔P5〕 フィンクの危機モデルの第1段階はどれか。 1. 承　認　2. 適　応 3. 衝　撃　4. 防衛的退行	3	強烈な不安，パニック，無力状態などの衝撃が第1段階にくる。
〔P6〕 胎生期から10歳までの血清免疫グロブリン濃度の年齢による変動を図に示す。 ①が示しているのはどれか。 1. IgA　2. IgD　3. IgG　4. IgM	3	経胎盤で供給されるIgGは出生時は成人並みの値で，その後急速に減少。

(%)
100
50
0
成人値に対する百分率
①
胎生期　出生　1歳　5歳　10歳

	正解	コメント
〔P7〕 令和元年（2019年）国民健康・栄養調査において，女性でやせ（BMI<18.5）の割合が最も高いのはどれか。(改変) 1. 15～19歳　2. 20～29歳 3. 30～39歳　4. 40～49歳	2	女性のやせは20～29歳が最多で20.7%と約2割を占める。
〔P8〕 令和4年（2022年）における日本の高齢化率はどれか。(改変)(頻出) 1. 9.0%　2. 19.0% 3. 29.0%　4. 39.0%	3	令和4年（2022年）の高齢化率（老年人口の割合）は29.0%である。
〔P9〕 プライマリナーシングの説明で正しいのはどれか。 1. 1人の看護師が毎日異なる患者を担当する。 2. 看護業務を内容別に分類し，複数の看護師が分担して実施する。 3. 1人の患者を1人の看護師が入院から退院まで継続して受け持つ。 4. 患者をいくつかのグループに分け，看護師がチームを組織して受け持つ。	3	看護師がやりがいや責任感をもって仕事をするため開発された看護方式。

正解　コメント

P10〕 胎児の卵円孔の位置で正しいのはどれか。
1. 右心房と左心房の間
2. 右心室と左心室の間
3. 大動脈と肺動脈の間
4. 門脈と下大静脈の間

1　下大静脈から入った血液の大半は右心房から卵円孔を通り左心房に流入。

P11〕 チアノーゼの際に増加しているのはどれか。頻出
1. 直接ビリルビン　2. 間接ビリルビン
3. 酸化ヘモグロビン　4. 還元ヘモグロビン

4　皮膚血管の還元ヘモグロビン量が5 g/dL以上に増えた場合に生じる。

P12〕 乏尿はどれか。頻出
1. 1日の尿量が少ない。　2. 尿意が乏しい。
3. 排尿痛がない。　4. 尿比重が低い。

1　乏尿は1日の尿量が400 mL以下の状態をいう。

P13〕 全身性のけいれん発作時の対応で優先するのはどれか。
1. 血圧測定　2. 四肢の固定
3. 気道の確保　4. 静脈路の確保

3　けいれん発作による口腔内出血，食物等による誤嚥や窒息の防止が重要。

P14〕 糖尿病の診断指標となるのはどれか。
1. 尿酸値　2. HbA1c
3. 赤血球沈降速度　4. プロトロンビン時間

2　HbA1cは先行する1～2か月間の平均血糖値を反映する指標となる。

P15〕 経口感染する肝炎はどれか。
1. A型肝炎　2. B型肝炎
3. C型肝炎　4. D型肝炎

1　A型肝炎は経口感染，B・C・D型肝炎は血液感染する。

P16〕 抗がん薬による骨髄機能抑制症状はどれか。
1. 嘔　吐　2. 脱　毛
3. 下　痢　4. 歯肉出血

4　骨髄への影響により血小板が減少し止血機構が機能できない状態となる。

P17〕 冷凍保存する血液製剤はどれか。
1. アルブミン　2. グロブリン
3. 血小板　4. 血　漿

4　アルブミン，グロブリンは10℃以下，血小板は20～24℃，血漿は冷凍。

P18〕 治療・ケアが疾患別に時系列で示されているのはどれか。
1. 熱型表
2. クリニカルパス
3. 問題志向型叙述記録
4. フォーカスチャーティング

2　標準化できる疾病について治療やケアの内容を時系列で示したものである。

正解　コメント

〔P19〕 女性患者の床上排泄において洋式便器をあてる位置を図に示す。
適切なのはどれか。

1. 肛門

2.
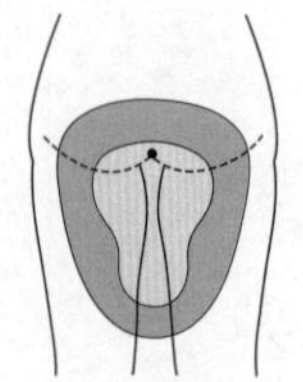

3.
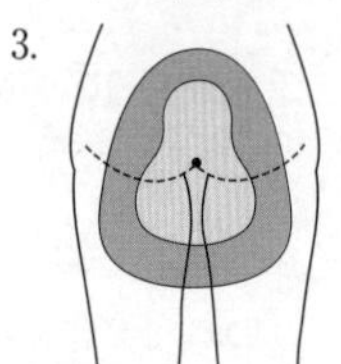

4.
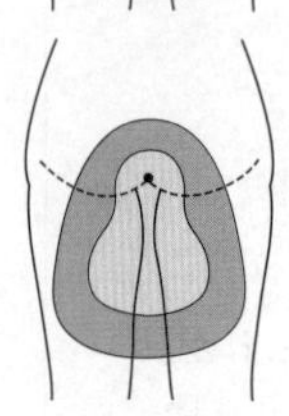

1 肛門が便器の中心にあり，便器をあてる向きも正しい。

〔P20〕 成人男性に対して一時的な導尿をする際に，カテーテルを挿入する長さはどれか。
1. 4～ 6 cm　　2. 8～10 cm
3. 18～20 cm　　4. 28～30 cm

3 一時的導尿のカテーテルは，成人男性の場合，約20 cm（成人女性では外尿道口から約6 cm）挿入。

〔P21〕 左上肢に拘縮のある患者の寝衣交換で正しいのはどれか。(頻出)
1. 脱がせるときも着せるときも右手から行う。
2. 脱がせるときは右手から行い，着せるときは左手から行う。
3. 脱がせるときも着せるときも左手から行う。
4. 脱がせるときは左手から行い，着せるときは右手から行う。

2 右手（健側）から脱がせて左手（患側）から着せる。

〔P22〕 注射針を皮膚に対して 45～90 度の角度で刺入する注射法はどれか。
1. 皮下注射　　2. 皮内注射
3. 筋肉内注射　　4. 静脈内注射

3 筋肉内注射は，皮膚に対して 45～90 度の角度で刺入する。

〔P23〕 ゴム製湯たんぽを使った温罨法で正しいのはどれか。
1. 入れる湯の温度は 70℃とする。
2. 湯を 1/3 程度入れる。
3. 湯たんぽ内の空気を抜いて栓をする。
4. 湯たんぽは身体から 2～3 cm 離しておく。

3 空気が残っていると熱で空気が膨張して湯漏れを起こすことがある。

〔P24〕 成人の一次救命処置における圧迫部位を図に示す。正しいのはどれか。

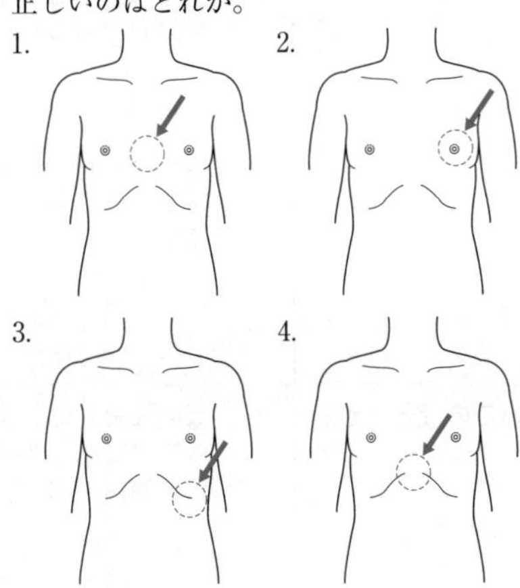

〔P25〕 褥瘡の洗浄液で適切なのはどれか。

1. エタノール　　2. 生理食塩液
3. ホルマリン　　4. クロルヘキシジン

正解　（コメント）

1　胸骨の下半分を剣状突起を避けて圧迫する。

2　できるだけ多い量の洗浄水（生理食塩水）で圧をかけて洗浄する必要がある。

		正解	コメント
〔A1〕	日本の令和4年（2022年）における総人口に最も近いのはどれか。改変 1. 1億人　2. 1億2千万人 3. 1億6千万人　4. 1億9千万人	2	日本の総人口(令和4年 は1億2,494万7千人 前年から減少した。
〔A2〕	飲酒に起因する健康障害はどれか。 1. 肝硬変 2. 膠原病 3. Ménière〈メニエール〉病 4. Parkinson〈パーキンソン〉病	1	長期にわたって過度に 酒するとアルコール性 硬変になりやすい。
〔A3〕	日本において国民皆保険制度が適用されているのはどれか。 1. 医療保険　2. 介護保険 3. 火災保険　4. 生命保険	1	医療保険と年金保険は べての国民が加入する 利と義務がある。
〔A4〕	ヘルシンキ宣言で提唱されたのはどれか。 1. リビングウィル 2. ヘルスプロモーション 3. ノーマライゼーション 4. インフォームド・コンセント	4	ナチスの人体実験への 判と反省からインフォ ムド・コンセントが謳 れた。
〔A5〕	新たに業務に従事する看護師に対する臨床研修実施の努力義務が規定されているのはどれか。 1. 医療法 2. 学校教育法 3. 看護師等の人材確保の促進に関する法律 4. 保健師助産師看護師学校養成所指定規則	3	臨床研修実施の努力義 は看護師等の人材確保 促進に関する法律に規定
〔A6〕	Down〈ダウン〉症候群を生じるのはどれか。 1. 13トリソミー　2. 18トリソミー 3. 21トリソミー　4. 性染色体異常	3	ダウン症候群は，第2 番目の常染色体が1本 いトリソミーで発症する
〔A7〕	乳歯がすべて生えそろったときの本数はどれか。 1. 16本　2. 20本 3. 24本　4. 28本	2	乳歯は生後6か月ころ り生え始め，2歳半～ 歳ころに20本生えそ う。
〔A8〕	日本における令和4年(2022年)の5～9歳の子どもの死因で最も多いのはどれか。改変 頻出 1. 肺　炎　2. 心疾患 3. 不慮の事故　4. 悪性新生物〈腫瘍〉	4	令和4年の年齢階級別 因順位では，5～9歳は， 悪性新生物〈腫瘍〉が 位。

正解　コメント

A9〕 成人期において基礎代謝量が最も多い時期はどれか。
1. 青年期　2. 壮年前期
3. 壮年後期　4. 向老期

正解 1　基礎代謝量は加齢に伴って低下するので，成人期の中では青年期が最多。

A10〕 医療法において，病院とは□人以上の患者を入院させるための施設を有するものと規定されている。
□に入るのはどれか。
1. 10　2. 20　3. 50　4. 100

正解 2　病院は20床以上のベッド数をもつ医療施設である。

A11〕 分娩第2期はどれか。
1. 陣痛開始から子宮口全開大まで
2. 排臨から発露まで
3. 子宮口全開大から胎児娩出まで
4. 胎児娩出から胎盤娩出まで

正解 3　1期：陣痛開始～子宮口全開大，2期：子宮口全開大～胎児娩出，3期：胎児娩出～胎盤娩出。

A12〕 チアノーゼの際の皮膚の色に最も近いのはどれか。（頻出）
1. 青　2. 赤　3. 黄　4. 白

正解 1　血中の還元ヘモグロビンが5 g/dL以上になると皮膚や粘膜が青紫色になる。

A13〕 サーカディアンリズムの周期はどれか。
1. 約 8時間　2. 約12時間
3. 約24時間　4. 約48時間

正解 3　約24時間周期の睡眠覚醒リズムのことをサーカディアンリズムという。

A14〕 前立腺癌に特徴的な腫瘍マーカーはどれか。
1. AFP　2. CA19-9
3. CEA　4. PSA

正解 4　前立腺癌の腫瘍マーカーとして血清前立腺特異抗原(PSA)が重要である。

A15〕 メチシリン耐性黄色ブドウ球菌〈MRSA〉に有効な薬はどれか。
1. バンコマイシン塩酸塩
2. セファゾリンナトリウム
3. ストレプトマイシン硫酸塩
4. ベンジルペニシリンカリウム

正解 1　MRSAに対してはバンコマイシンやアルベカシンが有効である。

A16〕 成人女性に一時的な導尿を行う際に，カテーテルを挿入する長さはどれか。（頻出）
1. 1～ 3 cm　2. 5～ 7 cm
3. 9～11 cm　4. 18～20 cm

正解 2　女性の尿道は4～5 cmなので5～7 cm（約6 cm）を目安に挿入する。

	正解	コメント
〔A17〕 爪の切り方の模式図を示す。 爪のケアとして適切な切り方はどれか。	2	爪の食い込みによる炎を防ぐため，爪はスクアオフに整える。

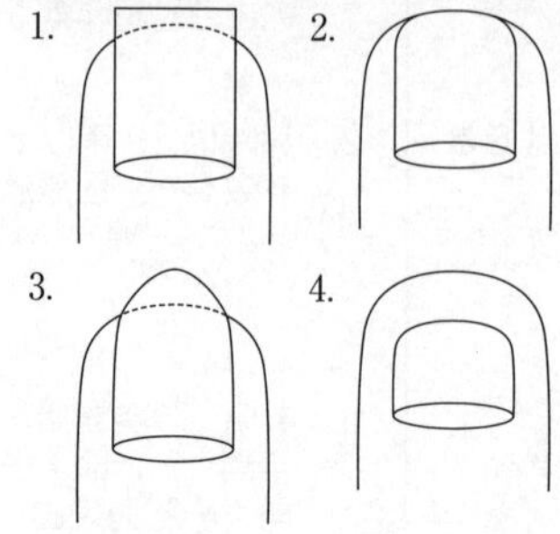

	正解	コメント
〔A18〕 空気感染を防止するための防護用具はどれか。 1. ガウン　2. ゴーグル 3. N95 マスク　4. 外科用マスク	3	N95 マスクは 0.1〜0.μm の微粒子を 95％以除去できる。
〔A19〕 無菌操作を必要とするのはどれか。 1. 鼻腔吸引　2. 気管内吸引 3. 口腔内吸引　4. 胃内容物の吸引	2	下気道は無菌状態に保れているため，気管内引は無菌操作が必要。
〔A20〕 仰臥位での褥瘡好発部位はどれか。（頻出） 1. 仙骨部　2. 内顆部 3. 腸骨稜部　4. 大転子部	1	仰臥位では肩甲骨下部，仙骨，かかと，肘頭なに褥瘡が生じやすい。
〔A21〕 日本の令和 4 年（2022 年）における母の年齢階級別出生率が最も高いのはどれか。（改変）（頻出） 1. 20〜24 歳　2. 25〜29 歳 3. 30〜34 歳　4. 35〜39 歳 5. 40〜44 歳	3	30〜34 歳が最も高く，次いで 25〜29 歳，35〜39 歳となっている。
〔A22〕 低血糖の症状または所見はどれか。 1. 口　渇　2. 徐　脈　3. 多　尿 4. 発　汗　5. 発　熱	4	低血糖の症状・所見は，発汗，頻脈，不安感，痛などである。
〔A23〕 ワルファリンと拮抗作用があるのはどれか。 1. ビタミン A　2. ビタミン C 3. ビタミン D　4. ビタミン E 5. ビタミン K	5	ビタミン K を多く含む豆はワルファリンの作を弱める。

正解　(コメント)

A24〕 体位の図（①～⑤）を示す。
Fowler〈ファウラー〉位はどれか。
1. ①　2. ②　3. ③　4. ④　5. ⑤

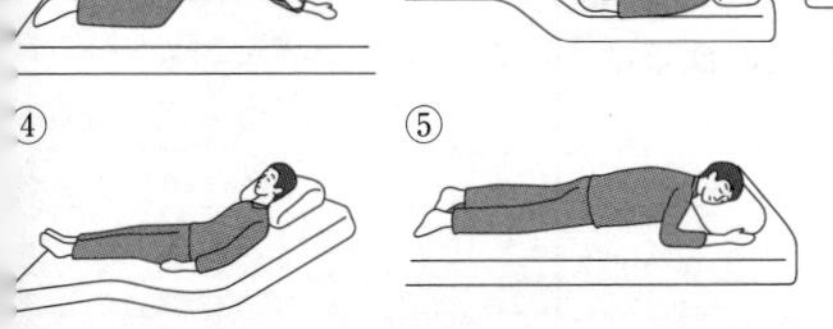

4　ファウラー位（半坐位）は上半身を45°起こした体位のことである。

A25〕 肘正中皮静脈からの採血における駆血部位の図（①～⑤）を示す。
正しいのはどれか。
ただし，×は刺入部である。
1. ①　2. ②　3. ③　4. ④　5. ⑤

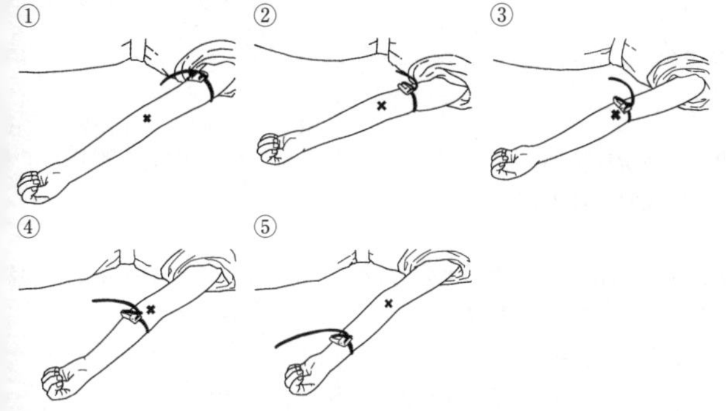

2　肘正中皮静脈からの採血では，刺入部の7～10cm中枢側に駆血帯を巻く。

P1〕 日本の令和3年（2021年）における女性の平均寿命はどれか。(改変)(頻出)
1. 77.57年　2. 80.57年
3. 87.57年　4. 90.57年

3　令和3年の女性の平均寿命は87.57年である。男性は81.47年。

P2〕 炭坑従事者に起こりやすい職業性疾患はどれか。
1. 潜函病　2. じん肺
3. 中皮腫　4. 白ろう病

2　炭坑従事者は作業中に多量の粉じんを吸引し，じん肺に罹患しやすくなる。

P3〕 介護保険制度における施設サービス費の原則的な利用者負担の割合はどれか。
1. 1割　2. 2割　3. 3割　4. 5割

1　介護保険の施設サービスも居宅サービスも自己負担は原則1割である。

	正解	コメント
〔P4〕 倫理原則の「善行」はどれか。 1. 患者に身体的損傷を与えない。 2. 患者に利益をもたらす医療を提供する。 3. すべての人々に平等に医療を提供する。 4. 患者が自己決定し選択した内容を尊重する。	2	善行は患者にとって最善の医療を提供することである。
〔P5〕 マズロー，A. H. の基本的欲求階層論で最も低次の欲求はどれか。 1. 自己実現の欲求　2. 所属と愛の欲求 3. 生理的欲求　4. 安全の欲求	3	生理的欲求が満たされてから，さらに高い階層の欲求に向かっていける。
〔P6〕 標準的な発育をしている児において体重が出生時の約2倍になる月齢はどれか。 1. 1か月　2. 3か月 3. 6か月　4. 9か月	2	体重は生後3か月で2倍，1年で3倍になる。
〔P7〕 標準的な発育をしている児において脳重量が成人の約90%に達する年齢はどれか。 1. 5～6歳　2. 8～9歳 3. 11～12歳　4. 15～16歳	1	スキャモンの臓器別発育曲線では，脳は5歳で成人の約90%の重量になる。
〔P8〕 乳児期の特徴はどれか。 1. 分離不安　2. 第一次反抗期 3. ギャングエイジ　4. 自我同一性の確立	1	乳児期では，母親と物理的・心理的に離れることで不安が現れる。
〔P9〕 令和3年（2021年）国民生活基礎調査で，65歳以上の者のいる世帯の全世帯に占める割合はどれか。(改変)(頻出) 1. 29.7%　2. 39.7% 3. 49.7%　4. 59.7%	3	令和3年国民生活基礎調査によると，49.7%。
〔P10〕 健常な成人の体重における水分の割合に最も近いのはどれか。 1. 20%　2. 40% 3. 60%　4. 80%	3	成人の水分割合は体重の60%。胎児90%，新生児75%，高齢者55%。
〔P11〕 血中濃度が上昇すると黄疸となるのはどれか。 1. グルコース　2. ビリルビン 3. クレアチニン　4. 総コレステロール	2	血中ビリルビン濃度が上昇すると（2 mg/dL以上）黄疸が現れる。
〔P12〕 末梢血液中の□が低下した状態を貧血という。□に入るのはどれか。 1. 血漿量　2. 血小板数 3. アルブミン濃度　4. ヘモグロビン濃度	4	成人男性でHb 13 g/dL未満，成人女性でHb 12 g/dL未満で貧血と診断

正解　(コメント)

P13〕 表在感覚の受容器が存在する部位はどれか。
1. 筋　肉　　2. 皮　膚
3. 関　節　　4. 骨

2　表在感覚は皮膚や粘膜の受容器が受け取る感覚である。

P14〕 Koplik〈コプリック〉斑がみられる疾患はどれか。
1. 麻　疹　　2. 手足口病
3. 帯状疱疹　　4. ヘルパンギーナ

1　コプリック斑は麻疹の発疹出現ほぼ2日前に現れる。

P15〕 嚥下障害のある患者の食事介助で適切なのはどれか。
1. 水分はとろみをつける。
2. 頸部を伸展する。
3. 一口量を多くする。
4. むせたときには水を飲ませる。

1　嚥下障害患者は水分摂取の際にむせることが多いので，とろみをつける。

P16〕 グリセリン浣腸を実施する際，腸管穿孔の危険性が最も高い体位はどれか。(頻出)
1. 立　位　　2. 側臥位
3. 仰臥位　　4. シムス位

1　グリセリン浣腸を立位で行うと腸管穿孔の危険がある。

P17〕 長期臥床によって生じるのはどれか。
1. 高血糖　　2. 筋萎縮
3. 食欲増進　　4. 心拍出量の増加

2　長期臥床で筋萎縮，関節拘縮，骨量減少，意欲減退，食欲不振などを起こす。

P18〕 点滴静脈内注射 1,800 mL/日を行う。
一般用輸液セット（20 滴≒1 mL）を使用した場合，1 分間の滴下数はどれか。
1. 19 滴　　2. 25 滴
3. 50 滴　　4. 75 滴

2　1 日(1,440 分)に
1,800×20＝36,000 滴。
36,000÷1,440＝25 滴。

P19〕 温罨法の作用で正しいのはどれか。
1. 平滑筋が緊張する。
2. 局所の血管が収縮する。
3. 知覚神経の興奮を鎮静する。
4. 細胞の新陳代謝を抑制する。

3　温罨法によって知覚神経の興奮が鎮まるため，疼痛緩和に利用される。

P20〕 AED の使用方法で正しいのはどれか。
1. 電極パッドは水で濡らしてから貼る。
2. 電極パッドは心臓をはさむ位置に貼る。
3. 通電時は四肢を押さえる。
4. 通電直後は患者に触れない。

2　1 枚は右胸上部の鎖骨下，1 枚は左胸部の腋窩5～8 cm の位置に貼る。

正解　コメント

〔P21〕 災害時のトリアージで最優先治療群のトリアージタッグはどれか。(頻出)

1. 赤　2. 黄　3. 黒　4. 緑

1　赤は救命のために直ち処置が必要な最優先治群である。

〔P22〕 McBurney〈マックバーネー〉点の圧痛を特徴とする疾患はどれか。

1. 胃潰瘍　2. 急性膵炎
3. 尿管結石症　4. 急性虫垂炎
5. 子宮内膜症

4　マックバーネー点は臍右上前腸骨棘の外側1の急性虫垂炎の圧痛点。

〔P23〕 神経性食欲不振症の症状または所見はどれか。

1. 発　熱　2. 咳　嗽　3. 徐　脈
4. 高血圧　5. 過多月経

3　神経性食欲不振症の症は，徐脈，低体温，低圧，体重減少，無月経ど。

〔P24〕 長期間の使用によって満月様顔貌〈ムーンフェイス〉になるのはどれか。

1. ヘパリン　2. インスリン
3. テオフィリン　4. プレドニゾロン
5. インドメタシン

4　副腎皮質ステロイド薬プレドニゾロンの長期用で満月様顔貌になる。

〔P25〕 努責やくしゃみをしたときに生じる尿失禁はどれか。

1. 溢流性尿失禁　2. 機能性尿失禁
3. 切迫性尿失禁　4. 反射性尿失禁
5. 腹圧性尿失禁

5　努責やくしゃみで漏れのは腹圧性尿失禁で，盤底筋の機能低下が原

		正解	コメント
A1〕	日本の令和 4 年（2022 年）における出生数に最も近いのはどれか。(改変)(頻出) 1. 50 万人　2. 80 万人 3. 120 万人　4. 170 万人	2	令和 4 年の出生数は 77 万 747 人である。
A2〕	平均寿命は［　］歳の平均余命である。 ［　］に入るのはどれか。(頻出) 1. 0　2. 5　3. 10　4. 20	1	平均寿命は 0 歳の平均余命である（男 81.47 年，女 87.57 年（令和 3 年））。
A3〕	労働基準法で原則として定められている休憩時間を除く 1 週間の労働時間はどれか。 1. 30 時間を超えない。 2. 40 時間を超えない。 3. 50 時間を超えない。 4. 60 時間を超えない。	2	労働基準法では，労働時間は原則 1 週間に 40 時間を超えないよう規定。
A4〕	国民医療費に含まれる費用はどれか。 1. 予防接種　2. 正常な分娩 3. 人間ドック　4. 入院時の食事	4	国民医療費は診療費，調剤費，入院時食事療養費，訪問看護療養費など。
A5〕	全ての人が差別されることなく同じように生活できるという考え方を示しているのはどれか。 1. ヘルスプロモーション 2. ノーマライゼーション 3. プライマリヘルスケア 4. エンパワメント	2	障害者が差別なく生活できる社会をめざすのがノーマライゼーション。
A6〕	出生時からみられ，生後 3 か月ころに消失する反射はどれか。 1. 足踏み反射 2. パラシュート反射 3. Moro〈モロー〉反射 4. Babinski〈バビンスキー〉反射	3	モロー反射は出生時から出現し，3～4 か月で消失する。
A7〕	閉経前と比べ閉経後に低下するホルモンはどれか。 1. 卵胞ホルモン 2. 黄体形成ホルモン〈LH〉 3. 卵胞刺激ホルモン〈FSH〉 4. 副腎皮質刺激ホルモン〈ACTH〉	1	閉経後に卵胞ホルモンのエストロゲン分泌が低下する。

正解　コメント

〔A8〕 市町村保健センターの業務はどれか。
1. 廃棄物の処理
2. 人口動態統計調査
3. 看護師免許申請の受理
4. 地域住民の健康づくり

4　市町村保健センターの業務は生活習慣病予防など地域住民の健康づくり。

〔A9〕 インシデントレポートの目的はどれか。
1. 責任の追及　2. 再発の防止
3. 懲罰の決定　4. 相手への謝罪

2　インシデントレポートは医療事故の発生予防，再発の防止が目的である。

〔A10〕 成人の１日の平均尿量はどれか。
1. 100 mL 以下
2. 200 mL～ 400 mL
3. 1,000 mL～1,500 mL
4. 3,000 mL 以上

3　成人の１日の平均尿量は1,000～1,500 mL である。

〔A11〕 普通の呼びかけで容易に開眼する場合，ジャパン・コーマ・スケール〈JCS〉による評価はどれか。
1. Ⅰ-3　2. Ⅱ-10　3. Ⅱ-30　4. Ⅲ-100

2　JCS：Ⅰは刺激なしでも覚醒，Ⅱは刺激で覚醒，Ⅲは刺激でも覚醒なし。

〔A12〕 黄疸で黄染を確認しやすい部位はどれか。
1. 歯　2. 毛　髪
3. 爪　床　4. 眼球結膜

4　黄疸で黄染を確認しやすい部位は眼球結膜である。

〔A13〕 頻回の嘔吐で起こりやすいのはどれか。
1. 脱　水　2. 貧　血
3. 発　熱　4. 血　尿

1　頻回の嘔吐で脱水や代謝性アルカローシスを起こすことがある。

〔A14〕 2型糖尿病の食事療法における１日のエネルギー摂取量の算出に必要なのはどれか。
1. 体　温　2. 腹　囲
3. 標準体重　4. 体表面積

3　糖尿病患者のエネルギー摂取量（kcal)＝標準体重（kg)× 身体活動量(kcal)

〔A15〕 抗血小板作用と抗炎症作用があるのはどれか。
1. ヘパリン　2. アルブミン
3. アスピリン　4. ワルファリン

3　アスピリンには抗血小板作用と抗炎症作用がある。

〔A16〕 注入時の浣腸液の温度で適切なのはどれか。（頻出）
1. 32～33℃　2. 36～37℃
3. 40～41℃　4. 44～45℃

3　注入時の浣腸液の温度は，直腸壁を適度に刺激する 40～41℃がよい。

正解　コメント

A17〕 水平移動時の移送方法の図（①～④）を示す。
適切なのはどれか。（頻出）

1. ①　2. ②　3. ③　4. ④

3　平地のストレッチャー移動は前方の人と患者の足が進行方向を向く。

A18〕 感染性廃棄物の廃棄容器に表示するのはどれか。

1.

2.

3.

4.

1　感染性廃棄物の廃棄容器に1のバイオハザードマークを表示する。

A19〕 薬物の有害な作用を予測するために収集する情報はどれか。

1. 身　長　2. 過敏症の有無
3. 1日水分摂取量　4. 運動障害の有無

2　薬物の副作用を予測するのに，過敏症の既往の有無が重要である。

A20〕 一般検査時の採血に最も用いられる静脈はどれか。（頻出）

1. 上腕静脈　2. 大腿静脈
3. 大伏在静脈　4. 肘正中皮静脈

4　一般検査時の採血に最も用いられる血管は肘正中皮静脈である。

A21〕 酸素吸入中に使用を禁止するのはどれか。

1. 携帯電話　2. ライター
3. 電動歯ブラシ　4. 磁気ネックレス

2　酸素吸入中はライターなどの火気の使用は厳禁である。

過去問　第103回

正解　コメント

〔A22〕 創傷部位の創面の管理について正しいのはどれか。
1. 洗浄する。　2. 加圧する。
3. 乾燥させる。　4. マッサージする。

正解 1　創傷部位の創面は水で
浄しシートで保湿する。

〔A23〕 高齢者の転倒による骨折が最も多い部位はどれか。（頻出）
1. 頭蓋骨　2. 肩甲骨　3. 肋　骨
4. 尾　骨　5. 大腿骨

正解 5　高齢者は転倒したとき
大腿骨を骨折すること
最も多い。

〔A24〕 左心室から全身に血液を送り出す血管はどれか。
1. 冠状動脈　2. 下大静脈　3. 肺動脈
4. 肺静脈　5. 大動脈

正解 5　左心室から大動脈が
て，酸素の多い動脈血
全身に循環する。

〔A25〕 徒手筋力テストの判定基準は［　］段階である。
［　］に入るのはどれか。
1. 2　2. 3　3. 4　4. 5　5. 6

正解 5　徒手筋力テスト（MMT
は，0，1，2，3，4，
の6段階で判定。

〔P1〕 日本の令和4年(2022年)における主要死因別にみた死亡率が最も高いのはどれか。（改変）（頻出）
1. 肺　炎　2. 心疾患
3. 悪性新生物〈腫瘍〉　4. 脳血管疾患

正解 3　悪性新生物〈腫瘍〉が
も高く，全死因
24.6%を占める。

〔P2〕 循環式浴槽の水質汚染によって発生するのはどれか。
1. B型肝炎
2. マラリア
3. レジオネラ肺炎
4. 後天性免疫不全症候群〈AIDS〉

正解 3　循環式浴槽の水質汚染
よってレジオネラ肺炎
発生する危険がある。

〔P3〕 要介護認定の申請先はどれか。
1. 都道府県　2. 市町村
3. 診療所　4. 訪問看護ステーション

正解 2　要介護認定の申請先は
住地の市町村（または
別区）である。

〔P4〕 医師の指示を受けて看護師が行うことのできる業務はどれか。
1. 薬剤の処方　2. 死亡の判定
3. 静脈内注射　4. 診断書の交付

正解 3　静脈内注射は医師の指
により看護師が行っても
よい業務である。

〔P5〕 思春期に分泌が増加するホルモンはどれか。
1. グルカゴン　2. オキシトシン
3. カルシトニン　4. アンドロゲン

正解 4　思春期にアンドロゲン
泌が増加し二次性徴を
現させる。

正解　（コメント）

P6〕 令和３年（2021年）の国民生活基礎調査で，単独世帯の占める割合はどれか。（改変）（頻出）
1.　9.5%　2. 29.5%
3. 49.5%　4. 69.5%

2 核家族世帯59.1%，単独世帯29.5%，三世代世帯4.9%。

P7〕 地域包括支援センターを設置できるのはどれか。
1. 国　2. 都道府県
3. 市町村　4. 健康保険組合

3 地域包括支援センターは市町村または市町村から委託された法人が設置。

P8〕 保健師助産師看護師法で規定されている看護師の義務はどれか。（頻出）
1. 看護研究　2. 記録の保存
3. 秘密の保持　4. 関係機関との連携

3 秘密の保持は保助看法に規定されている看護師の義務。退職後も同じ。

P9〕 正常な胃液のpHはどれか。
1. pH 1〜2　2. pH 4〜5
3. pH 7〜8　4. pH 10〜11

1 空腹時の胃液のpHは1〜2，食事をすると4〜5になる。

P10〕 死の三徴候に含まれるのはどれか。（頻出）
1. 呼名反応の消失　2. 対光反射の消失
3. 肛門緊張の消失　4. 深部腱反射の消失

2 死の三徴候は心拍動停止，呼吸停止，瞳孔散大および対光反射消失。

P11〕 心原性ショックで直ちに現れる徴候はどれか。
1. 血圧の上昇　2. 体温の上昇
3. 尿量の増加　4. 脈拍数の増加

4 心原性ショックの初期には代償的に心拍数が増加する。

P12〕 呼吸困難がある患者の安楽な体位はどれか。
1. 起坐位　2. 仰臥位
3. 砕石位　4. 骨盤高位

1 呼吸困難がある場合，横隔膜が下降する起坐位にすると楽になる。

P13〕 尿の回数が異常に多い状態を表すのはどれか。（頻出）
1. 頻　尿　2. 乏　尿
3. 尿　閉　4. 尿失禁

1 頻尿：8回以上/日，乏尿：400 mL以下/日，無尿：100 mL以下/日。

P14〕 ジゴキシンの主な有害な作用はどれか。
1. 振　戦　2. 不整脈
3. 聴覚障害　4. 満月様顔貌〈ムーンフェイス〉

2 ジギタリス中毒に徐脈，不整脈，食欲不振，悪心・嘔吐などがある。

P15〕 ウイルスが原因で発症するのはどれか。
1. 血友病
2. 鉄欠乏性貧血
3. 再生不良性貧血
4. 成人T細胞白血病〈ATL〉

4 成人T細胞白血病はウイルスが原因。感染経路は主に経母乳感染。

正解　コメント

〔P16〕 医療機関における麻薬の取り扱いについて正しいのはどれか。

1. 麻薬と毒薬は一緒に保管する。
2. 麻薬注射液は複数の患者に分割して用いる。
3. 使用して残った麻薬注射液は病棟で廃棄する。
4. 麻薬注射液の使用後のアンプルは麻薬管理責任者に返却する。

正解：4　麻薬使用後のアンプルと注射液は麻薬管理責任者に返却する。

〔P17〕 主観的情報はどれか。

1. 呼吸数　2. 飲水量
3. 苦悶様の顔貌　4. 息苦しさの訴え

正解：4　主観的情報は患者や家族の訴えを指す。「息苦しい」などはその例。

〔P18〕 右片麻痺患者の寝衣交換で適切なのはどれか。（頻出）

1. 左から脱がせ，右から着せる。
2. 左から脱がせ，左から着せる。
3. 右から脱がせ，左から着せる。
4. 右から脱がせ，右から着せる。

正解：1　片麻痺患者の寝衣交換は，健側から脱がせて患側から着せる。

〔P19〕 転倒・転落するリスクの高い薬はどれか。

1. 去痰薬　2. 降圧薬
3. 抗菌薬　4. 消化酵素薬

正解：2　降圧薬は起立性低血圧を引き起こすことがあるので転倒・転落に注意。

〔P20〕 鎖骨下静脈へ中心静脈カテーテルを挿入する際に起こりやすい合併症はどれか。

1. 肺　炎　2. 気　胸
3. 嗄　声　4. 無気肺

正解：2　鎖骨下静脈穿刺時には胸膜を突き刺して気胸を起こすことがある。

〔P21〕 点滴静脈内注射の血管外漏出で注意すべき初期症状はどれか。

1. 疼　痛　2. 水　疱
3. 潰　瘍　4. 皮膚壊死

正解：1　点滴静脈内注射の血管外漏出の場合，初期症状として疼痛がある。

〔P22〕 湿性罨法はどれか。

1. 氷　枕　2. 冷パップ
3. 湯たんぽ　4. 電気あんか

正解：2　冷パップ，冷シップ，温パップ，温シップは湿性罨法である。

〔P23〕 気管内吸引の時間が長いと低下しやすいのはどれか。

1. 血　圧　2. 体　温
3. 血　糖　4. 動脈血酸素飽和度〈SaO_2〉

正解：4　気管内吸引時間が長いと動脈血酸素飽和度(SaO_2)が低下しやすい

正解　コメント

P24〕 思春期に特徴的にみられるのはどれか。
1. 愛着行動
2. 分離不安
3. 自己同一性の確立
4. 基本的信頼関係の確立

3 思春期には自己同一性の確立が特徴的にみられる。

P25〕 令和元年（2019年）の国民健康・栄養調査において，運動習慣のある女性の割合が最も高いのはどれか。（改変）（頻出）
1. 30～39歳　2. 40～49歳
3. 50～59歳　4. 60～69歳
5. 70歳以上

5 運動習慣者の割合は男女とも70歳以上が最も高い。

		正解	コメント
〔A1〕	日本の将来推計人口で2030年の65歳以上人口が総人口に占める割合に最も近いのはどれか。（改変） 1. 15%　2. 30%　3. 45%　4. 60%	2	老年人口の割合は，2030年に30.8%になると推計されている。
〔A2〕	日本の令和元年（2019年）における傷病別にみた通院者率が男女ともに最も高いのはどれか。（改変） 1. 腰痛症　2. 高血圧症 3. 歯の病気　4. 眼の病気	2	通院者率を傷病別にみると，男女とも高血圧症が最も高い。
〔A3〕	国民健康保険の保険者はどれか。2つ選べ。（改変） 1. 国　2. 都道府県 3. 市町村　4. 健康保険組合	2･3	国民健康保険の保険者は都道府県・市町村（特別区を含む）と国民健康保険組合である。
〔A4〕	医療従事者による十分な説明に基づく患者の同意を示すのはどれか。 1. エンパワメント 2. コンプライアンス 3. リスクマネジメント 4. インフォームド・コンセント	4	十分に説明を受けて納得することをインフォームド・コンセントという。
〔A5〕	受精から着床開始までの期間はどれか。 1. 1～2日　2. 6～7日 3. 13～14日　4. 20～21日	2	受精卵は受精後6～7日で着床する。正常な着床部位は子宮体部。
〔A6〕	思春期の子どもの親に対する行動の特徴で適切なのはどれか。 1. 親からの干渉を嫌うようになる。 2. 親と離れると不安な様子になる。 3. 親に秘密を打ち明けるようになる。 4. 親からの助言を素直に聞けるようになる。	1	思春期は家庭以外での人間関係が深まる時期で，親に反発するようになる。
〔A7〕	加齢によって衰えやすい機能はどれか。 1. 記銘力　2. 洞察力 3. 判断力　4. 統合力	1	高齢者は新しく体験したことを覚えておく記銘力が衰えやすい。
〔A8〕	要介護者に対し看護，医学的管理の下において必要な医療や日常生活上の世話を行う施設はどれか。 1. 授産施設　2. 保健センター 3. 介護老人保健施設　4. 特別養護老人ホーム	3	介護老人保健施設は医療ケアと生活サービスを併せ持つ施設である。

正解 コメント

A9〕 機能別看護方式の説明で正しいのはどれか。
1. 1人の看護師が毎日異なる患者を受け持つ。
2. 内容別に分類した看護業務を複数の看護師が分担して実施する。
3. 1人の看護師が1人の患者を入院から退院まで継続して受け持つ。
4. 患者をいくつかのグループに分け，各グループを専属の看護師チームが受け持つ。

2 機能別看護は，業務によって担当する看護師が異なる分業方式である。

A10〕 免疫機能に関与する細胞はどれか。
1. 血小板 2. 白血球
3. 網赤血球 4. 成熟赤血球

2 白血球は人体に侵入する細菌やウイルスなどを退治する働きをもつ。

A11〕 月経周期が順調な場合，最終月経の初日を0日とすると分娩予定日はどれか。
1. 240日目 2. 280日目
3. 320日目 4. 360日目

2 最終月経の初日を0日として，そこから40週(280日)が分娩予定日。

A12〕 最も緊急性の高い不整脈はどれか。
1. 心房細動 2. 心室細動
3. Ⅰ度房室ブロック 4. 完全右脚ブロック

2 心室細動は心室の収縮が行われない状態で，直ちに治療が必要である。

A13〕 急性の頭痛を起こす可能性が最も高いのはどれか。
1. 複視 2. 外斜視 3. 緑内障 4. 眼瞼下垂

3 緑内障は急激な眼圧上昇により急性の頭痛を起こすことがある。

A14〕 呼吸困難とはどれか。
1. 脈拍数の増加
2. 息苦しさの自覚
3. 動脈血酸素分圧〈PaO_2〉の低下
4. 経皮的動脈血酸素飽和度〈SpO_2〉の低下

2 呼吸をする際に息苦しさなどの自覚症状を有する状態を呼吸困難という。

A15〕 生活習慣病の一次予防はどれか。
1. 早期治療
2. 検診の受診
3. 適切な食生活
4. 社会復帰を目指したリハビリテーション

3 一次予防：健康増進，二次予防：早期発見・治療，三次予防：リハビリ。

A16〕 副作用（有害事象）として低血糖症状を起こす可能性があるのはどれか。
1. ジゴキシン 2. インスリン
3. フェニトイン 4. ワルファリン

2 インスリンの副作用に低血糖，アナフィラキシーショックなどがある。

正解　コメント

〔A17〕 医薬品に関する禁忌を示すことが定められているのはどれか。
1. 処方箋　2. 診断書
3. 看護記録　4. 添付文書

4　医薬品の添付文書に禁忌
や原則禁忌についての情
報が記載されている。

〔A18〕 関節可動域〈ROM〉の単位はどれか。
1. 回　2. 度　3. kg　4. cm

2　各関節が運動を行う際の
生理的な運動範囲，つま
り角度なので「度」を使う

〔A19〕 女性患者の床上排泄で洋式便器をあてる位置を図に示す。適切なのはどれか。

1.
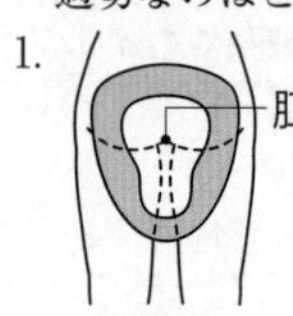

2.
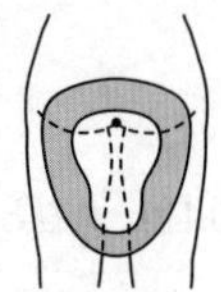

3.
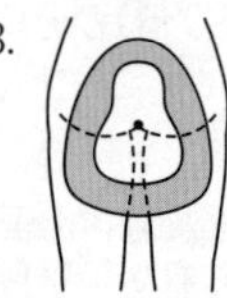

4.
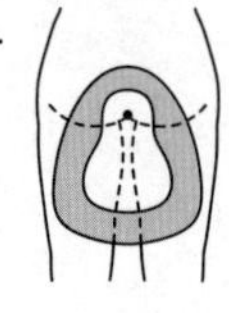

1　肛門が便器の中心にあ
り，便器をあてる向きも
正しい。

〔A20〕 シーツ交換時にシーツを引っ張る動作でボディメカニクスを応用した姿勢はどれか。
1. 両足を前後に開き，両膝を伸ばす。
2. 両足を前後に開き，両膝を曲げる。
3. 両足をそろえ，両膝を伸ばす。
4. 両足をそろえ，両膝を曲げる。

2　両足を肩幅程度に前後左
右に開き，両膝を曲げる
と安定して作業できる。

〔A21〕 生理食塩水の塩化ナトリウム濃度はどれか。
1. 0.9%　2. 5%　3. 9%　4. 15%

1　日本薬局方で塩化ナトリ
ウムを 0.9% 含有する食
塩水を生理食塩水と定義

〔A22〕 血中濃度を確認する必要性が最も高い医薬品はどれか。
1. アスピリン　2. フロセミド
3. テオフィリン　4. インドメタシン

3　テオフィリンの副作用発
現は血中濃度の上昇に起
因することが多い。

〔A23〕 静脈血採血の穿刺時の皮膚に対する針の適切な刺入角度はどれか。（頻出）
1. 10〜30 度　2. 35〜40 度
3. 55〜60 度　4. 75〜80 度

1　静脈血採血の針の刺入角
度は皮膚に対して 10〜
30 度が適切である。

〔A24〕 体位ドレナージの直接の目的はどれか。
1. 痛みの軽減　2. 睡眠の導入
3. 排痰の促進　4. 廃用症候群の予防

3　体位ドレナージは，重力
を利用して痰などの分泌
物の喀出を促進する。

正解　コメント

A25〕 振動が原因となる職業性疾病はどれか。（頻出）
1. 中皮腫　2. 熱中症
3. 高山病　4. 白ろう病

4　長時間振動を受けると手指の血行障害などの白ろう病を起こすことがある。

P1〕 日本の令和4年（2022年）における合計特殊出生率はどれか。（改変）（頻出）
1. 0.86　2. 1.26　3. 1.86　4. 2.36

2　令和4年の合計特殊出生率は1.26である。

P2〕 警察庁の「令和4年（2022年）中における自殺の状況」の自殺者の原因・動機のうち最も多いのはどれか。（改変）（頻出）
1. 学校問題　2. 家庭問題
3. 勤務問題　4. 健康問題

4　1位：健康問題，2位：家庭問題，3位：経済・生活問題。

P3〕 食中毒の原因となるのはどれか。
1. セラチア　2. カンジダ
3. サルモネラ　4. クラミジア

3　サルモネラは感染型食中毒を起こす原因菌である。

P4〕 要介護状態の区分の審査判定業務を行うのはどれか。
1. 介護認定審査会　2. 介護保険審査会
3. 社会福祉協議会　4. 社会保障審議会

1　要介護認定は市町村（特別区を含む）の介護認定審査会で行われる。

P5〕 社会的欲求はどれか。
1. 安全の欲求　2. 帰属の欲求
3. 睡眠の欲求　4. 排泄の欲求

2　帰属の欲求は集団に属していたいという欲求で社会生活に不可欠なもの。

P6〕 乳幼児で人見知りが始まる時期はどれか。
1. 生後 1〜 2か月　2. 生後 6〜 8か月
3. 生後18〜24か月　4. 生後36〜42か月

2　乳幼児の社会性の発達として，人見知りは6〜8か月ころにみられる。

P7〕 人口年齢区分における15歳から64歳までの年齢区分はどれか。（頻出）
1. 従属人口　2. 年少人口
3. 老年人口　4. 生産年齢人口

4　年少人口：0〜14歳，生産年齢人口：15〜64歳，老年人口：65歳以上。

P8〕 令和3年（2021年）の国民生活基礎調査で，世帯総数における核家族世帯の割合に最も近いのはどれか。（改変）（頻出）
1. 30%　2. 45%　3. 60%　4. 75%

3　令和3年（2021年）の核家族世帯の割合は59.1%である。

P9〕 介護保険法に基づき訪問看護を行うことができる職種はどれか。
1. 医　師　2. 薬剤師
3. 理学療法士　4. 介護福祉士

3　主治医の指示書をもとに理学療法士の訪問看護が認められている。

正解　（コメント）

〔P10〕 嚥下困難のある患者への嚥下訓練において連携する職種で最も適切なのはどれか。
1. 歯科技工士　2. 言語聴覚士
3. 義肢装具士　4. 臨床工学技士

2 言語聴覚士法に「医師，歯科医師の指示のもとに嚥下訓練が行える」とある。

〔P11〕 体温を調節しているのはどれか。
1. 橋　2. 小 脳　3. 中 脳　4. 視床下部

4 視床下部は体温調節，摂食・飲水行動，自律神経系調節などの中枢である。

〔P12〕 意識障害がある患者への救命救急処置で最も優先されるのはどれか。
1. 保 温　2. 輸 液
3. 酸素吸入　4. 気道確保

4 呼吸があれば気道確保を行う。呼吸がなければ心マッサージを優先する。

〔P13〕 低体温が起こるのはどれか。
1. 尿崩症
2. 褐色細胞腫
3. 甲状腺機能低下症
4. Cushing〈クッシング〉症候群

3 甲状腺機能低下症は代謝が低下して，低体温，寒がり，眼瞼浮腫などが起こる。

〔P14〕 チアノーゼが出現するのはどれか。（頻出）
1. 血清鉄の増加
2. 血中酸素分圧の上昇
3. 血中二酸化炭素分圧の上昇
4. 血中還元ヘモグロビン量の増加

4 チアノーゼは血中還元ヘモグロビンが 5 g/dL 以上含まれる状態である。

〔P15〕 貧血の定義で正しいのはどれか。
1. 血圧が下がること
2. 脈拍を自覚すること
3. 立ち上がると失神すること
4. 血色素量が減っていること

4 貧血の指標に血中ヘモグロビン濃度（血色素量）の減少がある。

〔P16〕 抗がん薬の副作用（有害事象）である骨髄抑制を示しているのはどれか。
1. 嘔 吐　2. 下 痢
3. 神経障害　4. 白血球減少

4 抗がん薬の骨髄抑制によって白血球減少が起こり易感染性になる。

〔P17〕 貼付剤として用いられる薬剤はどれか。
1. フェンタニル　2. リン酸コデイン
3. モルヒネ塩酸塩　4. オキシコドン塩酸塩

1 フェンタニルは経皮吸収に適した小さい分子量の麻薬性鎮痛薬である。

	正解	コメント
P18〕 患者とのコミュニケーションで適切なのはどれか。 1. 専門用語を用いて説明する。 2. 視線を合わせずに会話をする。 3. 沈黙が生じたら会話を終える。 4. 患者の非言語的な表現を活用する。	4	表情やしぐさなど，言葉以外のメッセージを同時に読み取ることが重要。
P19〕 成人の安静時における所見で異常なのはどれか。 1. 体温 36.2℃　2. 呼吸数 12/分 3. 脈拍 116/分　4. 血圧 128/84 mmHg	3	安静時の成人の脈拍数は60～80回/分が基準で，116回/分は異常。
P20〕 成人男性の間欠的導尿においてカテーテルを挿入する長さで適切なのはどれか。（頻出） 1. 6～ 8 cm　2. 12～14 cm 3. 18～20 cm　4. 24～26 cm	3	成人男性の尿道は16～18 cmなのでカテーテルは18～20 cm挿入する。
P21〕 最も高い照度を必要とするのはどれか。 1. 病　室　2. 手術野 3. 外来の廊下　4. ナースステーション	2	手術室は1,000ルクス，手術野は2万ルクス以上とされている。
P22〕 成人の鼻孔から噴門までの長さで適切なのはどれか。 1. 5～15 cm　2. 25～35 cm 3. 45～55 cm　4. 65～75 cm	3	鼻孔から胃までは約50 cmである。
P23〕 輸液ポンプに設定する項目はどれか。 1. 流　量　2. 開始時刻 3. 薬剤の濃度　4. 薬剤の処方内容	1	輸液ポンプには流量と投与総量を設定する機能がある。
P24〕 医療用酸素ボンベと酸素流量計とを図に示す。酸素の流量を調節するのはどれか。 1. ① 2. ② 3. ③ 4. ④	3	③の流量調節つまみを回して酸素の流量を調節する。
P25〕 直流除細動器の使用目的はどれか。 1. 呼吸の促進　2. 血圧の降下 3. 不整脈の治療　4. 意識レベルの評価	3	心室細動などの不整脈に対し直流除細動器で洞性リズムへの回復を試みる。

正解　コメント

〔A1〕 日本の令和４年(2022 年)の生産年齢人口の構成割合に最も近いのはどれか。(改変)(頻出)
1. 50%　2. 60%　3. 70%　4. 80%

2　令和４年の生産年齢人(15〜64 歳）の構成割は 59.4%で減少傾向。

〔A2〕 運動習慣が身体機能に与える影響で正しいのはどれか。
1. 筋肉量の減少　2. 体脂肪率の増加
3. 最大換気量の減少　4. 基礎代謝量の増加

4　運動は基礎代謝量を増させ，メタボリックシドロームの予防につなる。

〔A3〕 日本の令和３年（2021 年）における業務上疾病で発生件数が最も多いのはどれか。(改変)(頻出)
1. 振動障害
2. 騒音による耳の疾患
3. 負傷に起因する疾病
4. 病原体による疾病

4　業務上疾病の中では病体による疾病が最多で，ほとんどが新型コロナイルス罹患によるものある。

〔A4〕 介護保険の給付はどれか。
1. 年金給付　2. 予防給付
3. 求職者給付　4. 教育訓練給付

2　介護保険には介護給(要介護 1〜5）と予防付（要支援 1，2）がる。

〔A5〕 臨床研究を行うときに，研究対象者の立場を擁護するために審査を行う組織はどれか。
1. 教育委員会　2. 倫理委員会
3. 医療事故調査委員会　4. 院内感染対策委員会

2　倫理委員会は被験者の権を守り，研究が円滑推進するよう審査する織。

〔A6〕 正期産の定義はどれか。
1. 妊娠 36 週 0 日から 40 週 6 日
2. 妊娠 37 週 0 日から 41 週 6 日
3. 妊娠 38 週 0 日から 42 週 6 日
4. 妊娠 39 週 0 日から 43 週 6 日

2　早産 22 週 0 日〜36 週日，正期産 37 週 0 日41 週 6 日，過期産 42 以降。

〔A7〕 日本の女性の平均閉経年齢に最も近いのはどれか。
1. 40 歳　2. 45 歳　3. 50 歳　4. 55 歳

3　日本人の平均閉経年齢約 50 歳。その前後 5 間を更年期と呼ぶ。

〔A8〕 日本の令和３年（2021 年）における家族の世帯構造で最も少ないのはどれか。(改変)(頻出)
1. 単独世帯
2. 三世代世帯
3. 夫婦のみの世帯
4. 夫婦と未婚の子のみの世帯

2　三世代世帯は年々減少しており，令和３年4.9%で最も少ない。

〔A9〕 保健所の設置主体で正しいのはどれか。
1. 国　2. 都道府県
3. 社会福祉法人　4. 独立行政法人

2　保健所の設置主体は都府県，指定都市，中核市の他政令市，東京 23 区

正解　　コメント

A10〕 チーム医療で正しいのはどれか。
1. 国家資格を持つ者で構成される。
2. リーダーとなる職種を固定する。
3. 他施設との間で行うことはできない。
4. メンバー間で情報を共有して意思決定をする。

4　チーム医療では，患者のケアに必要な情報が適切に共有されることが重要。

A11〕 内分泌器官はどれか。
1. 乳　腺　　2. 涙　腺
3. 甲状腺　　4. 唾液腺

3　甲状腺は体液中にホルモンを直接分泌する内分泌腺である。他は外分泌腺。

A12〕 臓器の移植に関する法律における脳死の判定基準に含まれるのはどれか。（頻出）
1. 低体温　　2. 心停止
3. 平坦脳波　　4. 下顎呼吸

3　深昏睡，瞳孔固定，脳幹反射消失，自発呼吸消失，平坦脳波が 6 時間継続で脳死と判定。

A13〕 高齢者の体重に占める水分量の割合に最も近いのはどれか。
1. 45%　　2. 55%　　3. 65%　　4. 75%

2　体重に占める水分量割合は，新生児 75%，成人 60%，高齢者 55%。

A14〕 徐脈性の不整脈で起こりやすいのはどれか。
1. 失　語　　2. 失　行
3. 失　神　　4. 失　明

3　徐脈性不整脈では，めまいや失神発作が起こりやすい。

A15〕 糖尿病の血糖コントロールの指標となる検査値はどれか。
1. 総ビリルビン
2. 総コレステロール
3. グリコヘモグロビン
4. クレアチニンクリアランス

3　グリコヘモグロビン（HbA1c）で 1～2 か月前からの血糖の状態がわかる。

A16〕 認知症の中核症状はどれか。
1. 幻　聴　　2. 抑うつ
3. 希死念慮　　4. 見当識障害

4　認知症の中核症状は記憶障害や見当識障害。周辺症状に徘徊やせん妄など。

A17〕 ステロイド薬の副作用（有害事象）はどれか。
1. 便　秘　　2. 口内炎
3. 低血圧　　4. 骨粗鬆症

4　ステロイドの副作用に感染症，胃腸障害，白内障，骨粗鬆症などがある。

A18〕 骨盤底筋訓練が最も有効なのはどれか。
1. 溢流性尿失禁　　2. 切迫性尿失禁
3. 反射性尿失禁　　4. 腹圧性尿失禁

4　腹圧性尿失禁は骨盤底筋の機能低下により起こるので骨盤底筋訓練が有効。

	正解	コメント

〔A19〕 口腔ケアで適切なのはどれか。
1. 歯肉出血がある場合は実施しない。
2. 含嗽ができない患者には禁忌である。
3. 経口摂取の有無に関係なく実施する。
4. 総義歯の場合は義歯を入れた状態で実施する。

正解：3　経口摂取でない場合，唾
液分泌量減少で自浄作用
が低下。口腔ケアは必要

〔A20〕 医療法施行規則に定められている療養病床に係る多床室の床面積は，患者1人につき［　　］m^2以上である。
［　　］に入るのはどれか。
1. 2.3　　2. 3.3　　3. 4.3　　4. 5.3

正解：なし　選択肢に正解がないため
採点対象から除外された

〔A21〕 注射針を皮膚に対して45～90度の角度で刺入するのはどれか。（頻出）
1. 皮内注射　　2. 皮下注射
3. 筋肉内注射　　4. 静脈内注射

正解：3　針の刺入角度は，皮内
ほぼ水平，皮下：10～
30°，筋肉内：45～90°。

〔A22〕 薬剤の血中濃度の上昇が最も速い与薬方法はどれか。
1. 坐　薬　　2. 経口薬
3. 筋肉内注射　　4. 静脈内注射

正解：4　静脈内注射＞筋肉内注射
＞皮下注射＞経口薬の順
に作用発現が速い。

〔A23〕 患者が自己採血で簡単に測定できるのはどれか。
1. 血　糖　　2. カリウム
3. カルシウム　　4. アルブミン

正解：1　簡易血糖測定器を使え
ば，自己採血で得た少量
の血液で血糖値がわかる

〔A24〕 ベンチュリーマスクの写真を別に示す。
酸素流量の設定と併せて吸入酸素濃度を調節するのはどれか。
1. ①
2. ②
3. ③
4. ④

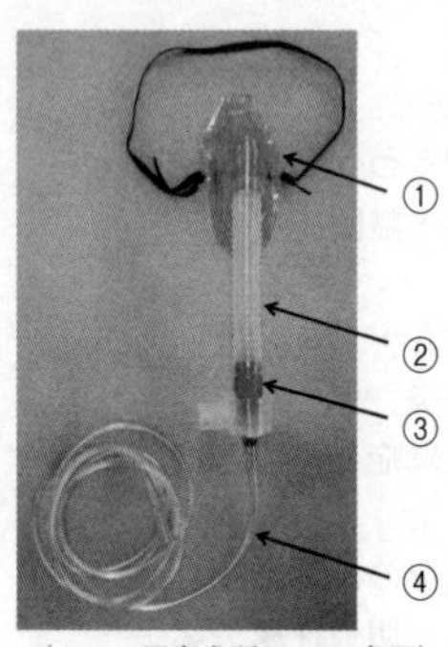

（カラー写真巻頭 No. 13 参照）

正解：3　③はダイリューター（濃
度調節アダプタ）で，酸
素流量に合わせて使う。

〔A25〕 災害による心理的ストレスが身体反応として最も強く現れる時期はどれか。
1. 発災後3～7日　　2. 発災後2週～1か月
3. 発災後半年～3年　　4. 発災後4年目以降

正解：1　発災後3～7日の急性期
に心理的ストレスが身体
反応として強く出る。

正解　(コメント)

P1〕 日本の令和3年（2021年）における男性の平均寿命はどれか。(改変)(頻出)

1. 71.47年　2. 76.47年
3. 81.47年　4. 86.47年

3　令和3年の平均寿命：男81.47年，女87.57年。

P2〕 日本の令和元年（2019年）の国民健康・栄養調査における男性の喫煙習慣者の割合はどれか。(改変)

1. 17.1%　2. 27.1%
3. 57.1%　4. 77.1%

2　令和元年の喫煙習慣：男27.1%，女7.6%。

P3〕 地球温暖化をもたらす温室効果ガスはどれか。

1. 酸　素　2. 水　素
3. 窒　素　4. 二酸化炭素

4　二酸化炭素やメタンは温室効果ガスで，地球温暖化の原因になっている。

P4〕 終末期に自分がどのような医療を受けたいかをあらかじめ文書で示しておくのはどれか。

1. アドヒアランス
2. リビングウィル
3. セカンドオピニオン
4. インフォームド・コンセント

2　リビングウィルとは生前の自分の意思を書面で伝えておくものである。

P5〕 医師の指示がある場合でも看護師に禁止されている業務はどれか。

1. 静脈内注射
2. 診断書の交付
3. 末梢静脈路の確保
4. 人工呼吸器の設定の変更

2　診断書の作成・交付は医師，歯科医師および獣医師のみに認められている。

P6〕 学童期の正常な脈拍数はどれか。

1. 50～70/分　2. 80～100/分
3. 110～130/分　4. 140～160/分

2　脈拍数：乳児110～130，幼児90～110，学童80～100，成人60～80。

P7〕 加齢に伴い老年期に上昇するのはどれか。

1. 腎血流量　2. 最大換気量
3. 空腹時血糖　4. 神経伝導速度

3　筋肉量や運動量の減少で耐糖能が低下するため老年期は空腹時血糖が上昇。

P8〕 医療法には「診療所とは，患者を入院させるための施設を有しないもの又は［　　］人以下の患者を入院させるための施設を有するもの」と定められている。
［　　］に入るのはどれか。

1. 16　2. 17　3. 18　4. 19

4　診療所はベッドをもたない，あるいは1～19床のベッド数をもつ医療施設。

正解 (コメント)

〔P9〕 介護支援専門員が行うのはどれか。
1. 通所介護の提供
2. 福祉用具の貸与
3. 短期入所生活介護の提供
4. 居宅サービス計画の立案

4 介護支援専門員（ケアマネジャー）は居宅サービスの利用計画を立案する

〔P10〕 成人の膀胱の平均容量はどれか。
1. 100 mL 2. 500 mL
3. 1,000 mL 4. 1,500 mL

2 成人の機能的膀胱容量(昼間の最大容量)は平均500 mL とされている。

〔P11〕 不随意筋はどれか。
1. 心 筋 2. 僧帽筋
3. 大殿筋 4. ヒラメ筋

1 心筋は骨格筋と同じく横紋筋だが，自律神経支配の不随意筋に含まれる。

〔P12〕 特定の抗原となる物質によって生じるアレルギー反応で引き起こされるショックはどれか。
1. 心原性ショック
2. 出血性ショック
3. 神経原性ショック
4. アナフィラキシーショック

4 食物，蜂毒，薬剤などが原因でアナフィラキシーショックを引き起こす。

〔P13〕 咳嗽が起こりやすいのはどれか。
1. 右心不全 2. 左心不全
3. 心筋梗塞 4. 肺梗塞

2 左心不全は肺うっ血による症状として労作時呼吸困難，咳嗽などを起こす

〔P14〕 浮腫が生じやすいのはどれか。
1. 甲状腺機能亢進症 2. 過剰な運動
3. 低栄養 4. 熱中症

3 低栄養→低アルブミン血症→血漿膠質浸透圧の低下→全身性の浮腫。

〔P15〕 貧血の診断に用いられるのはどれか。
1. 血糖値 2. 尿酸値
3. C 反応性蛋白値 4. ヘモグロビン濃度

4 男性でヘモグロビン濃度13.0 g/dL 未満，女性で12.0 g/dL 未満が貧血。

〔P16〕 C 型慢性肝炎に使用するのはどれか。
1. ドパミン 2. インスリン
3. リドカイン 4. インターフェロン

4 インターフェロンはウイルス増殖の阻止作用がありC 型肝炎の治療に使う。

〔P17〕 カルシウム拮抗薬の服用時に避けた方がよい食品はどれか。
1. 納 豆 2. 牛 乳
3. わかめ 4. グレープフルーツ

4 グレープフルーツはCa拮抗薬の代謝を妨げ，血中濃度を上げ効果を増強

	正解	コメント
P18〕 患者の洗髪の介助方法で適切なのはどれか。 1. 脱脂綿で耳栓をする。 2. 43～44℃の湯をかける。 3. 指の腹を使って洗う。 4. 強い振動を加えて洗う。	3	洗髪の際は頭皮を傷つけないよう指の腹を使って洗う。湯温は40～41℃。
P19〕 全身清拭時，洗面器に準備する湯の温度で適切なのはどれか。 1. 20～25℃　2. 30～35℃ 3. 40～45℃　4. 50～55℃	4	湯温を 50～55℃にすると，皮膚に当たる際に40～42℃程度となり心地よい。
P20〕 スタンダードプリコーションの対象はどれか。(頻出) 1. 汗　2. 爪　3. 唾　液　4. 頭　髪	3	血液，汗を除く体液，分泌物，排泄物，粘膜，損傷した皮膚を感染源とする。
P21〕 経鼻経管栄養法の体位で適切なのはどれか。 1. Fowler〈ファウラー〉位　2. 仰臥位 3. 腹臥位　4. 側臥位	1	経鼻経管栄養法ではファウラー位を保ち，胃食道逆流や誤嚥を防ぐ。
P22〕 成人用輸液セット 1 mL 当たりの滴下数はどれか。 1. 20 滴　2. 40 滴 3. 60 滴　4. 80 滴	1	輸液セットは 1 mL あたり20滴の成人用と 1 mL あたり 60 滴の小児用（微量用）がある。
P23〕 ゴム製湯たんぽに入れる湯の温度で適切なのはどれか。 1. 40℃程度　2. 60℃程度 3. 80℃程度　4. 100℃程度	2	ゴム製湯たんぽは 60℃程度，金属製湯たんぽは80℃程度の湯温にする。
P24〕 鼻腔内の吸引で正しいのはどれか。 1. 無菌操作で行う。 2. 吸引圧をかけた状態で吸引チューブを挿入する。 3. 鼻翼から一定の距離で固定して吸引する。 4. 吸引チューブを回転させながら吸引する。	4	同一部位に長時間吸引圧をかけないようチューブを回転させながら吸引する。
P25〕 母乳栄養で不足しやすいのはどれか。 1. ビタミンA　2. ビタミンB 3. ビタミンC　4. ビタミンE 5. ビタミンK	5	母乳にはビタミンKが少ないので母乳栄養児は出血しやすい。

正解　コメント

〔A1〕　令和元年（2019 年）の国民生活基礎調査による有訴者率（人口千対）で正しいのはどれか。（改変）
1. 52.5　2. 102.5　3. 302.5　4. 502.5

3　有訴者とは病気などで自覚症状を覚えている人をいう。有訴者率は302.5

〔A2〕　令和 3 年（2021 年）の感染症発生動向調査による年間の性感染症〈STD〉報告数で最も多いのはどれか。（改変）
1. 性器クラミジア感染症
2. 尖圭コンジローマ
3. 性器ヘルペス
4. 淋菌感染症

1　性器クラミジア感染症は約 3 万人で 1 位。2 位は淋菌感染症（令和 3 年）。

〔A3〕　令和 2 年（2020 年）の国民医療費はどれか。（改変）
1. 約 430 億円　2. 約 4,300 億円
3. 約　3 兆円　4. 約　43 兆円

4　令和 2 年の国民医療費は 42 兆 9,665 億円で，国民 1 人あたり 34 万 60[illegible]円。

〔A4〕　介護保険法で第 1 号被保険者と規定されているのはどれか。
1. 45 歳以上　2. 55 歳以上
3. 65 歳以上　4. 75 歳以上

3　第 1 号は 65 歳以上，第 2 号は 40 歳以上 65 歳未満の医療保険加入者。

〔A5〕　看護師の業務従事者届の届出の間隔として規定されているのはどれか。（頻出）
1. 1 年　2. 2 年　3. 5 年　4. 10 年

2　業務従事者届に現況を記載して 2 年ごとに都道府県知事に届け出る。

〔A6〕　標準的な発育をしている乳児の体重が出生時の体重の約 2 倍になる時期はどれか。
1. 生後 3 か月　2. 生後　6 か月
3. 生後 9 か月　4. 生後 12 か月

1　標準的な乳児の体重が出生時の約 2 倍になるのは生後 3～4 か月ころ。

〔A7〕　第二次性徴による身体の変化で正しいのはどれか。
1. 精　通　2. 体重減少
3. 内臓脂肪の増加　4. 第 1 大臼歯の萌出

1　精通とは初めて精液を出す現象（射精）で，第二次性徴にみられる。

〔A8〕　老年期の身体的な特徴で正しいのはどれか。（頻出）
1. 尿量の増加
2. 味覚の感度の向上
3. 体温調節能の低下
4. 外来抗原に対する抗体産生の亢進

3　老年期には暑さや寒さに対する感覚が鈍くなる。

〔A9〕　医療法で「地域の医療従事者の資質の向上を図るための研修を行わせる能力を有すること」と定められているのはどれか。
1. 助産所　2. 診療所
3. 特定機能病院　4. 地域医療支援病院

4　地域医療支援病院は都道府県立病院などの地域医療を提供する。

正解　　　コメント

A10〕 ヒューマンエラーによる医療事故を防止するための対策で最も適切なのはどれか。
1. 性格検査の実施
2. 事故発生時の罰則の規定
3. 注意力強化のための訓練の実施
4. 操作を誤りにくい医療機器の導入

4　ヒューマンエラーによる事故防止に誤操作しにくい医療機器の導入は有効。

A11〕 大動脈に血液を送り出す部位はどれか。
1. 左心室　2. 右心室
3. 左心房　4. 右心房

1　左心室は，左心房から受けた動脈血を大動脈に送り循環させる。

A12〕 喀血が起こる出血部位で正しいのはどれか。
1. 頭蓋内　2. 気　道
3. 食　道　4. 胆　道

2　喀血とは，気道（肺，気管支，気管）からの出血のことである。

A13〕 胸痛を訴えるのはどれか。
1. 髄膜炎　2. 腎結石
3. 急性心筋梗塞　4. Ménière〈メニエール〉病

3　急性心筋梗塞では，突然の前胸部痛が30分以上持続する。

A14〕 小脳失調でみられるのはどれか。
1. 下肢の麻痺が認められる。
2. 姿勢保持が困難になる。
3. 血圧が不安定になる。
4. 体がこわばる。

2　小脳失調では協調運動や歩行の障害，眼振や筋緊張低下などが認められる。

A15〕 せん妄の誘発因子はどれか。
1. 身体拘束　2. 心血管障害
3. 低栄養状態　4. 電解質バランス異常

1　身体拘束による睡眠妨害などの誘発因子が，せん妄に促進的に作用する。

A16〕 目的とする効果が安定して発現するまでに最も時間がかかる薬はどれか。
1. 睡眠薬　2. 鎮痛薬
3. 抗うつ薬　4. 抗血栓薬

3　抗うつ薬は，効果が明らかになるまでに数日～数週間を要する。

正解　コメント

〔A17〕 医薬品表示を別に示す。
劇薬の表示で正しいのはどれか。(頻出)
1. ①　2. ②　3. ③　4. ④

①

黒地，枠なし，白字

②
劇
白地，黒枠，黒字

③
劇
赤地，枠なし，白字

④
劇
白地，赤枠，赤字

(カラー写真巻頭 No. 14 参照)

4　劇薬は白地，赤枠，赤字で薬品名（劇）の字を表示する。

〔A18〕 自力での摂取が困難な臥床患者の食事介助で適切なのはどれか。
1. 水分摂取の介助を控える。
2. 仰臥位の姿勢を保持するよう介助する。
3. 食事内容が見える位置に食器を配置する。
4. 患者の下顎が上がるよう上方からスプーンで介助する。

3　食事内容が見える位置への配置は患者の食欲増進への援助に繋がる。

〔A19〕 足浴の効果で最も期待されるのはどれか。
1. 食欲増進　2. 睡眠の促進
3. 筋緊張の亢進　4. 皮膚温の低下

2　足浴は皮膚温を上昇させ，睡眠の促進をもたらす。

〔A20〕 療養施設，社会福祉施設等が集合して設置されている地域の昼間の騒音について，環境基本法に基づく環境基準で定められているのはどれか。
1. 20 dB 以下　2. 50 dB 以下
3. 80 dB 以下　4. 110 dB 以下

2　環境基本法で，特に静穏を必要とする地域における昼間の騒音の基準値は50 dB 以下。夜間は40 dB 以下。

〔A21〕 オートクレーブによる滅菌法はどれか。
1. 乾熱滅菌　2. プラズマ滅菌
3. 高圧蒸気滅菌　4. 酸化エチレンガス滅菌

3　高圧蒸気滅菌ではオートクレーブを使用する。

	問題	正解	コメント
A22〕	点滴静脈内注射中の刺入部位の腫脹を確認したときに，最初に実施するのはどれか。 1. 体位を変える。 2. 注入を中止する。 3. 刺入部位を挙上する。 4. 周囲のマッサージを行う。	2	刺入部位の腫脹は，針が正しく静脈内に入らずに血管外に点滴液が漏れていることが考えられ，このようなときは直ちに点滴を止めて医師に報告する。
A23〕	成人患者の気管内の一時的吸引における吸引圧で正しいのはどれか。（頻出） 1. －100～－150 mmHg 2. －200～－250 mmHg 3. －300～－350 mmHg 4. －400～－450 mmHg	1	吸引圧は－100～－150 mmHg とする。
A24〕	包帯法の原則として適切なのはどれか。 1. 患部を強く圧迫する。 2. 屈伸可能な関節は固定する。 3. 中枢から末梢に向けて巻く。 4. 使用部位によって包帯を使い分ける。	4	包帯は末梢から中枢に向けて巻き，使用部位によって使い分ける。
A25〕	経腟分娩の正常な経過で最初に起こるのはどれか。 1. 発　露　　2. 排　臨 3. 胎盤の娩出　　4. 児頭の娩出 5. 子宮口の全開大	5	分娩1期：陣痛開始～/2期：子宮口全開大～/3期：胎児娩出～。
P1〕	日本の令和4年（2022年）の死亡数はどれか。（改変）（頻出） 1. 約 67万人　　2. 約 97万人 3. 約157万人　　4. 約187万人	3	令和4年の死亡数は156万8,961人。
P2〕	令和元年（2019年）の国民健康・栄養調査による40歳代男性の肥満者の割合に最も近いのはどれか。（改変）（頻出） 1. 20%　2. 40%　3. 60%　4. 80%	2	40歳代男性の肥満者の割合は39.7%（令和元年）。
P3〕	光化学オキシダントの原因物質はどれか。 1. ヒ　素　　2. フロン 3. 窒素酸化物　　4. ホルムアルデヒド	3	窒素酸化物のほか，炭化水素も光化学オキシダントの原因物質である。
P4〕	後期高齢者医療制度が定められているのはどれか。 1. 医療法 2. 健康保険法 3. 高齢社会対策基本法 4. 高齢者の医療の確保に関する法律	4	高齢者医療確保法は75歳以上の後期高齢者を対象としている。

正解　コメント

〔P5〕 国際看護師協会〈ICN〉による看護師の倫理綱領における看護師の基本的責任はどれか。
1. 疾病の回復　2. 医師の補助
3. 苦痛の緩和　4. 薬剤の投与

3　看護師の基本的責任は①健康増進，②疾病予防，③健康回復，④苦痛緩和。

〔P6〕 肺サーファクタントの分泌によって胎児の肺機能が成熟する時期はどれか。
1. 在胎 10 週ころ　2. 在胎 18 週ころ
3. 在胎 26 週ころ　4. 在胎 34 週ころ

4　26 週で肺の構造が完成し，34 週で肺機能が成熟する。

〔P7〕 入院患者の与薬時に誤認を防止するために確認するのは患者の名前とどれか。
1. 診察券　2. お薬手帳
3. 健康保険証　4. ネームバンド

4　誤認防止には①患者の名前，②患者識別バンド(ネームバンド)を確認する。

〔P8〕 基礎代謝量が最も多い時期はどれか。
1. 青年期　2. 壮年期
3. 向老期　4. 老年期

1　基礎代謝量は年齢とともに低下し，成人後も徐々に低下する。

〔P9〕 介護老人保健施設の設置目的が定められているのはどれか。
1. 介護保険法　2. 健康保険法
3. 地域保健法　4. 老人福祉法

1　介護老人保健施設は介護保険法に規定されている。

〔P10〕 病床数 300 床以上の医療機関で活動する感染制御チームで適切なのはどれか。
1. 医師で構成される。
2. 各病棟に配置される。
3. アウトブレイク時に結成される。
4. 感染症に関するサーベイランスを行う。

4　定期的に感染症の発生動向を監視することも感染制御チームの業務。

〔P11〕 神経伝達物質はどれか。
1. アルブミン　2. フィブリン
3. アセチルコリン　4. エリスロポエチン

3　神経伝達物質にはアセチルコリン，ドパミン，アドレナリンなどがある。

〔P12〕 キューブラー・ロス，E. による死にゆく人の心理過程で第2段階はどれか。
1. 死ぬことへの諦め
2. 延命のための取り引き
3. 死を認めようとしない否認
4. 死ななければならないことへの怒り

4　第 1 段階：否認→第 2 段階：怒り→第 3 段階：取引→第 4 段階：抑うつ→第 5 段階：受容。

	正解	コメント
P13〕 下血がみられる疾患はどれか。 1. 肝嚢胞　2. 大腸癌 3. 卵巣癌　4. 腎盂腎炎	2	下血（血便）は消化性潰瘍や腫瘍による消化管の出血である。
P14〕 無尿の定義となる1日の尿量はどれか。（頻出） 1. 0 mL　2. 100 mL 未満 3. 400 mL 未満　4. 700 mL 未満	2	1日の尿量が400 mL以下を乏尿といい，100 mL以下を無尿という。
P15〕 飛沫感染するのはどれか。（頻出） 1. 疥　癬　2. コレラ 3. A型肝炎　4. インフルエンザ	4	飛沫感染とは咳などの至近距離での感染で，インフルエンザや百日咳など。
P16〕 水痘の症状はどれか。 1. 耳下腺の腫脹 2. 両頬部のびまん性紅斑 3. 水疱へと進行する紅斑 4. 解熱前後の斑状丘疹性発疹	3	水痘では，全身に形成された水疱が二次的に細菌感染することがある。
P17〕 血漿と等張のブドウ糖溶液の濃度はどれか。 1. 5%　2. 10%　3. 20%　4. 50%	1	血漿と浸透圧が等しい液として，生理食塩水と5%ブドウ糖液がある。
P18〕 ジャパン・コーマ・スケール〈JCS〉で「刺激しても覚醒せず痛み刺激に対して払いのけるような動作をする」と定義されるのはどれか。 1. Ⅰ-3　2. Ⅱ-20 3. Ⅲ-100　4. Ⅲ-300	3	刺激しても覚醒しない⇒Ⅲ/刺激に対して払いのける⇒100。
P19〕 グリセリン浣腸を実施する際，腸管穿孔の危険性が最も高い体位はどれか。（頻出） 1. 立　位　2. 仰臥位 3. 腹臥位　4. 左側臥位	1	グリセリン浣腸を立位で行うと腸管穿孔の危険がある。

過去問 第106回

〔P20〕 体位を図に示す。
Sims〈シムス〉位はどれか。

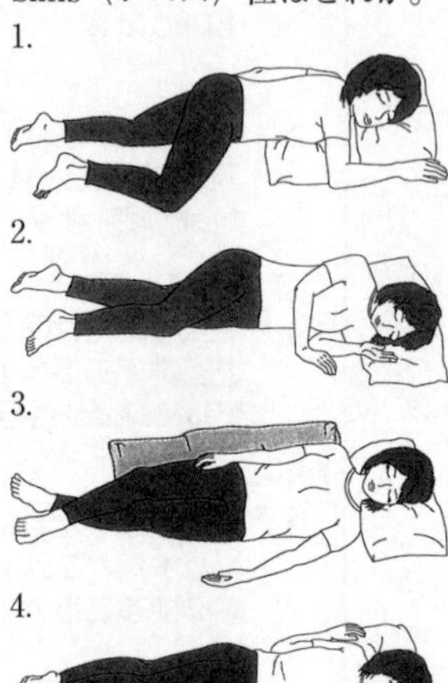

〔P21〕 Kaup〈カウプ〉指数の計算式はどれか。

1. $\dfrac{\text{体重（g）}}{\text{身長（cm）}^2}\times 10$

2. $\dfrac{\text{体重（g）}}{\text{身長（cm）}^3}\times 10^4$

3. $\dfrac{\text{体重（kg）}}{\text{身長（m）}^2}$

4. $\dfrac{\text{実測体重（kg）}-\text{標準体重（kg）}}{\text{標準体重（kg）}}\times 100$

〔P22〕 針刺し事故によって感染するのはどれか。
1. RS ウイルス
2. B 型肝炎ウイルス
3. ヘルペスウイルス
4. サイトメガロウイルス

正解　（コメント）

1　シムス位（半腹臥位）は仰臥位と側臥位の中間。直腸診などに用いられる

1　カウプ指数は乳幼児（か月～5 歳）の発育状態の評価に用いられる。はローレル指数の計算式，3 は BMI の計算式，4 は肥満度の計算式である。

2　医療従事者の針刺し事故では，常に B 型肝炎ウイルスの有無の検討が必要

正解　コメント

P23〕氷枕の作り方で適切なのはどれか。
1. 氷を隙間なく入れる。
2. 濡れたタオルで覆う。
3. 内部の空気は残しておく。
4. 水漏れがないことを確認する。

4　水漏れがあるとタオルや寝具が濡れてしまい患者にとって安楽でない。

P24〕一次救命処置時の成人への胸骨圧迫の深さで適切なのはどれか。
1. 2〜3 cm　2. 5〜 6 cm
3. 8〜9 cm　4. 11〜12 cm

2　胸骨圧迫は，5 cm 以上で 6 cm を超えないようにする。

P25〕災害時に最も優先して治療を行うのはどれか。（頻出）
1. 脱　臼　2. 気道熱傷
3. 足関節捻挫　4. 過換気症候群

2　気道粘膜に浮腫が起こると，窒息の危険性が高い。治療を急ぐ！

正解　コメント

〔A1〕 平均寿命で正しいのはどれか。（頻出）
1. 0 歳の平均余命である。
2. 20 歳の平均余命である。
3. 60 歳の平均余命である。
4. 死亡者の平均年齢である。

1 0 歳の平均余命を，平均寿命ともいう。

〔A2〕 令和 2 年（2020 年）の病院報告による一般病床の平均在院日数はどれか。
1. 6.5 日　2. 16.5 日
3. 26.5 日　4. 36.5 日

2 令和 2（2020）年の病院報告では，一般病床の平均在院日数は 16.5 日。

〔A3〕 シックハウス症候群に関係する物質はどれか。
1. アスベスト　2. ダイオキシン類
3. 放射性セシウム　4. ホルムアルデヒド

4 粘膜刺激症状をもつ発がん性物質で，シックハウス症候群の原因物質。

〔A4〕 介護保険法に基づき設置されるのはどれか。
1. 老人福祉センター
2. 精神保健福祉センター
3. 地域包括支援センター
4. 都道府県福祉人材センター

3 1 は老人福祉法，2 は精神保健福祉法，3 は介護保険法，4 は社会福祉法

〔A5〕 QOL を評価する項目で最も重要なのはどれか。
1. 高度医療の受療　2. 本人の満足感
3. 乳児死亡率　4. 生存期間

2 QOL を判断するとき，本人の満足度を考えることは重要である。

〔A6〕 原始反射はどれか。
1. 手掌把握反射
2. 視性立ち直り反射
3. パラシュート反射
4. Landau〈ランドー〉反射

1 手掌把握反射は，正常児では生後 3～6 か月ころには自然に消失する。

〔A7〕 思春期にみられる感情の特徴はどれか。
1. 情緒的に安定し穏やかになる。
2. 思い通りにならないと泣き叫ぶ。
3. 親に対して強い愛情表現を示す。
4. 依存と独立のアンビバレント〈両価的〉な感情をもつ。

4 親・大人への依存をかかえつつ社会的に独立していくという特徴がある。

〔A8〕 老年期の身体的な特徴はどれか。（頻出）
1. 総水分量が増加する。
2. 胸腺の重量が増加する。
3. 嗅覚の閾値が低下する。
4. 高音域における聴力が低下する。

4 老年期の特徴は筋力の低下，老視，視野狭窄，高音域の聴力低下などである。

		正解	(コメント)
A9〕	一般病床の看護職員の配置基準は，入院患者【　】人に対して看護師及び准看護師1人と法令で定められている。 【　】に入るのはどれか。 1. 2　2. 3　3. 4　4. 6	2	医師：16人/看護職員：3人/薬剤師：70人
A10〕	嚥下に関わる脳神経はどれか。 1. 嗅神経　2. 外転神経 3. 滑車神経　4. 迷走神経	4	嚥下反射は主に舌咽神経と迷走神経が関与している。
A11〕	肝臓の機能で正しいのはどれか。 1. 胆汁の貯蔵　2. 脂肪の吸収 3. ホルモンの代謝　4. 血漿蛋白質の分解	3	肝臓の機能には代謝機能，解毒機能，胆汁の生成・分泌機能がある。
A12〕	頻回の嘔吐で生じやすいのはどれか。 1. 血　尿　2. 低体温 3. 体重増加　4. アルカローシス	4	酸性の胃液を喪失するため，アルカリ性に傾き，アルカローシスとなる。
A13〕	関節や神経叢の周辺に限局して起こる感覚障害の原因はどれか。 1. 脊髄障害　2. 物理的圧迫 3. 脳血管障害　4. 糖尿病の合併症	2	末梢神経が物理的圧迫により障害されると，限局した感覚障害が起こる。
A14〕	良性腫瘍と比較して悪性腫瘍でみられる特徴はどれか。 1. 被膜がある。 2. 遠隔転移する。 3. 周囲組織に浸潤しない。 4. 増殖速度が緩やかである。	2	悪性腫瘍は浸潤のみならず，血行性，リンパ行性に遠隔臓器に転移をきたす。
A15〕	肝障害の指標となる血液生化学検査の項目はどれか。 1. CRP　2. 尿素窒素 3. アミラーゼ　4. ALT〈GPT〉	4	肝細胞障害の指標としてAST，ALT，血清ビリルビンなどがある。
A16〕	排便を促す目的のために浣腸液として使用されるのはどれか。 1. バリウム　2. ヒマシ油 3. グリセリン　4. エタノール	3	直腸内への注入による浸透作用により糞便を軟化，潤滑化させる。
A17〕	他の医薬品と区別して貯蔵し，鍵をかけた堅固な設備内に保管することが法律で定められているのはどれか。(頻出) 1. ヘパリン　2. インスリン 3. リドカイン　4. フェンタニル	4	麻薬は鍵をかけて管理することが定められている。

正解　　コメント

〔A18〕 面接時の質問方法で open-ended question〈開かれた質問〉はどれか。
1.「頭痛はありますか」
2.「昨晩は眠れましたか」
3.「朝食は何を食べましたか」
4.「退院後はどのように過ごしたいですか」

4 「開かれた質問」ではコミュニケーションの広がりや深まりが期待できる

〔A19〕 異常な呼吸音のうち高調性連続性副雑音はどれか。
1. 笛のような音〈笛音〉
2. いびきのような音〈類鼾音（るいかんおん）〉
3. 耳元で髪をねじるような音〈捻髪音〉
4. ストローで水に空気を吹き込むような音〈水泡音〉

1 2は低調性連続性副雑音，3は高調性断続性副雑音，4は低調性断続性副雑音。

〔A20〕 患者をベッドから車椅子へ移乗介助するときの車椅子の配置を図に示す。
左片麻痺のある患者の介助で最も適切なのはどれか。（頻出）

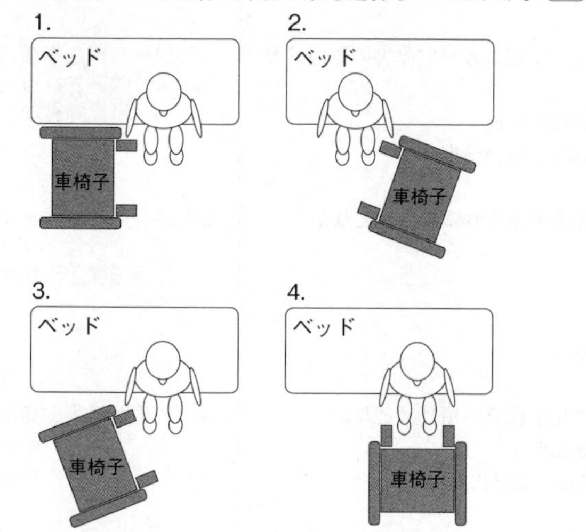

3 車椅子とベッドの角度が20〜30度あり，健側の側に車椅子を置くため。

〔A21〕 経腸栄養剤の副作用（有害事象）はどれか。
1. 咳嗽　2. 脱毛　3. 下痢　4. 血尿

3 注入速度が速くまた経腸栄養剤の組成によって下痢を引き起こすことがある。

〔A22〕 静脈内注射を行う際に，必ず希釈して用いる注射液はどれか。
1. 5%ブドウ糖
2. 15%塩化カリウム
3. 0.9%塩化ナトリウム
4. 7%炭酸水素ナトリウム

2 カリウム剤は不整脈や心停止を起こすため必ず希釈して使用する。

	正解	コメント
A23〕充塡された酸素ボンベの保管方法で正しいのはどれか。 1. 横に倒して保管する。 2. 保管場所は火気厳禁とする。 3. バルブを開放して保管する。 4. 日当たりの良い場所で保管する。	2	保管場所の2ｍまたは5ｍ以内は火気厳禁である。
A24〕褥瘡発生の予測に用いるのはどれか。(頻出) 1. ブリストルスケール 2. Borg〈ボルグ〉スケール 3. Braden〈ブレーデン〉スケール 4. グラスゴー・コーマ・スケール	3	知覚の認知，湿潤，活動性，可動性，栄養状態，摩擦とずれ，の6項目で構成。
A25〕令和元年(2019年)の国民健康・栄養調査において，運動習慣のある女性の割合が最も高い年齢階級はどれか。(改変)(頻出) 1. 30～39歳　2. 40～49歳 3. 50～59歳　4. 60～69歳 5. 70歳以上	5	70歳以上ではまだ元気で，就業や育児で時間が確保できない年齢では低くなる。
P1〕世界保健機関〈WHO〉が定義する健康について正しいのはどれか。 1. 単に病気や虚弱のない状態である。 2. 国家に頼らず個人の努力で獲得するものである。 3. 肉体的，精神的及び社会的に満たされた状態である。 4. 経済的もしくは社会的な条件で差別が生じるものである。	3	肉体的・精神的・社会的にすべてが満たされた状態をいう（WHO憲章）。
P2〕健康日本21（第二次）で令和5年度（2023年度）の目標として示されている1日当たりの食塩摂取量はどれか。(改変) 1. 5g　2. 8g　3. 11g　4. 14g	2	8gを目標としている。なお日本人の食事摂取基準（2020）では男性7.5g未満，女性6.5g未満。
P3〕大気汚染物質の二酸化硫黄〈SO_2〉について正しいのはどれか。 1. 発がん性がある。 2. じん肺を引き起こす。 3. 酸性雨の原因物質である。 4. 不完全燃焼によって発生する。	3	二酸化硫黄は工場からの煙等に含まれ，大気汚染・酸性雨の原因となる。
P4〕仕事と生活の調和（ワーク・ライフ・バランス）憲章が策定された年はどれか。 1. 1947年　2. 1967年 3. 1987年　4. 2007年	4	ワーク・ライフ・バランス憲章の策定は2007（平成19）年である。

正解　コメント

〔P5〕 倫理原則の「正義」はどれか。
1. 約束を守る。
2. 害を回避する。
3. 自己決定を尊重する。
4. 公平な資源の配分を行う。

4　医療倫理の4原則は自
尊重（選択肢1と3），
危害（選択肢2），善行，
正義。

〔P6〕 スピリチュアルな苦痛はどれか。
1. 手術後の創部痛がある。
2. 社会的役割を遂行できない。
3. 治療の副作用に心配がある。
4. 人生の価値を見失い苦悩する。

4　自分を取り巻く事柄に
味や価値を見出せない
ピリチュアルな苦痛で
る。

〔P7〕 更年期の女性で増加するのはどれか。
1. 卵胞刺激ホルモン〈FSH〉
2. テストステロン
3. プロラクチン
4. エストロゲン

1　エストロゲンの分泌は
下し，FSHの分泌は増
する。

〔P8〕 令和4年(2022年)の国民生活基礎調査で，要介護者からみた主な介護者の続柄で割合が最も多いのはどれか。(改変)
1. 同居の父母　　2. 別居の家族
3. 同居の配偶者　　4. 同居の子の配偶者

3　同居の配偶者(22.9%)，
同居の子（16.2%），
業者（15.7%），別居
家族等（11.8%）の順。

〔P9〕 訪問看護ステーションの管理者になることができる職種はどれか。
1. 医　師　　2. 看護師
3. 介護福祉士　　4. 理学療法士

2　基本的に看護師または
健師でなければならない

〔P10〕 股関節の運動を図に示す。
内転はどれか。

1.
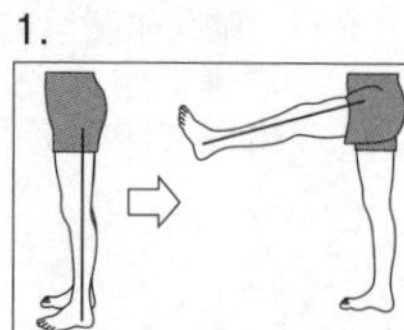

2.
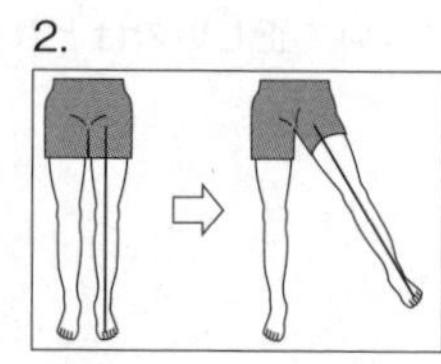

3.
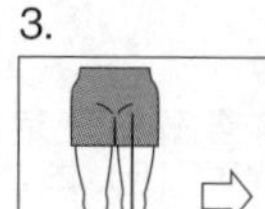
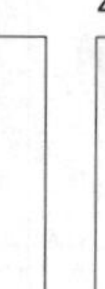

4.
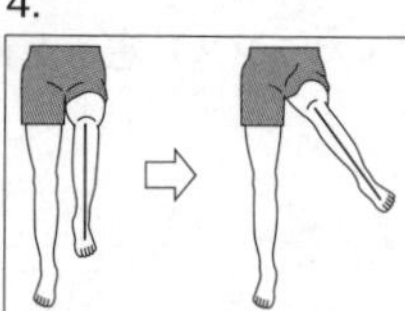

3　1は屈曲，2は外転，4
内旋（内旋，外旋は膝
の動き）。

正解　コメント

P11〕 死の三徴候に基づいて観察するのはどれか。（頻出）
1. 腹壁反射　　2. 輻輳反射
3. 対光反射　　4. 深部腱反射

3　死の三徴候：①呼吸停止，②心臓停止，③対光反射消失と瞳孔散大

P12〕 潰瘍性大腸炎によって生じるのはどれか。
1. 滲出性下痢　　2. 分泌性下痢
3. 脂肪性下痢　　4. 浸透圧性下痢

1　腸管壁の透過性が亢進し，多量の滲出液が管腔内に排出されるために起こる。

P13〕 典型的なうつ病の症状はどれか。
1. 幻　聴　　2. 感情失禁
3. 理由のない爽快感　　4. 興味と喜びの喪失

4　うつ病の主症状：①感情障害，②思考障害，③意欲障害，④身体症状

P14〕 母体から胎児への感染はどれか。（頻出）
1. 水平感染　　2. 垂直感染
3. 接触感染　　4. 飛沫感染

2　経胎盤感染ともいう。梅毒，トキソプラズマ症，風疹，AIDSなどがある。

P15〕 出血傾向を考慮し手術前に投与の中止を検討するのはどれか。
1. アドレナリン　　2. テオフィリン
3. ワルファリン　　4. バンコマイシン

3　血栓塞栓症に用いる。出血と血栓症のリスクを考慮して投与中止を検討する。

P16〕 インドメタシン内服薬の禁忌はどれか。
1. 痛　風　　2. 膀胱炎
3. 消化性潰瘍　　4. 関節リウマチ

3　非ステロイド性抗炎症薬で，消化性潰瘍を悪化させる可能性がある。

P17〕 Fowler〈ファウラー〉位で食事を摂るときの姿勢で誤嚥を予防するのはどれか。
1. 頸部側屈位　　2. 頸部前屈位
3. 頸部後屈位　　4. 頸部回旋位

2　頸部前屈により嚥下筋力の働きがよくなる。

P18〕 男性に導尿を行う際，カテーテル挿入を開始するときの腹壁に対する挿入角度で最も適切なのはどれか。（頻出）
1. 30～40度　　2. 80～90度
3. 120～130度　　4. 160～170度

2　挿入の際は80～90度で，途中で抵抗を感じた場合には120～130度に傾ける。

P19〕 標準予防策〈スタンダードプリコーション〉において，創傷や感染のない患者への援助で使い捨て手袋が必要なのはどれか。（頻出）
1. 手　浴　　2. 洗　髪
3. 口腔ケア　　4. 寝衣交換

3　標準予防策の対象は，血液，汗以外の体液，傷のある皮膚，粘膜である。

正解　コメント

〔P20〕 モルヒネの副作用（有害事象）はどれか。

1. 出血　2. 便秘　3. 高血圧　4. 粘膜障害

2　オピオイド薬は，消化
の蠕動運動を抑制し，
作用として便秘が起こる

〔P21〕 ジギタリスの副作用（有害事象）はどれか。

1. 難聴　2. 悪心　3. 易感染　4. 低血糖

2　ジギタリス製剤の副作
には，不整脈，頭痛，
まい，悪心・嘔吐がある

〔P22〕 静脈血採血の方法で正しいのはどれか。

1. 駆血帯を巻いている時間は２分以内とする。
2. 針の刃面を下に向けて血管内に刺入する。
3. 静脈内に針を刺入したら強く内筒を引く。
4. 針を抜いてから１分程度の圧迫止血を行う。

なし　選択肢が不適切である
め採点対象から除外さ
た。

〔P23〕 呼びかけに反応はないが正常な呼吸がみられる傷病者に対して，まず行うべき対応はどれか。

1. 下肢を挙上する。
2. 胸骨圧迫を行う。
3. 回復体位をとる。
4. 自動体外式除細動器〈AED〉を装着する。

3　問題文の場合，回復体
(側臥位)にして下顎を
に出し気道を確保する。

〔P24〕 褥瘡の皮膚症状はどれか。

1. 乾燥　2. 水疱　3. 白斑　4. 発疹

なし　選択肢が不適切である
め採点対象から除外さ
た。

〔P25〕 マズロー，A. H. の基本的欲求階層論で最高次の欲求はどれか。

1. 安全の欲求　2. 承認の欲求
3. 生理的欲求　4. 自己実現の欲求
5. 所属と愛の欲求

4　生理的欲求→安全の欲
→所属と愛の欲求→承
の欲求→自己実現の欲

		正解	コメント
A1〕	疾病や障害に対する二次予防はどれか。 1. 早期治療　2. 予防接種 3. 生活習慣の改善　4. リハビリテーション	1	疾病や障害に対する二次予防は早期治療である。
A2〕	日本における令和4年（2022年）の部位別にみた悪性新生物の死亡数で，男性で最も多い部位はどれか。（改変）（頻出） 1. 胃 2. 肝及び肝内胆管 3. 気管，気管支及び肺 4. 結腸と直腸S状結腸移行部及び直腸	3	悪性新生物による死亡数のうち，男性で最も多いのは「気管，気管支及び肺」。
A3〕	セリエ，H. が提唱した理論はどれか。 1. 危機モデル　2. ケアリング 3. セルフケア　4. ストレス反応	4	生理学者セリエは，ストレス学説の理論を発表した。
A4〕	介護保険制度における保険者はどれか。 1. 市町村及び特別区　2. 都道府県 3. 保健所　4. 国	1	介護保険制度における保険者は「市町村及び特別区」。
A5〕	呼びかけに反応のない患者に対し，医療従事者が行う一次救命処置〈BLS〉で最も優先するのはどれか。 1. 気道確保　2. 胸骨圧迫 3. 人工呼吸　4. 除細動	なし	設問が不十分のため採点対象から除外された。
A6〕	業務に従事する看護師は，（　）年ごとに保健師助産師看護師法に定める届出をしなければならない。 （　）に入る数字はどれか。（頻出） 1. 1　2. 2　3. 3　4. 4	2	保健師助産師看護師法により，業務に従事する看護師は2年ごとに届出をする。
A7〕	胎児循環で酸素を最も多く含む血液が流れているのはどれか。 1. 肺動脈　2. 肺静脈 3. 臍動脈　4. 臍静脈	4	胎児循環では，臍静脈に酸素を最も多く含む動脈血が流れる。
A8〕	母乳中に含まれている免疫グロブリンで最も多いのはどれか。 1. IgA　2. IgE 3. IgG　4. IgM	1	母乳には免疫グロブリンのIgAが多い。
A9〕	思春期にある人が親密な関係を求める対象はどれか。 1. 教　師　2. 祖父母 3. 友　人　4. 両　親	3	思春期には友人を頼るのが一般的である。

正解　コメント

〔A10〕 令和元年（2019 年）の国民健康・栄養調査の結果で，該当年代の男性における肥満者（BMI≧25.0）の割合が最も高い年代はどれか。（改変）（頻出）

1. 20～29 歳　　2. 30～39 歳
3. 40～49 歳　　4. 70 歳以上

3　BMI≧25.0 の肥満が も高いのは，「中年太り と言われるように40代

〔A11〕 平成 18 年（2006 年）の介護保険法改正で，地域住民の保健医療の向上および福祉の増進を支援することを目的として市町村に設置されたのはどれか。

1. 保健所
2. 市町村保健センター
3. 地域包括支援センター
4. 訪問看護ステーション

3　地域住民の保健医療向 のため，市町村に地域 括支援センターが設置 れた。

〔A12〕 胆汁の作用はどれか。

1. 殺　菌　　2. 脂肪の乳化
3. 蛋白質の分解　　4. 炭水化物の分解

2　胆汁の作用は脂肪の乳 である。

〔A13〕 チアノーゼで増加しているのはどれか。

1. 血中酸素分圧　　2. 還元ヘモグロビン
3. 酸化ヘモグロビン　　4. 血中二酸化炭素分圧

2　チアノーゼでは血中酸 分圧が低下して，還元 モグロビンが増加する。

〔A14〕 鮮紅色の下血が見られた時の出血部位で正しいのはどれか。

1. 胃　　2. 食　道
3. 直　腸　　4. 十二指腸

3　鮮紅色の下血では，出 部位は下部消化管であ 直腸。上部の出血なら 色。

〔A15〕 感染症の潜伏期間で最も長いのはどれか。

1. インフルエンザ
2. 結　核
3. ノロウイルス性胃腸炎
4. 流行性耳下腺炎

2　結核菌以外はウイルス 染症のため，潜伏期間 短い。

〔A16〕 骨髄抑制が出現するのはどれか。

1. 麻　薬　　2. 利尿薬
3. 抗がん薬　　4. 強心薬

3　抗がん薬では，白血球 少などの骨髄抑制が出 する。

正解　コメント

A17〕 心音の聴取でⅠ音がⅡ音より大きく聴取されるのはどれか。ただし，●は聴取部位を示す。

1.

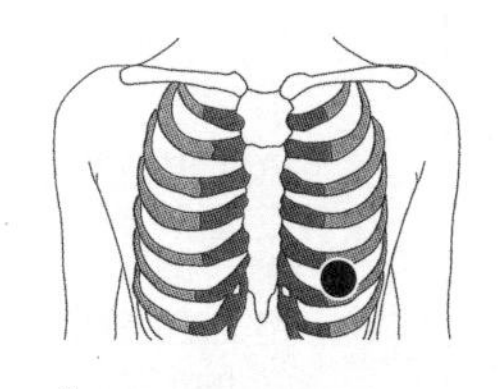

2.

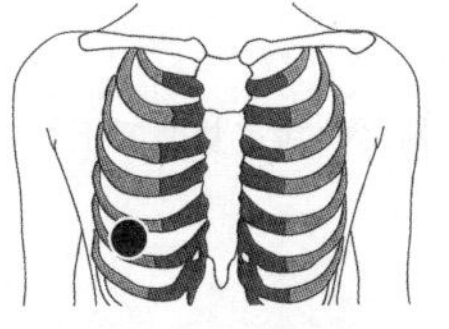

3.

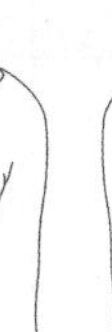

4.

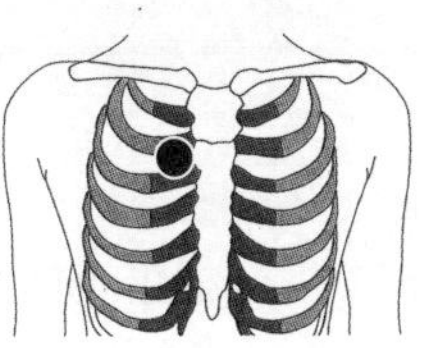

1　心音は，心尖部でⅠ音がより明確に聞こえる。

A18〕 成人において胃食道逆流を防ぐために食後30分から1時間程度とるとよい体位はどれか。
1. 左側臥位　2. 半側臥位
3. 仰臥位　4. 坐　位

4　成人において胃食道逆流を防ぐためには，坐位をとるのがよい。

A19〕 動作を安定させるために行うのはどれか。
1. 重心位置を低くする。
2. 足を閉じた姿勢にする。
3. 底が滑らかな素材の靴を履く。
4. 重心線を支持基底面の中心より遠くする。

1　動作を安定させ，腰痛を予防するには，体の重心位置を低くする。

A20〕 一般的な病室における冬季の湿度で適切なのはどれか。
1. 約10%　2. 約30%
3. 約50%　4. 約70%

3　適切な湿度は50%前後である。

A21〕 黄色のバイオハザードマークが表示された感染性廃棄物の廃棄容器に入れるのはどれか。
1. 病理廃棄物　2. 使用済み手袋
3. 使用済み注射針　4. 血液が付着したガーゼ

3　使用済み注射針などの鋭利なものは黄色，病理廃棄物や血液は赤，使用済み手袋は橙。

A22〕 成人の採血検査で最も用いられるのはどれか。（頻出）
1. 外頸静脈　2. 大腿静脈
3. 大伏在静脈　4. 肘正中皮静脈

4　成人の採血検査で最も用いられるのは，肘窩の肘正中皮静脈である。

正解　コメント

〔A23〕 感染を伴わない創傷の治癒を促進させる方法で適切なのはどれか。

1. 乾　燥　　2. 消　毒
3. 洗　浄　　4. ガーゼ保護

3　創傷の治癒を促進させる方法はまず洗浄である。

〔A24〕 臓器の移植に関する法律における脳死の判定基準で正しいのはどれか。

1. 瞳孔径は左右とも 3 mm 以上
2. 脳波上徐波の出現
3. 微弱な自発呼吸
4. 脳幹反射の消失
5. 浅昏睡

4　脳幹反射の消失は脳死の判定基準の一つ（臓器の移植に関する法律）。瞳孔径は 3 mm 以上ではなく 4 mm 以上で瞳孔固定が判定基準。

〔A25〕 副腎皮質ステロイドの作用はどれか。

1. 体重の減少　　2. 血糖の低下　　3. 血圧の低下
4. 免疫の促進　　5. 炎症の抑制

5　副腎皮質ステロイドの作用には，強力な抗炎症作用がある。

〔P1〕 日本における令和 4 年（2022 年）の総人口に占める老年人口の割合で最も近いのはどれか。（改変）（頻出）

1. 19%　　2. 29%　　3. 39%　　4. 49%

2　65 歳以上の老年人口割合は増加しており，総人口の 29.0%（令和 4 年）。

〔P2〕 令和元年（2019 年）の国民生活基礎調査における通院者率が男女ともに最も高いのはどれか。

1. 糖尿病　　2. 腰痛症
3. 高血圧症　　4. 眼の病気

3　男女ともに，高血圧症での通院者率が最も高い。

〔P3〕 労働安全衛生法に規定されているのはどれか。

1. 失業手当の給付
2. 労働者に対する健康診断の実施
3. 労働者に対する労働条件の明示
4. 雇用の分野における男女の均等な機会と待遇の確保

2　1 は雇用保険法，3 は労働基準法，4 は男女雇用機会均等法。

〔P4〕 看護師が行う患者のアドボカシーで最も適切なのはどれか。

1. 多職種と情報を共有する。
2. 患者の意見を代弁する。
3. 患者に害を与えない。
4. 医師に指示を聞く。

2　アドボカシーとは患者に代わり患者の権利や意見を主張・擁護・代弁すること。

〔P5〕 看護師の免許の取消しを規定するのはどれか。

1. 刑　法
2. 医療法
3. 保健師助産師看護師法
4. 看護師等の人材確保の促進に関する法律

3　免許の取り消しについては，保健師助産師看護師法の第十四条に記されている。

正解　コメント

P6〕 マズロー，A.H. の基本的欲求の階層で，食事・排泄・睡眠の欲求はどれか。

1. 安全の欲求　　2. 自己実現の欲求
3. 承認の欲求　　4. 生理的欲求

4　生命維持に関わるものは，生理的欲求である。

P7〕 生後 4 か月の乳児の発達を評価するのはどれか。

1. 寝返り　　2. お座り
3. 首のすわり　　4. つかまり立ち

3　寝返りは 5～6 か月ころ，お座りは 7～8 か月ころ，つかまり立ちは 10 か月ころ。

P8〕 エリクソン，E.H. の乳児期の心理・社会的発達段階で正しいのはどれか。

1. 親　密　　2. 同一性
3. 自主性　　4. 基本的信頼

4　親密は成人期，同一性は青年期，自主性は幼児後期。

P9〕 成人の体重に占める体液の割合で最も高いのはどれか。

1. 血　漿　　2. 間質液
3. 細胞内液　　4. リンパ液

3　成人の体液のうち，細胞内液は 2/3（体重の約 40%）を占める。

P10〕 要介護者に対し，看護・医学的管理の下で必要な医療や日常生活上の世話を行うのはどれか。

1. 介護老人保健施設　　2. 短期入所生活介護
3. 保健センター　　4. 有料老人ホーム

1　2 と迷うが，短期入所生活介護では医療的なケアは提供しない。

P11〕 運動性言語中枢はどれか。

1. 中心後回
2. 大脳基底核
3. Broca〈ブローカ〉野
4. Wernicke〈ウェルニッケ〉野

3　中心後回は体性感覚，大脳基底核は運動の調整，ウェルニッケ野は言語の理解。

P12〕 ジャパン・コーマ・スケール〈JCS〉のⅢ（3 桁）で表現される意識レベルはどれか。

1. 意識清明の状態
2. 刺激すると覚醒する状態
3. 刺激しても覚醒しない状態
4. 刺激しなくても覚醒している状態

3　JCS のⅢでは，痛み刺激に全く反応がないか，反応しても覚醒しない。

P13〕 最も緊急性の高い不整脈はどれか。

1. 心房細動　　2. 心室細動
3. 心房性期外収縮　　4. Ⅰ度房室ブロック

2　心室細動では，心臓のポンプ作用が消失するため緊急性が高い。

正解　(コメント)

〔P14〕 浮腫の原因となるのはどれか。
1. 膠質浸透圧の上昇
2. リンパ還流の不全
3. 毛細血管内圧の低下
4. 毛細血管透過性の低下

2 リンパ還流が不全だと，四肢にリンパ液が溜ま
た浮腫の状態になる。

〔P15〕 狭心症発作時に舌下投与するのはどれか。
1. ヘパリン　2. ジゴキシン
3. アドレナリン　4. ニトログリセリン

4 ニトログリセリンは，
状動脈拡張作用によっ
狭心症の発作を抑える。

〔P16〕 緑内障患者への投与が禁忌なのはどれか。
1. コデイン　2. アスピリン
3. アトロピン　4. フェニトイン

3 眼圧上昇作用がある
め，緑内障患者へのア
ロピンの投与は禁忌で
る。

〔P17〕 看護師が行う看護過程で適切なのはどれか。
1. 問題解決思考である。
2. 医師の指示の下で計画を立てる。
3. 看護師の価値に基づいてゴールを設定する。
4. アセスメント，計画立案，評価の3段階で構成される。

1 情報収集・アセスメ
ト，計画立案，実施，
価の4段階で構成され，
問題解決思考が重要。

〔P18〕 成人のグリセリン浣腸で肛門に挿入するチューブの深さはどれか。
1. 2 cm　2. 5 cm　3. 12 cm　4. 15 cm

2 カテーテルは口呼吸を
しながら肛門から約
cm 挿入する。

〔P19〕 右前腕に持続点滴をしている患者の寝衣交換で適切なのはどれか。
1. 左袖から脱ぎ，右袖から着る。
2. 左袖から脱ぎ，左袖から着る。
3. 右袖から脱ぎ，左袖から着る。
4. 右袖から脱ぎ，右袖から着る。

1 可動域に制限のある側
後から脱がせ，先に着
ると無理がない。

〔P20〕 転倒・転落の危険性が高い成人の入院患者に看護師が行う対応で正しいのはどれか。
1. 夜間はおむつを使用する。
2. 履物はスリッパを使用する。
3. 離床センサーの使用は控える。
4. 端坐位時に足底が床につくベッドの高さにする。

4 足底が床につく高さ
と，安定した端坐位が
りやすくなる。

〔P21〕 中心静脈から投与しなければならないのはどれか。
1. 脂肪乳剤　2. 生理食塩液
3. 5%ブドウ糖液　4. 高カロリー輸液

4 高カロリー輸液は高浸
圧のため，末梢血管か
投与してしまうと静脈
を起こす。

問題	正解	コメント
P22〕 赤色のトリアージタグが意味するのはどれか。 1. 死亡群　2. 保留群 3. 最優先治療群　4. 待機的治療群	3	死亡群は黒，保留群は緑，最優先治療群は赤，待機的治療群は黄色。
P23〕 温罨法の作用で正しいのはどれか。 1. 平滑筋が緊張する。 2. 局所の血管が収縮する。 3. 還流血流量が減少する。 4. 痛覚神経の興奮を鎮静する。	4	温罨法によって知覚神経の興奮が鎮まるため，疼痛緩和に利用される。
P24〕 体温調節中枢があるのはどれか。 1. 橋　2. 延　髄　3. 小　脳 4. 大脳皮質　5. 視床下部	5	視床下部は体温調節，摂食・飲水行動，自律神経系調節などの中枢である。
P25〕 腎機能を示す血液検査項目はどれか。 1．中性脂肪 2．ビリルビン 3．AST〈GOT〉 4．クレアチニン 5．LDL コレステロール	4	尿素窒素（UN）やクレアチニン（Cr）は，腎機能を検査するのに用いられる。

正解　コメント

〔A1〕 令和 4 年（2022 年）の人口動態統計における主要死因別の死亡率で心疾患の順位はどれか。改変
1. 1 位　2. 2 位　3. 3 位　4. 4 位

2　死亡率は高い方から，悪性新生物〈腫瘍〉，心疾患，老衰，脳血管疾患，肺炎の順であった。

〔A2〕 運動習慣が身体機能にもたらす効果はどれか。
1. 肺活量の減少　2. 耐糖能の低下
3. 免疫力の向上　4. 中性脂肪の増加

3　適度な運動の習慣は，身体機能や免疫力を向上させる効果がある。

〔A3〕 介護保険の第 2 号被保険者は，（　）歳以上 65 歳未満の医療保険加入者である。
（　）に入る数字はどれか。
1. 30　2. 40　3. 50　4. 60

2　介護保険の第 2 号被保険者は 40〜64 歳の医療保険加入者である。

〔A4〕 健康保険法による療養の給付の対象はどれか。
1. 手　術　2. 健康診査
3. 予防接種　4. 人間ドック

1　健康診査や予防接種，人間ドック，正常分娩，美容整形などは療養の給付の対象とならない。

〔A5〕 第二次性徴の発現に関与するホルモンはどれか。
1. 抗利尿ホルモン〈ADH〉
2. 黄体形成ホルモン〈LH〉
3. 副甲状腺ホルモン〈PTH〉
4. 甲状腺刺激ホルモン〈TSH〉

2　女性の二次性徴の発現は，黄体形成ホルモンや卵胞刺激ホルモンに関与する。

〔A6〕 児の吸啜刺激によって分泌が亢進し，分娩後の母体の子宮筋の収縮を促すのはどれか。
1. オキシトシン　2. プロラクチン
3. テストステロン　4. プロゲステロン

1　乳頭への刺激により母体ではオキシトシンの分泌が促進され，これが平滑筋を収縮させるため子宮は収縮する。

〔A7〕 令和 3 年（2021 年）の国民生活基礎調査における平均世帯人数はどれか。改変
1. 1.37　2. 2.37　3. 3.37　4. 4.37

2　単独世帯や核家族世帯の数が増加しているため，平均世帯人数は低下傾向である。

〔A8〕 レスパイトケアの目的はどれか。
1. 介護者の休息　2. 介護者同士の交流
3. 介護者への療養指導　4. 療養者の自己決定支援

1　respite とは小休止のこと。家族などが介護から一旦離れ，休めるようにする。

〔A9〕 死の三徴候に含まれるのはどれか。頻出
1. 筋の弛緩　2. 角膜の混濁
3. 呼吸の停止　4. 呼名反応の消失

3　死の三徴候は呼吸停止，心臓停止，脳機能停止（瞳孔散大と対光反射消失）。

〔A10〕 球関節はどれか。
1. 肩関節　2. 膝関節
3. 下橈尺関節　4. 手根中手関節

1　球関節は三次元的な運動ができる関節で，肩関節や股関節がこれにあたる。

正解　コメント

A11〕 健康な成人の 1 回換気量はどれか。
1. 約 150 mL　　2. 約 350 mL
3. 約 500 mL　　4. 約 1,000 mL

3 健康な成人では，安静時の 1 回の換気量は約 500 mL 程度である。

A12〕 脳塞栓症を生じやすい不整脈はどれか。
1. 心室頻拍　　2. 心房細動
3. 心房性期外収縮　　4. 完全房室ブロック

2 心房内に血栓を形成し，それが脳に飛んで脳梗塞（脳塞栓症）を引き起こす危険性をはらむ。

A13〕 貧血を診断する際の指標となる血液検査項目はどれか。
1. アルブミン〈Alb〉　　2. ヘモグロビン〈Hb〉
3. フィブリノゲン　　4. プロトロンビン時間〈PT〉

2 成人男性で Hb 13 g/dL 未満，成人女性で Hb 12 g/dL 未満で貧血と診断。

A14〕 医薬品，医療機器等の品質，有効性及び安全性の確保等に関する法律〈医薬品医療機器等法〉による毒薬の表示を以下に示す。
正しいのはどれか。（頻出）
1. A　　2. B　　3. C　　4. D

A　毒　白地・赤枠・赤字

B　毒　白地・黒枠・黒字

C　毒　赤地・白枠・白字

D　毒　黒地・白枠・白字

（カラー写真巻頭 No. 15 参照）

4 毒薬は黒地に白枠，白字で薬品名を書き，毒と明示する。

A15〕 成人の橈骨動脈における脈拍の測定方法で正しいのはどれか。

1.
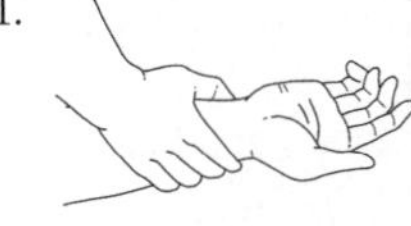

2.
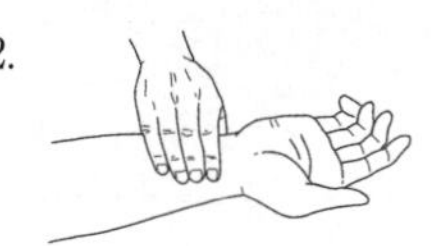

3.
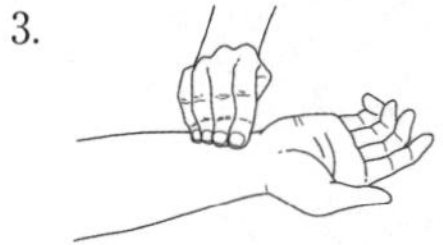

4.
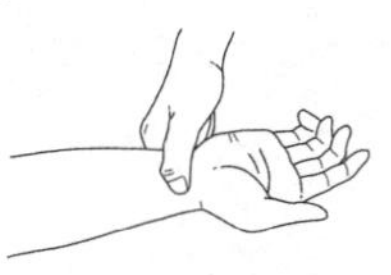

2 手首から 1～2 cm 中枢側に第 2，3，4 指を当て，橈骨動脈の拍動を触知する。

正解　コメント

〔A16〕 誤嚥しやすい患者の食事の援助で適切なのはどれか。
1. 食材は細かく刻む。
2. 水分の摂取を促す。
3. 粘りの強い食品を選ぶ。
4. 頸部を前屈した体位をとる。

4　嚥下障害のある人には，きざみ食や水分は誤嚥しやすい。また，餅など粘りの強い食品も適切でない。

〔A17〕 陰部洗浄に使用する湯の温度で最も適切なのはどれか。
1. 30～31℃　2. 34～35℃
3. 38～39℃　4. 42～43℃

3　陰部洗浄の際，陰部は粘膜があるため38～39℃の温湯を用いる。

〔A18〕 滅菌物の取り扱いで正しいのはどれか。
1. 鉗子の先端は水平より高く保つ。
2. 鑷子の先端を閉じた状態で取り出す。
3. 滅菌パックはハサミを用いて開封する。
4. 滅菌包みは布の内側の端を手でつまんで開く。

2　鉗子や鑷子は先端が汚染されないよう，先端に触れずに閉じた状態で取り出す。

〔A19〕 直流除細動器の使用目的はどれか。
1. 血圧の上昇　2. 呼吸の促進
3. 洞調律の回復　4. 意識レベルの回復

3　心室細動などの不整脈に対し直流除細動器で洞性リズムへの回復を試みる。

〔A20〕 経鼻経管栄養法を受ける成人患者の体位で適切なのはどれか。
1. 砕石位　2. 半坐位
3. 腹臥位　4. シムス位

2　誤嚥や逆流防止のため上半身を挙上し，半坐位～坐位にする。

〔A21〕 胃癌のウィルヒョウ転移が生じる部位はどれか。
1. 腋窩　2. 鼠径部
3. 右季肋部　4. 左鎖骨上窩

4　ウィルヒョウ転移は，がん細胞が胸管から左静脈角に入るため生じる。

正解　コメント

A22〕 包帯の巻き方を以下に示す。
環行帯の巻き方で正しいのはどれか。
1. A　2. B　3. C　4. D

A　B

C　D

1　同じ太さの部分の創傷の保護に適し，包帯のずれを防ぐため必ず同じ箇所を環状に巻く。

A23〕 皮下注射で適切なのはどれか。
1. 注射部位を伸展する。
2. 注射針は 18～20 G を使用する。
3. 針の刺入角度は 45～90 度にする。
4. 皮下脂肪が 5 mm 以上の部位を選択する。

4　薬剤を注入するため，皮下脂肪が 5 mm 以上ある部位を選ぶ。

A24〕 細菌感染による急性炎症で最初に反応する白血球はどれか。
1. 単球　2. 好酸球　3. 好中球
4. 好塩基球　5. リンパ球

3　好中球は顆粒球の大半を占め，異物の非特異的な貪食能と細胞内殺菌能が極めて高い。

A25〕 令和元年（2019 年）の国民生活基礎調査で，男性の有訴者の症状が最も多いのはどれか。（改変）
1. 腰痛　2. もの忘れ
3. 体がだるい　4. 目のかすみ
5. 手足の関節が痛む

1　男性の有訴者率は腰痛，肩こり，鼻がつまる・鼻汁が出るの順に多い。女性は肩こり，腰痛，手足の関節痛の順。

P1〕 令和 3 年（2021 年）の日本における簡易生命表で女性の平均寿命に最も近いのはどれか。（改変）（頻出）
1. 78 年　2. 82 年　3. 88 年　4. 92 年

3　令和 3 年の平均寿命：男 81.47 年，女 87.57 年。

P2〕 令和元年（2019 年）の国民健康・栄養調査で 20 歳以上の男性における喫煙習慣者の割合に最も近いのはどれか。（改変）
1. 10%　2. 20%　3. 30%　4. 40%

3　令和元年の喫煙習慣：男 27.1%，女 7.6%。

過去問 第109回

		正解	コメント
〔P3〕	じん肺に関係する物質はどれか。 1. フロン　2. アスベスト 3. ダイオキシン類　4. ホルムアルデヒド	2	じん肺は石綿（アスベスト）などの粉塵吸入によって発生する職業性疾病である。
〔P4〕	日本において国民皆保険制度となっているのはどれか。 1. 医療保険　2. 介護保険 3. 雇用保険　4. 労災保険	1	医療保険と年金保険はすべての国民が加入する権利と義務がある。
〔P5〕	保健師助産師看護師法で規定されている看護師の義務はどれか。(頻出) 1. 研究をする。 2. 看護記録を保存する。 3. 看護師自身の健康の保持増進を図る。 4. 業務上知り得た人の秘密を漏らさない。	4	保助看法に，業務上知り得た秘密を守る義務があると定められている。
〔P6〕	エリクソン，E. H. の発達理論で青年期に生じる葛藤はどれか。 1. 生殖性　対　停　滞 2. 勤勉性　対　劣等感 3. 自主性　対　罪悪感 4. 同一性　対　同一性混乱	4	エリクソンの発達理論では，青年期の心理社会的危機として「同一性」対「同一性拡散（混乱）」をあげている。
〔P7〕	乳児期における呼吸の型はどれか。 1. 肩呼吸　2. 胸式呼吸 3. 腹式呼吸　4. 胸腹式呼吸	3	乳児では腹式呼吸で，成長していくにつれて胸式呼吸に移行していく。
〔P8〕	老年期にみられる身体的な変化はどれか。 1. 血管抵抗の増大 2. 消化管の運動の亢進 3. 水晶体の弾性の増大 4. メラトニン分泌量の増加	1	加齢によって血管から弾力が失われ硬くなるため，血管抵抗が増大する。
〔P9〕	令和 4 年（2022 年）の日本の人口推計で 10 年前より増加しているのはどれか。(改変) 1. 総人口　2. 年少人口 3. 老年人口　4. 生産年齢人口	3	65 歳以上の老年人口割合は増加しており，総人口の約 3 割を占める。
〔P10〕	医療法に規定されている診療所とは，患者を入院させるための施設を有しないもの又は（　）人以下の患者を入院させるための施設を有するものをいう。 （　）に入る数字はどれか。(頻出) 1. 9　2. 19　3. 29　4. 39	2	診療所の収容人数は 19 人（19 床）以下と規定されている。

正解　コメント

P11〕 大腸で吸収されるのはどれか。
1. 脂　質　2. 水　分
3. 糖　質　4. 蛋白質

2 分解されたのち，脂質，糖質，蛋白質は主に小腸で，水分は主に大腸で吸収される。

P12〕 三叉神経の機能はどれか。
1. 視　覚　2. 眼球の運動
3. 顔面の知覚　4. 表情筋の運動

3 三叉神経が支配するのは，顔面の知覚と咀嚼筋の運動である。

P13〕 脂肪分解酵素はどれか。
1. ペプシン　2. リパーゼ
3. マルターゼ　4. ラクターゼ

2 リパーゼは胃液，膵液，小腸液に存在する脂肪分解酵素である。

P14〕 尿ケトン体が陽性になる疾患はどれか。
1. 肝硬変　2. 糖尿病
3. 尿路感染症　4. ネフローゼ症候群

2 糖をうまく利用できないため代わりに脂肪を分解し，結果ケトン体が大量に作られて尿に出てくる。

P15〕 下痢によって生じやすい電解質異常はどれか。
1. 低カリウム血症　2. 高カルシウム血症
3. 高ナトリウム血症　4. 低マグネシウム血症

1 下痢を生じると消化管からのアルカリ（重炭酸イオン）とカリウムの喪失が起こり，代謝性アシドーシスを起こす。

P16〕 意識レベルを評価するスケールはどれか。
1. ボルグ〈Borg〉スケール
2. フェイススケール
3. ブリストルスケール
4. グラスゴー・コーマ・スケール〈GCS〉

4 ジャパン・コーマ・スケール〈JCS〉やグラスゴー・コーマ・スケール〈GCS〉で評価する。

P17〕 マズロー，A.H. の基本的欲求の階層構造で承認の欲求はどれか。
1. 尊重されたい。
2. 休息をとりたい。
3. 他人と関わりたい。
4. 自分の能力を発揮したい。

1 尊重されたいのは承認の欲求，休息は生理的欲求，他人と関わりたいのは所属と愛の欲求，自分の能力を発揮したいのは自己実現の欲求。

P18〕 過呼吸で正しいのはどれか。
1. 吸気時に下顎が動く。
2. 1 回換気量が増加する。
3. 呼吸数が 24/分以上になる。
4. 呼吸リズムが不規則になる。

2 過呼吸とは，呼吸の深さ（1 回の換気量）が増加することをいう。

	正解	コメント
〔P19〕 患者とのコミュニケーションで適切なのはどれか。 1. 否定的感情の表出を受けとめる。 2. 沈黙が生じた直後に会話を終える。 3. 看護師が伝えたいことに重点をおく。 4. 患者の表情よりも言語による表現を重視する。	1	患者の否定的感情の表出を受容することが看護師として大切である。
〔P20〕 入浴の温熱作用はどれか。 1. 筋緊張が増す。 2. 末梢血管が拡張する。 3. 慢性疼痛が増強する。 4. 循環血液量が減少する。	2	湯につかることで体表から温められ，末梢の血管が拡張する。
〔P21〕 標準予防策〈スタンダードプリコーション〉で感染源として取り扱うのはどれか。(頻出) 1. 汗　2. 爪　3. 唾液　4. 頭髪	3	標準感染予防策の対象は血液，汗以外の体液，傷のある皮膚，粘膜である。
〔P22〕 赤血球製剤の保存温度で適切なのはどれか。 1. −6～−2℃　2. 2～6℃ 3. 12～16℃　4. 22～26℃	2	血液製剤は種類によって保存温度が決められており，赤血球製剤は2～6℃で保存する。
〔P23〕 成人で1日の尿量が100 mL以下の状態を示すのはどれか。(頻出) 1. 希　尿　2. 頻　尿 3. 乏　尿　4. 無　尿	4	1日の排尿回数が8回以上を頻尿，尿量が400 mL以下を乏尿，100 mL以下を無尿という。
〔P24〕 仰臥位における褥瘡の好発部位はどれか。(頻出) 1. 踵骨部　2. 内顆部 3. 膝関節部　4. 大転子部	1	仰臥位では後頭部や肩甲骨部，肘頭部，仙骨部，坐骨部，踵骨部などに褥瘡が好発する。
〔P25〕 成人の静脈血採血で通常用いられる注射針の太さはどれか。 1. 14 G　2. 18 G　3. 22 G　4. 26 G	3	成人の採血の際には，21～22 Gの注射針を用い，18 Gより太い留置針は輸血するときに用いる。

		正解	コメント
A1〕	令和 4 年(2022 年)の日本の総人口に最も近いのはどれか。(改変)(頻出) 1. 1 億人　2. 1 億 500 万人 3. 1 億 2,500 万人　4. 1 億 4,500 万人	3	日本の総人口(令和 4 年)は 1 億 2,494 万 7 千人で前年から減少した。
A2〕	令和 2 年（2020 年）の患者調査における外来受療率（人口 10 万対）で最も多い傷病はどれか。 1. 新生物〈腫瘍〉 2. 呼吸器系の疾患 3. 消化器系の疾患 4. 内分泌，栄養及び代謝疾患	3	「消化器系の疾患」（歯及び歯の支持組織の疾患を含む）が最も多い。
A3〕	大気汚染物質はどれか。 1. フロン 2. カドミウム 3. メチル水銀 4. 微小粒子状物質（PM2.5）	4	微小粒子状物質(PM2.5)とは大気中に浮遊している 2.5 μm(1 μm は 1 mm の千分の 1）以下の小さな粒子のことで，非常に小さいため（髪の毛の太さの 1/30 程度)，肺の奥深くまで入りやすく，呼吸器系への影響が心配されている。
A4〕	要介護認定の申請先はどれか。 1. 市町村　2. 診療所 3. 都道府県　4. 介護保険審査会	1	要介護認定の申請先は居住地の市町村（または特別区）である。
A5〕	看護師免許の付与における欠格事由として保健師助産師看護師法に規定されているのはどれか。 1. 20 歳未満の者 2. 海外に居住している者 3. 罰金以上の刑に処せられた者 4. 伝染性の疾病にかかっている者	3	罰金以上の刑に処せられた者は，看護師免許を与えられないことがある。
A6〕	出生時からみられ，生後 4 か月ころに消失する反射はどれか。 1. 手掌把握反射 2. 足底把握反射 3. パラシュート反射 4. Babinski〈バビンスキー〉反射	1	手掌把握は 3～4 か月ころ，足底把握は 9～10 か月ころ，バビンスキーは 2 歳ころに消失し，パラシュート反射は一生涯残る。
A7〕	令和 3 年（2021 年）の学校保健統計調査における学童期の異常被患率で最も高いのはどれか。(改変) 1. 高血圧　2. 摂食障害 3. 心電図異常　4. むし歯（う歯）	4	小学校と幼稚園では，むし歯（う歯）が，中学校と高等学校では，裸眼視力 1.0 未満が最多である。

正解 コメント

〔A8〕 ハヴィガースト, R. J. が提唱する老年期の発達課題はどれか。
1. 子どもを育てる。
2. 退職と収入の減少に適応する。
3. 社会的責任をともなう行動を望んでなしとげる。
4. 男性あるいは女性としての社会的役割を獲得する。

2 ロバート・J・ハヴィガーストはエリク・H・エリクソンと同様, 生涯の段階における発達課題を提言した。2 は老年期の行動をしめす。1, 3 は成年期。4 は青年期である。

〔A9〕 令和 3 年（2021 年）の国民生活基礎調査で 65 歳以上の者のいる世帯の割合に最も近いのはどれか。（改変）（頻出）
1. 10%　2. 30%　3. 50%　4. 70%

3 令和 3 年国民生活基礎調査によると, 49.7%。

〔A10〕 地域保健法に基づき設置されているのはどれか。
1. 診療所
2. 保健所
3. 地域包括支援センター
4. 訪問看護ステーション

2 保健所は地域住民の健康を支える中核となる施設で, 地域保健法に基づき設置される。

〔A11〕 後頭葉にあるのはどれか。
1. 嗅覚野　2. 視覚野
3. 聴覚野　4. 体性感覚野

2 嗅覚野と聴覚野は側頭葉, 視覚野は後頭葉, 体性感覚野は頭頂葉に存在する。

〔A12〕 胃から分泌される消化管ホルモンはどれか。
1. ガストリン
2. セクレチン
3. 胃抑制ペプチド
4. コレシストキニン

1 胃から分泌される消化管ホルモンには, ガストリン, ソマトスタチンがある。

〔A13〕 キューブラー・ロス, E. による死にゆく人の心理過程で第 5 段階はどれか。
1. 怒　り　2. 否　認
3. 死の受容　4. 取り引き

3 第 1 段階：否認→第 2 段階：怒り→第 3 段階：取引→第 4 段階：抑うつ→第 5 段階：受容。

〔A14〕 肝性脳症の直接的原因はどれか。
1. 尿　酸　2. アンモニア
3. グルコース　4. ビリルビン

2 肝性脳症では, 肝臓の機能が低下してアンモニアが解毒されず, 血中アンモニア濃度が上昇して意識障害などの症状が出る。

〔A15〕 喀血の特徴はどれか。
1. 酸性である。
2. 泡沫状である。
3. 食物残渣を含む。
4. コーヒー残渣様である。

2 鮮紅色で泡沫状痰が混入しているのが特徴である。

	正解	コメント
A16〕 緩和ケアの説明で適切なのはどれか。 1. 入院が原則である。 2. 家族もケアの対象である。 3. 創の治癒を目的としている。 4. 患者の意識が混濁した時点から開始する。	2	痛みなどの身体的・精神的苦痛を除去し，患者のQOLを最大限に高めることが目標で，患者の家族もケアの対象である。
A17〕 カルシウム拮抗薬の血中濃度を上げる食品はどれか。 1. 牛　乳 2. 納　豆 3. ブロッコリー 4. グレープフルーツ	4	グレープフルーツはカルシウム拮抗薬の代謝を妨げ，血中濃度を上げ効果を増強する。
A18〕 患者の主観的情報はどれか。 1. 苦悶様の顔貌　2. 息苦しさの訴え 3. 飲水量　4. 脈拍数	2	患者の訴えや自覚症状は対象者の言葉から得られる主観的情報である。
A19〕 健康な成人における1日の平均尿量はどれか。 1. 100 mL　2. 500 mL 3. 1,500 mL　4. 2,500 mL	3	成人の1日の平均尿量は1,000～1,500 mLである。
A20〕 足浴に使用する湯の温度で最も適切なのはどれか。 1. 26～28℃　2. 32～34℃ 3. 38～40℃　4. 44～46℃	3	足を浸ける湯の温度は38～40℃を目安にする。
A21〕 感染予防のための手指衛生で正しいのはどれか。 1. 石けんは十分に泡立てる。 2. 洗面器に溜めた水で洗う。 3. 水分を拭き取るタオルを共用にする。 4. 塗布したアルコール消毒液は紙で拭き取る。	1	石けんをよく泡立て，流水で手指を洗う。タオルは専用のものか使い捨てを用い，アルコール消毒液は拭き取らずに乾燥させる。
A22〕 経鼻胃管の先端が胃内に留置されていることを確認する方法で正しいのはどれか。 1. 腹部を打診する。 2. 肺音の聴取を行う。 3. 胃管に水を注入する。 4. 胃管からの吸引物が胃内容物であることを確認する。	4	胃内容物を吸引できていれば，チューブの先端は正しく胃に留置されている。
A23〕 輸液ポンプを使用する目的はどれか。 1. 感染の防止 2. 薬液の温度管理 3. 薬物の効果判定 4. 薬液の注入速度の調整	4	輸液ポンプは，設定通りの正確な輸液を連続で行うための装置である。

		正解	コメント
〔A24〕	1回の鼻腔内吸引時間の目安で適切なのはどれか。 1. 10～15秒　2. 20～25秒 3. 30～35秒　4. 40～45秒	1	吸引時間は10秒程度を目安とする。
〔A25〕	成人の心肺蘇生時の胸骨圧迫の深さの目安はどれか。 1. 2 cm　2. 5 cm　3. 8 cm　4. 11 cm	2	胸骨圧迫の深さの目安は5 cmで，6 cmを超えないようにする。
〔P1〕	令和4年(2022年)の日本の出生数に最も近いのはどれか。（改変）（頻出） 1. 60万人　2. 80万人 3. 120万人　4. 150万人	2	令和4年の出生数は7[illegible]万747人である。
〔P2〕	令和元年（2019年）の国民健康・栄養調査において，男性で運動習慣のある割合が最も多いのはどれか。（改変）（頻出） 1. 20～29歳　2. 40～49歳 3. 60～69歳　4. 70歳以上	4	運動習慣者の割合は男女とも70歳以上が最も高い。
〔P3〕	令和2年（2020年）の人口1人当たりの国民医療費で最も近いのはどれか。（改変） 1. 14万円　2. 24万円 3. 34万円　4. 44万円	3	令和2年では，1人当たりの国民医療費は34万600円。
〔P4〕	患者の権利について適切なのはどれか。 1. 患者は入院中に無断で外泊できる。 2. 患者は治療後に治療費の金額を決定できる。 3. 患者はセカンドオピニオンを受けることができる。 4. 患者は自分と同じ疾患の患者の連絡先を入手できる。	3	患者は十分な説明・情報によって治療を選択する権利があり，その際には別の医師の意見を聞くこともできる（セカンドオピニオン)。
〔P5〕	看護師等の人材確保の促進に関する法律に規定されている都道府県ナースセンターの業務はどれか。 1. 訪問看護業務 2. 看護師免許証の交付 3. 訪問入浴サービスの提供 4. 看護師等への無料の職業紹介	4	都道府県ナースセンターでは，無料で職業紹介を行っている。
〔P6〕	妊娠初期の感染で児に難聴が生じる可能性が高いのはどれか。 1. 水　痘 2. 風　疹 3. 麻　疹 4. 流行性耳下腺炎	2	妊娠初期の風疹の感染は，出生児に先天性心疾患，難聴，白内障などを引き起こす可能性がある。

正解　コメント

P7〕 乳歯がすべて生えそろう年齢はどれか。
1. 0〜1歳　2. 2〜3歳
3. 4〜5歳　4. 6〜7歳

2　乳歯は2歳半〜3歳ころに20歯が生えそろう。

P8〕 男子の第二次性徴による変化はどれか。
1. 精　通
2. 骨盤の拡大
3. 皮下脂肪の増加
4. 第1大臼歯の萌出

1　精通とは初めて精液を出す現象（射精）で，第二次性徴にみられる。

P9〕 医療法に基づき高度医療の提供とそれに関する研修を実施する医療施設はどれか。
1. 診療所
2. 特定機能病院
3. 地域医療支援病院
4. 臨床研究中隔病院

2　特定機能病院は，高度の医療の提供，高度の医療技術の開発及び高度の医療に関する研修を実施する能力等を備えた病院であり，医療法に基づく。

P10〕 チーム医療で適切なのはどれか。
1. 他施設との間で行うことはできない。
2. チームメンバー間で目標を共有する。
3. チームリーダーは看護師に固定する。
4. 経験年数が同等の者でチームを構成する。

2　チーム医療では，患者のケアに必要な情報が適切に共有されることが重要。

P11〕 健常な成人で心臓壁が最も厚いのはどれか。
1. 右心室　2. 右心房
3. 左心室　4. 左心房

3　左心室は全身に血液を送る力が必要なため，右心室の約3倍の厚さがある。

P12〕 後腹膜器官はどれか。
1. 胃　2. 肝　臓
3. 空　腸　4. 腎　臓

4　後腹膜器官は十二指腸，尿管，膵臓，腎臓，副腎など。

P13〕 体温低下を引き起こすのはどれか。
1. カテコラミンの分泌亢進
2. 甲状腺ホルモンの分泌低下
3. 副甲状腺ホルモン〈PTH〉の分泌低下
4. 副腎皮質刺激ホルモン〈ACTH〉の分泌亢進

2　甲状腺ホルモンは，基礎代謝率の亢進（体温上昇）に関わる。

正解　(コメント)

〔P14〕 四肢のうち麻痺している部位を赤色で図に示す。
片麻痺はどれか。

1.
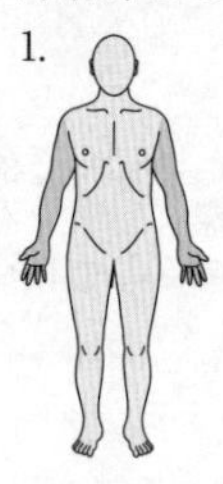

2.
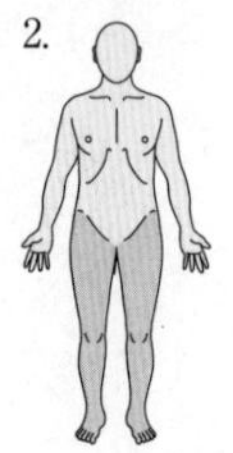

3.
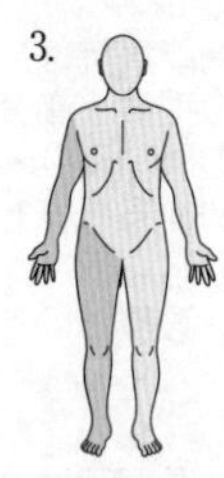

4.
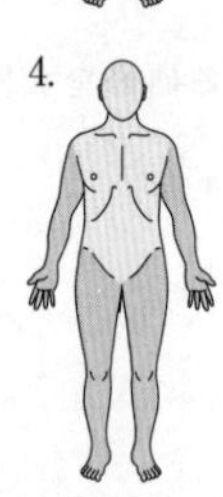

3　片麻痺は，一側の上下肢
および顔面の麻痺。

〔P15〕 痛風の患者の血液検査データで高値を示すのはどれか。
1. 尿　酸　　2. 尿素窒素
3. アルブミン　　4. トリグリセリド

1　高尿酸血症の症状として
は，尿路結石や痛風など
が一般的である。

〔P16〕 ループ利尿薬について正しいのはどれか。
1. 作用発現が速い。
2. 眠前の服用が望ましい。
3. 抗不整脈薬として用いられる。
4. 副作用〈有害事象〉に高カリウム血症がある。

1　ループ利尿薬はヘンレ
ループで塩分と水分を再
吸収する作用を抑制し
て，尿の量を増やす作用
がある。その発現は速
く，副作用は低K血症。

〔P17〕 経口投与後の薬物が初回通過効果を受ける場所はどこか。
1. 胃　　2. 肝　臓
3. 小　腸　　4. 腎　臓

2　初回通過効果とは，投与
された薬が全身循環に入
る前に，門脈を経て肝臓
で代謝されること。

〔P18〕 自力での摂取が困難な成人患者の食事介助で適切なのはどれか。
1. 水分の少ない食べ物を準備する。
2. 時間をかけずに次々と食物を口に入れる。
3. 患者に食事内容が見える位置に食器を配置する。
4. 患者の下顎が上がるよう高い位置からスプーンを操作する。

3　食事内容が見える位置へ
の配置は，患者の食欲増
進への援助に繋がる。

〔P19〕 フィジカルアセスメントにおいて触診で有無を判断するのはどれか。
1. 腱反射　　2. 瞳孔反射
3. 腸蠕動運動　　4. リンパ節の腫脹

4　腱反射は診察用ハンマー
で，瞳孔反射はライト
で，腸蠕動運動は聴診器
で判断する。

	正解	(コメント)
P20〕患者の洗髪の介助方法で適切なのはどれか。 1. 30℃の湯をかける。　2. 脱脂綿で耳栓をする。 3. 指の腹を使って洗う。　4. 強い振動を加えて洗う。	3	洗髪の際は頭皮を傷つけないよう指の腹を使って洗う。湯温は40～41℃。
P21〕空気感染を予防するための医療者の個人防護具で適切なのはどれか。 1. 手　袋　2. N95マスク 3. シューズカバー　4. フェイスシールド	2	空気感染を予防するには，医療者はN95マスクを着用する。
P22〕薬剤の有害な作用を予測するために収集する情報はどれか。 1. 居住地　2. 家族構成 3. 運動障害の有無　4. アレルギーの既往	4	アレルギーの既往は，薬剤の有害な作用を予測するために重要である。
P23〕成人の持続点滴静脈内注射のために選択される部位で最も適切なのはどれか。(頻出) 1. 足　背　2. 鼠　経 3. 前腕内側　4. 肘関節付近	3	点滴静脈内注射には，通常は前腕肘窩の正中皮静脈が用いられる。
P24〕自動体外式除細動器〈AED〉の電極パッドの貼付位置を図に示す。適切なのはどれか。	1	電極パッドは，右胸上部の鎖骨の下と左側胸部の腋窩の下5～8 cmの位置に貼り付ける。

1.

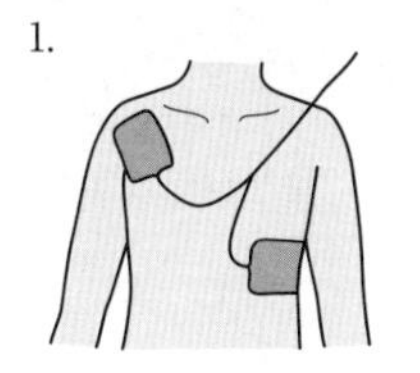

2.

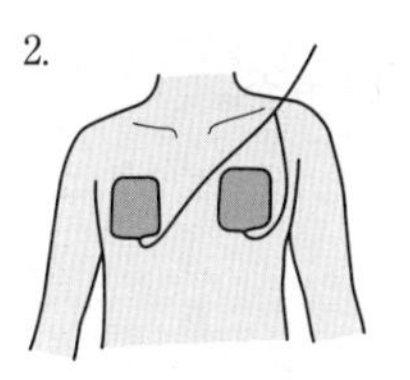

3.

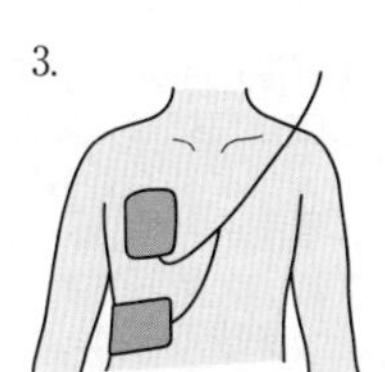

4.

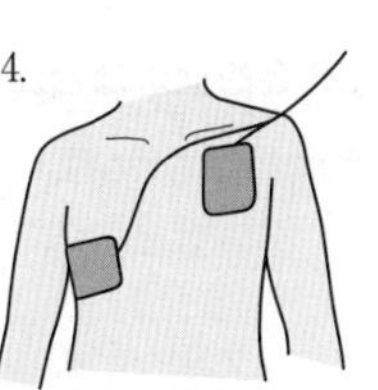

	正解	(コメント)
P25〕巨赤芽球性貧血の原因はどれか。 1. ビタミンA欠乏 2. ビタミンB_{12}欠乏 3. ビタミンC欠乏 4. ビタミンE欠乏 5. ビタミンK欠乏	2	ビタミンB_{12}は核のDNA合成に必要で，不足すると細胞質は育っても核が育たず，細胞質の詰まった赤血球（巨赤芽球）ができる。

正解　コメント

〔A1〕 労働力調査による労働力人口の令和 4 年（2022 年）平均に最も近いのはどれか。改変
1. 4,900 万人　2. 5,900 万人
3. 6,900 万人　4. 7,900 万人

3　15 歳以上の就業者と完全失業者を合わせた数。令和 4 年では 6,902 万人（男性 3,805 万人，女性 3,096 万人）

〔A2〕 日本の令和 4 年（2022 年）の死亡数に近いのはどれか。改変
1. 97 万人　2. 117 万人
3. 147 万人　4. 157 万人

4　令和 4 年の死亡数は 156 万 8,961 人。

〔A3〕 シックハウス症候群に関係する物質はどれか。
1. アスベスト　2. ダイオキシン類
3. 放射性セシウム　4. ホルムアルデヒド

4　粘膜刺激症状をもつ発がん性物質で，シックハウス症候群の原因物質。

〔A4〕 後期高齢者医療制度の被保険者は，区域内に住居を有する（　）歳以上の者，および 65 歳以上（　）歳未満であって，政令で定める程度の障害の状態にあるとして後期高齢者医療広域連合の認定を受けた者である。
（　）に入るのはどれか。
1. 70　2. 75　3. 80　4. 85

2　後期高齢者（75 歳以上），または前期高齢者（65 歳以上〜74 歳以下）のうち一定の障害状態（寝たきりなど）にある方が後期高齢者医療制度（長寿医療制度）の対象者（被保険者）となる。

〔A5〕 患者の選択権の行使を最も促進するのはどれか。
1. 父権主義
2. 医師の裁量権
3. コンプライアンス
4. インフォームド・コンセント

4　インフォームド・コンセントの基本理念に知る権利と自己決定がある。

〔A6〕 マズロー，A. H. の基本的欲求の階層で社会的欲求はどれか。2 つ選べ。改変
1. 安全の欲求　2. 帰属の欲求
3. 承認の欲求　4. 睡眠の欲求

2, 3　帰属の欲求は，集団に所属し良好な人間関係を得ようとする社会的欲求。承認の欲求は，尊敬されたい，承認されたいという欲求である。

〔A7〕 胎児循環で胎児から胎盤に血液を送るのはどれか。
1. 総頸動脈　2. 肺動脈
3. 臍動脈　4. 臍静脈

3　臍動脈は臍帯動脈ともいい，胎児期において，胎児から胎盤へ血液を送る。

〔A8〕 学童期の脈拍数の基準値はどれか。
1. 50〜70/分　2. 80〜100/分
3. 110〜130/分　4. 140〜160/分

2　脈拍数：乳児 110〜130，幼児 90〜110，学童 80〜100，成人 60〜80。

正解　(コメント)

A9〕 日本の女性における平均閉経年齢に最も近いのはどれか。
1. 30 歳　2. 40 歳
3. 50 歳　4. 60 歳

3　日本人の平均閉経年齢は約 50 歳。その前後 5 年間を更年期と呼ぶ。

A10〕 令和 3 年（2021 年）の国民生活基礎調査で次の世帯構造のうち最も少ないのはどれか。(改変)
1. 単独世帯
2. 三世代世帯
3. 夫婦のみの世帯
4. 夫婦と未婚の子のみの世帯

2　三世代世帯は年々減少しており，令和 3 年は 4.9%で最も少ない。最も多いのは単独世帯の 29.5%である。

A11〕 右大腿骨前面を図に示す。
大腿骨頸部はどれか。
1. ①
2. ②
3. ③
4. ④

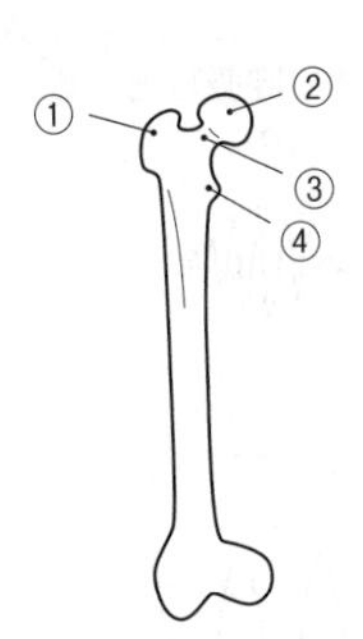

3　大腿骨頭のすぐ下にある細くくびれている部分を大腿骨頸部，大腿骨頸部のすぐ下にある太く出っ張った部分を転子部という。

A12〕 有害物質を無毒化し排泄する臓器はどれか。
1. 胃　2. 肝　臓
3. 膵　臓　4. 大　腸

2　肝臓の機能には代謝機能，解毒機能，胆汁の生成・分泌機能がある。

A13〕 黄疸のある成人患者にみられる随伴症状はどれか。
1. 動　悸　2. 難　聴
3. 関節痛　4. 掻痒感

4　黄疸は身体にビリルビンが過剰にあることで眼球や皮膚が黄染した状態で，掻痒感がでる。

A14〕 左前胸部から頸部や左上肢への放散痛が生じる疾患はどれか。
1. 胃潰瘍　2. 狭心症
3. 胆石症　4. 尿管結石症

2　狭心症では胸骨裏面から左上肢へ放散する。

A15〕 成人女性の赤血球数の基準値はどれか。
1. 150～250 万/μL
2. 350～450 万/μL
3. 550～650 万/μL
4. 750～850 万/μL

2　基準値は文献によって誤差があるが，本書では，赤血球数は男性：410～610万/μL，女性：380～530 万/μL である。

正解　コメント

〔A16〕 Open-ended question〈開かれた質問〉はどれか。
1.「頭は痛みませんか」
2.「昨夜は眠れましたか」
3.「気分は悪くありませんか」
4.「自宅ではどのように過ごしていましたか」

4 「開かれた質問」ではコミュニケーションの広がりや深まりが期待できる

〔A17〕 深部体温に最も近いのはどれか。
1. 腋窩温　2. 口腔温
3. 鼓膜温　4. 直腸温

4 直腸温は放熱が少なく深部体温に近いため外部環境に影響されにくい。

〔A18〕 呼吸パターンを示す。
Cheyne-Stokes〈チェーン-ストークス〉呼吸はどれか。
1. ①　2. ②　3. ③　4. ④

①
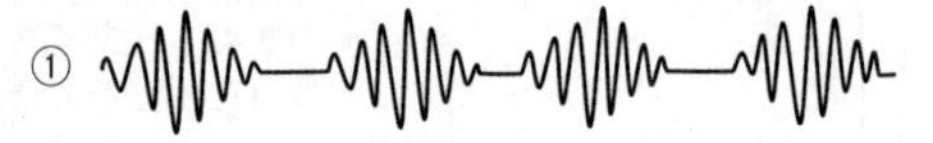
②
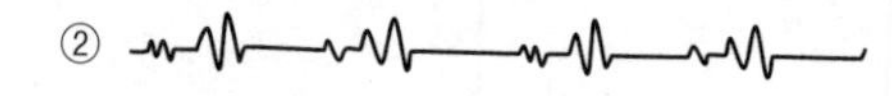
③
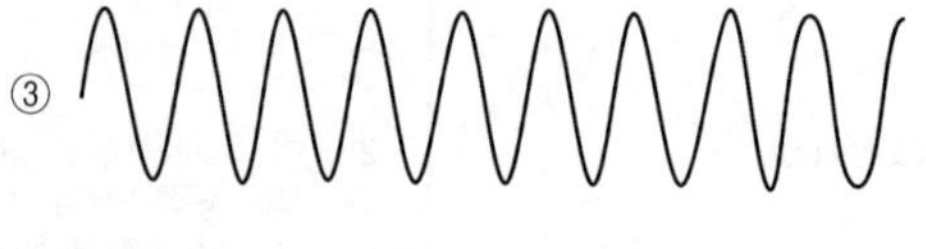
④
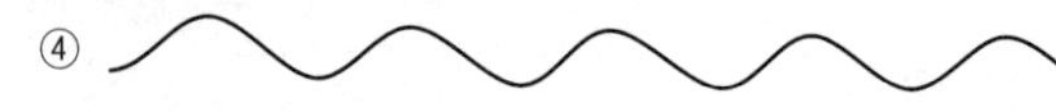

1 チェーン・ストークス呼吸は深い過呼吸のあと，無呼吸となる。

〔A19〕 高齢者の義歯の取り扱い方法で正しいのはどれか。
1. 就寝時に外す。
2. 熱湯で洗浄する。
3. 保管時は乾燥させる。
4. 総義歯は奥歯を起点に外す。

1 就寝前に総義歯は前歯から外し，ぬるま湯に義歯洗浄剤を入れて入れ歯を浸漬する。

〔A20〕 使用後の注射針を廃棄する容器のバイオハザードマークの色はどれか。
1. 赤　2. 黄　3. 黒　4. 橙

2 使用済み注射針などの鋭利なものは黄色，病理廃棄物や血液は赤，使用済み手袋などの固形のものは橙。

〔A21〕 成人の静脈血採血で適切なのはどれか。
1. 採血部位から 2，3 cm 中枢側に駆血帯を巻く。
2. 血管の走行に合わせ 60 度の角度で刺入する。
3. 採血後は刺入部位を圧迫しながら抜針する。
4. 刺入部位は 5 分以上圧迫し，止血する。

4 肘より 7～10 cm 上に駆血帯を巻き，30 度の角度で刺入する。採血後には抜針後に刺入部位を5分以上圧迫する。

正解　〔コメント〕

A22〕1回の気管内吸引を30秒以上実施した場合に生じるのはどれか。
1. 嘔　吐
2. 感　染
3. 低酸素血症
4. 気道粘膜の損傷

3　気管吸引は気管内の酸素も吸引してしまうので，低酸素状態に注意する。

A23〕上腕出血時の間接圧迫止血の部位はどれか。
1. 腋窩動脈　2. 尺骨動脈
3. 大腿動脈　4. 橈骨動脈

1　間接圧迫止血では，出血部より中枢側の圧迫点を圧迫する。

A24〕成人に対する一次救命措置〈BLS〉において，胸骨圧迫と人工呼吸の回数比は（　　）：2である。
（　　）に入るのはどれか。
1. 5　2. 10　3. 30　4. 50

3　胸骨圧迫30回と人工呼吸2回の組み合わせである。

A25〕感染症の予防及び感染症の患者に対する医療に関する法律〈感染症法〉において，結核が分類されるのはどれか。
1. 1類　2. 2類　3. 3類
4. 4類　5. 5類

2　結核は公費対象となる2類感染症である。

P1〕令和5年（2023年）推計による日本の将来推計人口で令和42年（2060年）の将来推計人口に最も近いのはどれか。（改変）
1. 6,600万人
2. 9,600万人
3. 1億600万人
4. 1億2,600万人

2　2060年の将来推計人口は9,614万8千人である。

P2〕生活習慣病の三次予防はどれか。
1. 健康診断
2. 早期治療
3. 体力づくり
4. 社会復帰のためのリハビリテーション

4　一次予防：健康増進，二次予防：早期発見・治療，三次予防：リハビリ。

P3〕職業性疾病のうち情報機器〈VDT〉作業による健康障害はどれか。
1. じん肺　2. 視力障害
3. 振動障害　4. 皮膚障害

2　長時間VDT作業を行うと，眼精疲労，視力障害，肩こりなどを起こす。

正解　コメント

〔P4〕介護保険における被保険者の要支援状態に関する保険給付はどれか。

1. 医療給付　2. 介護給付
3. 年金給付　4. 予防給付

4　介護保険には介護給（要介護1～5）と予防付（要支援1，2）がる。

〔P5〕看護師免許を付与するのはどれか。

1. 保健所長　2. 厚生労働大臣
3. 都道府県知事　4. 文部科学大臣

2　看護師免許は保健師助師看護師法に基づく国資格で厚生労働大臣が与する。

〔P6〕フィンク，S. L. の危機モデルで第2段階はどれか。

1. 衝　撃
2. 承　認
3. 適　応
4. 防御的退行

4　フィンクの危機モデは，アメリカの心理学フィンクが危機的状況1．衝撃，2．防御的行，3．承認（ストレの再現)，4．適応の4の段階で示したもの。

〔P7〕ハヴィガースト，R. J. の発達課題で善悪の区別を学習するのはどれか。

1. 乳幼児期
2. 児童期
3. 青年期
4. 中年期

1　ロバート・J・ハヴガーストはエリク・Hエリクソンと同様，生の段階における発達課を提言した。

〔P8〕次の時期のうち基礎代謝量が最も多いのはどれか。

1. 青年期　2. 壮年期
3. 向老期　4. 老年期

1　基礎代謝量は加齢に伴て低下するので，成人の中では青年期が最多。

〔P9〕世界保健機関〈WHO〉が平成12年（2000年）に提唱した「健康上の問題で日常生活が制限されることなく生活できる期間」はどれか。

1. 健康寿命　2. 健康余命
3. 平均寿命　4. 平均余命

1　健康に生活できる期間表すのは健康寿命でる。健康寿命の延伸は，健康日本21でも目標されている。

〔P10〕指定訪問看護ステーションには常勤換算で（　　）人以上の看護職員を配置することが定められている。
（　　）に入るのはどれか。

1. 1.0　2. 1.5
3. 2.0　4. 2.5

4　看護職による独立した問看護事業所で，最低勤換算2.5人の看護職がいれば開設できる。

〔P11〕左心室から全身に血液を送り出す血管はどれか。

1. 大静脈　2. 大動脈
3. 肺静脈　4. 肺動脈

2　左心室から大動脈に動血が流入し全身の器官送られる。

	正解	コメント
P12〕 内分泌器官はどれか。 1. 乳 腺　2. 涙 腺 3. 甲状腺　4. 唾液腺	3	甲状腺は体液中にホルモンを直接分泌する内分泌腺である。他は外分泌腺。
P13〕 呼吸中枢があるのはどれか。 1. 間 脳　2. 小 脳 3. 大 脳　4. 脳 幹	4	人の生命活動を直接司る中枢があるのが脳幹である。
P14〕 細菌感染で起こるショックはどれか。 1. 心原性ショック 2. 敗血症性ショック 3. アナフィラキシーショック 4. 循環血液量減少性ショック	2	敗血症は感染に起因する全身性の炎症反応で，細菌感染で起こるショックは敗血症性ショックである。
P15〕 低体温から回復するための生体の反応はどれか。 1. 発 汗 2. ふるえ 3. 乳酸の蓄積 4. 体表面への血流増加	2	ふるえなど筋運動により熱産生は著しく増加する。
P16〕 貧血の定義で正しいのはどれか。 1. 血圧が低下すること 2. 脈拍が速くなること 3. 立ち上がると失神を起こすこと 4. ヘモグロビン濃度が減少していること	4	成人男性で Hb 13 g/dL 未満，成人女性で Hb 12 g/dL 未満で貧血と診断。
P17〕 全身性けいれん発作を起こしている患者に最も優先して行うのはどれか。 1. 気道確保 2. 周囲の環境整備 3. 末梢静脈路の確保 4. 心電図モニターの装着	1	けいれん発作による口腔内出血，食物等による誤嚥や窒息の防止が重要。
P18〕 左心不全でみられる症状はどれか。 1. 肝腫大 2. 下腿浮腫 3. 起坐呼吸 4. 頸静脈怒張	3	左心不全では血液が肺静脈にうっ滞し肺の症状が出現する。呼吸を楽にしようと患者は起坐呼吸となる。
P19〕 大腸の狭窄による便秘はどれか。 1. 器質性便秘　2. 痙攣型便秘 3. 弛緩型便秘　4. 直腸性便秘	1	腸閉塞や腫瘍などによる腸管狭窄，器質性便秘である。

〔P20〕 左片麻痺患者の上衣の交換で適切なのはどれか。(頻出)

1. 左腕から脱がせ，左腕から着せる。
2. 左腕から脱がせ，右腕から着せる。
3. 右腕から脱がせ，左腕から着せる。
4. 右腕から脱がせ，右腕から着せる。

正解 3 (コメント) 右腕（健側）から脱がせて左腕（患側）から着せる。

〔P21〕 転倒・転落を起こすリスクを高める薬はどれか。

1. 降圧薬
2. 抗凝固薬
3. 気管支拡張薬
4. 副腎皮質ステロイド薬

正解 1 (コメント) 降圧薬は起立性低血圧を引き起こすことがあるので転倒・転落に注意。

〔P22〕 注射針の刺入角度が45～90度の注射法はどれか。

1. 皮下注射
2. 皮内注射
3. 筋肉内注射
4. 静脈内注射

正解 3 (コメント) 針の刺入角度は，皮内：ほぼ水平，皮下：10～30°，筋肉内：45～90°

〔P23〕 点滴静脈内注射で輸液ポンプを使用する際に設定する項目はどれか。

1. 薬剤名
2. 終了時間
3. 投与日時
4. 1時間あたりの流量

正解 4 (コメント) 輸液ポンプには流量と投与総量を設定する機能がある。

〔P24〕 褥瘡の深達度分類で水疱形成のステージはどれか。

1. Ⅰ
2. Ⅱ
3. Ⅲ
4. Ⅳ

正解 2 (コメント) ステージⅡの褥瘡は，皮下組織に及ばない表皮のびらん・水疱，真皮にとどまる程度の潰瘍。

〔P25〕 最も高い照度を必要とするのはどれか。

1. 病　室　　2. 手術野
3. トイレ　　4. 病棟の廊下

正解 2 (コメント) 手術室は1,000ルクス，手術野は2万ルクス以上とされている。

問題	正解	コメント
A1〕令和 4 年（2022 年）の人口動態統計における妻の平均初婚年齢はどれか。（改変） 1. 19.7 歳　2. 24.7 歳 3. 29.7 歳　4. 34.7 歳	3	令和 4 年の平均初婚年齢は夫 31.1 歳，妻 29.7 歳である。
A2〕令和元年（2019 年）の国民生活基礎調査における女性の有訴者の自覚症状で最も多いのはどれか。（頻出） 1. 頭　痛　2. 肩こり 3. 体がだるい　4. 目のかすみ	2	有訴者の自覚症状は，男性①腰痛，②肩こり，女性①肩こり，②腰痛。
A3〕喫煙指数（Brinkman〈ブリンクマン〉指数）を算出するために，喫煙年数のほかに必要なのはどれか。 1. 喫煙開始年齢　2. 受動喫煙年数 3. 家庭内の喫煙者数　4. 1 日の平均喫煙本数	4	ブリンクマン指数は 1 日の平均喫煙本数×喫煙年数で算出する。
A4〕休憩時間を除いた 1 週間の労働時間で，超えてはならないと労働基準法で定められているのはどれか。 1. 30 時間　2. 35 時間 3. 40 時間　4. 45 時間	3	休憩時間を除き，原則 1 日 8 時間，1 週 40 時間を超えてはならない。
A5〕介護保険法における要支援および要介護認定の状態区分の数はどれか。 1. 4　2. 5　3. 6　4. 7	4	要支援 1，2 と要介護 1～5 の 7 区分である。
A6〕緩和ケアの目標で正しいのはどれか。 1. 疾病の治癒　2. 余命の延長 3. QOL の向上　4. 在院日数の短縮	3	緩和ケアは患者の苦痛を全人的苦痛と捉え，QOL の向上を目指している。
A7〕運動機能の発達で 3 歳以降に獲得するのはどれか。 1. 階段を昇る。 2. ひとりで立つ。 3. ボールを蹴る。 4. けんけん〈片足跳び〉をする。	4	けんけんは 3 歳半頃からできるようになる。ボールを蹴るのは 2 歳頃。
A8〕ハヴィガースト，R. J.が提唱する成人期の発達課題はどれか。 1. 経済的に自立する。 2. 身体的衰退を自覚する。 3. 正，不正の区別がつく。 4. 読み，書き，計算ができる。	1	ハヴィガーストは成人中期に一定の経済力を確保して維持すると提唱した。

〔A9〕 令和 2 年（2020 年）の衛生行政報告例における看護師の就業場所で，医療機関（病院，診療所）の次に多いのはどれか。

1. 事業所　2. 市町村
3. 保健所　4. 訪問看護ステーション

〔A10〕 体性感覚はどれか。

1. 視　覚　2. 触　覚
3. 聴　覚　4. 平衡覚

〔A11〕 健康な成人の白血球の中に占める割合が高いのはどれか。

1. 単　球　2. 好酸球
3. 好中球　4. リンパ球

〔A12〕 体温変化をとらえ，体温調節の指令を出すのはどれか。（頻出）

1. 橋　2. 小　脳
3. 視床下部　4. 大脳皮質

〔A13〕 下血がみられる疾患はどれか。

1. 肝嚢胞　2. 大腸癌
3. 子宮体癌　4. 腎細胞癌

〔A14〕 糖尿病の急性合併症はどれか。

1. 足壊疽　2. 脳血管疾患
3. 糖尿病網膜症　4. ケトアシドーシス昏睡

〔A15〕 メタボリックシンドロームの診断基準において男性の腹囲〈ウエスト周囲径〉で正しいのはどれか。

1. 80 cm 以上　2. 85 cm 以上
3. 90 cm 以上　4. 95 cm 以上

〔A16〕 炎症マーカーはどれか。

1. CA19-9
2. 抗核抗体
3. C 反応性蛋白質〈CRP〉
4. リウマトイド因子〈RF〉

〔A17〕 薬物動態で肝臓が関与するのはどれか。

1. 吸　収　2. 分　布
3. 代　謝　4. 蓄　積

正解　（コメント）

4 看護師の就業場所は，病
院，診療所，介護保険施
設等，訪問看護ステー
ションの順に多い。選
肢の中では 4 になる。

2 体性感覚は表在感覚（触
覚など）と深部感覚（
動覚など）からなる。

3 白血球の好中球，好酸
球，好塩基球，単球，
ンパ球のうち好中球が最
多。

3 視床下部は体温，睡眠，
食欲などの調節を司る自
律神経の最高中枢である

2 大腸癌は癌細胞からの出
血により血便や下血が生
じる。

4 高血糖とケトン体の生成
により昏睡に至る糖尿病
の急性合併症である。

2 男性 85 cm 以上，女性
90 cm以上の腹囲が必須
条件。

3 炎症が生じると CRP と
いう蛋白質が増える。基
準値は0.3 mg/dL 以下。

3 ほとんどの薬剤は肝臓を
通過するときに代謝され
る。

正解　コメント

A18〕 胃から食道への逆流を防ぐために，成人が食後 30 分から 1 時間程度とるとよい体位はどれか。

1. 座　位　　2. 仰臥位
3. 右側臥位　　4. 半側臥位

1　食後は座位またはファウラー位を保持して胃から食道への逆流を防ぐ。

A19〕 全身清拭時に皮膚に触れるタオルの温度で適切なのはどれか。

1. 20〜22℃　　2. 30〜32℃
3. 40〜42℃　　4. 50〜52℃

3　湯の温度は 50〜55℃，皮膚に触れるタオルの温度は 40〜42℃が適温。

A20〕 個人防護具の脱衣手順で最初に外すのはどれか。

1. 手　袋　　2. ガウン
3. サージカルマスク　　4. フェイスシールド

1　手袋→フェイスシールド→ガウン→マスクの順で外す。

A21〕 オートクレーブによる滅菌法はどれか。

1. 酸化エチレンガス滅菌　　2. 高圧蒸気滅菌
3. 放射線滅菌　　4. 乾熱滅菌

2　オートクレーブの高圧蒸気滅菌は鋼製小物やリネン類に適している。

A22〕 薬物の吸収速度が最も速いのはどれか。（頻出）

1. 経口投与　　2. 筋肉内注射
3. 静脈内注射　　4. 直腸内投与

3　静脈内注射＞直腸内投与＞筋肉内注射＞皮下注射＞経口投与の順に速い。

A23〕 室内空気下での呼吸で，成人の一般的な酸素療法の適応の基準はどれか。

1. 動脈血酸素分圧〈PaO_2〉60 Torr 以上
2. 動脈血酸素分圧〈PaO_2〉60 Torr 未満
3. 動脈血二酸化炭素分圧〈$PaCO_2$〉60 Torr 以上
4. 動脈血二酸化炭素分圧〈$PaCO_2$〉60 Torr 未満

2　PaO_2 60Torr 未満が呼吸不全と定義され，酸素療法が適応される。

A24〕 CO_2ナルコーシスの症状で正しいのはどれか。

1. 咳　嗽　　2. 徐　脈
3. 浮　腫　　4. 意識障害

4　高濃度酸素の吸入でCO_2ナルコーシスになり，意識障害，昏睡に至る。

A25〕 母乳栄養の児に不足しやすいのはどれか。

1. ビタミンA　　2. ビタミンB　　3. ビタミンC
4. ビタミンE　　5. ビタミンK

5　母乳はビタミンKが少ないので，乳児は出血傾向になりやすい。

P1〕 令和 3 年（2021 年）の 0 歳男児の平均余命はどれか。（改変）（頻出）

1. 78.5 年　　2. 81.5 年
3. 84.5 年　　4. 87.5 年

2　0 歳児の平均余命は平均寿命のこと。令和 3 年は男 81.47 年，女 87.57 年。

		正解	コメント
〔P2〕	健康日本21（第二次）における1日の塩分摂取量の目標値で正しいのはどれか。 1. 6.0 g　2. 8.0 g　3. 10.0 g　4. 12.0 g	2	食塩摂取量の目標値を8.0 g としている。
〔P3〕	循環式浴槽の水質汚染で発症するのはどれか。 1. コレラ 2. A 型肝炎 3. レジオネラ肺炎 4. 後天性免疫不全症候群〈AIDS〉	3	循環式浴槽のエアロゾルなどでレジオネラが感染して肺炎を起こす。
〔P4〕	国民健康保険に加入している自営業者（40歳）の医療費の一部負担金の割合はどれか。（頻出） 1. 1 割　2. 2 割　3. 3 割　4. 4 割	3	被保険者本人，家族とも3割。未就学児と70～74歳は2割。
〔P5〕	看護師は正当な理由がなく，その業務上知り得た人の秘密を漏らしてはならないと規定している法律はどれか。（頻出） 1. 刑　法 2. 医療法 3. 保健師助産師看護師法 4. 看護師等の人材確保の促進に関する法律	3	保健師助産師看護師法42条2に守秘義務についての規定がある。
〔P6〕	大泉門が閉鎖する時期に最も近いのはどれか。 1. 6か月　2. 1歳6か月 3. 2歳6か月　4. 3歳6か月	2	小泉門は生後2～3か月頃に，大泉門は1歳6か月頃に閉鎖する。
〔P7〕	正期産の新生児が生理的体重減少によって最低体重になるのはどれか。 1. 生後 3～ 5日　2. 生後 8～10日 3. 生後 13～15日　4. 生後 18～20日	1	生後3～5日頃に出生時体重の5～10%減少する。
〔P8〕	エリクソンが提唱する発達理論において，学童期に達成すべき心理社会的課題はどれか。 1. 親密 対 孤立 2. 自律性 対 恥・疑惑 3. 勤勉性 対 劣等感 4. 自我同一性〈アイデンティティ〉の確立 対 自我同一性〈アイデンティティ〉の拡散	3	8つの発達段階に分類され，学童期は「勤勉性」対「劣等感」が課題。
〔P9〕	家族成員の最少人数はどれか。 1. 4人　2. 3人　3. 2人　4. 1人	3	フリードマンらは，家族とは2人かそれ以上の人々と定義づけている。

正解　コメント

〔P10〕 地域保健法に規定されている市町村保健センターの業務はどれか。
1. 病気の治療
2. 住民の健康診査
3. 看護師免許申請の受理
4. 専門的で広域的な健康課題への対応

2　市町村保健センターは，地域住民に密着した健康相談，健康診査などの保健活動を行う。

〔P11〕 副交感神経の作用で正しいのはどれか。（頻出）
1. 瞳孔散大　2. 気管支拡張
3. 心拍数の増加　4. 消化液分泌の促進

4　副交感神経は消化管の蠕動促進，消化液の分泌促進に働く。

〔P12〕 心臓の刺激伝導系で最初の興奮部位はどれか。（頻出）
1. 洞房結節　2. 房室結節
3. His〈ヒス〉束　4. Purkinje〈プルキンエ〉線維

1　洞房結節→房室結節→ヒス束→右脚・左脚→プルキンエ線維の順で伝わる。

〔P13〕 成人の正常な赤血球の説明で正しいのはどれか。
1. 球状の細胞である。
2. 腎臓で破壊される。
3. 寿命は約60日である。
4. 酸素の輸送を担っている。

4　赤血球のヘモグロビンと肺からの酸素が結合して身体中に運搬される。

〔P14〕 チアノーゼとは（　）の絶対量が増加して5 g/dL以上になり，皮膚や粘膜が紫から青紫色を示す状態のことをいう。（　）に入るのはどれか。
1. ビリルビン
2. ヘモグロビン
3. ヘモグロビンA1c〈HbA1c〉
4. 脱酸素化ヘモグロビン〈還元ヘモグロビン〉

4　血液中の還元ヘモグロビンが5 g/dL以上含まれるとチアノーゼが出現する（口唇，皮膚，爪床などが青紫色を呈する状態）。

〔P15〕 飛沫感染するのはどれか。
1. 疥　癬　2. 破傷風
3. デング熱　4. インフルエンザ

4　飛沫感染はインフルエンザ，麻疹，百日咳など。

〔P16〕 モルヒネの副作用（有害事象）はどれか。
1. 出　血　2. 難　聴
3. 便　秘　4. 骨髄抑制

3　モルヒネの副作用は呼吸抑制，嘔吐，便秘など。

正解　コメント

〔P17〕 上腕動脈で行う聴診法による血圧測定で適切なのはどれか。
1. 成人では 9～10 cm 幅のマンシェットを用いる。
2. マンシェットの下端と肘窩が重なるように巻く。
3. マンシェットの装着部位と心臓が同じ高さになるようにする。
4. マンシェットと腕の間に指が 3，4 本入る程度の強さで巻く。

3　心臓の高さで測定する。装着部位が心臓より高いと測定値は低く，心臓より低いと測定値は高くなる。

〔P18〕 グリセリン浣腸を準備する際の浣腸液の温度で適切なのはどれか。
1. 20℃　2. 30℃　3. 40℃　4. 50℃

3　浣腸液は 50%グリセリン液で，液温は 40～41℃が適切である。

〔P19〕 不活動状態が持続することで生じるのはどれか。
1. 廃用症候群　2. 緊張病症候群
3. 慢性疲労症候群　4. シックハウス症候群

1　廃用症候群は身体を動かせないことで様々な機能低下を引き起こす状態。

〔P20〕 入浴の援助で正しいのはどれか。
1. 入浴前後は水分制限をする。
2. 入浴時の湯温は 45℃とする。
3. 脱衣室と浴室の温度差を小さくする。
4. 浴室に入り，始めに浴槽に浸かるように促す。

3　急激な温度差により血圧変動が生じ，ヒートショックを起こすことがある。

〔P21〕 成人の気道の異物除去を目的とするのはどれか。
1. 胸骨圧迫
2. 人工呼吸
3. 頭部後屈顎先挙上法
4. 腹部圧迫法〈Heimlich〈ハイムリック〉法〉

4　ハイムリック法は，背後から手を回し，握りこぶしでみぞおちを押し上げて異物を取り除く方法。

〔P22〕 看護師が行う処置で滅菌手袋を使用すべきなのはどれか。
1. 筋肉内注射
2. 口腔内吸引
3. ストーマパウチの交換
4. 尿道カテーテルの挿入

4　膀胱内は無菌状態なので尿道カテーテルの挿入は無菌操作で行う。

〔P23〕 静脈血採血の穿刺時の皮膚に対する針の適切な刺入角度はどれか。
1. 15～20 度　2. 35～40 度
3. 55～60 度　4. 75～80 度

1　静脈内注射 15～20 度，筋肉内注射 45～90 度，皮下注射 10～30 度。

〔P24〕 成人の一次救命処置〈BLS〉における胸骨圧迫の速さ（回数）で正しいのはどれか。（頻出）
1. 40～ 60 回/分　2. 70～ 90 回/分
3. 100～120 回/分　4. 130～150 回/分

3　胸骨圧迫は強く（約 5 cm）速く（100～120 回/分）絶え間なく行う。

〔P25〕 腹部前面を図に示す。

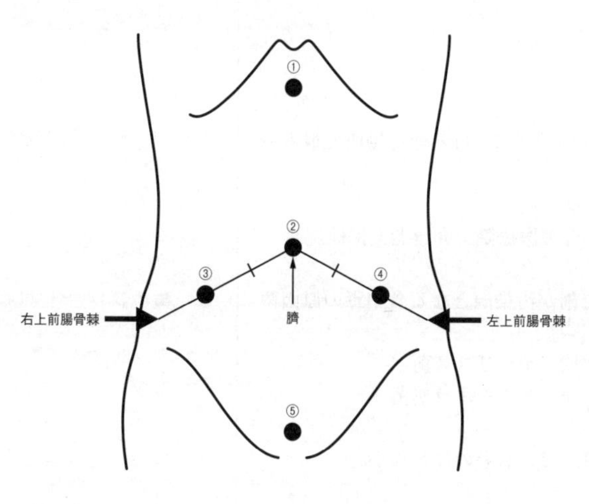

McBurney〈マックバーニー〉圧痛点はどれか。

1. ①　2. ②　3. ③　4. ④　5. ⑤

正解　（コメント）

3　臍と右上前腸骨棘を結ぶ線上，臍から 2/3 の点をマックバーニー圧痛点という。ここは虫垂の根部にあたる。

		正解	コメント
〔A1〕	令和3年（2021年）の国民生活基礎調査における平均世帯人数はどれか。（改変） 1. 1.37人　2. 2.37人 3. 3.37人　4. 4.37人	2	令和3年の平均世帯人員は2.37人で，低下傾向が続いている。
〔A2〕	令和3年（2021年）の人口動態における死亡場所で最も多いのはどれか。 1. 自　宅　2. 病　院 3. 老人ホーム　4. 介護医療院・介護老人保健施設	2	死亡場所は病院が最多（65.9%）で，次に自宅（17.2%）。
〔A3〕	食品を扱う人の化膿した創が汚染源となる食中毒の原因菌はどれか。 1. 腸炎ビブリオ　2. ボツリヌス菌 3. 黄色ブドウ球菌　4. サルモネラ属菌	3	黄色ブドウ球菌は食中毒の原因菌でエンテロトキシンを産生する。
〔A4〕	介護保険法の地域支援事業で正しいのはどれか。 1. 保険給付である。 2. 都道府県の事業である。 3. 介護保険施設で実施される。 4. 配食サービスは生活支援サービスの1つである。	4	地域支援事業には掃除，洗濯，配食などの生活支援サービス事業がある。
〔A5〕	臨床研究の倫理指針で被験者の権利を優先することを提唱しているのはどれか。 1. オタワ憲章　2. リスボン宣言 3. ジュネーブ宣言　4. ヘルシンキ宣言	4	現在の臨床研究はヘルシンキ宣言で提唱されたインフォームド・コンセントを基に実施される。
〔A6〕	令和元年（2019年）の国民健康・栄養調査で20歳以上の男性における喫煙習慣者の割合に最も近いのはどれか。 1. 7%　2. 17%　3. 27%　4. 37%	3	喫煙習慣者の割合は男性27.1%（低下傾向），女性は7.6%（横ばい傾向）
〔A7〕	学童期中学年から高学年にみられる，親から離れて仲の良い仲間同士で集団行動をとる特徴はどれか。 1. 心理的離乳 2. 自我の芽生え 3. ギャングエイジ 4. 自我同一性〈アイデンティティ〉の確立	3	ギャングエイジは学童期，自我の芽生えは幼児期，心理的離乳と自我同一性確立は思春期～青年期。
〔A8〕	壮年期の男性で減少するのはどれか。 1. エストロゲン　2. プロラクチン 3. アルドステロン　4. テストステロン	4	壮年期にテストステロンが減少し男性の更年期障害に関連する。

		正解	コメント
A9〕	核家族はどれか。 1. 兄弟姉妹のみ 2. 夫婦と子ども夫婦 3. 夫婦と未婚の子ども 4. 夫婦とその親と夫婦の子ども	3	核家族は，夫婦のみ，夫婦と未婚の子のみ，ひとり親と未婚の子のみ。
A10〕	医療法に規定されている診療所とは，患者を入院させるための施設を有しないもの又は（　）人以下の患者を入院させるための施設を有するものをいう。 1. 17　2. 18　3. 19　4. 20	3	診療所は病床数 0 あるいは 1～19 床，病院は 20 床以上をもつ医療施設である。診療所は増加傾向で病院は減少傾向。
A11〕	肘関節を伸展させる筋肉はどれか。 1. 三角筋　2. 大胸筋 3. 上腕三頭筋　4. 上腕二頭筋	3	上腕三頭筋は肘関節を伸展させる働きがある。橈骨神経が支配する。
A12〕	脳幹に含まれる部位はどれか。 1. 延　髄　2. 小　脳 3. 下垂体　4. 松果体	1	脳幹には中脳，橋，延髄がある。延髄は呼吸・循環など生命維持の中枢。
A13〕	免疫機能に関与する細胞はどれか。 1. 血小板　2. 白血球 3. 網赤血球　4. 成熟赤血球	2	好中球，リンパ球，マクロファージなどの白血球が免疫に働いている
A14〕	脳死の状態はどれか。(頻出) 1. 縮瞳がある。 2. 脳波で徐波がみられる。 3. 自発呼吸は停止している。 4. 痛み刺激で逃避反応がある。	3	脳死判定の基準は，深昏睡，両側瞳孔径 4 mm 以上・瞳孔固定，脳幹反射消失，平坦脳波，自発呼吸消失で，これらが 6 時間続くこと。
A15〕	経口感染するウイルス性肝炎はどれか。 1. A 型肝炎　2. B 型肝炎 3. C 型肝炎　4. D 型肝炎	1	A 型は経口，B 型は血液・性交・母子，C 型は血液・母子，D 型は血液。
A16〕	抗菌薬について正しいのはどれか。 1. ウイルスに有効である。 2. 経口投与では効果がない。 3. 耐性菌の出現が問題である。 4. 正常の細菌叢には影響を与えない。	3	抗菌薬は多量あるいは長期に使用すると耐性菌が出現する。
A17〕	インドメタシン内服薬の禁忌はどれか。 1. 痛　風　2. 咽頭炎 3. 消化性潰瘍　4. 関節リウマチ	3	消化性潰瘍患者にインドメタシンなどの NSAIDs を投与すると悪化する。

正解　コメント

〔A18〕 異常な呼吸音のうち低調性連続性副雑音はどれか。
1. 笛のような音〈笛音〉
2. いびきのような音〈類鼾音〉
3. 耳元で髪をねじるような音〈捻髪音〉
4. ストローで水中に空気を吹き込むような音〈水泡音〉

2　グーグーといった類鼾音は低調性連続性副雑音で，太い気管支の狭窄で生じる。気管支異物やCOPDなどが原因になる。

〔A19〕 膝蓋腱反射の低下で疑われる病態はどれか。
1. 脚　気　2. 壊血病
3. くる病　4. 夜盲症

1　脚気はビタミンB_1欠乏で生じ，膝蓋腱反射が低下あるいは消失する。

〔A20〕 医療法施行規則に定められている病院の一般病床における患者1人に必要な病室床面積はどれか。
1. 3.4 m^2以上　2. 4.4 m^2以上
3. 5.4 m^2以上　4. 6.4 m^2以上

4　病院の一般病床は1人6.4 m^2以上，その他の病床の個室は1人6.3 m^2以上，多床室は1人4.3 m^2以上。

〔A21〕 無菌操作が必要なのはどれか。
1. 浣　腸　2. 気管内吸引
3. 口腔内吸引　4. 経鼻胃管挿入

2　気管内吸引，導尿カテーテル，創傷処置，穿刺手技には無菌操作が必要。

〔A22〕 成人への坐薬の挿入方法で正しいのはどれか。
1. 息を止めるよう説明する。
2. 右側臥位になるよう説明する。
3. 挿入後1，2分肛門を押さえる。
4. 肛門から2 cmの位置に挿入する。

3　坐薬は口呼吸を促し，潤滑剤を使用し肛門から3～5 cm挿入する。挿入後はティッシュなどで肛門を1～2分押さえる。

A23〕 トリアージタッグを示す。
待機的治療群となるトリアージタッグはどれか。

1. ①　2. ②　3. ③　4. ④

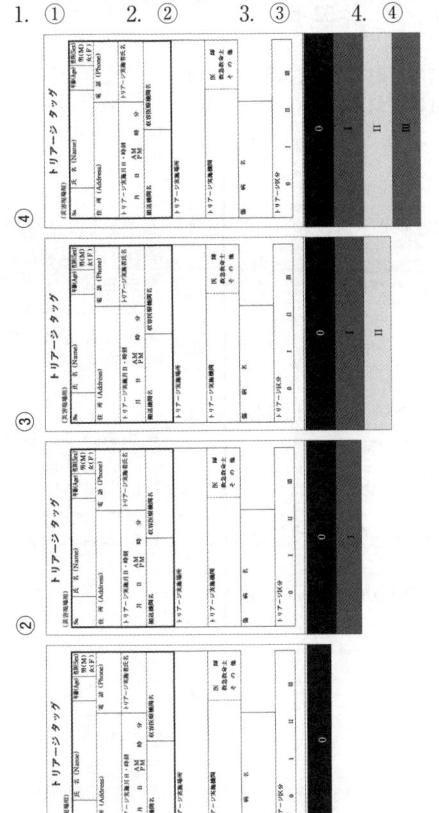

（カラー写真巻頭 No. 16 参照）

正解　（コメント）

3　赤：最優先治療群，黄：待機的治療群，緑：軽症保留群，黒：救命不可能群（死亡，救命の見込みなし）。この順番で治療・搬送を優先する。

A24〕 直流除細動器の使用目的はどれか。

1. 血圧の上昇　2. 呼吸の促進
3. 体温の上昇　4. 洞調律の回復

4　直流除細動器は電流を通電して洞調律の回復を図る医療機器である。

A25〕 代謝性アシドーシスによって起こる呼吸はどれか。

1. 奇異呼吸
2. 口すぼめ呼吸
3. Biot〈ビオー〉呼吸
4. Kussmaul〈クスマウル〉呼吸
5. Cheyne-Stokes〈チェーン-ストークス〉呼吸

4　糖尿病などで代謝性アシドーシスになると，それを補正するために規則的で深くて速いクスマウル呼吸をして $PaCO_2$ を減らそうとする。

正解　コメント

〔P1〕 令和３年（2021年）の日本における簡易生命表で女性の平均寿命に最も近いのはどれか。（頻出）

1. 77年　2. 82年　3. 87年　4. 92年

3　令和３年の平均寿命は，男性81.47年，女性87.57年。

〔P2〕 日本人の食事摂取基準（2020年版）に示されている，18～49歳女性（月経あり）の鉄摂取推奨量はどれか。

1. 5.5 mg/日　2. 10.5 mg/日
3. 15.5 mg/日　4. 20.5 mg/日

2　成人女性の鉄摂取推奨量は月経あり10.5～11.mg，月経なし6.0～6.mg。

〔P3〕 労働安全衛生法に規定されているのはどれか。

1. 失業手当の給付
2. 年少者の労働条件
3. 過労死に関する調査研究
4. 労働者に対する健康診断

4　同法66条に労働者の健康診断の規定がある。失業手当は雇用保険法，年少者の労働条件は労働基準法，過労死の調査研究は過労死防止法。

〔P4〕 平成13年（2001年）の「身体拘束ゼロへの手引き」において身体拘束の禁止対象となる行為はどれか。

1. Ｌ字バーを設置する。
2. 離床センサーを設置する。
3. 点滴ルートを服の下に通して視野に入らないようにする。
4. ベッドを柵（サイドレール）で囲んで降りられないようにする。

4　「徘徊しないようにベッドや車いすに身体を縛り付ける」，「自分で降りられないようにベッドを柵で囲む」などが身体拘束禁止の対象行為となる。

〔P5〕 看護師の業務従事者届の届出先はどれか。

1. 保健所長
2. 厚生労働大臣
3. 都道府県知事
4. 都道府県ナースセンターの長

3　２年ごとに氏名，住所，その他厚生労働省令で定める事項を就業地の都道府県知事に届け出ることが保健師助産師看護師法33条に規定されている。

〔P6〕 成長・発達における順序性で正しいのはどれか。

1. 頭部から脚部へ　2. 微細から粗大へ
3. 複雑から単純へ　4. 末梢から中心へ

1　上から下，中心から末梢，粗大から微細，単純から複雑が発達の原則。

〔P7〕 第二次性徴が発現し始めた思春期に関心が向くのはどれか。

1. 善悪の区別　2. 仕事と家庭の両立
3. 自己の身体の変化　4. 経済力の確保と維持

3　思春期では性的興味が芽生え，身体の変化に関心や不安を抱いたりする。

正解　(コメント)

P8〕 老化に伴う視覚の変化で正しいのはどれか。
1. 視野が狭くなる。
2. 近くが見やすくなる。
3. 色の識別がしやすくなる。
4. 明暗順応の時間が短縮する。

1　高齢者の視覚の衰えとして，視野狭窄，老視，色の識別困難，明暗順応時間の延長などがある。

P9〕 人口統計資料集2020年版における生涯未婚率（50歳時の未婚割合）で，平成22年（2010年）から令和2年（2020年）の推移で適切なのはどれか。
1. 変化はない。
2. 下降し続けている。
3. 上昇し続けている。
4. 上昇と下降を繰り返している。

3　2020年は男28.25%，女17.81%で，2010年の男20.14%，女10.61%から上昇し続けている。なお，1960年代から上昇傾向である。

P10〕 令和4年（2022年）の人口動態統計における合計特殊出生率に最も近いのはどれか。(改変)(頻出)
1. 0.8　2. 1.3　3. 1.8　4. 2.3

2　2022年の合計特殊出生率は1.26。2021年の総再生産率0.64，純再生産率0.63も覚えよう。

P11〕 上行大動脈から分枝するのはどれか。
1. 冠状動脈　2. 腕頭動脈
3. 左総頸動脈　4. 左鎖骨下動脈

1　冠状動脈は上行大動脈から分枝。他の3つの選択肢は動脈弓から分枝する。

P12〕 膵管と合流して大十二指腸乳頭（Vater〈ファーター〉乳頭）に開口するのはどれか。
1. 肝　管　2. 総肝管
3. 総胆管　4. 胆囊管

3　総肝管と胆囊管が合流して総胆管になる。総胆管は膵管と合流してファーター乳頭に開く。

P13〕 正期産となる出産時期はどれか。
1. 妊娠35週0日から39週6日
2. 妊娠36週0日から40週6日
3. 妊娠37週0日から41週6日
4. 妊娠38週0日から42週6日

3　妊娠22週未満：流産，22～36週(37週未満)：早産，37～41週（42週未満）：正期産，42週以降：過期産

P14〕 器質的変化で嚥下障害が出現する疾患はどれか。
1. 食道癌
2. 脳血管疾患
3. 筋強直性ジストロフィー
4. Guillain-Barré〈ギラン・バレー〉症候群

1　嚥下障害は器質的変化（食道癌，咽頭癌など），神経・筋疾患，加齢などで生じる。

正解　コメント

〔P15〕 高血圧が原因で起こりやすいのはどれか。

1. 脳出血　2. 脳塞栓症
3. 脳動静脈奇形　4. 急性硬膜下血腫

1　脳出血の多くは高血圧
原因で脳血管壁が破綻
て発症する。好発部位
被殻と視床。

〔P16〕 手術予定の患者が服用している場合，安全のために術前の休薬を検討するのはどれか。

1. 鉄　剤　2. 抗血小板薬
3. 冠血管拡張薬　4. プロトンポンプ阻害薬

2　出血を伴う手術前には
血栓薬（抗血小板薬，
凝固薬）の休薬を検討
る。

〔P17〕 看護過程における客観的情報はどれか。

1. 家族の意見　2. 患者の表情
3. 患者の痛みの訴え　4. 患者の病気に対する思い

2　患者の表情は看護側の
察で得られた情報なの
客観的情報である。

〔P18〕 フィジカルアセスメントで問診の次に行うのはどれか。

1. 視　診　2. 触　診
3. 打　診　4. 聴　診

1　一般的には，問診→視
→触診→打診→聴診
順。ただし，腸蠕動音
聴診は触診・打診の前。

〔P19〕 男性の導尿でカテーテルを挿入するとき，体幹に対する頭部側からの挿入角度はどれか。

1. 0～10 度　2. 40～50 度
3. 80～90 度　4. 120～130 度

3　陰茎を垂直に引き上げ，
体幹に対して 80～90
の角度でカテーテルを
入する。

〔P20〕 床上で排便しやすい体位はどれか。

1. 仰臥位　2. 側臥位
3. Sims〈シムス〉位　4. Fowler〈ファウラー〉位

4　ファウラー位は努責し
すく腹圧もかけられる
め床上排便に適している

〔P21〕 ストレッチャーでの角の曲がり方を図に示す。
適切なのはどれか。

1.　2.

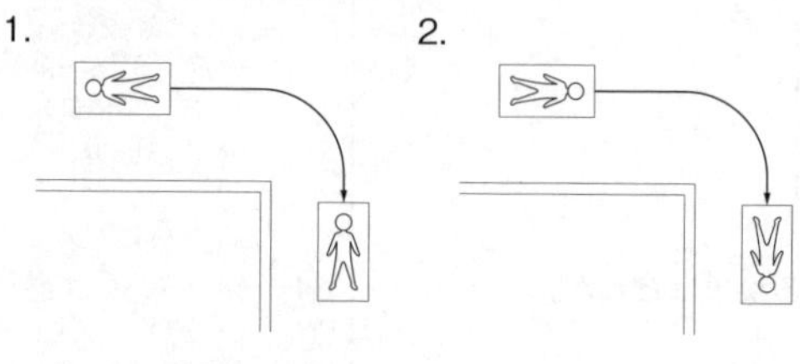

3.　4.

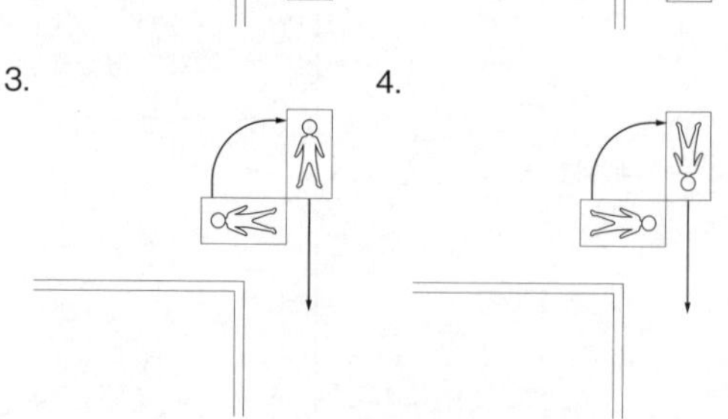

なし　設問が不十分で正解が
られないため採点対象
ら除外された。

正解　　　コメント

P22〕成人の静脈血採血の穿刺部位で適切なのはどれか。
1. 腋窩静脈　　2. 上腕静脈
3. 腕頭静脈　　4. 肘正中皮静脈

4　穿刺部位は前腕肘窩の肘正中皮静脈。ほかには尺側皮静脈，撓側皮静脈。

P23〕自動体外式除細動器〈AED〉を使用するときに，胸骨圧迫を中断するのはどれか。
1. 電源を入れるとき　　2. 電極パッドを貼るとき
3. 心電図の解析中　　4. 電気ショックの直後

3　心電図の解析中は胸骨圧迫を中断し，電気ショック後ただちに胸骨圧迫を再開する。

P24〕側臥位における褥瘡の好発部位はどれか。
1. 後頭部　　2. 耳介部
3. 仙骨部　　4. 肩甲骨部

2　側臥位は耳介部，大転子部，外果部など。後頭部，仙骨部，肩甲骨部は仰臥位。

P25〕緑内障患者への投与が禁忌なのはどれか。
1. コデイン　　2. アスピリン
3. アトロピン　　4. ジゴキシン
5. フェニトイン

3　アトロピンの抗コリン作用が眼圧を上昇させるので緑内障は禁忌。尿閉のため前立腺肥大症も禁忌。

索　引

黒字：本文，赤字：予想問題
太字：主要ページ，f：図，t：表

索引

う

え

お

か

き

く

け

さ

し

す

索引

つ

て

と

な

に

ね

ふ

＊正誤情報，発行後の法令改正，最新統計，ガイドラインの関連情報につきましては，弊社ウェブサイト（https:www.m3e.jp/books/）にてお知らせいたします。

文献

＊急性腹症診療ガイドライン出版委員会編：急性腹症診療ガイドライン 2015，医学書院，東京，2015

必修ラスパ 2025

2003 年 9 月 10 日 2004 年版第 1 刷発行
2022 年 4 月 20 日 2023 年版第 1 刷発行
2023 年 4 月 20 日 2024 年版第 1 刷発行
2024 年 4 月 22 日 2025 年版第 1 刷発行

編　著　井上 大輔（いのうえ だいすけ）
編集協力　長谷川 巖（はせがわ いわお）
編　集　ラスパ編集委員会
発　行　エムスリーエデュケーション株式会社
〒103-0015 東京都中央区日本橋箱崎町 24-1 日本橋箱崎ビル 6F
（営業）TEL 03（6879）3002
FAX 050（3153）1427
（編集）TEL 03（6879）3004
URL https://www.m3e.jp/books/
印刷所　三報社印刷株式会社

イラスト：角　慎作，浪川きよ子，山口絹代　ISBN978-4-86399-579-6
ゴロ作成：山越麻生